浙江省普通高校"十三五"新形态教材

高等院校药学与制药工程专业规划教材

Clinical Pharmacology and Pharmacotherapeutics

临床药理学与药物治疗学

● 主　编　周红宇
● 副主编　胡国新　张丽慧

ZHEJIANG UNIVERSITY PRESS
浙江大学出版社

《临床药理学与药物治疗学》
编写人员

主　编　周红宇

副主编　胡国新　张丽慧

编　委　（以姓氏拼音字母为序）

陈冰冰（温州医科大学药学院）

陈醒言（温州医科大学基础医学院）

胡爱萍（温州医科大学药学院）

胡国新（温州医科大学药学院）

李成檀（杭州师范大学医学院）

李军伟（温州医科大学药学院）

潘建春（温州医科大学药学院）

祁　红（上海交通大学医学院）

钱建畅（温州医科大学药学院）

邱相君（河南科技大学医学院）

王　萍（温州医科大学基础医学院）

温　俊（厦门医学院基础医学部）

虞希冲（温州医科大学药学院）

张丽慧（杭州师范大学医学院）

赵建波（杭州师范大学医学院）

周红宇（温州医科大学药学院）

朱新波（温州医科大学药学院）

前　　言

　　临床药理学研究药物与人体(包括体内病原体)之间相互作用的机制与规律。临床药物治疗学研究药物防治疾病的理论与方法。临床药理学与药物治疗学的有机结合,成为衔接传统药理学与临床医学的桥梁。药物治疗是临床治疗疾病的基本手段。它从传统药理学,经临床药理学,进而发展到临床药物治疗学,实现了药理学与其他基础学科及临床学科的充分融合与交叉,即在临床实践中运用药理学和临床药理学知识,针对疾病的病因、发病机制和临床进程,依据患者的病理、生理、心理和遗传特征,制定个体化的给药方案以取得最佳疗效,并通过这种实践活动总结出临床药物治疗的共性规律。

　　临床药理学与药物治疗学知识是指导临床合理用药和开展临床药学服务的基础。目前,各医药院校多开设有临床药理学、临床药物治疗学,作为药理学的后续课程。为适应上述教学的需要,我们选取临床药理学和临床药物治疗学的相关内容做有机结合,编写出版《临床药理学与药物治疗学》新形态教材。

　　本教材共26章。总论部分8章,主要介绍与临床药理学及药物治疗相关的基本概念和基本理论,包括概论、新药研究与新药临床试验设计、临床药物代谢动力学与给药方案、药物不良反应与药源性疾病、联合用药与药物相互作用、特殊人群的临床用药、遗传因素与临床用药、药物依赖性与药物滥用等。各论部分18章,按系统编排,以疾病为纲,着重介绍应如何根据疾病的病理机制和药物的药理学特点正确地选择和使用药物。各章配有教学PPT,部分章节配有教学视频,以二维码的形式嵌入教材中。读者也可登录浙江省高等学校在线开放课程共享平台(https://www.zjooc.cn/),搜索"临床药理学",参加在线学习。

　　本教材在内容和格式上兼具临床药理学与临床药物治疗学的特点,注重在药理学特点的基础上加强对临床用药的指导。但需要指出的是,本书中的药物治疗方案是基于编委们目前的认识水平写成的,必然具有一定的局限性,不能将其视同法定的规范性方案。在涉及具体药物的用法、用量时,还应参考有关专著和工具书。

本教材的编写和出版得到浙江省新形态教材建设项目的资助,同时也得到有关领导和同事的大力支持,并参考引用了国内外一些相关的书籍和文献,在此表示衷心的感谢。限于编者水平,书中的缺点和错误在所难免,恳请同行专家及读者批评指正,邮箱地址:zhouhy@wmu.edu.cn。

周红宇

2020 年 4 月

二维码 0-1
教学大纲

二维码 0-2
教案

目　　录

第一章

临床药理学与药物治疗学概论

 重点内容

1. 临床药理学、药物治疗学的基本概念。
2. 临床药理学研究内容和学科任务。
3. 药物治疗学研究内容和学科任务。
4. 临床药理学与药物治疗学相互关系。

二维码 1-1
教学 PPT

　　药理学(pharmacology)是研究药物与机体之间相互作用的机制和规律的一门学科。这里所谓的机体,指的是所有有生命的个体,包括人、动物和病原体等。作为药理学的分支学科和后续课程,临床药理学(clinical pharmacology)主要以人体为对象,研究药物与人体(包括体内病原体)之间的相互作用。药物治疗学(pharmacotherapeutics)则是在临床药理学的基础上,分析特定的个体和疾病,研究药物防治疾病的理论和方法,是一门集药理学、临床药理学、诊断学、内科学为一体的桥梁学科和交叉学科。

　　药物从进入人体到发挥治疗作用的全过程可分为四个阶段:首先药物制剂经不同途径给药而被机体吸收,这是生物药剂学阶段;进入体内的药物随血液分布到达各组织器官,药物在病变部位达到有效浓度并维持一定时间后消除,这个阶段即为药动学阶段;药物到达靶组织后,通过特定机制发挥药理作用,这个阶段为药效学阶段;药物因其药理作用而对病变部位或疾病的病理生理过程产生影响,从而发挥疗效,这是治疗学阶段。

　　要使药物发挥最后的治疗作用,必须使药物在以上四个阶段都达到要求。医生不仅要有药理学与临床药理学的基础知识,还必须对疾病、机体与药物三者之间的相互关系作出恰当的分析与判断,结合患者具体情况,选择能在病变部位达到有效浓度而又不致产生毒性作用、对疾病有针对性药理作用的药物,并制定个体化的治疗方案。

　　由此可见,临床药理学和药物治疗学的有机结合,在药理学和临床医学之间起衔接作用,是临床药物治疗活动的理论基础。

第一节　学科发展概况

19 世纪以前,人类对于药物的认识,主要由实践活动得来,停留在整体的、定性的水平,被称为药物学阶段。19 世纪离体器官实验的开展,使药物的研究达到器官、定量水平,是药理学阶段的开始。

临床药理学概念的提出,大约在 20 世纪 30 年代。美国 Harry Gold 教授于 1937 年发表《黄嘌呤类化合物对心绞痛的治疗价值》一文,在药品临床试验中引入试验设计的概念及双盲法、安慰剂等重要方法,使药品临床观察从经验走向科学。1975 年,在第六届国际药理学学术会议(赫尔辛基)期间,国际药理学联合会(IUPHAR)正式成立临床药理学会。此后,众多国家开始重视药物治疗学的研究和教学;1980 年,美国开设药物治疗学课程;1981年,著名杂志 *Pharmacotherapy* 于美国创刊;1982 年,世界卫生组织(WHO)成立基本药物应用专家委员会,对临床合理应用基本药物提出原则性指导意见。

我国临床药理学于 20 世纪 70 年代末开始发展。1979 年召开的全国临床药理学专题讨论会,标志着我国开始在全国范围内开展临床药理学研究。1980 年,卫生部在北京医学院建立了第一个临床药理研究所;1985 年,国家颁布《中华人民共和国药品管理法》;1993年,卫生部药政局颁发《新药临床研究指导原则》;1998 年,国家药品监督管理局颁发《药品临床试验管理规范》。这些法律和法规对临床药理学研究的有关问题做出了规定。此后,国内各医学院校陆续为医药专业的本科生和硕士生开设临床药理学、临床药物治疗学等课程。

第二节　临床药理学的研究内容和学科任务

一、研究内容

(一)临床药效学研究

临床药效学研究药物对人体(包括老、幼、患者等)生理与生化功能的影响和药物的作用原理,评价药物的临床疗效。药物临床药效学评价应遵循以下原则:①应当采用对人体安全的方法;②应尽可能采用客观指标,如血压、心率、影像学指标等;③易受主观因素影响的临床观察指标需要采用双盲法或按标准分等级等方法;④对受试者的依从性应有足够的重视。

(二)临床安全性评价

新药 I 期临床试验的主要目的就是在健康受试者中观察药物不良反应(耐受性);其他各期临床试验均应将安全性研究作为一项主要内容。临床研究阶段对药物不良反应的收集尤应重视:①罕见不良反应,如发生率在1/10000或更低;②潜伏期很长的不良反应,如药物引起子代生长发育的异常。

(三)临床药动学研究

利用药物分析技术和数学知识,定量观察药物在人体内的药物代谢动力学(简称药动学)过程。①研究新药的体内过程特点,测定药动学参数;②研究新药的生物等效性,进行相对生物利用度检验;③进行治疗药物监测(therapeutic drug monitoring,TDM),指导临床制订或调整用药方案。

二、学科任务

(一)新药研究与评价

新药研究与评价(new drug research and evaluation)是临床药理学研究的首要任务,即根据相关法律法规,开展Ⅰ～Ⅳ期不同内容的临床研究,观察药品在人体的疗效和不良反应,做出适当的评价。

(二)药物不良反应监测

药物不良反应(adverse drug reaction,ADR)及所造成的药源性疾病是一个严重的社会问题。由于新药临床前各种因素的制约,使得我们对 ADR 的认识非常有限,因此,只有通过对药物的上市后的监测,才能完成对一个新药的全面评价。我国1989年成立卫生部药品不良反应监察中心,进行药物不良反应监测。

(三)市场药物再评价

对已经上市的药物进行安全性或有效性评价性研究,最后向药政部门提出评价报告,统称为市场药物再评价(revaluation of marketing drugs)。①根据上市药物存在的问题,如疗效欠佳或毒性较大,设计临床对比研究;②进行药物流行病学调查,对再评价品种的安全有效性进行评价。药物再评价的结果是遴选国家基本药物、非处方药物等的重要依据。

(四)教学与培训

临床药理学研究单位还负有教学责任,对各类医药专业的学生和临床医生开设临床药理学课程,普及临床药理学知识。为了规范临床药理学研究,还应当对从事临床药理学研究的人员进行技术培训,使其掌握规范化试验程序,从而提高临床药理学研究质量。

第三节　药物治疗学的研究内容和学科任务

一、研究内容

1. 研究影响药物对机体产生疗效和不良反应的因素,包括药物、机体和疾病三方面。药物方面的因素有剂量、疗程、给药途径和时间等;机体方面的因素有遗传特征、心理、生理和病理状态;疾病方面的因素则包括病因、病理机制、分类分型及病理进程。药物基因组学、药物相互作用、时辰药理学等都是药物治疗学重要的研究内容。

2. 运用药学相关学科的基础知识,针对疾病的病因和临床发展过程,结合患者的病理、生理、心理和遗传特征,研究疾病临床治疗实践中药物合理应用的策略。所谓合理,指的是应达到安全、有效、经济的标准,即所选用药物的药理作用能消除病因、纠正病理改变或减轻临床症状,设计的给药方案能在病变部位维持有效浓度足够的时间,选用的方案对患者的副作用和经济负担最小,明确了解药物反应的多态性并有恰当的应对措施。

二、学科任务

1. 针对特定患者,设计和实施个体化的药物治疗方案。

2. 对于特定药物治疗方案的评价与再评价。

3. 总结临床药物治疗的共性规律，促进临床治疗的规范化。

4. 为临床药理学、循证医学、药物基因组学等紧密相关学科提供研究课题和方法。

第四节　临床药理学与药物治疗学的相互关系

临床药理学是把基础药理学与其他基础学科的理论与研究方法用于临床，指导临床用药的一门边缘学科。它把基础医学与临床医学紧密连接起来，并发展了在人体内研究药效学与药动学的研究方法；建立和发展了临床试验设计的科学方法以排除临床试验中的各种偏因，使药物在人体内的安全有效性得到确切评价，也为新药和常用治疗药物的临床研究提供了科学方法。药物治疗学则以疾病为纲，在阐述疾病的病因和发病机制、药物的作用和作用机制的基础上，根据患者特定的病理、生理、心理状况和遗传特征，结合药物的经济学特点，阐明如何给患者选用合适的药物、合适的剂量、合适的用药时间和疗程，以期取得良好的治疗效果，避免药物不良反应和不良药物相互作用。可以这样认为，临床药理学为药物治疗学提供了理论基础与科学研究方法；而药物治疗学的成功实例，将不断补充和丰富临床药理学的内容。同时临床治疗中所遇到的新问题，也向临床药理学科提出了进一步研究的课题，促使其去探索更好的治疗方案。两者之间这种互相依存、互相促进的辩证关系，必然不断推动临床药理学与药物治疗学一起向前发展。

（周红宇、陈醒言）

复习思考题

一、名词解释

1. 临床药理学

2. 药物治疗学

二、是非题（正确填 A，错误填 B）

1. 临床药理学为药物治疗学提供了理论基础与科学研究方法。　　　　　（　　）

2. 药物治疗学的研究内容之一是临床药动学。　　　　　　　　　　　（　　）

三、单选题

下列属于药物治疗学的学科任务的是　　　　　　　　　　　　　　（　　）

A. 新药研究与评价　　　　B. 药物不良反应监测　　　C. 市场药物再评价

D. 教学与培训　　　　　　E. 药物治疗方案的再评价

四、问答题

简述临床药理学与药物治疗学的相互关系。

第二章

新药研究与新药临床试验设计

第一节　新药的基本概念

2019 年 12 月 1 日实施的《中华人民共和国药品管理法》规定,药品的含义为:用于预防、治疗、诊断人的疾病,有目的地调节人的生理功能并规定有适应证或者功能主治、用法和用量的物质,包括中药材、中药饮片、中成药、化学原料药及其制剂、抗生素、生化药品、放射性药品、血清、疫苗、血液制品和诊断药品等。根据该法制定的《药品注册管理办法》于 2020 年 7 月 1 日起实施。2007 年 10 月实施的《药品注册管理办法》规定,新药申请是指未曾在中国境内上市销售的药品的注册申请。已上市药品改变剂型、改变给药途径、增加新适应证的,按照新药申请管理。根据我国药物应用实际情况和新药管理要求,将新药分为中药及天然药物、化学药品和生物制品三大类,每一大类又各分为若干注册分类(表 2-1)。

不同类别的新药在申报临床试验和生产时,所需要提供的临床前和临床试验资料的要求也不同。

表 2-1　药品注册分类

类别		研究内容	
中药及天然药物	1.	未在国内上市销售的从植物、动物、矿物等物质中提取的有效成分及其制剂	注册分类 1～6 的品种为新药，注册分类 7、8 按新药申请程序申报
	2.	新发现的药材及其制剂	
	3.	新的中药材代用品	
	4.	药材新的药用部位及其制剂	
	5.	未在国内上市销售的从植物、动物、矿物等物质中提取的有效部位及其制剂	
	6.	未在国内上市销售的中药、天然药物复方制剂	
	7.	改变国内已上市销售中药、天然药物给药途径的制剂	
	8.	改变国内已上市销售中药、天然药物剂型的制剂	
	9.	仿制药	
化学药品	1.	未在国内外上市销售的药品，包括：(1)通过合成或者半合成的方法制得的原料药及其制剂；(2)天然物质中提取或者通过发酵提取的新的有效单体及其制剂；(3)用拆分或者合成等方法制得的已知药物中的光学异构体及其制剂；(4)由已上市销售的多组分药物制备为较少组分的药物；(5)新的复方制剂；(6)已在国内上市销售的制剂增加国内外均未批准的新适应证	属注册分类 1 和 2 的，应当进行临床试验 (1)临床试验的病例数应当符合统计学要求和最低病例数要求； (2)临床试验的最低病例数(试验组)要求：Ⅰ期为 20 至 30 例，Ⅱ期为 100 例，Ⅲ期为 300 例，Ⅵ期为 2000 例
	2.	改变给药途径且尚未在国内外上市销售的制剂	
	3.	已在国外上市销售但尚未在国内上市销售的药品，包括：(1)已在国外上市销售的制剂及其原料药和/或改变该制剂的剂型，但不改变给药途径的制剂；(2)已在国外上市销售的复方制剂和/或改变该制剂的剂型，但不改变给药途径的制剂；(3)改变给药途径并已在国外上市销售的制剂；(4)国内上市销售的制剂增加已在国外批准的新适应证	
	4.	改变已上市销售盐类药物的酸根、碱基(或者金属元素)，但不改变其药理作用的原料药及其制剂	
	5.	改变国内已上市销售药品的剂型，但不改变给药途径的制剂	
	6.	已有国家药品标准的原料药或者制剂	
生物制品	1.	未在国内外上市销售的生物制品	注册分类 1～12 的制品应当按新药要求进行临床试验。注册分类 13～15 的制品一般仅需进行Ⅲ期临床试验。对创新的缓控释制剂，应进行人体药动学的对比研究和临床试验
	2.	单克隆抗体	
	3.	基因治疗、体细胞治疗及其制品	
	4.	变态反应原制品	
	5.	由人的、动物的组织或者体液提取的，或者通过发酵制备的具有生物活性的多组分制品	
	6.	由已上市销售生物制品组成的新的复方制品	
	7.	已在国外上市销售但尚未在国内上市销售的生物制品	
	8.	含未经批准菌种制备的微生态制品	
	9.	与已上市销售制品结构不完全相同且国内外均未上市销售的制品(包括氨基酸位点突变、缺失，因表达系统不同而产生、消除或者改变翻译后修饰，对产物进行化学修饰等)	
	10.	与已上市销售制品制备方法不同的制品(例如采用不同表达体系、宿主细胞等)	
	11.	首次采用 DNA 重组技术制备的制品(例如以重组技术替代合成技术、生物组织提取或者发酵技术等)	
	12.	国内外尚未上市销售的由非注射途径改为注射途径给药，或者由局部用药改为全身给药的制品	
	13.	改变已上市销售制品的剂型但不改变给药途径的生物制品	
	14.	改变给药途径的生物制品(不包括上述 12 项)	
	15.	已有国家药品标准的生物制品	

第二节　新药研究的基本过程

新药研究是一个多学科、多环节的综合性研究过程,其间需要省级药品监督管理部门和国家药品监督管理局(NMPA)的申请临床试验和申请生产的审评程序,主要过程分述如下。

一、临床前研究

为了保证药品对人体的安全有效,新药用于人体试验前,必须确定该产品的有效性、安全性和质量可控性。

(一)药学研究

药物在申请临床研究和申请生产时,必须确证药物的化学结构及其理化特性;制定合理的生产工艺(中药制剂包括原药材的来源、加工及炮制);进行严格的质量管理和"三废"处理;合理制定制剂组分并确认其稳定性;制定并说明质量检测标准。新发现中药材还应包括来源、生态环境、栽培(养殖)技术、采收处理、加工炮制等方面的研究。

(二)主要药效学研究

评价一个新药一般从它与临床用途有关的主要药效作用入手,即从它预期用于临床预防、诊断和治疗目的的药理作用开始。药效应当用体内、体外两种以上试验方法获得证明,其中一种必须是整体的正常动物或动物病理模型。动物模型和实验方法的选择,应以其能否反映临床疾病的病理生理过程、反映药理作用本质为前提,尽量选择与人体反应接近的动物以及与人体发病机制相似的模型。

量效关系研究是药效学研究的中心环节,在机体所能接受的不同剂量下,观察药物作用规律,同时与阴性对照(或称空白对照)或阳性对照药物进行比较。一般而言,随着药量的增加药物作用增强,可用量效曲线表示,并可获得以下重要信息:①当药物增加到一定剂量范围后再加大剂量,效应并不成比例地增加,而可能出现毒性反应,这种现象称为最大效应,通常即为该药的最大耐受量;②与已知同类药进行量效曲线比较,一般是比较产生同等效应所需剂量(即效价)的大小,而不是判断相同剂量所产生效应的强弱;③从该药最小有效剂量到最大耐受(最小中毒)剂量的范围,预测该药的安全度,也可用量效曲线斜率来表示。

(三)一般药理学研究

研究新药在主要药效作用以外的其他药理作用,可观察到有治疗价值的一些附加作用,也有助于了解新药的不良反应,特别是亚急性毒性试验中不易观察到的一些反应。观察指标应尽可能广泛些,至少应包括以下项目:①神经系统,仔细观察给药后的动物活动情况和行为变化;②心血管系统,观察给药后动物心率、心律、血压、心电图等有关变化;③呼吸系统,观察给药后动物呼吸频率和幅度的变化;④其他,根据不同药物的药理作用特点,再适当观察消化、泌尿生殖、内分泌、免疫等其他系统的指标。

(四)药动学研究

主要研究药物的吸收、生物利用度、体内分布、消除方式和速度。通过检测给药后不同时间的血浓度,计算各项药动学参数;提示药物在靶器官周围的浓度、分布特征,药物在体内保留时间和蓄积程度,药物在体内的生物转化和排泄及其速率等。这些资料为临床研究制定安全有效的给药方案提供科学依据。

（五）毒理学研究

本研究的任务在于回答药物安全剂量范围，即剂量和不良反应之间的关系。毒理学研究内容包括药物毒性作用的靶器官和组织、毒性性质、毒性作用发展过程、毒性的可逆性、治疗安全范围等。一般要求至少选用两种敏感动物进行，所选用动物的药动学特点越接近人，试验就越有价值。毒理学研究包括的内容见表2-2。

表 2-2　临床前毒理学实验

	研究内容	说　明
急性毒性试验	对2种动物分别以2种给药途径进行试验，计算半数致死量（LD_{50}）	也可同时计算治疗指数（LD_{50}/ED_{50}）
长期毒性试验	对2种动物分别以3种剂量给药数月或更久，试验时间长短依据临床用药时间而定	观察症状、体征、解剖学、血液学、生物化学、组织学和电子显微镜检查等变化，了解对药物毒性作用敏感的靶器官，以及毒性的可逆性
局部用药毒性试验	包括过敏、局部刺激、局部毒性等反应	观察用药后是否产生炎症、坏死、红斑、水肿、发热、疼痛等异常现象及其可逆性
对生殖的影响	研究药物对动物的交配行为、繁殖、分娩及子代先天缺陷的影响	评价药物对生育力的影响、致畸作用及对围生期、产后期、泌乳期的影响
致癌作用	用2种动物，试验2年或更久	进行血液学、组织学和解剖学研究，了解药物的致癌作用
致突变作用	研究药物对细菌和哺乳动物细胞的遗传学改变的作用	了解药物致突变作用
药物依赖试验	生理依赖性（观察停药后的戒断症状）、精神依赖性试验	化学结构与可致人体产生依赖性的化合物相似的药物，以及作用于中枢神经系统的药物应做此试验

二、申请临床研究

申请人在做药物临床试验实施前，应当将已确定的临床试验方案和临床试验负责单位的主要研究者姓名、参加研究单位及其研究者名单、伦理委员会审核同意书、知情同意书样本等报送国家药品监督管理局备案，并抄送临床试验单位所在地和受理该申请的省（区、市）药品监督管理部门。为加快程序审评，第一类化学药品和中药新药、根据国家保密法已确定保密级的中药改变剂型或增加新的适应证的品种，可以直接向国家药品监督管理局提出申请，同时报请当地省级药品监督管理部门进行试制场地考察和原始资料的审核，省级药品监督管理部门填写现场考察报告后，上报国家药品监督管理局。新生物制品实行国家一级审批制度。

新药的临床研究经批准后，须在国家药品监督管理局确定的药品临床药理基地中选择临床研究负责和承担单位，并经国家药品监督管理局核准后进行临床研究，由研制单位免费提供药品（包括对照用药品）并承担临床研究所需的费用。被指定的负责临床研究的医院应组织制订研究计划,认真按《药物临床试验质量管理规范》(good clinical practice,GCP)以及《新药临床研究指导原则》实施临床研究。未经批准的新药一律不准进行人体研究。

三、临床研究

新药的临床研究是新药研究的最关键步骤,包括临床试验与生物等效性试验。新药的临床试验分为Ⅰ、Ⅱ、Ⅲ、Ⅳ期,临床试验的病例数应符合统计学要求,研究应当符合《药物临床试验质量管理规范》的有关规定。

(一)Ⅰ期临床试验

初步的临床药理学及人体安全性评价试验。观察人体对于新药的耐受程度和药物代谢动力学,为制定给药方案提供依据。

(二)Ⅱ期临床试验

随机盲法对照临床试验。对新药有效性及安全性作出初步评价,推荐临床给药剂量。

(三)Ⅲ期临床试验

扩大的多中心临床试验。应遵循随机对照原则,进一步评价有效性、安全性。

(四)Ⅵ期临床试验

新药上市后监测。其目的是考察在广泛使用条件下的药物的疗效和不良反应,评价在普通或者特殊人群中使用的利益与风险关系以及改进给药剂量等。

(五)生物等效性试验

生物等效性试验指用生物利用度研究方法,以药代动力学参数为指标,比较同一种药物的相同或者不同剂型的制剂,在相同的试验条件下,其活性成分吸收程度和速度有无统计学差异的人体试验。

四、申请生产和试生产

新药一般在完成Ⅲ期临床试验后经国家药品监督管理局批准,即发给新药证书。持有《药品生产企业许可证》并符合国家药品监督管理局《药品生产质量管理规范》(GMP)相关要求的企业或车间可同时发给批准文号,取得批准文号的单位方可生产新药。

化学药品注册分类1及中药、天然药物注册分类1、2批准后一律为试生产,试生产期为两年。其他各类新药一般批准为正式生产。新药试生产批准文号格式为"国药试字×××××××××"。试生产转为正式生产后,发给正式生产批准文号,格式为"国药准字×××××××××"。其中第一个×代表药物类别,如H代表化学药品,Z代表中药;字母后为一串数字,代表不同的含义。批准为试生产的新药,仅供医疗单位在医生指导下使用,不得在零售药店出售,亦不得以任何形式进行广告宣传。其他各类新药一般批准为正式生产。

新药在试生产期内应继续考察药品质量、稳定性及临床疗效和不良反应(应完成符合要求的Ⅵ期临床的阶段性试验)。药品检验机构要定期抽验检查,发现质量问题要及时报告。如发生严重不良反应或疗效不确切者,国家药品监督管理局可责令其停止生产、销售和使用。新药试生产期满,生产单位应提前3个月提出转为正式生产申请,报送有关资料,经所在地省级药品监督管理部门初审后,报国家药品监督管理局审批。审批期间,其试生产批准文号仍然有效。逾期未提出转正式生产申请,或经审查不符合规定者,国家药品监督管理局取消其试生产批准文号。

第三节　药物临床试验质量管理规范

为保证我国药品临床试验的过程规范,结果科学可靠,保护受试者的权益并保障其安全,根据《中华人民共和国药品管理法》,参照国际公认原则,国家药品监督管理局于 1998 年颁发、2003 年修订实施《药物临床试验质量管理规范》(GCP)。GCP 是有关临床试验全过程的标准规定,包括方案设计、组织、实施、监察、稽查、记录、分析总结和报告。凡药品进行各期临床试验,包括人体生物利用度或生物等效性试验,均须按 GCP 进行。其基本内容包括以下几方面:

一、选择合格的临床试验单位和研究人员

开展药品临床试验单位必须得到国家药品监督管理局认证批准,其设施与条件必须符合安全有效地进行临床试验的需要。所有研究者都应具备承担该项临床试验的专业特长、资格和能力,并经过药品临床试验质量管理规范培训。

二、建立各单位的伦理委员会

为确保临床试验中受试者的权益,须成立独立的伦理委员会,并向国家药品监督管理局备案。伦理委员会应有从事医药相关专业人员、非医药专业人员、法律专家及来自其他单位的人员,至少五人组成,并有不同性别的委员。伦理委员会的组成和工作不应受任何参与试验者的影响。

三、制定符合 GCP 要求的临床试验方案

试验方案(protocol)是临床试验的主要文件,叙述试验的背景、理论基础和目的、试验设计、方法和组织、数据处理、试验执行和完成的条件。方案必须由参加试验的研究者与申办者共同商定并签字,报伦理委员会审批后实施。

四、受试者签署知情同意书

知情同意书(informed consent)是每位受试者表示自愿参加某一试验的文件证明。研究者或其指定的代表必须向受试者说明试验目的、过程与期限、检查操作、可能的受益和风险与不便、可能被分配到的试验的不同组别,以及符合《赫尔辛基宣言》规定的受试者的权利和义务等,使受试者充分了解后表达其同意。由受试者或其法定代理人在知情同意书上签字并注明日期,执行知情同意过程的研究者或其代表也需在知情同意书上签名并注明日期。

五、建立标准化的标准操作规程

标准操作规程(standard operating procedure,SOP)是为有效地实施和完成临床试验中每项工作所拟定的标准而详细的操作规程。进行临床试验前应当根据 GCP、有关法规及管理规定、岗位职责、技术规范和该试验方案的要求,制定每项工作的标准操作规程。例如,对试验方案设计的 SOP、知情同意书准备的 SOP、临床试验程序的 SOP、实验室 SOP、药品

管理 SOP、数据处理和检查的 SOP、数据统计与检查的 SOP、研究报告撰写的 SOP 等都应做出统一的规定和要求,尤其在做多中心研究时,统一的标准化规定有利于结果的一致性。SOP 应是可操作的,有详细的操作步骤以便遵从。

六、进行正确的统计分析与数据处理

数据管理的目的在于把得自受试者的数据迅速、完整、无误地纳入报告,所有涉及数据管理的各种步骤均需记录在案,以便对数据质量及试验实施进行检查。要用适当的操作规程保证数据库的保密性,则应具有计算机数据库的维护和支持程序。开始试验前需设计可被计算机阅读与输入的临床报告表及相应的计算机程序。为保证数据录入准确,应采用二次输入法或校对法。在临床试验的统计结果表达及分析过程中都必须采用规范的统计学分析方法,并应贯彻于临床试验始终。各阶段均需有生物统计学专业人员参与。统计分析结果应着重表达临床意义,对治疗作用的评价应将可信区间与假设检验的结果一并考虑。对于遗漏、未用或多余的资料须加以说明,临床试验的统计报告必须与临床试验总结报告相符。临床试验中受试者分配必须按试验设计确定的随机方案进行,每名受试者的处理分组编码应作为盲底由申办者和研究者分别保存。

七、建立临床试验质控监督体系

临床试验中的所有观察结果和发现都应加以核实,在数据处理的每一阶段必须进行质量控制,以保证数据完整、准确、真实、可靠。药品监督管理部门、申办者可委托稽查人员对临床试验相关活动和文件进行系统性检查,以评价试验是否按照试验方案、标准操作规程以及相关法规要求进行,试验数据是否及时、真实、准确、完整地记录。稽查应由不直接涉及该临床试验的人员执行。药品监督管理部门应对研究者与申办者在实施试验中各自的任务与执行状况进行视察。参加临床试验的医疗机构和实验室的有关资料及文件(包括病历)均应接受药品监督管理部门的视察。`

第四节 新药的临床试验与评价

一、Ⅰ期临床试验

Ⅰ期临床试验乃新药人体试验的起始期。通过以健康志愿者为主要对象的临床试验,研究人体对受试药的耐受程度及药物在人体的代谢动力学规律,为制定受试药Ⅱ期临床试验用药方案提供科学依据。对一些具有特殊药理作用的药品,则可选具受试药适应证的轻症患者作为受试对象。

(一)试验前准备

1. 必须获得药品监督部门批准进行临床试验的批文,以及药检部门对准备用于人体试验的该批新药的质量检验合格证明。

2. Ⅰ期试验研究的指导者应审查全部临床前研究资料,并负责制定Ⅰ期试验项目的方案。参加研究的医师应复习临床前药理与毒理研究资料,并掌握研究计划内容与要求。受

试者签署知情同意书。

(二)耐受性试验

1. 分组 从最小初试剂量到最大剂量之间分若干组。组间剂量距离视药物毒性大小和试验者的经验而定。若毒性较小且试验者经验丰富，可少设几个组。凡作用较强、毒性较大的药物，剂量间距应缩小，以免出现严重的不良反应。各个试验组剂量由小到大逐组进行，每组 6～8 人，不得对同一受试者进行剂量递增的连续耐受性试验。有经验的临床药理试验单位在进行低剂量耐受性试验时，有时每组仅 2～3 人；在接近治疗量时，每组才 6～8 人。

2. 确定最小初试剂量 初试剂量一般可用同类药物临床治疗量的 1/10 开始，或用敏感动物 LD_{50} 的 1/600 或最小有效量的 1/60，亦可按体表面积计算大动物狗、猴的最大耐受量的 1/5～1/3 来作为人用初试剂量。按体表面积的比值计算如下：

$$\frac{D_a}{D_b}=\frac{S_a}{S_b}=\frac{K_a}{K_b}\times\left(\frac{W_a}{W_b}\right)^{3/2}$$

式中：D_a、D_b 分别为动物或人体的药量（总量），S_a、S_b 分别为动物或人体的体表面积，K_a、K_b 分别为动物或人体表面积比值常数，W_a、W_b 分别为动物或人体的体重，人及各种动物的 K 值为：人 12.3；狗 11.6；猴 11.8；猫 9.9；兔 12；豚鼠 10.5；大鼠 10.5；小鼠 10。

如果已获得所要试用药物的有关药动学参数及有效血药浓度资料，据此来确定人体首试剂量，将更有参考价值。

3. 确定最大试验剂量 最大试验剂量可采用同类药临床单次治疗量，当最大剂量组仍无不良反应时，试验即可结束；当剂量递增到出现第一个轻微不良反应时，虽未达到最大剂量，试验亦应结束。

4. 耐受性试验流程表 单次给药与连续给药耐受性试验需根据不同药物的特点制定流程表。

5. 观察与记录 按照试验计划，给药后必须仔细观察临床反应和必要的检测指标，并详细记录，对于自觉症状的描述应客观，对于所规定的客观指标，应采取与试验前同条件下进行复查，若有异常应当重复检测后才予以肯定，并立即中断试验，并做相应的处理。各项实验结果均应进行统计学处理，必须有完整详细的实验记录和写出正式书面报告。

(三)药物代谢动力学试验

1. 受试人数 20～30 人。

2. 分组 每种给药途径设一组。根据需要设计开放试验或盲法试验。静脉、肌内注射剂需进行静脉注射、肌内注射两种给药途径研究。单供肌内注射或口服的制剂，除进行国产样品试验外，最好与同品种进行比较研究，以便求出相对生物利用度。

3. 研究结果与数据处理 Ⅰ期试验药物代谢动力学研究结束后，需提供以下资料：

(1)详细说明研究方法与计算公式。

(2)受试者各项检查观察记录表。

(3)血、尿药物浓度测定原始数据及结果。

(4)药物代谢动力学参数，必须包括 C_{max}，C_{ss}，t_{max}，$t_{1/2\beta}$，V_d，k_e，CL 及 AUC，尽可能提供 F 值。

(5)对Ⅱ期临床试验给药方案提出建议。

二、Ⅱ期临床试验

Ⅱ期临床试验对评价药物最重要,应严格要求,常采用双盲随机平行对照试验。在随机对照条件下详细考察药物的疗效、适应证和不良反应,对新药的安全有效性作出确切评价,据此推荐临床给药剂量。

临床试验开始前必须由有经验的临床药理研究人员和有经验的临床医生共同拟订周密细致的临床试验方案,方案应包括的内容主要有:题目和立题理由;目的和目标;试验场所;试验设计,对照组的设置,双盲和随机方法;受试者的入选标准和排除标准;病例数;剂量、疗程与给药方法;临床和实验室检查项目;疗效评定标准;不良事件的记录要求和严重不良事件的报告方法;试验密码的建立和保存,破盲方法的规定;数据处理与记录存档的规定;质量控制与质量保证;预期的进度和完成日期;试验结束后的医疗措施;各方承担的职责和论文发表等规定;参考文献。基本要求如下:

(1)本期观察的病例数不少于 100 例,对于恶性肿瘤、危重病例及特殊病种所需例数,可根据具体情况而定。化学类避孕药要求病例不少于 500 例,中药类避孕药要求病例不少于 1000 例,每例观察时间不少于 12 个月经周期。保胎药与影响胎儿及子代发育的药,应对婴儿进行全面观察,包括发育、智力等。

(2)临床试验应另设对照组,对照组患者在数量上及病情轻重上都应与受试的新药组相似。要做到随机分组,采用双盲法进行观察。

(3)受试者应以住院病例为主,若为门诊病例,要严格控制可变因素,主要是保证不附加其他任何治疗因素,做到单纯服用试验药物。不论是住院还是门诊患者,均应对其依从性进行监督。确保患者按计划进行和本次试验的有效性和可靠性。

(4)药物的剂量可根据Ⅰ期临床试验结果而定,一般均采用一种固定剂量。如需多次给药,一般均采用一种固定剂量。如需多次给药,可根据其血浆半衰期确定给药间隔时间。用药疗程长短视病情而定,急性疾病用药数日至 1～2 周,慢性疾病用药数周至数月不等。

三、Ⅲ期临床试验

在Ⅱ期临床试验基础上,通过扩大的多中心临床试验,在较大范围内进行药物评价,试验单位不少于 3 个,试验组要求病例≥300 例,其他要求与Ⅱ期试验相同。临床试验负责单位与参加单位应当统一认识,严格要求,掌握新药临床试验技术方法、试验中排除各种误差的方法、临床试验计划的标准,对某些比较复杂的技术标准或测试方法事先进行讨论或培训,统一方法和标准,对临床试验进行质量控制。

四、Ⅳ期临床试验

Ⅳ期临床试验又称上市后临床试验。

中药、天然药物注册分类见表 2-1。属中药注册中分类 1、2、4、5、6 的新药,以及 7 类和工艺路线、溶媒等有明显改变的改剂型品种,应当进行Ⅳ期临床试验;进一步考察新药的有效性、安全性。了解新药在最初广泛使用期内其药效、适应证、不良反应、治疗方案等方面情况,对该药的临床价值作出进一步评价,指导合理用药。此外,尚可发现该药的更多药理作用、作用特点、其他潜在的治疗作用、罕见的不良反应等。

化学药品注册分类见表 2-1,属注册分类 1 和 2 的Ⅳ期临床试验的最低病例数(试验组)要求为 2000 例。避孕药的Ⅳ期临床试验应当充分考虑该类药品的可变因素,完成足够样本量的研究工作。属注册分类 3 和 4 的,应当进行人体药代动力学研究和至少 100 对随机对照临床试验。有多个适应证的,每个主要适应证的病例数不少于 60 对。避孕药应当进行人体药代动力学研究和至少 500 例 12 个月经周期的开放试验。

本期试验包括以下内容:①扩大临床试验,可看成是Ⅲ期试验的继续。针对主要适应证进行开放试验,以对药物提供更可靠的评价依据。②以特殊患者为对象的临床试验,上市前临床试验对象一般不包括小儿、孕妇、哺乳期妇女、老人,以及肝、肾功能不全患者,此期可在药物已基本肯定安全有效的基础上对这些特殊对象进行临床用药评价。③补充临床试验,在试生产期按新药审批时提出的要求补充某些方面的临床试验。④不良反应监测,一些发生率低的不良反应在Ⅱ期试验难以全面了解,在扩大试验中可能对此作出较正确的评价。

五、生物等效性试验

生物等效性试验包括:测定化学药品血浓度,与适宜参比制剂进行相对生物利用度比较试验。大多采用试验药物与对照药物的交叉设计试验,即在同一组受试者中先后进行试验药和对照药的药动学研究,试验先后顺序随机分组,两次试验间隔 1~2 周。属注册化学药品分类 5、6 的,临床试验按照下列原则进行:口服固体制剂应当进行生物等效性试验,一般为 18~24 例;难以进行生物等效性试验的 5 类口服固体制剂及其他非口服固体制剂,应当进行临床试验,临床试验的病例数至少为 100 对。需要用工艺和标准控制药品质量的 6 类化学药品,应当进行临床试验,临床试验的病例数至少为 100 对。

临床试验对照药品应当是已在国内上市销售的药品。对必须从国外购进的药品,需经国家药品监督管理局批准,并经口岸药品检验所检验合格方可用于临床试验。临床试验阳性对照药品的选择一般应按照以下顺序进行:

(1)原开发企业的品种;

(2)具有明确临床试验数据的同品种;

(3)活性成分和给药途径相同,但剂型不同的品种;

(4)作用机制相似,适应证相同的其他品种。

第五节　临床试验的基本原则

一、受试者

1.病例的选择　在制订计划时就应确定病例选择标准,标准应宽严适度,标准过宽会影响试验结果,但标准过严又会导致病例不足。选择病例时可从下述两方面确定选择标准:

(1)根据专业要求定标准:受试者应具有代表性,使试验结果能适用于将来用该药治疗的同类患者群体。应按病情轻重、病程长短、原发或复发、是否有合并症等分类,并参考患者年龄、性别、营养状态及治疗有关的生理生化指标,配对或划分区组,随机分配到各实验组中。

（2）根据统计学要求定标准：为了提高各试验组病例分配的均匀性，减少分配误差，可将与试验关系较小的因素尽量减少，例如，限定年龄范围、病种及病变程度等。一般情况下不宜用老人做受试对象，但抗衰老药、促智药之类的老年人用药物，则应选用老年人为受试对象。

2. 病例的淘汰　按照统计学原则，全体受试者均应纳入统计处理，不得任意舍弃。因此，在制订计划时即应明确病例淘汰标准，以确保试验成功。一般而言，下列对象可以考虑淘汰：①小儿、孕妇、哺乳期妇女、有药物过敏史者、肝肾功能不全者、心肺功能不全者等；②开始治疗后，确切诊断证明不属于药物作用范围内的病例，例如在细菌学诊断前已用药，经细菌学诊断表明该病例的致病菌与药物抗菌谱不符；③因各种原因，疗程结束前退出试验、出院或死亡的病例；④在分层、配对、随机区组设计试验中，有时在进行某种特定的配对区组随机对照试验时，也可将不符合条件的病例淘汰。

3. 病例的脱落　由于临床试验一般要延续较长时间，所以试验中病例的脱落不可避免。病例脱落常见于疗效好使患者停止治疗，更多的见于疗效差使患者丧失信心而停止治疗。若试验中脱落病例过多，必然影响试验结果。这就需要医师与患者充分配合。对于脱落病例应在进行充分调查的基础上区别对待。对于与药物疗效无关的脱落病例可以在总结时予以排除，但例数不宜过多。对与治疗效果可能有关的以及原因不明的脱落病例，应列入无效或在最终报告中加以说明。

4. 患者的依从性　即使是自始至终参加试验的患者，也存在依从性即合作性问题。在口服用药时，患者常不能按规定服药甚至忘记用药；有时患者自觉病情好转，自动减量或停药；有的则对所用药物缺乏信心，加用其他药物等。这些情况都会影响试验的结果，若对此不能充分注意，会导致错误的结论。对此，除应加强患者的思想工作，使患者在理解和合作外，还必须加强管理，建立检查制度或督促检查患者服药，必要时设立药物的血、尿浓度测定以确保患者的依从性。

5. 病例数的估算　根据统计学原理，试验结果的重现性和可靠性与试验的重复次数（例数）有关，同时与试验的质量也有关。如试验质量高、误差小，所需例数也可减少。我国的新药审批办法中明确规定了临床试验的例数，应当按要求完成。与此同时，若能注意以下因素，则可以提高试验的质量：

（1）若受试药与对照药的疗效差别较大，可使所需的例数减少；反之，若两药疗效差别不大，单靠增加例数是不现实的，还应从专业角度考虑这种微小的差别是否有现实意义。

（2）试验手段、仪器设备越精密，所需例数可减少，在试验设计中应尽量注意仪器的校正、操作的规范化、指标的统一等，以提高试验质量。

（3）从统计学角度看，要提高试验效率应注意以下几点：①两组例数相等，试验效率提高，可用较少的例数取得显著的结论；②计量资料的试验效率高于计数资料，故尽量将资料量化以提高试验效率；③同体试验或配对试验可减少个体差异，提高试验效率，但应注意配对是否合理、前后两次测量值有无自然差异等。

（4）拉丁方设计、正交设计和交叉试验等方法能提高效率，应优先应用。

（5）若试验药物起效快、作用强，估计所需疗程短，可先以序贯试验，用少数病例获得新药与对照药的初步比较结果，供进一步设计随机试验时参考。

二、临床评价

临床评价是对新药的全面评定,主要包括两个方面,即疗效评价和安全性评价。除包括新研制的药物外,我国目前较多的是引进的合成药,虽在国外已投放市场,但也必须进行临床试用与评价,仿制药品的临床试验很重要的一部分工作是取得我国人群药动学资料,包括生物利用度资料,以便制定适合我国人群的剂量及合理给药方案。

1.疗效评价 一个新药必须有一定药效。这种药效经过临床严格设计研究证明相当于或超过老药,或可补充老药的某些不足(如理化性质、不良反应),或者是有明显优点的新制剂,国外引进的品种凡有我国人群临床试用资料支持的,都应当加以肯定。如果一个新研制的药物同老药比较并无明显优点,便不应当投产。临床药效的观察常由各种理化指标、仪器诊断结果、医师临床诊察、患者自觉症状等组成。其中后两项有较大的主观随意性。因此在试验设计时就应制定严格合理的药效评价标准以保证试验结果的可靠性。不同的药物、不同的疾病观察指标不同,难以一概而论,但在制定药效评价标准时至少应遵循下列原则:

(1)评价标准:应按国家新药评审规定实行四级评定,即痊愈、显效、有效与无效。若有个别病例无法评定疗效,可另列"不能评价"一项并说明情况。

(2)评价指标:凡是能以客观的生理生化指标表示的项目应尽量采用准确、精密的测定方法并实行质量监控。所测的指标应当重复性好,结果稳定,所用的指标标准化。许多生理生化指标的正常值范围往往因地区甚至医院不同而异,如体温、白细胞计数等。在制订计划时应制定统一标准。

(3)评价的量化:观察指标尽量定量化,以提高试验的效率。对于医师诊察及患者自觉症状中的主观性较大的指标,应尽量使记录客观化,先制定统一标准,然后组织临床试验单位的医生进行集中培训,对评判方法达成基本一致后,各单位按照同样的标准进行观察记录。对患者自觉症状,如疼痛,可按其程度分为 $0 \sim 100$ 分,让患者自己在用药后不同时间内打分;精神药物药效的评价采用心理测试(量表)方法等。

2.安全性评价 一个有效的药物或多或少会有一些副作用,有的还可能有毒性甚至严重的毒性反应。临床安全性评价往往比疗效评价更为复杂而重要,一方面是由于人类的许多不良反应在动物身上表现不出来,如精神症状、某些主诉症状、过敏反应等;有的不良反应动物身上观察不到,而在人身上则出现,如沙利度胺(反应停)在动物实验无致畸作用,但在人体则有明显致畸作用,由此可见临床安全性评价比动物实验更有意义。另一方面,实验动物数量有限,在人体发现 1% 不良反应是一个严重问题,但 1% 在动物实验中重现就很困难。

不同类型的药物,安全性评价要求也有所不同。正常者服用避孕药、预防药、滋补药等,要求应更严;对长期服用的药物,其要求比短时服用的更高;某些烷化剂等抗肿瘤药,本身有致癌作用,但由于抗肿瘤的特殊需要,仍用于临床。临床安全性评价中,对于药物不良反应要全面了解,并能找到预防和处理方法,合理应用。因此,虽然没有绝对安全的药物,但医生却可做到安全用药。

三、临床试验设计

(一)基本原则

临床试验设计应遵循 Fisher 提出的"重复、随机、对照"三项统计学原则。一个成功的临床试验,在设计时应符合"四性"(4Rs)原则:①受试对象的代表性(representativeness),是指受试对象的确定应符合统计学中样本的抽样总体规律原则,受试者应能充分代表该药将用于治疗的患者总体情况,在病情的轻重、病史长短的选择上也应有代表性;②试验的可重复性(replication),要求研究结果准确可靠,经得起重复验证,要求在试验时尽量克服各种主、客观误差,设计时要注意排除各种偏因;③试验的随机性(randomization),指试验中分组应符合统计学随机分配的原则,使每个实验对象在接受处理(用药、化验、分组、抽样等)时都有相等的机会,随机遇而定,以减少主观因素的干扰,减少或避免偏性误差;④试验设计的合理性(rationality),既要符合专业要求和统计学原则,又要切实可行。

(二)对照试验

新药临床试验必须设对照组。

1.无效假设与两类误差　对照试验的目的是研究新药与对照药物两组治疗结果的差别有无统计学显著意义。由于临床治疗中所获得的疗效可能由药物因素引起,也可能由非药物因素(如休息、疾病或症状自愈等)引起。当 A 药与 B 药治疗结果出现差别时,首先要确定这种差别是由药物因素还是非药物因素造成的,如 A 药优于 B 药不是由药物因素造成的而是由非药物因素偶尔造成的,称为假阳性。统计学上用无效假设(null hypothesis)来处理假阳性误差,先假设 A 与 B 两药药效之间并无差别,所出现的差别可能是非药物因素引起的概率(probability),当这种概率小到一定程度时,如<5%或<1%,则前者95%或后者99%的差别是药物之间的差别所引起的,这就显示由机遇(概率)所造成的可能性很小,从而否定了前面假定的无效假设,证明 A 药疗效优于 B 药不是概率引起的而是药物本身存在疗效差别所引起的。临床上把这种可能存在的假阳性误差称为 I 类误差,用 α 值表示,若 α=0.05,则说明 A 药优于 B 药的结论是在95%显著性水平上排斥无效假设的,也就是说 A 药优于 B 药由药物因素引起的可能性为95%,仍有5%假阳性的可能性;若 α=0.01,则 A 药优于 B 药的假阳性只有1%的可能性。

临床试验中另一种误差为假阴性误差,用 β 值表示。有时,A 药与 B 药两药之间实际上存在着药物本身的差别,但在临床试验中由于区别这种差别的方法不够灵敏或能力有限而区别不出来,就是假阴性误差,统计学上允许假阴性误差不能超过20%,即 β 值一般定为0.1,不能>0.2。1-β 为试验中区别两种差别的能力,即获得 A 药优于 B 药这一结果的把握度,如 β=0.2,则 1-β=0.8,说明 A 药优于 B 药的把握度为80%。在临床试验设计中,α值定得愈小,A 药优于 B 药的显著意义愈大,假阳性愈小,但试验所需病例数也就愈多;β 值定得愈小,1-β 值就愈大,A 药优于 B 药的把握度就愈大,但病例数就需要愈多。通常临床试验中将 α 值定为0.05,β 值定为0.2,已能满足统计学要求。

由上可见,只有在设立对照组的条件下才能评价两药之间出现疗效差别是否为假阳性误差,是否具有统计学显著意义以及判定这种显著意义的把握度有多大。

2.对照试验的类型　对照试验主要可分2种类型,即平行对照试验与交叉对照试验。前者同时设试验组与对照组,将病情类同的患者随机区分为2组(试验组与对照组)或3组或3组以上(试验药1组,对照药2组或2组以上,也可以设对照药1组,试验药则以不同剂量或不同给药途径分为2组或3组)。

交叉对照试验则在同一组患者中先后试验2种或2种以上不同药物,如试验2种药则将同一组患者等分为2组,第一组先试 A 药,间隔一定时间后试 B 药,第二组则先试 B 药,间隔一定时间后试 A 药。如试 3 种药（A、B、C），则将患者等分为 3 组（Ⅰ、Ⅱ、Ⅲ），每个患者均先后试 3 种药，各组试药的顺序如下：

Ⅰ组　A—B—C

Ⅱ组　B—C—A

Ⅲ组　C—A—B

3. 对照药的选择　分阳性对照药（即有活性的药物）和阴性对照药（即安慰剂）。新药为注册申请进行临床试验，阳性对照药原则上应选同一家族药物中公认较好的品种。新药上市后为了证实对某种疾病或某种症状具有优于其他药物的优势，可以选择特定的适应证和选择对这种适应证公认最有效的药物（可以和试验药不同结构类型、不同家族但具有类似作用的药物）作为对照。

安慰剂对照不用于急、重或有较重器质性病变的患者，常用于轻症或功能性疾病患者。如果试验药作用较弱，那么一般只能选中、轻度功能性疾病患者为对象进行治疗。为确定药物本身是否有肯定的治疗作用，宜选择安慰剂对照，只有证实试验药显著优于安慰剂对照组时，才能确认药物本身的药效作用。

（三）随机化

临床对照试验中各组病例的分配必须实行随机化。随机化是指将病例分配进入试验药组还是对照药组不以人们的意志为转移，完全按照随机编排的序号入组。其目的为排除分配误差，使病例或试验对象均匀分配到各试验组。常用的随机方法有以下几种：

1. 掷币法与随机数字表法　最简易的随机化方法是掷币法，每个患者分组前，试验者按常规先掷硬币，正面分到一个组，反面分到另一个组。

随机数字表法则是常用的单纯随机化方法，使用时事先规定每组数码，患者按出现的数码顺序分配到治疗组去。用随机数字表法进行随机分组，只有在样本数量足够大时才有可能做到两组例数相等或相近。因此，随机数字表法与掷币法常用于大样本临床试验流行病学调查研究，或临床单项指标大样本观察比较，不太适用于小样本临床对照试验。

2. 均衡随机（分层随机）　其原则是首先将一些主要的易控因素（如病情、病程、年龄、性别等）均衡地分配到各组中，再对那些难以控制的次要因素（如身体体质、营养状态等）随机分配。例如，已知性别差别对某一试验会有较大影响时，可先将全体受试者分为男、女两大组，再用随机数字表法将男、女受试者随机分配到各试验组，这样既可保证各组受试者性别分配均衡，又使其他次要因素得到随机处理。

3. 均衡顺序随机　首先将可能影响试验的一些主要因素（如病情、病程、年龄、性别等）进行均衡处理，其他次要因素（如体重、体质、职业、身长等）则仅做记录，不作为分组依据，然后根据患者就诊的顺序依次按均衡的层次交替进行分组。这种方法优点较多：每区中 a、b 两组人数基本相等，最多相差 1 例；各组总人数也基本相等，最多相差 2 例；各组中病情轻重、病程长短等的构成比例也基本一致；患者被分到何组是随机的；患者接受治疗是陆续入院的，符合临床实际情况；两组患者是与时序并行的，减少了时间因素的干扰，增加了可比性。

（四）盲法试验（blind trial technique）

2003 年修订实施的《药物临床试验质量管理规范》中规定Ⅱ期临床试验的 100 例患者需进行盲法对照试验。盲法试验可分为单盲法试验（single blind trial technique）、双盲法试验(double blind trial technique)和双盲、双模拟法试验(double-blind,double-dummy trial technique)。

单盲法试验是指医护人员不设盲,患者设盲,即试验药与对照药外观虽有区别但患者不知哪种为试验药哪种为对照药。单盲法由于药物外观有区别,医护人员无法设盲,因而不能排除医护人员的主观偏因(bias)。

双盲法试验的前提是申办单位能够提供外观与气味等均无区别的 A 与 B 两种药,医护人员与患者均不知 A 与 B 哪个是试验药或对照药。

双盲、双模拟法试验用于 A 与 B 两种药的外观或气味均不相同又无法改变时,可制备两种外观或气味分别与 A 或 B 相同的安慰剂,分组服药时,服 A 药组加服 B 药安慰剂,服 B 药组加服 A 药安慰剂(表2-3),则两组均分别服用一真一假两种药,外观与气味均无不同。

表 2-3　双盲、双模拟法试验的服药方法

分组服药	服药种类
试验药组	●+△
对照药组	○+▲

注:●—A 药;○—A 药安慰剂;▲—B 药;△—B 药安慰剂。

双盲法可以使患者在主诉病情、医师判断分析疗效时都能客观反映真实情况。在这种严密的设计下,通过对较少病例的试验,可以得到客观的试验结果。

(五)安慰剂

安慰剂(placebo)是指没有药理活性的物质(如乳糖、淀粉等),被制成与试验药外观、气味相同的制剂,作为临床对照试验中的阴性对照物。之所以需要安慰剂做阴性对照,主要是因为试验中患者的心理因素对病情变化、药物疗效都会产生较大的影响;此外,许多疾病也会在治疗过程中自愈。因此,安慰剂的应用在许多临床试验中是必要的。

1. 安慰剂效应　安慰剂虽不含任何有药理活性的物质,但通过心理因素可产生意想不到的"疗效"或"不良反应"。据报道,安慰剂对头痛的有效率可高达 60%,可使心绞痛发作率降低 80%,甚至对术后剧痛的止痛率也达 20%。安慰剂不仅对患者的主观症状"有效",而且也能使患者的某些生化、生理指标发生改变,如可使胃酸水平下降、白细胞计数增高等。

安慰剂尚能引起不良反应。有人研究了服用安慰剂后的不良反应发生率及种类,证实安慰剂可以引起 10 余种不良反应,如腹痛、嗜睡、头晕、口干、心悸、胃烧灼感、视物模糊、腹泻、恶心、呕吐、多梦、尿频、皮疹等。有些不良反应发生率很高,如视物模糊发生率可达43%,口干发生率可达 45%;这种不良反应还会随剂量加大而加重,而且不良反应明显受暗示的影响。

2. 安慰剂的应用范围　安慰剂效应(包括"疗效"和"不良反应")的存在,说明临床研究中所观察到的效应,既可能是受试药的效应,也可能是患者心理因素、医师的暗示、疾病自身变化等造成的"安慰剂效应"。为了排除这些因素的干扰,获得确切的药物评价,在某些药物研究中采用安慰剂做阴性对照,其作用可归纳为以下几点:①排除医师、患者精神因素在药物治疗中的干扰;②排除治疗过程中疾病自身变化因素;③作为阴性对照用于随机对照试验,使新药在盲法条件下得到确切评价;④在有阳性对照时,采用安慰剂对照以监控测试方法的灵敏度。但是并非所有的随机对照试验都必须用安慰剂,安慰剂一般用于某些精神神

经因素影响较大的新药评价,或专用于治疗慢性疾病药物的阴性对照。

3.使用安慰剂的注意事项 ①不得用于危、重、急性患者,进行有安慰剂的对照试验时,应严格掌握病例淘汰标准,确保危重患者不被选入试验,并应严格遵照中止试验的标准,以确保受试者安全;②以安慰剂对照时,受试者应随时得到可靠的监护;③必须由经验丰富的医师和临床药理工作者指导试验,参加试验的人员应接受过临床药理学培训,掌握必要的知识。

4.双盲试验中对安慰剂的要求 与其他对照药一样,不仅要求剂型与受试药相同,而且色、香、味、重量等方面也基本一致。日本规定在确定安慰剂时,需要由 4 人判定安慰剂与受试药在以下几项指标方面相同才为合格:形状、大小、外观色泽、表面触感、重量,并要求以下指标基本相同:入口感、味道、糖衣内药粉颜色、比重等,装药容器及包装也应相同。

(六)合理的统计分析方法

1.试验结果的表达 临床研究报告及新药申报材料不同于一般科研论文,应尽可能详细地提供较精确的信息。数据应有 3 位有效数字,标准差应有 2 位有效数字;应给出均数(或中位数)、标准差、例数、P 值等基本数据;避免不必要的数据转移,如确需转移,应说明理由;对缺失的数据应说明原因。

正文中结论的表达用"无显著意义"、"有显著意义"、"有非常显著意义"来表达统计结论,并应做出专业结论,应写出所采用的统计方法,若采用单侧检验或其他特殊的统计方法,应说明理由。

2.常用统计方法的选用 现在有较多计算机统计软件(如 DAS、SAS、SPSS 等)可供选用,但要掌握统计学的基本原理,才能准确快速地进行统计分析。

(李军伟、陈醒言)

复习思考题

一、名词解释

1.新药

2.生物等效性试验

3.双盲、双模拟法

4.GCP

5.安慰剂

二、是非题(正确填 A,错误填 B)

1.Ⅲ期临床试验为多中心大范围的药物评价,参加试验的单位必须在 5 个以上,试验组病例多于 300 例。   (   )

2.临床对照试验中各组病例的分配必须实行随机化。   (   )

3.临床试验设计应遵循 Fisher 提出的"重复、随机、对照"三项统计学原则。   (   )

4.对照试验中所用的对照药可以是有药理活性的药物,也可以是没有药理活性的药物。
                                                                                   (   )

5.新药临床试验方案必须经伦理委员会批准。   (   )

三、单选题

1. 新药临床Ⅰ期试验的目的是　　　　　　　　　　　　　　　　　　（　　）

A. 推荐临床给药剂量

B. 研究人对新药的耐受程度及在人体内的药代动力学过程

C. 确定临床给药方案

D. 观察出现的各种不良反应

E. 观察药物的疗效

2. 药物的临床研究不包括　　　　　　　　　　　　　　　　　　　　（　　）

A. 临床试验　　　　　　　　　　　　B. 药理毒理试验

C. 药代动力学试验　　　　　　　　　D. 临床试验和生物等效性试验

E. 生物等效性试验

3. 由多位研究者按同一试验方案在不同地点和单位同时进行的临床试验为　（　　）

A. 实验方案　　　　　　B. 记录与报告　　　　　　C. 质量保证

D. 多中心试验　　　　　E. Ⅰ期临床试验

4. 在哪一阶段进行药物治疗作用的初步评价　　　　　　　　　　　　（　　）

A. Ⅰ期　　　　　B. Ⅱ期　　　　　C. Ⅲ期　　　　　D. Ⅳ期　　　　　E. 以上都对

5.《药品临床试验管理规范》适用于　　　　　　　　　　　　　　　（　　）

A. 药品进行各期临床试验

B. 人体生物利用度试验

C. 药品进行各期临床试验,包括人体生物利用度或生物等效性试验

D. 药品生物等效性试验

E. 药品的毒性试验

6. 下列关于新药临床试验的描述,错误的是　　　　　　　　　　　　（　　）

A. Ⅰ期临床试验时要进行耐受性试验

B. Ⅲ期临床试验是扩大的多中心临床试验

C. Ⅱ期临床试验考察疗效、适应证和不良反应

D. Ⅳ期临床试验即上市后临床试验

E. 临床试验最低病例数要求：Ⅰ期 20~50 例,Ⅱ期 100 例,Ⅲ期<300 例,Ⅳ期 200 例

四、问答题

1. 新药临床试验分几期? 各期的主要特点是什么?

2. 简述安慰剂应用范围及注意事项。

3. 新药研究的基本过程有哪些?

4. 简述新药临床药理设计的基本原理。

第三章

临床药物代谢动力学与给药方案

 重点内容

1. 药动学、群体药动学的基本概念。
2. 主要药动学参数的测定方法。
3. 以药动学原理为指导,测定血液或其他体
   液中的药物浓度,评价或指导临床用药。

二维码 3-1
教学 PPT

二维码 3-2
上课实录

第一节　临床药物代谢动力学

　　临床药物代谢动力学(clinical pharmacokinetics),简称临床药代动力学、临床药动学,是一门研究药物及其代谢物在人体内吸收、分布、代谢和排泄过程的学科。药物在体内的吸收、分布、代谢和排泄等过程都是随时间不断运动变化的过程,因此临床药动学就是研究药物及其代谢物在人体内的含量随时间变化的动态过程。这一过程主要用数学方法进行定量描述。所以,药动学是一门与数学结合的新兴学科,即用数学的方法定量描述药物在体内动态规律的学科。

一、临床药动学的主要概念及意义

(一)速率过程与速率常数

　　药物从各种给药途径进入体内,并进行吸收、分布和消除,在不同位置及不同时间内发生数量的变化,必然会涉及速率过程(rate process)。体内某一部位的药物减少(转运至其他部位或原地代谢)的速率(dC/dt)与该部位药物浓度(C)的关系符合以下公式:

$$dC/dt = -kC^n \quad (n \geqslant 0)$$

则称该速率过程为 n 级速率过程。上式中 k 为比例常数,等号右侧的负号表示朝药物量减

少的方向进行。

1. 一级动力学过程(first order kinetics)　药物通过生物膜的转运方式主要分为简单扩散与特殊转运。简单扩散过程主要取决于生物膜的通透性和膜两侧的药物浓度差,浓度差越大,转运速率越大,其转运速率可用下式表示:

二维码 3-3
跨膜转运

$$\frac{dC}{dt} = -k_e C$$

将上式积分后得　　　　　　$C_t = C_0 e^{-k_e t}$

取自然对数得　　　　　　　$\ln C_t = \ln C_0 - k_e t$

换成常用对数得　　　　　　$\lg C_t = \lg C_0 - \frac{k_e}{2.303} t$

$$t = \lg(C_0/C_t) \times 2.303/k_e$$

当 $C_t = 1/2 C_0$ 时,t 为药物半衰期($t_{1/2}$),$t_{1/2} = 0.693/k_e$。

式中,C_t 为给药后任何时候的血药浓度,C_0 为起始血药浓度,k_e 为一级速率常数(rate constant),单位为时间的倒数,如小时$^{-1}$(h^{-1}),表示体内药量 C 衰减的特性,这种速率常数并不随体内药物浓度增大而变化。这种在单位时间内药物的吸收或消除是按比例进行的药物转运过程,称为一级速率过程。因为其药动学模型是线性的,故一级速率过程又称线性动力学。

由上可见,按一级动力学消除的药物半衰期与 C 的大小无关,是恒定值。体内药物按瞬时血药浓度(或体内药量)以恒定的百分比消除,单位时间内实际消除的药量随时间递减,消除速率常数(k_e)的单位是 h^{-1},它不是表示单位时间内消除的实际药量,而是体内药物瞬时消除的百分率。例如 $k_e = 0.5 h^{-1}$ 不是说每小时消除 50%(如果 $t_{1/2} = 1h$,那么表示每小时消除 50%)。按 $t_{1/2} = 0.693/k_e$ 计算 $t_{1/2} = 1.39h$,即 1.39h 后才消除 50%。若按 $C_t = C_0 e^{-k_e t}$ 计算,则 1h 后体内尚存 60.7%。绝大多数药物按一级动力学消除。这些药物在体内经过 t 时后尚存

$$C_t = C_0 e^{-k_e t}, \quad k_e = 0.693/t_{1/2}$$

t 以 $t_{1/2}$ 为单位计(即 $t = n \cdot t_{1/2}$),则

$$C_t = C_0 e^{-0.693 \cdot n} = C_0 (1/2)^n$$

当 $n = 5$ 时,$C_t = 3\% C_0$,即经过 5 个 $t_{1/2}$ 后体内药物已基本清除干净。与此相似,如果每隔一个 $t_{1/2}$ 给药一次(C_0),则体内药量(或血药浓度)逐渐积累,经过 5 个 $t_{1/2}$ 后,消除速率与吸收速率相等,达到稳态(steady state):

$$C_t = C_0 (1 - e^{-k_e t})$$
$$= C_0 (1 - e^{-0.693 \cdot n})$$
$$= C_0 [1 - (1/2)^n]$$

当 $n = 5$ 时 $C_t = 97\% C_0$。这一时间,即 5 个 $t_{1/2}$ 不因给药剂量多少而改变。

2. 零级动力学过程(zero order kinetics)　药物的主动转运和易化扩散都需要载体或酶的参与,故有饱和现象。因此,其转运速率与药物浓度的关系比较复杂,当药物浓度远小于转运载体或酶浓度时,其转运过程属一级速率过程;但当药物浓度远大于转运载体或酶浓度时,由于酶系统已经饱和,此时药

二维码 3-4
一级和零级
消除的特点

物浓度的变化速率将受到这种容量的限制,成为一定值,其转运速率只取决于转运载体或酶的浓度,而与药物浓度无关,称为零级动力学过程。其转运速率可用下式表示:

$$dC/dt = -KC^0 = -K$$

将上式积分得:

$$C_t = C_0 - Kt$$

C_0 为初始血药浓度,C_t 为 t 时的血药浓度,以 C 为纵坐标、t 为横坐标作图呈直线,斜率为 K,当 $C_t/C_0 = 1/2$ 时,即体内血浆下降一半(或体内药量减少一半)时,t 为药物消除半衰期(half-life time, $t_{1/2}$)。

按公式　　$1/2 C_0 = C_0 - K t_{1/2}$

所以　　　$t_{1/2} = 0.5 C_0/K$

可见按零级动力学消除的药物血浆半衰期为依赖剂量半衰期,随 C_0 下降而缩短,不是固定数值。

3.非线性动力学过程(nonlinear kinetics process)　某些药物在体内的降解速率受酶活力的限制,通常在高浓度时是零级动力学过程,而在低浓度时是一级动力学过程,称 Michaelis-Menten 动力学过程。因动力学过程在数学上呈非线性关系,故又称为非线性动力学过程。某些药物是以主动转运方式进行的,当药物达到一定浓度后,其载体被饱和,此时转运速率达到恒定值,再增加药量,转运速率不变,这类药物的动力学通常也以 Michaelis-Menten 动力学过程来描述。在某一转运或转化系统中,药物浓度超过该系统的容量后,其浓度变化速率可用 Michaelis-Menten 方程来描述:

$$\frac{dC}{dt} = \frac{V_m C}{K_m + C}$$

式中:V_m 是表示该过程最大速率的一个常数,K_m 为米氏常数,其值是变化速率为最大速率一半时的浓度。

该过程有以下 2 种情况:

(1)当药物浓度极大时,即 $C \gg K_m$:

$$\frac{dC}{dt} = -V_m = -K$$

此时服从零级动力学,其积分式为:

$$C_t = C_0 - Kt$$

以 C_t 对 t 作图得直线,斜率为 $-V_m$,截距为 C_0。此段浓度的半衰期为 $t_{1/2} = 0.5 C_0/V_m$。

(2)当药物浓度极小时,即 $C \ll K$,令 $V_m/K_m = k_e$,则服从一级速率过程:

$$\frac{dC}{dt} = -\frac{V_m}{K_m} C = -k_e t$$

在临床应用的药物中,如苯妥英钠、高剂量的巴比妥类、硫喷妥钠、地高辛、水杨酸盐、双香豆素等都可作为 Michaelis-Menten 速率过程的例子。

(二)血药浓度-时间曲线下面积(AUC)

给药后,以血浆药物浓度(简称血药浓度)为纵坐标,时间为横坐标,绘出的曲线称为血药浓度-时间曲线(药-时曲线),横坐标轴和药物浓度-时间曲线之间所围成的面积称为血药浓度-时间曲线下面积,简称曲线下面积(area under the curve, AUC),它代表被吸收入血的总药量。这一指标在连续给药时比吸收速率更为重要。AUC 是药物生物利用度的主

要决定因素,也是"统计矩"学说参数的基础。计算 AUC 的方法很多,目前最常用的方法是:

1. 梯形法　即将 AUC 划分成若干个小梯形,相加每一个梯形面积,再加上最末一次检测的血浆药物浓度(C_n)除以 k_e 即得该药的 AUC,其计算公式为:

$$AUC = \sum_{i=1}^{n} \frac{C_{i-1} + C_i}{2}(t_i - t_{i-1}) + \frac{C_n}{k_e}$$

2. 积分法　当药代动力学参数 A、B 等获得后,AUC 可用积分法计算。如静脉注射给药,二室模型可以用下式计算:

$$AUC = \int_0^\infty Cdt = \frac{A}{\alpha} + \frac{B}{\beta}$$

为了减少计算误差,在计算 AUC 时,一般要求计算 3 个以上血浆半衰期的血浆浓度。在选用梯形法时,每次测定血浆浓度的间隔时间越短,结果越准确,当然这也带来了技术上的困难,因此,试验设计时要全面考虑。

(三)房室模型(compartment model)

为了分析药物在体内转运的动态规律,可用多种模型加以模拟,目前,较多选用的是房室模型,即将身体视为一个系统,系统内部按动力学特点分为若干室(compartment)。这是一个便于分析而使用的抽象概念,是组成模型的基本单位。它是从实际数据中归纳出来的,代表着从动力学角度把机体区分为几个药物"储存库"。只要体内某些部位接受药物及消除药物的速率常数相似,而不管这些部位的解剖位置与生理功能如何,都可归纳为一个单位,即一个室。室的划分与器官、组织的血流量,膜的通透性,药物与组织的亲和力等因素密切相关。

药物进入机体后,仅在各个室间转运,不再从机体排出或代谢转化者,称为"封闭系统"。相反,药物以不同速率、不同途径、不可逆地从机体排泄或转化着,称为"开放系统",大多数药物属于后一种情况。

1. 一室模型　最简单的药动学模型为一室模型。该模型假设静脉给药后药物立即均匀地分布在可到达的体液与组织中,即机体组织内药量与血浆内药物分子瞬时取得平衡。但实际上这种情况比较少。

2. 二室模型　大多数药物静注时可得由两段不同的直线构成的药-时曲线,称为二室模型,它包括中央室和周边室,前者指药物首先进入的区域,如血液、组织液和血流丰富的组织,后者指一般血液供应较少、药物不易进入的组织。当迅速静注药物时,初期分布与消除同时进行,该曲线迅速下降是以分布为主的两过程进行的结果,称为分布相(α 相),待分布达平衡后,血药浓度下降主要反映该药自体内消除,称为消除相(β 相)。

关于药物体内动力学过程如何划分房室的问题,通常是通过试验结果的图解分析,找出最吻合而又最少的房室数来决定。当然,现在越来越多的是采用软件进行自动拟合来决定房室模型。

(四)表观分布容积(apparent volume of distributon, V_d)

药物进入机体后,实际上是以不同浓度分布于各组织,在进行药物动力学计算时,可设想药物是均匀分布于各组织和体液,且其浓度与血液中相同,在这种假想条件下药物分布所需要的容积称为表观分布容积(V_d)。因此,分布容积是一个理论容积,用来估算在给一定剂量的药物后，人体接触药物的程度和强度。它代表给药剂量或体内药物总量与血浆药物浓度相互关系的一个比例常数。

$$V_d = \frac{D_t}{C_t}(单位：L/kg)$$

D_t 和 C_t 分别代表某一时间 t 在体内的总药量（D_t）及血浆中药物的浓度（C_t），将此比例常数与血药浓度相乘，其积恒等于体内药物的总量。但以上数值难以确定，故用静脉注射药量 X_0 与药物初始浓度的比值表示：

$$V_d = \frac{X_0}{C_0}$$

V_d 的生理意义及应用如下：

1. 用来估算血容量及体液量。某些药物仅限制在体液的某一部分，分布容积就等于体液的容积。例如，依文氏蓝染料的分布只限于血浆内，故测定其 V_d 即可直接算得总的血容量。而安替比林则分布到全身体液中去，因此其分布应是体重的 60/100，根据 V_d 值的变化即可判断体内是水分的潴留还是脱水。

2. 反映药物分布的广泛性与组织结合的程度。许多酸性有机物，如青霉素、磺胺等，或因脂溶性小，或因与血浆蛋白结合力高，不易进入组织，其 V_d 值常较小，约为 0.15～0.3 L/kg；与此相反，碱性有机物类药物如苯丙胺、山莨菪碱等易被组织所摄取，血中浓度较低，V_d 值常超过体液总量（60kg 的正常人，体液约 36L，即 0.6L/kg）。地高辛的 V_d 达 600L（10L/kg），说明该药在"深部"组织大量储存。因此，当药物具有大的分布容积时，此药排出就慢，且其毒性要比 V_d 小的药物为大。

3. 根据药物分布容积调整剂量。不同患者应用同一剂量后，由于分布容积的不同而有不同的血药浓度，而一般认为药物分布容积与体表面积呈正比，故用体表面积计算剂量最为合理，对小儿用药和某些药物（如抗癌药物）尤为必要。

（五）半衰期（half-life time，$t_{1/2}$，$t_{0.5}$，$t_{50\%}$）

生物半衰期（biologic half-life time）是指药物效应下降一半所需的时间；血浆半衰期（plasma half-life time）是指药物的血浆浓度下降一半所需的时间。半衰期的单位是 min 或 h。药动学的计算，一般是指血浆半衰期，某些药物也采用血清或全血半衰期，但此时应加以说明。

消除半衰期是指消除相血浆药物浓度降低一半的时间，可以表示药物在体内（包括尿排出、代谢或其他途径的消除）的消除速率。

消除半衰期可用下式计算：

$$t_{1/2} = \frac{0.693}{k}$$

$$t_{1/2\beta} = \frac{0.693}{\beta}$$

上面两式中，k 为一室模型消除速率常数，β 为二室模型 β 相消除速率常数。可见，一级动力学过程的药物消除半衰期与其血药浓度无关，即在任何时间内，药物浓度降低一半的时间是一致的。

单次给药后，经过 5～6 个半衰期，体内药物基本消除干净（消除 96.9%），定时定量多次给药经 5 个 $t_{1/2}$ 到达稳态血药浓度。然而，半衰期可因用药剂量、年龄、蛋白结合、合并用药、疾病部位（特别肝和肾）、影响尿排泄的 pH 等因素而改变，因此药物的消除半衰期在调整用药剂量和用药间隔时有重要的指导意义。

（六）总清除率（clearance，CL）

总清除率是指单位时间内药物被从中清除的体液的容积。

1. 一室模型　对具有一室模型特征的药物，总清除率按下式计算：

$$CL = \frac{X_0}{AUC}$$

如果其他途径给药时，以静注所得的清除率除去吸收率 F，称为表观清除率，单位都是容积/时间（ml/min 或 L/h）。

也可等于药物中央室分布容积与药物消除速率常数的乘积：

$$CL = kV_d$$

2. 二室模型　二室模型的清除率为 $CL = k_{10}V_1$。总清除率等于个别清除率的总和，如代谢廓清率和肾清除率等。故清除率应根据药物的消除机制进行计算。

当药物部分或全部以原形从肾排泄时，药物肾清除率（CL_r）即每分钟有多少毫升血浆中的药物被肾脏清除，可以用下式计算：

$$CL_r = \frac{UV}{C}$$

式中：U 为尿内药物浓度（mg/ml），V 为每分钟尿量（ml/min），C 为血浆中药物浓度（mg/ml）。

（七）稳态血浆浓度（steady state plasma concentration C_{ss}）

在恒定给药间隔时间重复给药时，可产生一个"篱笆"型的血药浓度曲线。如果给药间隔短于药物清除尽的时间，药物可在体内累积，如果给药间隔为一个半衰期，经过 4 个半衰期后，血药浓度水平基本达到稳态水平，是稳态水平的 93.75%，6 个半衰期后，达到稳态水平的 98.4%，可以认为达到稳态水平（steady state）。此时，摄入药量等于消除量，因此任一间隔时间内的药物浓度时间曲线都相同，但血药浓度会有波动。在每次给药后，都会出现最大的血药浓度（峰浓度，peak level，C_{max}）和最低的血药浓度（C_{min}，谷浓度，trough concentration 或给药前浓度，pre-doseconcentration），其峰值与谷值之比和给药间隔时间有关，若每隔一个半衰期给药，血药峰浓度等于谷浓度的 2 倍，给药间隔时间不同，但单位时间用药总量不变，仅影响血药浓度的波动性，而不影响达到稳态的时间和稳态浓度（C_{ss}）。稳态血药浓度的高低与每次用药剂量有关。

（八）积累系数（R）

给药多次后，药物将在体内积累，药物达稳态的平均血药浓度（$\overline{C}$）与一次给药后的平均血药浓度（C_1）之比值称为积累系数（R）。

$$R = \frac{\overline{C}}{C_1} = \frac{1}{1 - e^{-kt}}$$

测得药物的积累系数后，乘以每次给药量即可知稳态浓度时体内平均药量，因此，半衰期不同的药物，必须注意其用药间隔时间。

（九）负荷剂量（loading dose，D_L）

如首次剂量即可达到稳态血药浓度水平，则称为负荷剂量。

1.静脉推注　$D_L=$平均 $C_{ss}V_d$

2.静脉推注　$D_L=$平均 $C_{ss}V_d=1.44X_0t_{1/2}/\tau$

3.血管外给药　$D_L=X_0[1/(1-e^{-k\tau})]$

例如,磺胺噻唑的维持量为 1g,$\tau=t_{1/2}=4h$,那么

$$D_L=1\times[1/(1-e^{-(0.693/4)\times4})]=1\times1/(1-0.5)=2(g)$$

通常所谓"给药间隔时间等于药物半衰期时,首剂加倍"的原则系根据此公式得出,常用于口服药。

(十)生物利用度

生物利用度(biovailability)是生物药剂学(biopharmaceutics)的一项重要参数,是评价药物制剂质量的重要指标,也是选择给药途径的重要依据之一。生物利用度是指药物吸收进血液循环的相对量或吸收程度,其计算方法如下:

绝对生物利用度(F)＝口服 AUC/静注 AUC

如比较两种剂型或同一剂型但含不同原料来源、不同辅料或不同批号制剂时的生物利用度,可用下式来计算相对生物利用度:

相对生物利用度＝受试品的 AUC/参比品的 AUC

然而,生物利用度还应包括药物吸收速率,对一次给药见效的药物,吸收速率更为重要。因为有些药物的不同制剂即使其曲线下面积大小相等,但曲线形状不同。这主要反映在药峰浓度(C_{max})及药峰时间(t_{max})两参数上,这两参数的差异足以影响疗效,甚至毒性。

药峰时间 t_{max} 指药物在吸收过程中出现最大血药浓度时间,可由下式算出:

$$t_{max}=\frac{2.303}{k_a-k}\lg\frac{k_a}{k}$$

式中,k_a 为吸收速率常数。

药峰浓度 C_{max} 指药物吸收过程中的最大浓度,可由下式算出:

$$C_{max}=\frac{FX_0}{V_d}\cdot e^{-kt_{max}}$$

式中,FX_0 为总吸收量,V_d 为分布容积,k 为消除速率常数。

二维码 3-5
重要的药动
学参数

二、群体药动学

(一)群体药动学(population pharmacokinetics)概念

由于所观察对象存在生理特征、营养状况、遗传因素等的差异,药物的体内过程和药动学参数在患者群体中有很大的个体差异。为了描述来自各个受试者参数的离散程度及分布情况,确定各种药动学参数的平均数和标准差,以便估计单个患者的药动学参数,并研究疾病状态对药动学的影响,就必须考虑药动学的群体参数。群体模型有助于从生物学角度理解及从临床角度考虑药动学问题,以及给药方案的个体化。群体药动学将群体(而不是个体)作为分析的单位,通常对每个个体病例只需较少几个数值点,但要求较多的病例数。群体药动学可估算患者群体的平均参数,因而其结果更能代表观察人群,而且可以用一步法研究药动学参数与病理生理特征或人口学之间的定量关系,还能进一步用这些相互关系解释群体中的个体差异。群体药动学参数的估算可用于制订特殊群体患者的用药剂量方案,并根据所测得的血药浓度来修正用药方案;也应符合伦理学要求,避免在重病患者、儿童及老

年人中频繁取血。

(二)群体药动学参数的定义

1. 固定性效应(fixed-effect)参数　包括群体特征值(均值)及药动学参数与各个独立变量的回归系数,有三类:①生理因素,如年龄、体重、身高、身体组成(胖、瘦、体脂分布)及性别;②重要病理状况,如肾功能与药物清除率之间的关系、血浆白蛋白水平与药物的蛋白结合率之间的关系等;③其他可影响药物处置的因素,如联合用药、吸烟、饮酒等。

2. 随机性效应(random-effect)参数　这些是群体的变异值(标准差),代表群体固定效应参数的个体差异(如个体值与群体值之间的偏差的概率分布,这些偏差之间的相关程度)及残余随机误差(residual random error)。

3. 残余误差　包括测量误差及个体内差异(intraindividual variability)。

(三)群体药动学参数的测定方法

1. 单纯集合法(naive pooled data,NPD)　将所有个体对象的原始数据合并,共同对模型拟合曲线,确定群体药动学参数。该法最大的问题在于完全忽视了个体,所有拟合模型的误差都混合在一起,因此实用价值不大。

2. 标准二步法(standard two-stage,STS)　第一步将个体对象的血药浓度-时间曲线数据做各自的曲线拟合,求得个体药动学参数;第二步做统计处理,求得各参数的均值、个体间和个体内差异。该法的最大缺点是,估算个体间随机效应参数时会过高估计生物参数的差异程度。

3. 非线性混合效应模型法(nonlinear mixed effect modeling,NONMEM)　NONMEM法可以纠正上述两类估算群体参数的缺点,可同时拟合所有对象的数据,是迄今为止最被认可与采用的群体药动学参数测定方法。NONMEM法可在非均质(heterogeneous)对象中进行,可分析患者很少的零散数据,大大提高了应用临床实际数据进行群体药动学参数估算的能力。在实际应用中,可采用Fortran77计算机程序,只要输入有关数据,即可自动计算和分析。计算时应输入以下数据:①动力学数据,包括剂量、给药途径、剂量间隔、有关以往用药史、浓度-时间数据等;②人口统计数据,包括年龄、性别、体重、身高、吸烟情况、饮酒情况、疾病性质及严重程度、合并用药情况、生化和血液学指标,以及用药过程中发生变化的数据。

群体药动学具体内容和应用方法可参考其他专著。

第二节　临床给药方案设计与调整

标准化或经验式给药方案往往不能满足所有患者的治疗需要,尤其是在药物剂量与药理效应的差异很大、治疗安全范围较窄、临床效应指标不明确等情况下,经验式给药方案存在着用药的盲目性及不合理性。因此,通过血药浓度监测设计个体化给药方案十分必要。

给药方案设计主要包括给药剂量、给药间隔、给药途径(药物剂型)、疗程等因素。

药物在机体作用的持续时间和作用强度,很大程度取决于药物被机体清除的速率。机体通过生物转化和排泄的方式清除药物。肝是生物转化的主要器官,肾是药物排泄的主要器官。因此,当发生肝、肾功能障碍时,药物的清除将发生变化,容易出现不良反应。对肝、肾功能障碍的患者如何合理用药,达到满意疗效而减少不良反应,是广大临床医务工作者很重视的问题。

一、给药方案设计

当选择了临床所用药物及给药途径之后,拟定给药方案主要解决两个问题:①确定给药剂量;②确定给药间隔。

(一)单剂量给药方案

确定给药剂量,即根据药物动力学参数,按治疗浓度的要求,计算给药剂量。

镇痛药、催眠药、神经肌肉阻断药、诊断用药等通常一次给药。

1. 静脉注射

根据公式 $C=C_0 e^{-kt}=\dfrac{D}{V_d}e^{-kt}$,得

$$D=CV_d e^{kt}=CV_d e^{0.693/t_{1/2} \times t}=CV_d 2^{t/t_{1/2}}$$

式中:C_0 为初始血药浓度,D 为药物剂量,V_d 为表观分布容积,k 为消除速率常数,$t_{1/2}$ 为消除半衰期。

【例1】 某镇痛药 $t_{1/2}=3h$,$V_d=100L$,血药浓度低于 0.1mg/L 时痛觉恢复,为保持手术者术后 6h 不痛,求给药剂量 D。

【解1】 将 $t_{1/2}=3h$,$V_d=100L$,$C=0.1mg/L$ 代入下式得

$$D=CV_d 2^{t/t_{1/2}}=0.1 \times 100 \times 2^{6/3}=40mg$$

【解2】 由公式 $C=C_0 e^{-kt}$,两边取对数得:

$$lgC=lgC_0-\frac{kt}{2.303}$$

①先求 C_0 $\qquad\qquad lgC_0=lgC+\dfrac{kt}{2.303}$

②再求 D $\qquad\qquad\qquad D=C_0 V_d$

将 $k=0.693/3=0.231h^{-1}$,$t=6h$,$C=0.1mg/L=100\mu g/L$ 代入公式 $lgC=lgC_0-\dfrac{kt}{2.303}$,得:

$$lgC_0=lg100+\frac{1.386}{2.303}=2.60$$

将 $C_0=398.11\mu g/L$ 代入下式得:

$$D=C_0 V_d=398.11 \times 100=39.8 \approx 40(mg)$$

为保持手术者术后 6h 不痛,给药剂量为 40mg。

2. 口服给药

根据公式 $\qquad\qquad\qquad C=\dfrac{FDk_a}{V_d(k_a-k)}(e^{-kt}-e^{-k_a t})$

故 $\qquad\qquad\qquad\qquad D=\dfrac{CV_d(k_a-k)}{Fk_a(e^{-kt}-e^{-k_a t})}$

式中:F 为吸收分数,k_a 为吸收速率常数。

【例 2】 某药口服的 $F=90\%$，$k_a=1.0h^{-1}$，$V_d=1.1L/kg$，$t_{1/2}=50h$。患者体重 70kg，期望给药 8h 后血药浓度仍维持 $0.6\mu g/ml$，求给药剂量 D。

【解】 将 $k=0.693/50=0.01386h^{-1}$，$F=0.9$，$k_a=1.0h^{-1}$，$V_d=1.1\times70=77L$，$C=0.6\mu g/mL$，$t=8h$ 代入下式：

$$D=\frac{CV_d(k_a-k)}{Fk_a(e^{-kt}-e^{-k_at})}=\frac{0.6\times77\times(1-0.01386)}{1\times0.9\times(e^{-0.01386\times8}-e^{-1\times8})}$$

$$=\frac{45.560}{1\times0.9\times0.8947}=56.57(mg)$$

因此，应给药 57mg。

(二)多次剂量给药方案

多数药物需连续给药才能达到期望的治疗浓度，产生临床疗效。疗效的出现有赖于血药浓度维持在安全有效的范围之内。因此，必须制定出合理的给药方案以使血药浓度达到并维持在有效治疗水平。

多次剂量给药方案设计主要确定给药剂量及给药间隔。

1. 根据稳态峰（$C_{ss(min)}$）、谷（$C_{ss(min)}$）浓度设计给药方案

（1）有效剂量（维持剂量 D）的确定

已知最小有效治疗浓度（即 $C_{ss(min)}$），可确定最低有效剂量：

$$C_{ss(min)}=\frac{D_{min}}{V_d}\times\frac{e^{-k\tau}}{1-e^{-k\tau}}$$

得 $$D_{min}=C_{ss(min)}V_d(e^{k\tau}-1)$$

已知最大治疗浓度（即 $C_{ss(min)}$），可确定最大有效剂量：

$$C_{ss(max)}=\frac{D_{max}}{V_d}\times\frac{1}{1-e^{-k\tau}}$$

得 $$D_{max}=C_{ss(max)}V_d(1-e^{-k\tau})$$

若 $C_{ss(min)}$ 和 $C_{ss(min)}$ 均已明确，即可确定维持剂量：

$$D=(C_{ss(min)}-C_{ss(min)})V_d$$

（2）给药间隔 τ 的确定

$$\tau=\frac{\ln(C_{ss(max)}/C_{ss(min)})}{k}$$

（3）负荷剂量 D_L 的确定

要求首次给药后即达到稳态浓度，如某些急诊用药、抗生素、半衰期较长的药物等。

按公式 $$D_L=D\frac{1}{1-e^{-k\tau}}=DR$$

式中：R 为积累因子。

当 $\tau=t_{1/2}$ 时，

$$R=\frac{1}{1-e^{-kt_{1/2}}}=\frac{1}{1-e^{-\ln2}}=2$$

所以 $D_L=2D$，即首剂加倍原则。

因此，若按 $\tau=t_{1/2}$ 给药，负荷剂量为维持剂量的 2 倍，能很快达到稳态血药浓度；若 $\tau\neq t_{1/2}$，则应按上述公式计算。

【例3】 某药静脉注射，已知 $t_{1/2}=8\text{h},V_d=120\text{L}$。

①若要求 $C_{ss(max)}\leqslant5.0\mu g/ml,C_{ss(min)}\geqslant2.5\mu g/ml$，求最适 D、τ、和 D_L。

②若要求 $C_{ss(max)}<5.5\mu g/ml$，每 8h 给药一次，求 D。

③若注射剂量为 400mg，欲使 $C_{ss(min)}>1.55\mu g/ml$，求 τ。

【解】 ①将 $C_{ss(max)}=5.0\mu g/ml,C_{ss(min)}=2.5\mu g/ml,V_d=120\text{L}$，

$k=0.693/8=0.08663$ 分别代入下式，得

$$D=(C_{ss(max)}-C_{ss(min)})V_d=(5.0-2.5)\times120=300(\text{mg})$$

$$\tau=\frac{\ln(C_{ss(min)}/C_{ss(min)})}{k}=\frac{\ln(5.0/2.5)}{0.08663}=8(\text{h})$$

由于 $\tau=t_{1/2}=8\text{h}$，

故 $D_L=2D=2\times300=600(\text{mg})$。

欲维持血药浓度在 $2.5\sim5.0\mu g/ml$，首次剂量给 600mg，以后每 8h 给药 300mg。

②将 $C_{ss(max)}=5.5\mu g/ml,V_d=120\text{L},k=0.08663,\tau=8\text{h}$ 代入下式，得

$$D=C_{ss(max)}V_d(1-e^{-k\tau})=5.5\times120\times(1-e^{-0.08663\times8})=330(\text{mg})$$

若要使 $C_{ss(max)}<5.5\mu g/ml$，每 8h 给药一次，剂量应为 330mg。

③将 $C_{ss(min)}=1.55\mu g/ml,V_d=120\text{L},k=0.08663,D=400\text{mg}$ 代入下式，得

$$D=C_{ss(min)}V_d(e^{-k\tau}-1)$$

$$400=1.55\times120\times(e^{0.08663\times\tau}-1)$$

所以 $\tau=13\text{h}$。

欲使 $C_{ss(min)}>1.55\mu g/ml$，每 13h 给药 400mg 为宜。

2. 根据平均稳态浓度（$\bar{C}_{ss}$）设计给药方案

当多次给药至体内达稳态时，每一个给药间隔期间平均给药量（D/τ）与从体内消除药量（$\mathrm{CL_T}\cdot\bar{C}_{ss}$）相等，即

$$FD/\tau=\mathrm{CL_s}\cdot\bar{C}_{ss}$$

式中：F 为吸收分数，$\mathrm{CL_s}$ 为总清除率。整理，得：

$$\bar{C}_{ss}=\frac{FD}{V_d k\tau}$$

$$\tau=\frac{FD}{\bar{C}_{ss}V_d k}$$

$$D=\frac{\bar{C}_{ss}V_d k\tau}{F}$$

对于某一药物制剂，其 k、V_d 或 $\mathrm{CL_s}$ 等参数基本恒定，通过调节 D、τ，以达到治疗所需平均稳态血药浓度的目的。

【例4】 患者体重 70kg，口服地高辛治疗心力衰竭，欲维持平均稳态血药浓度 $\bar{C}_{ss}=1.44\mu g/\text{L}$，已知 $t_{1/2}=40\text{h},V_d=6\text{L/kg},F=0.80$，若每天给药 1 次，求 D。

【解】 将 $\bar{C}_{ss}=1.44\mu g/\text{L},V_d=6\times70=420\text{L},k=0.693/40,F=0.8,\tau=24\text{h}$ 代入下式：

$$D=\frac{\bar{C}_{ss}V_d k\tau}{F}$$

$$D=\frac{1.44\times420\times0.693/40\times24}{0.8}=314.3(\mu g)\approx0.3(\text{mg})$$

临床每日维持量为 0.3mg。

【例 5】　普鲁卡因胺胶囊 $F=0.80$, $t_{1/2}=3.5$h, $V_d=2.0$L/kg。

①若患者每 4h 口服一次,剂量为 7.45mg/kg,求 $\bar{C}_{ss}$。

②若要保持 $\bar{C}_{ss}$ 为 6μg/ml,每 4h 口服一次,求 D。

③若口服剂量 500mg,体重为 70kg 的患者,要维持 $\bar{C}_{ss}$ 为 4μg/ml,求 τ。

【解】　将已知各参数分别代入下列公式,得

① $\bar{C}_{ss}=\dfrac{FD}{V_d k\tau}=\dfrac{0.8\times7.45}{2\times0.693/3.5\times4}=3.76(\mu g/ml)$

② $D=\dfrac{\bar{C}_{ss}V_d k\tau}{F}=\dfrac{6\times2\times0.693/3.5\times4}{0.8}=11.88(mg/kg)$

③ $\tau=\dfrac{FD}{\bar{C}_{ss}V_d k}=\dfrac{0.8\times500}{4\times2\times70\times0.693/3.5}=3.61(h)$

3. 静脉滴注给药方案

滴注剂量 D、滴注速率 k_0 和负荷剂量 D_L 的确定。

静脉恒速滴注一房室模型血药浓度方程为

$$C=\frac{k_0}{kV_d}(1-e^{-kt})$$

当 $t\to\infty$ 时,稳态血药浓度 $\bar{C}_{ss}=\dfrac{k_0}{kV_d}$,

则　　　　　　　　　　$C=\bar{C}_{ss}(1-e^{-kt})$　　　$C/\bar{C}_{ss}=1-e^{-kt}$

达稳分数　　　　　　　　$f_{ss}=C/\bar{C}_{ss}=1-e^{-kt}$

故滴注时间　　　　　　　$t=-\ln(1-f_{ss})/k$

滴注速率　　　　　　　　$k_0=\bar{C}_{ss}kV_d$

滴注剂量　　　　　　　　$D=k_0 t$

负荷剂量　　　　　　　　$D_L=\bar{C}_{ss}V_d=k_0/k$

【例 6】　患者使用羧苄西林抗感染治疗,为立即起效,首剂给予负荷剂量,血药浓度达到 150mg/L,再以 1L 溶液静脉缓慢滴入,以期在 10h 内维持该血药浓度水平,已知 $t_{1/2}=$ 1h, $V_d=0.18$L/kg,患者体重 60kg。求:①如要立即起效,首剂应静脉注射多少药物? ②溶液中应加入羧苄西林多少? ③滴注速率为多少? ④每分钟应滴入多少滴(设 10 滴为 1ml)?

【解】　已知 $V_d=0.18\times60=10.8$L, $t_{1/2}=1$h, $k=0.693/1=0.693h^{-1}$, $\bar{C}_{ss}=150$mg/L, $t=10$h。

①代入公式 $D_L=\bar{C}_{ss}V_d=150\times10.8=1620(mg)\approx1.6(g)$

②代入公式 $k_0=\bar{C}_{ss}kV_d=150\times0.693\times10.8=1122.66(mg/h)$

③代入公式 $D=k_0 t=1122.66\times10=11226.60(mg)=11.23(g)$

④每分钟应滴入药量为 $1122.66\div60=18.71(mg)$

由于该溶液浓度为 $11.23\div1=11.23(g/L)=11.23(mg/ml)$

所以每分钟应滴入 $18.71\div11.23=1.666(ml)$

若 10 滴/ml,则每分钟应滴入约 16 滴。

若要立即起效,首剂应静脉注射羧苄西林 1.6g,溶液中应加入羧苄西林 11.23g,滴注速

率为每小时 1122.66mg,每分钟应滴入约 16 滴。

4. 按 $t_{1/2}$ 确定给药方案

(1)依据 $t_{1/2}$ 确定 τ。该法对多数药物适用。此种给药方案不会给体内造成很大积累,故用药较安全,但要注意 k 值变化。一些杀菌性抗菌药如青霉素、利福平等,因抗菌效力及其后续杀菌作用与药物血浆峰浓度有关,故可将每次剂量加大,给药次数减少。

(2)负荷剂量加倍。当采用 $\tau = t_{1/2}$ 给药时,用首剂加倍法可收到迅速控制病情之效,如抗生素用于控制感染、苯妥英钠用于控制心律失常均可用此法。

二、给药方案调整

药物吸收后,其作用强度和持续时间取决于药物的总清除率(CL_T),CL_T 是肝清除率(CL_H)和肾清除率(CL_R)之和,$CL_T = CL_H + CL_R$。肝、肾功能障碍患者给药方案应进行合理调整。给药方案的调整主要是通过与清除率有关的消除速率常数 $k(CL = KV_d)$ 进行:

根据公式 $\overline{C}_{ss} = \dfrac{FD}{V_d k \tau}$,如 k 减小,则 $\overline{C}_{ss}$ 增高,应减少 D 或加大 τ,使 $\overline{C}_{ss}$ 不变。

调整 D:$\dfrac{FD}{V_d k \tau} = \dfrac{FD'}{V_d k' \tau}$,得 $D' = \dfrac{k'}{k}D$。

调整 τ:$\dfrac{FD}{V_d k \tau} = \dfrac{FD}{V_d k' \tau'}$,得 $\tau' = \dfrac{k}{k'}\tau$。

(一)肝功能障碍患者药动学变化与给药方案调整

肝清除率系指单位时间内有多少毫升血浆中所含药物被肝清除(和内生肌酐清除率意义相同)。肝清除率用下式表示:

$$CL_H = QE$$

式中,Q 表示血流量。E 即肝提取率,指药物通过肝脏时被肝清除的分数,其值为 $0 \sim 1$。根据药物肝提取率的大小,将药物分为以下两大类:

1. 血流限定性药物(肝提取率 >0.7),其 CL_H 主要取决于肝血流量大小。这类药物首过效应明显,有利多卡因、吗啡、哌替啶、普萘洛尔、美托洛尔、维拉帕米、硝酸甘油、异丙肾上腺素等。

2. 能力限定性药物(肝提取率 <0.3),其 CL_H 主要取决于肝清除率。这类药物首过效应小,有氨苄西林、氯霉素、西咪替丁、地西泮、呋塞米、萘普生、泼尼松龙、甲苯磺丁脲、华法林等。

当患肝脏疾病时肝提取率下降,药物作用增强。首过效应明显的药物,口服生物利用度($F,F = 1 - E$)增大。如 E 从 0.95 降到 0.9 时,进入体循环药量将成倍增加。当患重度肝硬化时,普萘洛尔的 F 增大 2 倍,拉贝洛尔的 F 增大 2 倍,哌替啶的 F 增大 2 倍,氨苯蝶啶的 F 增大 12 倍。另外,肝炎或肝硬化对药物氧化影响较大而对结合影响较小。

临床肝功能试验不能反映肝对药物提取率的变化,故肝功能障碍患者给药方案调整比较复杂,要根据用药的利弊、用药经验和血药浓度监测来调整,慎用经肝代谢且不良反应较多的药物,禁用有肝损害作用的药物。对肝功能障碍患者给药,须做首剂调整。口服给药时,高提取率的药物为常用量的 $10\% \sim 50\%$,低提取率的药物为常用量的 50%;肠外给药时,首剂为常用量的 50%。

(二)肾功能障碍患者药动学变化与给药方案调整

临床药物消除能力改变,大多数来自肾损害。肾衰患者药物消除能力降低,即 k 变小,

$t_{1/2}$延长,若按常规给药,则导致中毒。给药方案调整有上述两种。可见,肾功能损害患者给药剂量或给药间隔调整依据是药物消除速率常数 k 或 $t_{1/2}$ 的变化。可通过血药浓度测定,重复一点法计算;亦可用肌酐清除率变化推算患者 k 值,然后进行剂量调整。

1. Wagner 法

药物一级消除速率常数(k)等于非肾(k_{nr})和肾(k_r)消除速率常数之和,即

$$k = k_{nr} + k_r$$

对于主要经肾消除的药物,可通过测定肌酐清除率(CL_{cr})求得药物的 k 值:

$$k_r = \alpha CL_{cr}$$

式中,α 为比例常数。则

$$k = k_{nr} + \alpha CL_{cr}$$

肾功能改变后,k_{nr} 保持不变,故

$$k' = k_{nr} + \alpha CL'_{cr}$$

式中,k_{nr}、α 值以及正常 k 值可查表(表 3-1)得到,从而可根据测得的 CL'_{cr} 计算出 k' 值,然后调整剂量。

肌酐清除率是评定肾功能的重要指标,可直接测定,但 24h 尿不易收集,故一般可通过血清肌酐浓度换算而得。通常使用以下经验公式:

男性　　　$CL_{cr} = antilog(2.0080 - 1.19logC_{cr})$

女性　　　$CL_{cr} = antilog(1.8883 - 1.20logC_{cr})$

式中,C_{cr} 为血清肌酐浓度($\mu mol/L$)。

将年龄、体重一并考虑的换算公式为:

男性　　　$CL_{cr} = \dfrac{(140-Y)W}{72C_{cr}(mg/dl)}(ml/min)$

式中,Y 为年龄(岁),W 为体重(kg),C_{cr} 为血清肌酐浓度(mg/dl)。

女性　　　$CL_{cr} = 0.85C_{cr}$(男)

小儿可根据 C_{cr} 及身高(H)估算:

$$CL_{cr} = \dfrac{0.55H(cm)}{C_{cr}}$$

表 3-1　一些药物的 k、k_{nr} 和 α 值

药物	k(h^{-1})	k_{nr}(h^{-1})	α
多西环素	0.03	0.03	0
利福平	0.25	0.25	0
利多卡因	0.39	0.36	0.0003
洋地黄毒苷	0.004	0.003	0.00001
克林霉素	0.16	0.12	0.0004
普萘洛尔	0.22	0.16	0.0006
红霉素	0.30	0.28	0.0037
氯霉素	0.30	0.20	0.0010
地高辛	0.017	0.008	0.00009

续表

药物	$k(\mathrm{h}^{-1})$	$k_{\mathrm{nr}}(\mathrm{h}^{-1})$	α
林可霉素	0.15	0.06	0.0090
苯唑西林	1.40	0.35	0.0105
土霉素*	0.075	0.014	0.0006
氨苄西林	0.70	0.11	0.0059
多黏菌素B	0.16	0.02	0.0014
羧苄西林	0.60	0.06	0.0054
四环素*	0.08	0.008	0.00072
头孢噻啶*	0.40	0.03	0.0037
庆大霉素	0.30	0.02	0.0028
头孢噻吩	1.20	0.06	0.0134
头孢氨苄	0.70	0.03	0.0067
卡那霉素	0.25	0.01	0.0024
链霉素	0.27	0.01	0.0026
妥布霉素	0.32	0.01	0.0031
万古霉素*	0.12	0.003	0.00117
青霉素	1.40	0.03	0.01370

*:肾功能不全时禁用。

【例7】 40岁男性肾功能损害患者,体重60kg,用妥布霉素治疗感染,已知 $C_{\mathrm{cr}}=1.72\mathrm{mg/dl}, k_{\mathrm{nr}}=0.01\mathrm{h}^{-1}, \alpha=0.0031, k=0.32\mathrm{h}^{-1}, D=80\mathrm{mg}, \tau=8\mathrm{h}$,求 D'。

【解】 将已知各数值分别代入下列公式,得

$$\mathrm{CL}'_{\mathrm{cr}}=\frac{(140-Y)W}{72C_{\mathrm{cr}}}=\frac{(140-40)\times 60}{72\times 1.72}=48.4(\mathrm{ml/min})$$

$$k'=k_{\mathrm{nr}}+\alpha\mathrm{CL}'_{\mathrm{cr}}=0.01+0.0031\times 48.4=0.16(\mathrm{h}^{-1})$$

$$D'=\frac{k'}{k}D=\frac{0.16}{0.32}\times 80=40(\mathrm{mg})$$

该肾功能损害患者,妥布霉素调整后剂量应为40mg。

2.重复一点法

可直接测定患者 k 值,调整 D 或 τ,详见下一节。

第三节　治疗药物监测与给药个体化

治疗药物监测(TDM)是以药代动力学原理为指导,应用先进的分析技术,测定血液中或其他体液中的药物浓度,用于药物治疗的指导与评价,以实现临床治疗的个体化给药。

传统的治疗方法是参照药理学或治疗学教科书上推荐的平均剂量给药,但事实上对于多数药物,按照既定的平均剂量给药,不能使全体用药者获得满意的疗效,其中一些患者得到有效治疗,而另一些则未能获得预期疗效,还有一些甚至出现了毒性反应,由此可见不同

患者对药物的反应不同,以至于对剂量的需求具有很大差异。其原因主要来自机体因素(如生理功能、疾病状况不同)和药物因素(如药物剂型、给药途径及生物利用度的差异)。因此,应针对每个患者的具体情况制定个体化给药方案,才能使药物治疗安全有效。

在没有实施 TDM 以前很难做到个体化给药。有些药物可以根据临床表现——症状、体征的改善(如降压药、解热镇痛药)、生化指标——血糖、血脂的变化(如降糖药、降脂药)来判断药物效应,医生据此调整患者用药方案。上述方法可行、有效但不尽完善,因很多药物缺乏衡量治疗效应的客观指标,对获满意疗效的最适剂量不宜用上述方法加以确定。例如,抗癫痫药苯妥英钠、抗心律失常药普鲁卡因胺,若仅靠临床表现有时无法区别是剂量不足未达到疗效还是过量引起的不良反应,难以确定安全有效的剂量。

TDM 的开展改变了按常规固定剂量用药的传统做法。血药浓度监测有助于实现剂量个体化,并可解释药物常用量时无效或中毒的原因,因而 TDM 已成为临床药理学研究的重要内容之一。

一、TDM 的理论基础

(一)血药浓度与药理效应

我们知道,从开始给药到产生药效是一个复杂的过程。在大多数情况下,不能单凭剂量来预测药理效应。由于受多种因素的影响(如药物吸收、分布、消除,机体功能状态和合并用药等),剂量与效应间的关系存在较大差异。药理学研究与临床实践表明,血药浓度与药理效应较剂量与效应的相关性更好。

药物经各种途径从用药部位吸收入血后,其游离型药物即可向组织中分布并到达药物的作用部位与其受体结合,血液中的药物浓度与细胞外液及细胞内药物浓度形成一个可逆的平衡,此平衡遵守质量作用定律。因此,血液中的药物浓度是受体部位药物浓度的间接反映。对大多数药物而言,药理作用的强弱和持续时间与药物在受体部位的浓度成正比。然而测定受体部位的药物浓度绝非易事,目前尚无法做到。而测定血液中的药物浓度在技术上容易实施。故通常采用血药浓度作为作用部位药物浓度的间接指标。如地高辛,在多数人的血清和心肌中的浓度比为 $1/50\sim1/40$,在不同时间和不同血药浓度时,这个比值变化不大。所以测定其血药浓度可以反映心肌中药物浓度。

大量的药理学研究及临床研究表明,药物的药理作用与血药浓度的相关性较之药理作用与剂量的相关性要好得多。相同的血药浓度甚至对不同种属动物具有极为相似的药理效应,即有效血药浓度相似。如保泰松对兔与人的抗炎作用有效剂量各为 300mg/kg 和 $5\sim$ 10mg/kg,相差达几十倍,但有效血药浓度都在 $100\sim150\mu g/ml$;环戊巴比妥 100mg/kg 给予家兔、大鼠、小鼠,由于代谢速率不同,维持作用时间相差 $4\sim7$ 倍以上,但苏醒时恢复翻正反射的血药浓度均为 $60\mu g/ml$ 左右。水杨酸的血药浓度与疗效、毒性的关系也很密切,它的有效血药浓度:镇痛 $50\sim100\mu g/ml$,抗风湿 $>250\mu g/ml$,抗炎 $350\sim400\mu g/ml$,血药浓度在 $550\mu g/ml$ 以上可出现中毒反应,至 $1600\sim1800\mu g/ml$ 时可致死。42 例癫痫患者服用苯妥英钠每日剂量 300mg,测得苯妥英钠血药浓度相差很大,在治疗浓度范围($10\sim20\mu g/ml$)仅 11 例(26.2%),低于 $10\mu g/ml$ 的 23 例(54.8%),高于 $20\mu g/ml$ 的 8 例(19.0%),说明剂量与血药浓度之间相关性较差。

以上实例说明,血药浓度与药物作用之间具有良好的相关性。近年来随着药代动力学的发展及相关领域工作的开展,许多药物的血药浓度与临床疗效及毒性的关系已被证实,血药浓度测定在拟定并调整给药方案中的重要意义及作用已得到公认,成为实施临床剂量个体化方案时的必要手段之一。

(二)有效浓度范围与目标浓度策略

多数药物的血药浓度与药理效应具有良好的相关性,临床上表现为血药浓度与药物的疗效或毒性反应程度相关联。如苯妥英钠在大部分患者抗惊厥、抗心律失常的有效血药浓度为$10\sim20\mu g/ml$,随血药浓度增高,毒性反应加重,血药浓度$20\sim30\mu g/ml$出现眼球震颤,$30\sim40\mu g/ml$出现运动失调,$>40\mu g/ml$出现精神失常。而当血药浓度低于一定水平时,则无明显药理效应。苯妥英钠$10\sim20\mu g/ml$,此即该药物的有效血药浓度范围(therapeutic range)。

有效血药浓度范围通常指最小有效浓度(minimum effect concentration,MEC)与最小中毒浓度(minimum toxic concentration,MTC)之间的血药浓度范围。此范围通常来自大多数成功治疗的血药浓度范围,是在观察大量临床病例的基础之上,对大部分患者有效且能很好耐受的范围。应当指出的是,这种浓度范围并不适用于每一个个体或每一种具体情况,这是因为血药浓度与药物疗效或毒性之间的相关性可能受到如疾病、衰老、合并用药等多种因素的影响,致使有效血药浓度范围对于具体患者高于或低于一般情况,故血药浓度监测又提出了目标浓度策略。目标浓度与有效血药浓度范围不同,它是根据药物治疗的目标效应为具体患者设定的血药浓度目标值。显然,目标浓度的设立不是大量群体数据的统计结果,而是考虑患者个体的疾病状况、治疗指征以及对药物的反应等的结果,是一个个体化概念。应用目标浓度策略的目的是达到和维持治疗浓度窗口,以获最佳的治疗效果。

(三)影响血药浓度的因素

影响血药浓度的因素很多,主要有药物因素和机体因素两个方面。

1. 药物因素

(1)药物制剂因素:对于同一药物的不同制剂,虽然测定药物含量相同,可是血药浓度和临床疗效不一定相同,这是由于化学上等价并不等于生物学上等效,即可能存在药物制剂生物利用度的差异。影响生物利用度的因素主要属于药剂方面,如药物制剂的处方不同,药物的理化性质、制剂的辅料及制备工艺不同,均可影响药物的吸收,从而产生药物反应速度、效应强度以及作用维持时间上的很大差异。对于固体剂型的药物,在整个吸收过程中,溶解速度是限速步骤。药物的溶解速度与药物颗粒的表面积和溶解度有关,故药物粒径大小对吸收影响很大,许多药物随着粒径的减小,表面积增加,使溶解速度加快,吸收增加,如磺胺嘧啶、螺内酯、灰黄霉素等药物。有些难溶性药物可利用微粉化方法使其表面积增加而有利于吸收。另外,具有多晶型的药物,其溶解度及溶解速度不同,如氯霉素有多晶型 A 和 B 存在,其中 B 型比 A 型溶解速度快,故 B 型血药浓度较高,为有效晶型。此外,药物的盐类也往往比其分子型溶解速度快。制剂的敷料、制备工艺不同,也可影响药物的生物利用度。因此,对于安全范围较窄的药物,如地高辛,使用不同厂家生产,甚至同厂家不同批号的制剂,都有可能明显影响血药浓度,从而影响临床疗效。故有人主张,对于此类药物,在控制制剂质量的同时,同一患者最好使用同一厂家甚至同一批号的产品。

(2)药物的相互作用:详见第五章。

2. 机体因素

(1)生理因素:年龄对血药浓度有较明显的影响,如新生儿药物体内过程与儿童及成人不同。出生后 2～68d 的婴儿,肌注氨苄西林 10mg/kg,发现 2～7d、8～14d、15～30d 及 31～68d 不同天龄婴儿,其半衰期分别为 4.0h、2.8h、1.7h 和 1.6h。许多药物在新生儿吸收较成人缓慢,生物利用度亦较低,如苯妥英钠、利福平、苯巴比妥等药物。老年人随着年龄的增加,身体各组织器官功能退化,尤其肝、肾功能减退,药物消除延缓,故应注意老年人体内药物动力学特点。

(2)病理因素:尤其是药物的消除器官肝、肾功能损害对血药浓度的影响。肾功能不全时,主要经肾消除的药物,半衰期延长,消除速率降低,如氨基糖苷类抗生素。肝功能受到损害时,主要以肝代谢消除的药物,其代谢速率降低并可减少药物与血浆蛋白的结合,可致 $t_{1/2}$、V_d、k 等改变。

(3)遗传因素:影响药物代谢的遗传因素,早期研究较多的有乙酰化代谢,如异烟肼、肼屈嗪、磺胺类等药物,其乙酰化过程可分为快、慢代谢型。研究表明,这些代谢表型具明显的种族差异。如异烟肼,慢代谢型白种人约占 50%～60%,黄种人占 2%～20%。国内研究资料表明,中国人群慢代谢型约占 25.6%,快代谢型约占 49%。继而,肝脏的羟基化代谢的个体差异也受到遗传学家的重视,例如用异喹呱试验发现 8% 的英国人及 3% 的瑞典人群属于羟基化能力差的表型,而中国人则<1%。近年,有关细胞色素 P450(cytochrome P450,CYP)药物氧化代谢酶的基因型分型、参与药物的代谢途径及基因多态性研究也进展迅速。如有人在 CYP3A4 中发现一多态性点突变,该突变具有种族差异,在美国,非洲人发生率为 0.53,白人为 0.09,而中国台湾人为 0,并认为该突变与前列腺癌的发生有关。此外,还有影响药效反应的遗传因素,如对葡萄糖-6-磷酸脱氢酶缺乏的患者应用伯氨喹等,即使血药浓度在正常范围内,也可产生毒性。

(4)环境因素:主要指影响药物代谢速率和排泄速率的各种药物或其他物质,如肝药酶诱导剂和抑制剂(包括药物、农药和食品添加剂)、联合用药的相互作用(包括药物在吸收、与血浆蛋白结合、生物转化和排泄方面的影响)。这些因素均可影响血药浓度。

二、TDM 的临床应用

(一)TDM 在临床治疗中的作用

1.判断药物治疗的依从性 医生虽然开了处方,但患者是否按医嘱上的剂量方案用药?由于患者不按医嘱用药,会造成处方剂量和药效不一致。这种情况可以通过监测血药浓度发现并纠正。

2.生物利用度的差异 由于使用了不同厂家或不同批号的药品,因这些药品生物利用度差异而影响临床疗效,这可通过血药浓度监测来了解,从而判断由此差异造成的疗效差异。阿司匹林肠溶片治疗风湿,1.8g/d 口服。A 药厂产品,测血药浓度为 125～165μg/ml,临床症状未控制,疗效差;B 药厂产品,测血药浓度为 200～230μg/ml,临床症状控制,疗效好。经血药浓度监测发现:不同厂家肠溶片的生物利用度存在差异,即 B 药厂肠溶片的 F 值至少是 A 药厂肠溶片的 1.5 倍,故造成疗效上的差异。

3.药物动力学的差异 药物的吸收、分布、消除、蛋白结合、生物转化等过程都可能存在个体差异,其中以生物转化的差异最为显著。有统计表明,服用苯妥英钠 300mg/d,血药浓度低的只有 3～5μg/ml,高的超过 30μg/ml,相差 10 倍以上。这主要是由个体转化药物能力的差异造成的。显然这些药动学特点的个体差异造成治疗上的个体差异,亦需要通过血药浓度监测予以发现和纠正。

4. 药物相互作用的影响　合并用药时药物相互作用产生影响,如对药物转化酶的诱导或抑制,药物与血浆蛋白的结合被另一药置换,药物从肾小管的主动分泌被另一药抑制等等。上述种种均可通过血药浓度监测予以调整。

(二)下列情况下需要进行 TDM

血药浓度监测固然重要,但并非所有药物或在所有情况下都需要监测。在药物浓度-效应关系已经确定的前提下,下列情况测定血药浓度十分必要:

1. 治疗血药浓度范围狭窄的药物,如强心苷类、锂盐等。

2. 药物代谢动力学个体差异较大的药物,如普萘洛尔、普鲁卡因胺等。

3. 药物的中毒反应与自身疾病状态难以区别的药物,如苯妥英钠、普鲁卡因胺等。

4. 具有非线性药代动力学特征的药物,如苯妥英钠、水杨酸、茶碱等。

5. 肝肾功能不全的患者使用主要经肝代谢消除(利多卡因、茶碱等)或肾排泄(氨基糖苷类抗生素等)的药物时;胃肠道功能不良的患者口服某些药物时。

6. 合并用药产生相互作用影响疗效时。

7. 长期用药的患者依从性差,不按医嘱用药,病情需要时。

8. 各种原因引起的药效变化,如长期用药产生耐药性、诱导或抑制肝药酶活性而引起药效降低或升高,以及原因不明的药效变化。

9. 常规剂量下出现毒性反应,诊断和处理药物过量中毒,以及为医疗事故提供法律依据。

10. 当患者血浆蛋白含量低时,需要测定血中游离药物浓度,如苯妥英钠。

(三)下列情况不必进行 TDM

1. 毒性低,不需要剂量个体化。

2. 有客观、简便的观察药物作用的指标——一个良好的临床指标总是优于血药浓度。

下列情况测定血药浓度不能说明问题:

1. 血药浓度不能预测药理作用强度时。

2. 作用于局部的药物,但测定局麻药血药浓度可了解药物自局部消失和全身中毒情况。

表 3-2 列举了目前在临床上较多进行 TDM 的药物。

表 3-2　临床常进行 TDM 的药物

类　别	药　物
抗癫痫药	苯妥英钠、苯巴比妥、扑痫酮、乙琥胺、丙戊酸钠、卡马西平
抗心律失常药	普鲁卡因胺、利多卡因、奎尼丁、丙吡胺、胺碘酮、普萘洛尔
强心苷类	地高辛、洋地黄毒苷
三环类抗抑郁药	阿米替林、去甲替林、丙咪嗪、地昔帕明
平喘药	茶碱
抗躁狂药	锂盐
氨基糖苷类抗生素	庆大霉素、卡那霉素、阿米卡星、妥布霉素、链霉素
其他抗生素	氯霉素、万古霉素
抗肿瘤药	甲氨蝶呤

续表

类　别	药　物
免疫抑制剂	环孢素
抗风湿药	水杨酸

(四)常用个体化给药方法

1.稳态一点法(比例法)　本法是临床上最常采用的方法,即患者先按医生预先估计的剂量服药,并连续用药,当血药浓度达稳态时,测定一次血样以调整剂量。该血样可在峰时或谷时(即下次用药前)取,以谷时血药浓度较为稳定。欲了解 $\overline{C}_{ss}$ 可在给药后 $1.44 \times t_{1/2} \div \tau$ 时取血。如药物血浓度与剂量呈线性关系,则可代入下式,即可求得所需的剂量:

$$\frac{D_1}{D_2} = \frac{C_{ss(max)1}}{C_{ss(max)2}} = \frac{C_{ss(min)1}}{C_{ss(min)2}} = \frac{\overline{C}_{ss1}}{\overline{C}_{ss2}}$$

式中,D_1 为所求剂量,D_2 为预试剂量,血药浓度下标 1 为预期血药浓度,2 为实测血药浓度。

【例8】　患者口服地高辛 $125\mu g$,每 12h 一次,预期谷浓度为 $0.90\mu g/L$,实测浓度值为 $0.45\mu g/L$,问:应如何调整剂量(给药间隔不变)?

【解】
$$D_1 = D_2 \frac{\overline{C}_{ss(min)1}}{C_{ss(min)2}} = 125 \times \frac{0.90}{0.45} = 250(\mu g)$$

欲使地高辛谷浓度值在 $0.90\mu g/ml$,该患者应调整剂量为每次口服 $250\mu g$,每天 2 次。

2.重复一点法　在药动学诸参数中,最基本的是消除速率常数 k 和表观分布容积 V_d。每个患者均有各自的 k 和 V_d,很多病理情况下上述参数值会发生较大变化,故需通过血药浓度测定,求出个体患者的 k 及 V_d 值,实施剂量个体化。因时程采血法不易为临床所接受,故多采用 Ritschel 氏重复一点法。

具体方法是:给予第一个试验剂量后,在消除相的某一时间 t_1 测得血药浓度 C_1,并在第二个相同的试验剂量后,经相同的时间,在 t_2 时测得 C_2,t_2 与 t_1 之差为 τ。

建立以下方程:

$$k = \frac{\ln[C_1/(C_2 - C_1)]}{\tau}$$

$$V_d = \frac{D' e^{-k\tau}}{C_1}$$

式中:D' 为试验剂量。

【例9】　给患者静注氨茶碱 100mg,6h 后再静注 100mg,两次给药后 6h 各取血一次,测得 $C_1 = 2.5\mu g/ml$,$C_2 = 4.0\mu g/ml$,已知 $\overline{C}_{ss} = 12.5\mu g/ml$,设计该患者用药方案。

【解】
$$k = \frac{\ln[C_1/(C_2 - C_1)]}{\tau} = \frac{\ln[2.5/(4 - 2.5)]}{6} = 0.085(h^{-1})$$

$$V_d = \frac{D' e^{-k\tau}}{C_1} = \frac{100 \times e^{-0.085 \times 6}}{2.5} = 24(L)$$

$$t_{1/2} = 0.693/0.085 = 8.15(h)$$

则
$$\tau = 8(h)$$

$$D = \bar{C}_{ss} V_d k \tau = 12.5 \times 24 \times 0.085 \times 8 = 204 (\text{mg}) \approx 200 (\text{mg})$$

$$D_L = D \frac{1}{1-e^{-k\tau}} = 200 \times \frac{1}{1-e^{-0.085 \times 8}} = 405 (\text{mg}) \approx 400 (\text{mg})$$

该患者首剂静注 400mg 氨茶碱,以后每隔 8h 静注 200mg,即可维持稳态血药浓度在 $12.5\mu\text{g/ml}$。

三、如何开展 TDM 工作

开展 TDM 工作,重要的一个环节就是要进行快速准确的血药浓度测定,从而获取正确的数据并对其结果做出全面的临床评价。

(一)药物浓度测定

1. 常用药物浓度测定方法　用于 TDM 的血药浓度测定方法很多,如分光光度法、高效液相色谱法、气相色谱法、荧光偏振免疫法、放射免疫法等。其中,荧光偏振免疫法在我国各大医院较为普及,用于临床 TDM 工作,具有操作简便、分析快速、灵敏准确等优点。但因其仪器及试剂盒昂贵,基层医院还配备不起,故也利用高效液相色谱法开展一些工作。

2. 药物浓度测定的质量控制　药物浓度测定需要一个健全的、切实可行的质量控制系统,否则很难判断测定结果的可靠性。只有在血药浓度测定结果准确的前提下,个体药物动力学参数的估算才是可信的。

开展室内质控和室间质控,对保证药物浓度测定结果的正确性具有重要意义。室内质控包括合格的仪器、合格的对照品、优良的试剂、可靠的测定方法、熟练的操作技术等。室间质控即室间评价,考核各实验室分析方法的可靠性及实验结果的可信程度,其目的是使各实验室测定结果具有可比性。显然结果正确性的基础和关键是室内质控,故建立实验室标准操作规程尤为重要。

(二)关于正确数据的获得

获得临床需要的正确的测定数据,涉及实验室及临床两方面的工作。

1. 实验室方面　测定方法应可靠,即方法的特异性、灵敏度、精密度、专属性都要达到一定的要求。灵敏度以能检出生物样品中药物浓度的低限为原则。精密度包括同一样本多次测定时的误差以及不同样本间测定的误差。专属性是为了防止样本中的杂质影响结果。血药浓度测定时,患者不能服用干扰测定的其他药物。要注意合并用药时的药物相互作用,测定血浆药物浓度包括游离型及结合型两部分,如因药物相互作用使药物游离型增加,则应测定游离型药物浓度。如果药物的代谢产物具有药理活性,则要求同时测定原形药和有效代谢物浓度。

2. 临床方面　应注意正确的采样时间。如连续多次给药需达稳态后取样,即患者应按固定的间隔时间连续服药超过 7 个 $t_{1/2}$ 以上。口服药物一般要求在用药后的消除相取样,因其可反映作用部位药物浓度。一般谷浓度较为稳定,因达峰时间可有一定变化。理想的给药方案应使峰值和谷值都保持在有效浓度范围之内。若测定目的是为了评价疗效,一般测谷浓度值;若怀疑药物中毒,则还需测药物峰浓度。最重要的是要结合临床表现全面分析,因药物血药浓度是药效的间接指标,最终要了解药物的疗效和毒性,还应将实验室血药浓度监测报告与临床表现做综合性的全面分析,才能获得正确结果。

(三)对测定结果的解释

1. 依从性　患者不按医嘱用药是常见的现象,对门诊患者尤应注意。如血药浓度保持恒定(波动在 15％以内),表明患者在有规律地服药。

2.给药途径　如有某些原因影响胃肠吸收时,可改用其他给药途径。

3.剂型　剂型主要影响生物利用度。缓释剂型显效慢,维持有效血药浓度时间较长;速释剂型显效快,但维持时间较短。

4.取样时间　取样时间是否达稳态。取样时间与血药浓度高低密切相关,应根据监测目的确定取样时间。

5.患者生理和病理因素对药物处置可能带来的影响　多数情况只能定性估计疾病对药代参数的影响,少数情况可作定量估算,如根据肌酐清除率来估算地高辛清除率。

6.食物及合并用药的影响

(1)影响吸收:如药物与食物或药物与药物相互影响产生物理的或化学的变化,或通过影响胃排空或胃肠蠕动或血流速率等,均可影响药物吸收。

(2)影响药物血浆蛋白结合率:苯妥英钠有效血药浓度 $10\sim20\mu g/ml$,蛋白结合率 86％,合用丙戊酸钠以后,苯妥英钠蛋白结合率下降 10％,游离浓度升高,即有中毒危险。此时苯妥英钠血药浓度应调至 $6\sim12\mu g/ml$ 为宜。

(3)影响药物消除:如药酶抑制剂和诱导剂。如利福平诱导肝药酶活性,合用其他药物,将使其代谢加快,半衰期缩短,血药浓度降低。

7.测定血药浓度数据的准确性　测定方法的准确性和精确性是正确实施 TDM 的基础。

必须记住,最准确的实验室数据、最优化的计算机程序,也不能代替医生的思维。因此,在 TDM 的各个环节中,医生应始终处于主导地位,随时联系患者临床实际,综合分析监测报告,做出调整用药方案的决定。

(胡国新)

复习思考题

一、名词解释

1.相对生物利用度

2.累积系数

3.非线性动力学过程

4.表观分布容积

5.负荷剂量

二、是非题(正确填 A,错误填 B)

1.某药的 $k_e=0.5h^{-1}$ 说明其在体内每小时消除了 50％。　　　　　　　　(　)

2.TDM 的开展改变了按常规固定剂量用药的传统做法。　　　　　　　　(　)

3.不同种属的动物间同一药物的有效血浓度往往相似。　　　　　　　　(　)

4.血药浓度与药理效应不同步时,治疗药物检测往往不能说明问题。　　(　)

5.碳酸氢钠通过碱化尿液抑制巴比妥类排泄。　　　　　　　　　　　　(　)

三、单选题

1. 地高辛血浆半衰期为 30h,按逐日给予治疗剂量,血中达到稳定浓度的时间是

                                                      (   )

A. 5d   B. 10d   C. 15d   D. 1d   E. 3d

2. 下列哪一项药物具有非线性药代动力学特征   (   )

A. 茶碱、苯妥英钠   B. 地高辛、青霉素   C. 茶碱、地高辛

D. 阿司匹林、苯妥英钠   E. 地西泮、茶碱

3. 某药口服后只有少部分进入体内循环,较确切的表述是   (   )

A. 吸收慢   B. 被消化液破坏多   C. 生物利用度低

D. 效价低   E. 排泄快

4. 肝清除率大的药物说明   (   )

A. 首过消除小   B. 口服生物利用度较低

C. 不易受肝血流量的影响   D. 易受肝药酶诱导剂影响

E. 以上全对

5. 某药按一级动力学方式消除 $k_e = 0.07$,一次注射后经几小时认为其已基本消除?

                                                      (   )

A. 5h   B. 1h   C. 10h   D. 20h   E. 40h

6. 药物代谢动力学研究的内容是   (   )

A. 新药的毒副反应   B. 新药的体内过程及给药方案

C. 新药的不良反应处理方法   D. 新药的疗效

E. 比较新药与已知药的疗效

7. 某药 $k_e = 0.231$, $V_d = 100L$,为维持 $0.1\mu g/ml$ 的有效浓度至少 6h,应静脉推注该药

                                                      (   )

A. 50mg   B. 40mg   C. 80mg   D. 20mg   E. 100mg

8. 半衰期可随给药剂量或浓度而变化,消除速率与药物浓度无关,称为   (   )

A. 一级速率过程   B. 二级速率过程   C. 零级速率过程

D. 米-曼氏速率过程   E. 以上都不是

四、问答题

1. 患者使用某抗菌药物治疗,期望血药浓度在 24h 内维持在 400mg/L 的水平,现用 1000ml 溶液静脉滴入,已知 $t_{1/2} = 2h$, $V_d = 0.18L/kg$,患者体重 60kg,求:①滴注速率为多少? ②达到稳态浓度的时间是多少? 滴注的总药量是多少? ③如要立即起效,首剂静脉注射的负荷量是多少? 随后静脉滴注的量是多少?

2. (1)什么是治疗药物监测? (2)为什么要做治疗药物监测? (3)什么情况下需要做治疗药物监测?

3. 某镇痛药 $t_{1/2} = 3h$, $V_d = 100L$,血药浓度低于 0.1mg/L 时痛觉恢复,为保持手术者术后 6h 不痛,求给药剂量 D。

第四章

药物不良反应与药源性疾病

➡ **重点内容**

1. 药物不良反应及其监测。
2. 药物不良反应的防治。
3. 常见的药源性疾病。
4. 药源性疾病的预防、治疗原则和监督。

二维码 4-1　　二维码 4-2
教学 PPT　　上课实录

　　药物的作用具有双重性,有益作用和不良作用是药物治疗中相互矛盾而统一的两个方面。药物作用于机体时可呈现多种不同的效应,加上个体差异的存在,使得药物在发挥疗效的同时,常伴随不良反应的发生,且在某些特殊的人群中表现得更为突出。

第一节　药物不良反应

一、药物不良反应的基本概念

(一)药物不良反应

　　世界卫生组织(WHO)国际药物监测合作中心对药物不良反应(adverse drug reaction,ADR)的定义是:正常剂量的药物用于人体作为预防、诊断、治疗疾病或调节生理功能用途时出现的有害的和与用药目的无关的反应。该定义排除有意或意外过量用药及用药不当引起的反应。我国《药物不良反应报告和监测管理办法》(卫生部令第 81 号)对药物不良反应的定义是:合格药物在正常用法用量下出现的与用药目的无关的有害反应。药物不良反应是由药物固有特性所引起的,任何药物都有可能引起不良反应。

　　严重药物不良反应是指因使用药物而引起以下损害情形之一的反应:①导致死亡;②危及生命;③致癌、致畸、致出生缺陷;④导致显著的或者永久的人体伤残或器官功能的损伤;

⑤导致住院或者住院时间延长;⑥导致其他重要医学事件,如不治疗可能出现上述所列情况的。

新的药物不良反应:指药物说明书中未载明的不良反应;说明书中已有描述,但不良反应发生的性质、程度、后果或者频率与说明书描述不一致或者更严重的,按照新的药物不良反应处理。

(二)药物不良事件

我国 GCP 对药物不良事件(adverse drug event,ADE)的定义是:患者或临床试验受试者接受一种药物后出现的不良医学事件,但并不一定与治疗有因果关系。国际协调会议(ICH))GCP 中对 ADE 的定义是:在用药患者或临床研究对象中发生的任何不幸医疗事件,但不一定要与治疗有因果关系。不良事件可以是与使用(研究)药物在时间上相关的任何不利的和非意求的征兆(包括异常的实验室发现)、症状或疾病,而不管其是否与药物有关。ADE 包括药物标准缺陷、药物质量问题、ADR、用药失误(medication error)和药物滥用(drug abuse)等,可揭示不合理用药及医疗系统存在的缺陷,是药物警戒关注的对象。

二、药物不良反应分类

(一)Davis 分类法

根据 Davis 分类法把药物不良反应分为两类。①A 型药物不良反应:是药物固有作用增强和持续发展的结果,由药物本身和(或)其代谢物引起,是药物药理作用的表现;其特点呈剂量依赖性,能够预测,发生率较高但死亡率较低;停药或减量后症状减轻或消失;副作用、毒性反应、后遗效应等属此类。例如,β 肾上腺素受体阻断药引起的心动过缓,地高辛引起的心律失常,抗凝血药引起的出血,苯二氮䓬类药物引起的嗜睡等。②B 型药物不良反应:与药物固有作用无关的异常反应,主要与人体的特异体质有关;其特点是与用药剂量无关,难以预测,用常规的药理学和毒理学筛选难以发现,发生率低但死亡率高;药物变态反应即属此类。

(二)Inman 分类法

根据 Inman 分类法将药物不良反应分为 A、B、C 三型。A、B 两型与 Davis 分类法的 A、B 型描述相似。C 型常以疾病(如糖尿病、癌症等)形式出现,C 型反应常常发生率低,往往从药物流行病学研究中发现。

(三)根据药物不良反应的性质分类

1. 副作用(side effect)　指药物按正常用法用量使用时所出现的与药物的药理学活性相关,但与用药目的无关的作用,是药物固有的药理学作用产生的,一般较轻微,多为一过性的可逆性的功能变化,伴随治疗作用同时出现(或者说:副作用指在治疗剂量时产生的与药物治疗目的无关的药理学作用所引起的反应,它是药物固有的药理学作用)。因药物作用器官选择性低,即作用广泛的药物副作用可能会多,当治疗利用其中的一个药理作用时,其他作用即称为副作用;随着治疗目的的改变,副作用也可以转化为治疗作用,如阿托品。

2. 毒性作用(toxic effect)　由于患者的个体差异、病理状态或合用其他药物引起敏感性增加,治疗量时造成某种功能或器质性损害。毒性作用多为药理作用的增强。但通常是剂量过大或用药时间过长药物在体内蓄积过多时对机体产生的有害作用。治疗量与中毒量接近者,肝肾功能不良者,老人、儿童,易发生毒性反应。对药物的作用过于敏感或肝肾功能不正常,常规治疗剂量范围即出现症状,减少剂量或延长给药间隔时间可防止毒性反应的发生。有意或无意地过量服用药物而产生毒性作用不属于 ADR。毒性作用在性质、程度上均不同于副作用,且危害较大。过度作用(excessive effect)指使用推荐剂量时出现过强的药理作用,在定义上与毒性作用相符。

3. 后遗效应(residual effect)　指停药后血药浓度已降至最低有效浓度以下时残存的生物效应。遗留时间可长可短、危害轻重不一。例如,巴比妥类催眠药引起的次晨宿醉现象;长期应用肾上腺皮质激素停药后引起的肾上腺皮质功能减退在数月内难以恢复。

4. 首剂效应(first dose effect)　指一些患者在初服某种药物时,由于机体对药物作用尚未适应而引起不可耐受的强烈反应。

5. 继发反应(secondary effect)　由于药物的治疗作用所引起的不良后果,又称治疗矛盾。继发反应并非药物本身的效应,而是药物主要作用的间接结果。继发反应一般不发生于首次用药,停止给药反应可消失。例如,长期应用广谱抗生素使肠道菌群失调导致二重感染(superinfection);噻嗪类所致低血钾引起对强心苷不耐受;青霉素所致赫氏反应。

6. 变态反应(allergic reaction)　也称过敏反应(hypersensitive reaction),是机体因事先致敏而对再次使用某药或结构与之相似的药物产生的不正常的免疫反应。药物或其在体内的代谢物作为抗原与机体特异抗体反应或激发致敏淋巴细胞所造成的组织损伤或生理功能紊乱。变态反应常见于过敏体质患者,一般不发生于首次用药者,不易预测。严重程度变异很大,与剂量无线性关系,在治疗量或极少量情况下均可发生,反应性质与药物的原有效应无关,用药理性拮抗药解救无效。症状复杂,停药后逐渐消失,再用药时可能再发,结构相似的药物易发生交叉过敏反应。用药前应做皮肤过敏试验,皮试阳性或有过敏史者禁用。常见皮疹、血管神经性水肿、过敏性休克、血清病、哮喘等。

7. 特异质反应(idiosyncratic reaction)　也称特异反应性(idiosyncrasy),是因先天性遗传异常,如遗传性药物代谢(如机体缺乏某种酶,使药物代谢受阻)或反应变异的个体用药后,对低剂量药物有极高的敏感性(与药物固有的药理作用基本一致,严重程度与用药剂量有关,药理性拮抗药解救可能有效),或者对大剂量药物极不敏感(与药理作用无关)。例如 G-6-PD 缺损者服用伯氨喹时可发生严重的溶血性贫血;维生素 K 环氧化物还原酶变异者对华法林的抗凝血作用耐受。

8. 依赖性(dependence)　反复(周期性或连续性)使用具有精神活性的药物所引起的心理上或生理上或兼有的对药物的依赖状态,表现出一种强迫性的连续或定期用药的行为及其他反应,目的是要体验它的精神效应,有时也是为了避免停药引起的不适,可发生或不发生耐受性。用药者可以对一种以上药物产生依赖性。

世界卫生组织将药物依赖性分为精神(心理)依赖性和身体(生理)依赖性。精神依赖性指反复应用某一药物停药后产生强烈要求继续服药的心理,以达到精神上的欣快。身体依赖性指反复用药造成一种适应状态,停药后引起生理功能的障碍,发生戒断综合征。引起依赖性的药物主要是麻醉药物(如阿片类、可卡因类、大麻)和精神药物(镇静催眠药、中枢兴奋药、致幻药)。

9. 停药综合征(withdrawal syndrome)　机体对长期使用的一些药物产生了适应性,若突然停药或减量过快易使机体的调节功能失调而发生功能紊乱,导致疾病或临床症状的一系列反跳、回升或加剧,也称撤药反应。如停用抗高血压药出现血压反跳以及心悸、出汗等。

三、药物不良反应发生机制

(一) A型药物不良反应

1. 药动学机制 药物由于吸收、分布、与血浆蛋白结合、生物转化以及排泄等方面原因引起不良反应。

(1)药物的吸收:胃肠功能状态、酸碱度、消化酶活性、胆汁多少、首过消除能力等均会影响药物吸收。吸收少,血浓度低,疗效降低;血浓度高,作用增强,有可能出现毒性反应。非脂溶性药物吸收不规则也不完全,个体差异很大。不同患者对同一地高辛制剂的吸收率变动在 $50\%\sim80\%$,不同厂家生产的地高辛片剂生物利用度变动在 $20\%\sim80\%$ 。两个或两个以上药物同时应用时也可产生药物相互作用,促进或抑制药物吸收。

(2)药物分布:药物的异常分布可导致不良反应的发生,主要相关因素为血浆蛋白的质与量、药物与组织亲和力等。肝硬化、肾病综合征等患者的血浆蛋白含量明显减少,尿毒症患者血浆蛋白性质发生了改变,与药物的结合能力降低,两个药物竞争性与血浆蛋白结合,这些因素均会导致游离药物浓度明显增加而产生不良反应。当然,影响比较大的主要是与血浆蛋白结合率在 80% 以上的药物,如口服抗凝血药、口服降糖药、水杨酸类、磺胺类等。四环素类能与新形成的骨组织中的钙络合产生四环素类-钙正磷酸盐络合物,可使妊娠后期胎儿和新生儿骨生长抑制,导致幼儿牙齿变色和畸形。氯喹和吩噻嗪类药物对黑色素有高度亲和力,因此,药物高浓度地蓄积在含黑色素的眼组织中易引起视网膜变性。氨基糖苷类抗生素分布在肾皮质和内耳较多,易致肾毒性和耳毒性。

(3)药物的生物转化:药物的生物转化主要在肝内进行。肝功能不全时某些在肝清除的药物在体内浓度增加,作用及毒性增加。肝药酶可被一些药物所诱导增强活性而被另外一些药物所抑制。一个药物由于诱导或抑制肝药酶的活性而影响其他在肝生物转化药物的消除,从而引起药物不良反应。具有肝药酶抑制作用的药物有氯霉素、环丙沙星、红霉素、西咪替丁等;具有肝药酶诱导作用的药物有巴比妥类、利福平、水合氯醛、酒精等;易受影响的药物有苯妥英钠、香豆素类抗凝血药、可的松、口服避孕药、甲苯磺丁脲、氨茶碱等。

许多药物如磺胺类、苯乙肼、异烟肼、普鲁卡因胺和肼屈嗪等在体内由乙酰化酶灭活。而乙酰化的速度受遗传因子控制而呈多态性,可表现为快和慢两种乙酰化类型,前者属常染色体显性遗传,后者为体内缺乏乙酰化酶。乙酰化酶缺乏者服用上述药物时其消除速率较其他人缓慢,易致A型不良反应。例如,异烟肼在体内的消除程度主要取决于肝对其乙酰化能力和速度。因此,当慢乙酰化型者长期使用异烟肼时,约 23% 的患者发生神经炎。

乙醇和单胺类主要为单胺氧化酶所代谢。当单胺氧化酶被酶抑制剂所抑制时,乙醇、去甲肾上腺素、肾上腺素、多巴胺、酪胺和苯乙胺等药物产生蓄积而发生A型不良反应。

(4)药物的排泄:药物主要经肾小球滤过进入肾小管。婴儿、老人、低血容量性休克和肾脏疾病患者由于肾小球滤过减少,主要经肾消除的药物从肾排泄变慢,血浆半衰期延长,易产生A型不良反应。氨基糖苷类药物几乎全部以原形从肾小球滤过,肾功能不全时血浆半衰期明显延长。

有些药物可经肾小管分泌而排出,如两种药物分泌机制相同,则两药合用可发生竞争性抑制,其中一药可延缓另一药物的排泄而使血药浓度增高,药效增强,导致A型不良反应发生。

2.靶器官敏感性增强　许多 A 型不良反应可由于靶器官敏感性增强所致。许多药物，如神经递质、激素和某些维生素主要通过与特异性受体结合而发挥其药理作用。个体间的受体不但有数量上的不同，而且受体的敏感性也受其他药物的影响，如乙诺酮、氯贝丁酯或甲状腺素(T_4)等，本身并无抗凝作用，但如与抗凝药华法林合用，由于这些药物能增强华法林对肝受体部位的亲和力，使其抗凝作用增强而出现 A 型不良反应。

(二)B 型药物不良反应

B 型药物不良反应是药物出现的与原有药理作用完全不同的异常反应，包括药物的异常和患者的异常 2 种机制。

1.药物的异常性　包括药物有效成分的分解，药物的添加剂、增溶剂、稳定剂、着色剂等赋形剂以及化学合成过程中产生的杂质所引起的反应，如四环素储存在温暖条件下可降解成一种棕色黏性物，引起范可尼综合征。

2.患者的异常性　患者异常引起的 B 型药物不良反应主要与患者特异性遗传素质有关，如红细胞缺乏葡萄糖-6-磷酸脱氢酶(G-6-PD)所引起的溶血性贫血、遗传性高铁血红蛋白症、恶性高热等。

患者异常引起的 B 型药物不良反应也涉及免疫学、致癌及致畸等方面。

(1)免疫学机制：药物变态反应为 B 型药物不良反应，包括第Ⅰ型(过敏性休克)反应、第Ⅱ型(溶细胞型或细胞毒型)反应、第Ⅲ型(局部炎症或坏死型)反应、第Ⅳ型(迟缓细胞型)反应。药物作为抗原或半抗原进入机体后，刺激机体产生特异性抗体或使淋巴细胞致敏，当再次用药时，抗原与抗体或致敏淋巴细胞发生反应，引起机体损害。

(2)致癌作用：虽然对不少可能致癌的药物难以作出评价，但近几年来报道一些药物确实与人体的致癌作用有关，如肾病患者常服用阿司匹林、非那西丁等解热镇痛药导致肾盂癌及脾脏癌的发生率大大高于一般人。

(3)致畸作用：一般发生在妊娠头 3 个月。此时，胎儿各器官正处在发育关键时期，对药物十分敏感。药物会影响正常的细胞分裂，容易致畸，故在此阶段用药应非常谨慎，尽量少用或不用。

四、药物不良反应危害

(一)药物不良反应对机体的危害

对每个用药者来说，只要用药都有可能发生不良反应。药物不良反应可发生在机体的某个器官或系统，造成不同程度的损害。发生的不良反应可以诱发新的疾病或加重患者的病情，延长恢复期，甚至致残或致死。

药物不良反应也可殃及下一代，如在怀孕早期的妇女用雌激素(己烯雌酚)，有可能使其女儿在 20 岁左右发生阴道腺癌，哺乳妇女大剂量使用阿司匹林，通过授乳有可能造成婴儿颅内出血。

(二)药物不良反应发生率

住院患者药物不良反应的发生率约 10%～20%，由于药物不良反应入院者占入院患者的 0.3%～5%，死亡的 0.24%～2.9%与药物不良反应有关。不良反应的发生对社会、个人及家庭都有很大影响。据资料显示，我国住院患者每年约 5000 万人，综合医院每一住院患者的医疗费为 45 元/d，如按 10%的发生率计算，一年约有 500 万人发生药物不良反应，药物不良反应延长住院日平均为 6.6d,因此每年可延长 3300 万人的住院日,多花的医疗费将近 15 亿元。

(三)一些重要的药害事件

1.氨基比林引起粒细胞缺乏症　氨基比林为解热镇痛药,于 1893 年合成,1897 年在欧洲上市,1909 年进入美国市场。1922 年以后在德国、英国、丹麦、瑞士、比利时和美国发现了许多粒细胞缺乏症患者,主要表现为易患感染性疾病,严重者死亡,经调查证实为氨基比林所致。1931—1934 年,仅美国就有 1981 人死于氨基比林所致的粒细胞缺乏症。

2.磺胺酏剂引起儿童肾功能衰竭　磺胺溶于二甘醇即为磺胺酏剂,儿童易服用;1937 年 9—10 月,发生了 258 例中毒患者,其中 107 例死亡;中毒主要为二甘醇所致。

3.反应停致海豹肢畸形:20 世纪 50 年代末 60 年代初,在欧洲尤其是德国用沙利度胺(反应停)治疗孕妇早孕反应,造成 1 万余例短肢畸形,即海豹肢畸形,震惊世界。

4.氯碘喹啉致亚急性视神经病变　1971 年查清了氯碘喹啉与亚急性视神经病变的因果关系,日本因氯碘喹啉致亚急性视神经病变达 1.1 万例。

5.己烯雌酚致少女阴道腺癌　1966—1969 年美国波士顿妇科医院发现 8 例少女阴道腺癌,比同龄组一个世纪报道的总数还多,原因是含己烯雌酚的避孕药在母亲怀孕早期使用,导致女儿阴道腺癌。

6.四咪唑致迟发性脑炎　我国 20 世纪 70 年代广泛使用四咪唑后,不同于典型病毒性脑炎的"散发性脑炎"明显增多,估计当时每年发病数达 20 万例。

7.药物性耳聋　有资料显示,1990 年我国有聋哑儿童 180 余万人,约 60% 由药物引起,即有 100 万例药物性耳聋病例,主要致聋药物为氨基糖苷类抗生素。

五、药物不良反应报告和监测

20 世纪 60 年代初暴发了震惊世界的"反应停事件"。为此,WHO 于 1968 年制定了"国际药物不良反应监测计划",成立了 WHO 协作组,现名为"世界卫生组织国际药物监测合作中心",简称乌普萨拉监测中心(UMC)。目前已有 104 个国家加入了 WHO 国际药物监测合作计划。

我国药物不良反应监测始于 20 世纪 80 年代,1998 年正式加入 UMC,2001 年新修订《中华人民共和国药物管理法》对药物不良反应报告制度作出明确规定,2004 年由卫生部和CFDA 共同颁布《药物不良反应报告和监测管理办法》指出"国家实行药物不良反应报告制度。药物生产企业、药物经营企业和医疗机构必须经常考察本单位所生产、经营、使用的药物质量、疗效和反应"。新修订的《药物不良反应报告和监测管理办法》于 2011 年 7 月 1 日正式实施,有力地推动了我国药物不良反应监测工作向纵深发展。

(一)药物不良反应报告和监测的基本概念

药物不良反应报告和监测是指药物不良反应的发现、报告、评价和控制的过程。

药物监控(drug monitoring)是对药物不良反应有组织的报告、记录和评价。

药物监控系统(drug monitoring system)则是制度化地以共同研究为目的来收集药物不良反应的各种情报,包括文献上的情报,尤其注意收集临床使用中发现的药物不良反应情报,然后进行分类、贮存、定期进行综合性评价和公布的一类学术团体。

(二)报告和监测的意义及范围

1. 报告和监测意义　药物不良反应监测指的是药物上市后的监测,或称售后调研。药物临床前的毒理学研究结果不能完全外推到人,而新药临床试验对试验对象有严格的限制。然而新药一旦批准上市,可能会得到广泛应用,某些少见的不良反应就可能出现。药物不良反应的危害已显而易见,它不仅严重影响患者的健康和生命安全,也使社会和家庭蒙受巨大的经济损失。我国是一个人口大国,随着医药工业和科学研究的迅猛发展、新药物种不断涌现,为了保障人民的健康和生命安全,开展药物不良反应监测有极其重要的意义。

(1)发现各种类型的不良反应,特别是那些严重的、罕见的、前所未有的不良反应;欲发现长期毒性作用,如致癌、致畸、致突变等,需要在用药后做长时间的监测,必要时做药物流行病学调查和研究。

(2)为药物治疗提供参考:为指导临床合理、安全用药提供可靠参数。

(3)药物评价的重要指标:研究药物不良反应的诱发因素,对于造成死亡或永久性残疾的药物还必须评价其发生频率以及用药的必要性,防止药害事件的悲剧重演。

(4)新药审批的重要资料:报批新药必须有足够的临床疗效和药物不良反应监测结果;对上市后药物进行再审查提供证据。

(5)发现老药新用的途径:从新的副作用情报中发现新的用途。

(6)为淘汰药物提供参考依据。

2. 报告范围　我国药物不良反应报告范围是:①新药监测期内的国产药物应当报告该药物的所有不良反应;其他国产药物,报告新的和严重的不良反应;②进口药物自首次获准进口之日起5年内,报告该进口药物的所有不良反应;满5年的,报告新的和严重的不良反应。

3. 监测范围　药物不良反应监测范围是:①有关新药任何可疑的不良反应;②明显影响患者治疗的不良反应:可能危及生命,可能致残,导致住院时间延长;③特殊群体用药:老年人、儿童、孕妇、产妇;④罕见或尚未报道过的不良反应;⑤药物相互作用所致的不良反应。

(三)监测系统及方法

1. 监测系统　药物不良反应监测系统分为自发呈报系统和医院集中监测系统。

(1)自发呈报系统(spontaneous reporting system):分为正式和非正式自发呈报两种形式。前者是指国家或地区设有专门的药物不良反应登记处,成立有关药物不良反应的专门委员会或监测中心以收集、整理分析自发呈报的药物不良反应资料并负责反馈;非正式自发呈报无正式登记处,也不设监测中心等组织,大多由医生发现可疑药物不良反应后向杂志投稿。我国于1989年成立了国家级的药物不良反应监测中心,目前各个省级中心均已成立。自发呈报的优点是监测范围广,药物上市后即加入被监测行列,没有时间限制,可以及早形成假说,使药物不良反应得到早期警告;缺点是资料偏差和漏报。据估计,药物不良反应的自发呈报率为1%～10%。

(2)重点医院监测系统(intensive hospital monitoring):是指在一定时间、一定范围内详细记录用药和药物不良反应的发生情况,以研究药物不良反应发生的规律。根据监测对象不同,分为住院患者监测和门诊患者监测。根据研究的目的不同,分为患者源性(patient-oriented)和药物源性(drug-oriented)监测。患者源性监测是以患者为研究对象,了解用药及药物不良反应发生情况;药物源性监测是以药物为线索对某一种或几种药物的不良反应进行监测。通过对资料的收集和整理,可以了解药物不良反应出现的缓急、轻重程度,不良反应的部位、持续时间,是否因不良反应而停药,是否延长住院期限,各种药物不良反应发生率以及转归等。集中监测的优点是记录可靠、病例数多、随访方便、可以计算药物不良反应发生率以及进行流行病学研究等;缺点是费用高,由于监测范围受限,代表性不强。最典型的集中监测是波士顿药物监测协作计划。

（3）重点药物监测(intensive medicines monitoring):重点药物监测主要是对一部分新药进行上市后监测,以便及时发现一些未知或非预期的不良反应,并作为这类药物的早期预警系统。

（4）药物流行病学研究:常用于新药上市后研究,或解决难以确定因果关系的、严重的、潜伏期长的、难以发现的药物不良反应,可确定药物不良反应的发生率。但此类研究耗费大,工作量大,不易普及。

（5）计算机监测:计算机监测通常是指用计算机来收集、储存、处理与药物不良反应有关的临床信息、实验室检查、用药情况等,或对用药情况提出一些警告性信号,如血药浓度超过正常范围等。用计算机监测比人工监测报告率高,但最终判断还需要有经验的医生或药师。

2. 监测方法　　在监测系统的基础上,可以进行个例报告、综合分析、记录联结、回顾性病例对照研究、前瞻性队列调查研究等。

（1）个例报告:个例报告(anecdotal reporting)是指一些少见的、独特的或严重的不良反应出现后临床工作者在向不良反应监测中心报告的同时,可向杂志投稿。专业杂志对这类不良反应的稿件有一定的要求。药物不良反应文稿主要应包括:患者的年龄、性别、职业等一般项目;药物不良反应史;原病情简述(若为住院者,需含住院号);用药详细情况(包括可疑药物的生产厂家和批号);其他可疑因素的描述或否定;不良反应详细临床表现、处理及转归(若重复给药,应记录在内);可疑药物或此类不良反应文献报道情况、机制探讨(务必检索中外文献)、诊断或怀疑的依据等。

（2）综合分析:综合分析(intensive event recording)即把不同时期、不同地域所报道的个例综合起来,加以分析,以期总结某个药物不良反应的发生规律,起到预警或预防的作用。也可用 Meta 分析法对具有相同目的的多个研究结果进行系统合并和定量综合评价。

（3）记录联结(record linkage):人的一生中,发生于个人的事件都有档案并储存于许多地方,如出生、死亡、婚姻、住院情况、处方等。通过一种独特方式把各种信息联结起来,可能会发现与药物有关的事件,即记录联结。记录联结是药物不良反应监测的一种较好方法,计算机的普及有利于记录联结的实施。记录联结的优点是能监测大量的人群,有可能研究不常用的不良反应,可以计算不良反应发生率,能避免回忆或会访时的主观偏差,能发现延迟性不良反应;缺点是需要依赖其他成熟的系统,如要专门建立这种系统,则费用相当昂贵。

（4）病例对照研究:病例对照研究(case-control studies)是在人群中患有拟研究的疾病患者组(病例组)同没有患这种疾病的人群(对照组)相比较,研究前者拥有假说因素是否更高。在药物不良反应监测中,拟研究的疾病为可疑药物引起的不良反应,假说因素是可疑药物。可疑药物在病例组的暴露率与对照组比较,如果两者在统计学上有意义,说明它们相关成立。病例对照研究的最大优点是能迅速进行,且费用不高;但易出现资料偏差,在资料不全时难以选择对照。

（5）队列调查:队列调查(cohort studies)是将固定人群按假说因素的有无或多少分开,

以观察所研究疾病的新发生状况。就药物不良反应监测而言,就是将固定人群分为药物组和对照组,以观察药物引起的不良反应。队列调查多为前瞻性研究。优点:①可收集到所需的所有资料;②患者的随访可持续进行;③可估价相对和绝对危险度;④假设可产生亦可得到检验。缺点:①资料可能偏性;②容易漏查;③假若不良反应发生率低,为了得到经得起统计学上检验的病例数,就要扩大对象人群或延长观察时间,但有时难以做到;④费用较高。英国西咪替丁的上市后监测是队列调查的典型例子。

(四)药物不良反应因果关系判断

1.判断条件　有 6 项要素可帮助判断药物不良反应因果关系:①疾病发生的时间性;②对其他致病因素的排除;③其他有关文献的支持;④撤药反应;⑤激发试验;⑥患者过去的反应史。药物不良反应是由使用药物引起的,发生于用药后,因此用药时间与发病的关系对于诊断有重要意义。患者的用药史以及药物不良反应史对因果关系的判断有重要的参考价值。在判断中要考虑排除药物以外的其他因素造成的假象,诸如原有疾病的发展,或原先手术或诊断操作的后果引起的可能性。临床上发现可疑的药物不良反应,特别是较严重时,应迅速降低剂量或停药;若症状和体征减轻或消失,则有利于因果关系的分析判断。有些情况比较复杂,病情许可时,在征得患者同意后,进行激发试验,但该方法可能给患者带来危险,应慎用。中国国家药物不良反应监测中心规定的判断原则主要是前 5 项要素。

2.判断方法　判断方法很多,最常用的是记分法,现以 Naranjio 法为例说明之(表 4-1)。

表 4-1　Naranjio 记分法

项　目	是	否	不知道
1 以前有报告吗?	+1	0	0
2 是否在用药以后出现?	+2	−1	0
3 停药后是否减轻?	+2	0	0
4 再次给药是否重现?	+2	−1	0
5 能否用其他原因解释?	−1	+2	0
6 给安慰剂是否重现?	−1	+1	0
7 血液浓度是否达中毒水平?	+1	0	0
8 增减剂量,反应是否改变?	+1	0	0
9 过去是否有该药反应史?	+1	0	0
10 无客观证据。	+1	0	0

注:肯定:≥9 分;很可能:5~8 分;可能:1~4 分;可疑:≤0 分

根据这些原则分 5 个级别来判断药物与不良事件的因果关系。

(1)肯定:用药与反应有合理的时间顺序;在体液或组织液中测得一定浓度的药物;与已知不良反应类型相符;撤药反应和激发试验阳性。

(2)很可能:用药与反应有合理的时间顺序;与已知不良反应类型相符;撤药反应阳性,但不能排除疾病引起该反应的可能。

(3)可能:用药与反应有合理的时间顺序;与已知不良反应类型相符;无撤药反应资料,不能排除疾病引起该反应的可能。

(4)可疑:用药与反应有合理的时间顺序;与已知不良反应类型不相符;患者所患疾病无法解释;无其他证据。

(5)不可能：不满足上述任何条件。

第二节　药源性疾病

一、药源性疾病概述

1.定义　药源性疾病(drug-induced disedses,DID)又称药物诱发性疾病,是指由于应用药物而致的疾病,是人类在预防、治疗或诊断疾病用药中,由药物本身药理作用、药物相互作用及药物不合理使用而致的机体某个(或几个)器官或局部组织产生某些病理性变化而出现的一系列临床症状与体征。它不仅包括药物正常用法用量情况下所产生的不良反应,而且还包括由于超量、误服、错误应用以及不正常使用药物等情况而引起的疾病。药源性疾病具有流行病学的特点,为医源性疾病的主要组成部分,与药物不良反应有密切关系。

2.药源性疾病与药物不良反应的区别　两者既有密切联系,又有一些区别。

(1)反应程度和持续时间上的不同:药源性疾病是反应程度较重和持续时间较长的不良反应,而药物不良反应则反应程度轻重不一,持续时间长短不同,而一些程度轻且一过性的不良反应,如恶心、头昏等均不能称为药源性疾病。

(2)发生条件的不同:WHO规定的药物不良反应专指在正常剂量和正常用法条件下发生的反应,排除非正常应用而引起的反应。而药源性疾病既包括发生不良反应的条件,而且还包括超量、误服、错误应用以及不正常使用而引起的疾病。

(3)药物中毒可引起药源性疾病,但药源性疾病不全是药物中毒引起的。药源性疾病还可由继发反应、过敏反应等诱发,如氯霉素引起造血功能抑制可由两种不同的机制引起:①毒性作用:长期或大量使用氯霉素,可因排泄代谢障碍致使血药浓度超过正常范围,抑制骨髓正常活动而致;治疗措施主要是加强消除(解毒,增加排泄)。②过敏反应:患者对氯霉素处于致敏条件下,偶尔使用少量,也可致严重的骨髓抑制;治疗措施主要是抗过敏。因此,这种情况一般称为药物性造血功能抑制或氯霉素造血功能抑制为宜,而不能简单地称为氯霉素中毒。此外,药物过量导致的急性中毒一般不称为药源性疾病。

二、重要脏器的药源性疾病

(一)药源性肝病

药源性肝病也称药源性肝炎、药源性肝损害等,是药物治疗过程中肝受药物毒性损害或发生过敏反应所致的疾病。临床表现因肝损害类型不同而异。肝细胞型者表现为食欲缺乏、乏力、恶心、谷丙转氨酶(SGPT)和碱性磷酸酶(AKP)升高,严重者可有急性或亚急性肝坏死征象,甚至引起死亡;淤胆型者表现为黄疸、瘙痒、腹痛、腹胀、SGPT轻度升高、AKP及胆固醇明显升高;混合型者兼有两者特点。常见的药源性肝病有以下几种。

1.中毒性肝病　甲氨蝶呤、环磷酰胺、异烟肼、四环素、硫酸亚铁、锑剂等可引起。阿司匹林一般不具肝毒性,近年来由于应用广泛,已发现肝损伤多为可逆性肝损伤。对乙酰氨基酚服用剂量超过13g可致肝坏死。

2.胆汁淤积性肝病　由于药物或其代谢物对肝细胞等胆汁排泄器产生破坏,并影响胆汁分泌与排泄,因而诱发胆汁淤积。有些药物性胆汁淤积与免疫反应有关。氯丙嗪、红霉素、丙米嗪、磺胺类、甲苯磺丁脲、硫氧嘧啶类、灰黄霉素、噻苯达唑和联硝氯酚等药物均可引起胆汁淤积性肝病。

3.慢性活动性肝病　许多药物可引起慢性活动性肝炎,如双醋酚丁、甲基多巴和呋喃妥因、氯丙嗪、阿司匹林、异烟肼等。一般潜伏期 6 个月到 2 年,再次用药毒性症状迅速出现。还有一些药可引起酒精性肝炎样肝病(胺碘酮、哌克昔林)、肝纤维化、肝硬化(甲氨蝶呤、维生素 A、烟酸)和肝肿瘤(口服避孕药、蛋白同化激素等)。

(二)药源性肾疾病

肾由于解剖和生理上的特点,易受药物毒副作用的影响。药物对肾的损害通常为慢性过程,可引起慢性肾功能不全,但也有一些药物如磺胺类、某些抗生素、非甾体抗炎药、镇痛药及抗肿瘤药等,可能引起急性肾损害。药物所致肾损害见表 4-2。

表 4-2　药物所致肾损害

肾损害		肾损害机制	药物
1.肾功能障碍	(1)影响肾小球功能	肾血流量减少,肾小球滤过率降低	非甾体类抗炎药、硝普钠、心钠素、白介素 2、普萘洛尔、卡托普利、两性霉素 B、环孢素
	(2)影响肾小管功能	引起肾前性氮质血症	四环素类
		肾小管重吸收、浓缩功能障碍	两性霉素 B、秋水仙碱、格列苯脲、环磷酰胺、长春碱、锂盐
	(3)急性肾小管坏死	肾小管细胞变性坏死	氨基糖苷类、多黏菌素、头孢噻啶、X 线造影剂、顺铂
	(4)渗透性肾病	肾小管细胞肿胀及空泡形成	甘露醇、低分子右旋糖酐
	(5)肾血管性损害	肾微血管收缩、栓塞、脉管炎	环孢素、丝裂霉素 C、磺胺类、别嘌呤醇、卡马西平、链激酶
	(6)肾间质损害	肾间质水肿、炎细胞浸润	青霉素类、头孢菌素类、磺胺类
	(7)梗阻性损害	蛋白尿、结晶、结石形成	磺胺类、乙酰唑胺、维生素 D、噻嗪类、6-巯嘌呤、6-氨基己酸、氨甲苯酸
2.肾小球肾炎与肾病综合征		免疫反应	青霉胺、丙磺舒、卡托普利、非甾体类抗炎药、利福平、甲巯咪唑、华法林、可乐定、造影剂、生物制品
3.狼疮性肾炎		自身抗体产生	肼屈嗪、普鲁卡因胺、氯丙嗪
4.肾乳头坏死与慢性间质性肾炎		肾间质炎细胞浸润、肾小管萎缩、广泛肾乳头坏死	非那西丁、复方阿司匹林
5.血尿		结晶、结石形成、凝血障碍	环磷酰胺、氮芥、避孕药、抗凝血药

(三)药源性心血管疾病

1.药源性心力衰竭　由于药物直接或间接心毒性,引起心肌收缩力减弱,心不能排出足够血量致周围组织灌注不足及肺循环或体循环静脉淤血的一组症候群,称药源性心力衰竭。药源性心力衰竭多发生在原有心脏病的患者,既可表现为急性左心衰竭,也可表现为充血性心力衰竭。临床特点为发病急、进展快、死亡率高,必须及时识别和处理。主要相关药物有:①抗心律失常药:异丙吡胺、奎尼丁、普萘洛尔、胺碘酮、硝苯地平、维拉帕米等;②抗肿瘤药:阿霉素、环磷酰胺、氟尿嘧啶等;③抗高血压药:哌唑嗪、卡托普利等突然停用;④拟肾上腺素药:肾上腺素、去甲肾上腺素、异丙肾上腺素等大量或长期应用;⑤抗精神病药:氯丙嗪、碳酸锂、三环类抗抑郁药等;⑥其他:西咪替丁、氯喹、依米丁、干扰素等。

2.药源性心律失常　药源性心律失常临床可表现为快速性或慢速性心律失常,心电图变化各种各样。药源性心律失常发生的机制主要是:①药物引起心肌损伤:相关药物主要有阿霉素、柔红霉素、依米丁、氯喹、酒石酸锑钾、吩噻嗪类抗精神病药物、三环类抗抑郁药等;②药物引起心肌电生理异常:主要有抗心律失常药物、洋地黄类药物;③作用于自主神经系统:肾上腺素受体激动药、胆碱受体阻断药;④中药也可引起心律失常:中草药有川乌、草乌、附子、细辛蟾酥、三七等;中成药主要有六神丸、云南白药、舒筋活血丸等;中药引起心律失常可通过直接损害心肌,也可通过影响自主神经机制产生。

3.药源性心绞痛　用药期间出现心前区剧烈疼痛,可放射至左肩和上臂等部位,有缺血性心电图改变,停药后缓解或恢复正常。产生的机制主要有:①增加心肌耗氧量:肾上腺素、异丙肾上腺素、肼屈嗪等;②冠状动脉痉挛:麦角新碱、普萘洛尔等;③冠状动脉窃血现象:双嘧达莫等;④冠状动脉灌注不足:硝普钠、胍乙啶等;⑤药物过敏反应:药物过敏反应产生的活性物质可导致冠状动脉痉挛引起心绞痛发作,或药物变态反应引起的血管炎波及冠状动脉所致。

4.药源性心肌病　药源性心肌病主要有:①充血性心肌病:由药物直接损伤心肌造成,临床表现为心脏扩大、贫血性心力衰竭、各种类型心律失常等,常见致病药物为阿霉素、柔红霉素、环磷酰胺、依米丁、氯喹、锑剂、吩噻嗪类、锂制剂、三环类抗抑郁药等;②过敏性心肌炎:表现主要为胸痛、心悸、呼吸困难、低血压、晕厥等,常由磺胺类、甲基多巴、青霉素、氨苄西林、保泰松、对乙酰氨基酚、吲哚美辛、卡马西平等引起。

5.药源性心包炎　心包炎的临床特征主要是心前区疼痛、心包摩擦音、心电图检查具有特征性改变,即各导联(除 aVR)普遍 ST 段抬高、PR 段可压低,随后 ST-T 演变而无 Q 波产生。主要类型有:①特应性心包炎:常由普鲁卡因胺、肼屈嗪引起,多为系统性红斑狼疮合并的心包炎;②药物性心肌病合并心包炎:多由阿霉素、柔红霉素、环磷酰胺引起;③凝血障碍所致的心包炎:由抗凝药物引起。

6.药源性高血压　临床上用某种药引起患者血压升高超过正常值称为药源性高血压,主要表现为无高血压的患者血压升高,或高血压治疗过程中血压升高更显著或发生反跳,甚至出现高血压危象等。可引起高血压的药物主要有拟肾上腺素类药、肾上腺皮质激素类药、甘草及其衍生物、口服避孕药、非甾体类抗炎药、雄激素及同化类激素、三环类抗抑郁药、氯胺酮、甲氧氯普胺、甲状腺素、麦角生物碱、垂体后叶素等。

7.药源性低血压　药源性低血压临床表现主要为困倦无力、头晕心悸、面色苍白、嗜睡、记忆力减退、手足麻木等。常引起低血压的药物有抗心律失常药、抗心绞痛药、血管扩张药、抗高血压药、抗精神病药、镇痛药及利尿剂等。

(四)药源性精神神经疾病

药源性精神神经疾病是由各种药物尤其是作用于中枢神经系统的药物引起的精神神经疾病。

1. 药源性精神障碍　表现为类躁狂抑郁状态、类精神分裂症、意识障碍等。可以引起精神障碍的药物主要有：①中枢神经兴奋药：苯丙胺、哌甲酯、麻黄碱等；②中枢抑制药：镇静催眠药（地西泮、苯巴比妥等）、抗组胺类药（苯海拉明、异丙嗪等）、镇痛药（吗啡、盐酸哌替啶等）等；③抗癫痫药：苯妥英钠、卡马西平等；④麻醉药：乙醚、氯仿、可卡因、普鲁卡因等；⑤抗胆碱药：阿托品、颠茄、东莨菪碱等；⑥内分泌药：肾上腺皮质激素、促肾上腺皮质激素、胰岛素、甲状腺素及抗甲状腺药；⑦抗菌药：异烟肼、喹诺酮类、磺胺类、氯霉素、青霉素类等；⑧抗寄生虫药：米帕林、氯喹、四咪唑等；⑨心血管药：利血平、甲基多巴、肼屈嗪、强心苷类、β受体阻断药；⑩其他药物：避孕药、抗肿瘤药等。

2. 药源性周围神经炎　药物引起的末梢神经炎，是肢体远端的多发性神经损害，主要表现为肢体远端对称性的感觉、运动和自主神经障碍。引起周围神经炎的药物很多，常见的有氯霉素、链霉素、戒酒硫、乙胺丁醇、金制剂、异烟肼、阿糖胞苷、长春新碱、秋水仙碱、普萘洛尔、醚醇硝唑、呋喃唑酮、呋喃西林、磺胺类、喹诺酮类、甲硝唑、哌克昔林、格鲁米特、甲基麦角酸、肼屈嗪、甲喹酮、吲哚美辛、胺碘酮、保泰松、甲巯咪唑、丙咪嗪、氨苯砜、依米丁、氯喹等。

3. 药源性锥体外系疾病　药物引起锥体外系反应比较常见，主要有帕金森病（震颤麻痹）、急性肌张力障碍以及迟发性运动障碍。多由吩噻嗪类、丁酰苯类、利血平、甲氧氯普胺等引起。

4. 药源性颅内压增高综合征　是一种没有局灶症状、意识变化及精神障碍，在神经系统检查中除有视盘水肿及视觉障碍、婴幼儿前囟隆起外，没有其他神经系统阳性体征，是脑脊液检查正常、发展缓慢、可自行缓解的综合征。能使颅内压升高的药物有喹诺酮类抗菌药（萘啶酸、诺氟沙星、环丙沙星等）、庆大霉素、四环素、维生素 A 等。肾上腺皮质激素在治疗过程中停服或减量时，也会出现颅内压增高综合征。

5. 药源性癫痫　可引起药源性癫痫的药物主要有氯丙嗪、氟哌啶醇、多塞平、丙米嗪、喹诺酮类抗菌药、抗肿瘤药（噻替派、氨甲蝶呤、卡莫司汀等）、脑细胞生长因子等。

(五)药源性血液病

1. 药源性再生障碍性贫血　药源性再生障碍性贫血（简称再障）系由药物引起的红骨髓总容量减少，造血功能衰竭，并以全血细胞减少为主要表现的一组综合征。可引起再障的药物主要有抗生素类（氯霉素）、解热镇痛抗炎药（保泰松）、抗肿瘤药（卡莫司汀、环磷酰胺、甲氨蝶呤、阿糖胞苷、阿霉素等）、磺胺类、某些中药（牛黄解毒片、硫氯酚、柴胡等）等。

2. 药源性巨幼红细胞性贫血　主要表现为大细胞性贫血，血液内出现巨幼红细胞系列。主要致病药物有抗癫痫药（苯妥英钠、苯巴比妥、扑痫酮）、抗肿瘤药（甲氨蝶呤等）、抗菌和抗寄生虫药（乙胺嘧啶、甲氧苄啶、对氨基水杨酸）等，地芬诺酯、口服避孕药、保泰松等偶可引起巨幼红细胞性贫血。

3. 药源性溶血性贫血　药源性溶血性贫血可分为免疫性溶血性贫血和在 G-6-PD 缺乏患者发生的溶血性贫血。引起免疫性溶血性贫血的主要药物有抗菌药（青霉素、链霉素、庆大霉素、磺胺类、利福平等）、甲基多巴、奎尼丁、解热镇痛药等。引起在 G-6-PD 缺乏患者发生的溶血性贫血的药物主要有解热镇痛药、抗疟药、磺胺类药、砜类等。

4. 药源性高铁血红蛋白血症　药源性高铁血红蛋白血症发病急缓不定，症状以轻症居多。可诱发高铁血红蛋白血症的主要药物有硝酸甘油、利多卡因、非那西丁、伯氨喹、维生素

K、高锰酸钾等。

5. 药源性血小板减少症　多数起病急,轻者仅表现为皮肤瘀点或瘀斑和黏膜出血,或仅有血小板减少而无出血,重者可有黑便、血尿和阴道出血等,出血严重时可致贫血。引起血小板减少的药物主要有抗菌药(复方新诺明、甲氧苄啶、氯霉素等)、解热镇痛药(阿司匹林、保泰松、非那西丁、吲哚美辛等)、利尿药、抗糖尿病药、抗癫痫药等。

6. 药源性白细胞减少症　周围血白细胞计数低于 $4\times10^9/L$ 者称白细胞减少症,其中主要是粒细胞减少。粒细胞数低于 $1.5\times10^9/L$ 为粒细胞减少症,当粒细胞数低于 $0.5\times10^9/L$ 甚或完全缺如时为粒细胞缺乏症。许多药物通过抑制细胞分裂或通过免疫反应引起白细胞减少或粒细胞缺乏,主要有各类抗癌药物、吩噻嗪类、抗抑郁药、抗甲状腺药、磺胺类、抗生素、抗癫痫药等。

7. 药源性白血病　指长期应用某种药物治疗疾病时诱发的白血病,临床上多见于 40 岁以上患者,常为急性非淋巴细胞白血病。常见致病药物为所有抗肿瘤药、抗菌药(复方新诺明、氯霉素)、解热镇痛药、抗癫痫药(苯妥英钠)等。

(六)药源性胃肠道疾病

1. 药源性腹泻　又称药源性肠炎。引起腹泻的药物很多,以抗生素诱发率最高,广谱抗生素引起腹泻的概率为窄谱抗生素的 $10\sim70$ 倍。抗生素引起的腹泻主要有三种类型:①假膜性肠炎:广谱抗生素居多,林可霉素发生率也比较高;②急性出血性肠炎:诱发药物多系半合成青霉素;③脂肪痢:氨基糖苷类抗生素等引起。非抗生素类药物(抗肿瘤药、西咪替丁、解热镇痛药)也可引起腹泻。

2. 药源性溃疡及胃肠穿孔　肾上腺皮质激素类药、解热镇痛药及抗肿瘤药等易诱发或加重溃疡,严重时造成胃肠穿孔。胃肠穿孔常伴有消化性溃疡、便血、腹痛等。穿孔后胃肠内容物漏入腹腔内,引起腹膜炎。

3. 药源性上消化道出血　由于药物直接损伤上消化道黏膜,引起糜烂、溃疡等病变,或由于药物加重上消化道原有病变导致呕血、便血等,统称为药源性上消化道出血。在上消化道出血的各种病因中药物引起者高达 $10\%\sim20\%$ 。虽然任何能引起消化性溃疡的药物均可导致药源性上消化道出血,但最常见的致病药物为肾上腺皮质激素、解热镇痛药及抗肿瘤药。

4. 药源性便血　药物引起的消化道出血自肛门排出体外,称为药源性便血。便血的颜色与出血的部位、在消化道内停留的时间、出血量的多少有关。上消化道出血排柏油样便,下消化道出血排红色便。根据出血量多少,可表现为显性便血(肉眼能看到)和隐性便血(肉眼看不到,但潜血试验阳性)。常见致病药物有解热镇痛药(阿司匹林等)、大环内酯类抗生素(红霉素等)、雌激素、消痔灵及某些中药等。

5. 药源性肠梗阻　临床用药过程中,由于药物不良反应引起肠道器质性或功能性损害,致肠内容物的运行受阻,不能顺利通过肠道,称为药源性肠梗阻。器质性损害有黏膜溃烂、肠腔狭窄等,功能性损害可有肠管痉挛、麻痹等。常见致病药物有解热镇痛药、抗肿瘤药、抗精神病药、M 胆碱受体阻断药等。

(七)呼吸系统的药源性疾病

1. 药源性肺炎　随着新药的不断问世,药源性肺炎的发病率也在增加,主要有:①弥漫性间质性肺炎(肺纤维化):主要致病药物有抗肿瘤药(博莱霉素、环磷酰胺、甲氨蝶呤等)、降压利尿药、某些抗菌药(柳氮磺吡啶、呋喃妥因等)、抗心律失常药(胺碘酮、普鲁卡因胺)、金制剂等;②吸入性肺炎:主要致病药有吸入剂(色甘酸钠)、油剂(液体石蜡、鱼肝油、碘油等)、镇静剂应用后引起食物和分泌物吸入,也可造成吸入性肺炎;③过敏性肺炎:能够引起过敏反应的药物均可引起过敏性肺炎;④系统性红斑狼疮性肺炎:普鲁卡因胺、肼屈嗪等可引起系统性红斑狼疮性肺炎;⑤二重感染:主要由长期应用免疫抑制药物(肾上腺皮质激素、抗肿瘤药)和广谱抗生素引起。

2.药源性哮喘　无哮喘史的患者应用某些药物引起哮喘,或支气管哮喘患者因应用某些药物诱发哮喘或使哮喘加重,统称药源性哮喘。药源性哮喘以解热镇痛药、抗菌药(青霉素、林可霉素等)、β受体阻断药、含碘药物等易引起,平喘药(色甘酸钠、肾上腺皮质激素等)也可引起哮喘。

3.药源性呼吸衰竭　引起呼吸中枢或呼吸器官的病变,导致通气和换气功能障碍,出现缺氧和二氧化碳潴留的临床表现即药源性呼吸衰竭。药源性呼吸衰竭多属急性。主要致病药物有镇痛药、骨骼肌松弛药、全身麻醉药、抗惊厥药、氨基糖苷类抗生素等。

4.其他　血管紧张素Ⅰ转化酶抑制剂(卡托普利等)可致干咳,吡喹酮、抗肿瘤药、青霉胺等可引起咯血等。

(八)药源性运动系统疾病

1.药源性骨质疏松症　药物引起单位体积内骨量减少、骨皮质和骨小梁变薄、骨组织显微结构异常、容易骨折即药源性骨质疏松症。主要致病药有肾上腺皮质激素类药、肝素等。

2.药源性佝偻病和骨软化症　由药物引起新生骨有机质不能正常钙化所致。发生于儿童称佝偻病,发生于成人谓骨软化症。糖皮质激素、考来烯胺、含 Al^{3+} 药物、含 Mg^{2+} 药物等可致骨质脱钙;喹诺酮类抗菌药可损害幼儿的骨关节软骨。主要致病药有抗癫痫药(苯妥英钠、苯巴比妥等)、肾上腺皮质激素类药、矿物油、酚酞、考来烯胺、氢氧化铝等。

3.药源性关节损伤　局部症状为关节疼痛,可为钝痛、酸痛或剧痛,关节部位炎症轻微。主要致病药物有喹诺酮类、哌嗪嗪、左旋咪唑、干扰素、青霉素、硫氧嘧啶类、右旋糖酐铁等。

4.药源性骨骼肌损伤　表现为肌肉疼痛、无力、动作困难、肌肉萎缩、震颤等。主要致病药物有氯喹、氯贝丁酯、哌嗪嗪、普萘洛尔、胺碘酮、肾上腺皮质激素、琥珀胆碱、螺内酯、庆大霉素、氨苄西林等。

(九)药源性代谢及水电解质紊乱

1.药源性糖尿病　指临床应用某些药物时,非糖尿病患者多次空腹血糖≥7.8mmol/L,伴或不伴有糖尿病的临床症状。临床已经控制的糖尿病患者用药后病情恶化,也称为药源性糖尿病。主要致病药物有肾上腺皮质激素类药、噻嗪类利尿药、降压药(二氮嗪、硝苯地平、可乐定、胍乙啶)、雌激素和口服避孕药、甲状腺素等。

2.药源性低血糖　由药物引起的血糖浓度低于2.78mmol/L所致的交感神经过度兴奋或脑功能障碍等临床症候群称为药源性低血糖。主要致病药物有胰岛素、磺酰脲类、双胍类、普萘洛尔等,阿司匹林、水杨酸钠、丙戊酸钠、异丙吡胺、甲基多巴、可乐定等也可引起低血糖。

3.药源性尿崩症　药源性尿崩症是指由某些药物导致抗利尿激素不足(中枢性尿崩症)或肾小管细胞对抗利尿激素不敏感(肾性尿崩症)而引起的症候群,主要表现为多尿、烦渴、低比重尿和低渗尿。引起中枢性尿崩症的药物主要是酒精、阿托品、α肾上腺素受体激动药、苯妥英钠、可乐定、氢化可的松等;引起肾性尿崩症的药物主要是地美环素、阿米卡星、锂盐等。

4.药源性高脂血症　血脂包括胆固醇、甘油三酯、磷脂和游离脂肪酸。血浆脂质超过正常高限为高脂血症。常引起高脂血症的药物有β受体阻断药(普萘洛尔、安替洛尔、美托洛尔等)、抗高血压药、利尿药、雌激素等。

5.药源性低钾血症　引起低钾血症的药物主要有排钾利尿药、渗透性利尿剂、抗菌药、肾上腺皮质激素、甘珀酸钠、胰岛素等。长期应用排钾利尿药、肾上腺皮质激素、甘珀酸钠等通过对肾的作用,促进钾的排泄;渗透性利尿剂、抗菌药(氨基糖苷类、第一代头孢菌素、多黏菌素、二性霉素 B 等)对肾小管细胞的毒性作用或细胞的能量代谢而影响钾的吸收,促进钾排泄;胰岛素促进钾离子向细胞内转移,造成低血钾。

6.药源性高钾血症　凡由药物或药物相互作用引起患者血清钾浓度超过 5.6mmol/L,并伴有一系列症状和体征者称药源性高钾血症。可引起高钾血症的药物主要有钾盐、库存血液、留钾利尿剂(螺内酯、氨苯喋啶等)、环孢素、血管紧张素Ⅰ转化酶抑制剂(卡托普利等)、解热镇痛药(保泰松等)、肝素、碳酸锂、β受体阻断药、琥珀胆碱、精氨酸等。

7.药源性低镁血症　由于用药使成人血清镁低于 0.7mmol/L,出现肌肉兴奋性极度增强,伴低钾、低钙等一系列症状,称为药源性低镁血症。可引起低血镁的主要药物为利尿剂(呋塞米、依他尼酸、氢氯噻嗪等)、洋地黄类(地高辛、毛花苷丙等)、抗生素类(庆大霉素、卷曲霉素等)、胰岛素、肾上腺皮质激素、氯化铵等。

8.药源性低钙血症　药源性低钙血症是指因药物治疗引起血钙降低所致的以神经肌肉兴奋性增高为主要表现的临床综合征。引起低钙的主要药物有抗菌药物(新霉素、庆大霉素、卷曲霉素等)、抗惊厥药、激素类(肾上腺皮质激素、降钙素、胰岛素)、利尿剂(呋塞米、依他尼酸、氨苯喋啶等)、洋地黄类(地高辛、毛花苷丙等)、络合剂、缓泻剂等。

(十)药物变态反应

1.药源性Ⅰ型变态反应　又称立即型反应,表现为过敏性休克、支气管哮喘、荨麻疹、过敏性鼻炎、血管神经性水肿、过敏性紫癜等。主要致病药物有青霉素类、头孢菌素类、氨基糖苷类、胰岛素等。

2.药源性Ⅱ型变态反应　即细胞毒型反应,表现为白细胞减少症或粒细胞缺乏症、血小板减少症、溶血性贫血、急性间质性肺炎、狼疮综合征和类肌无力综合征。主要致病药物为青霉素类、甲基多巴、头孢菌素类、左旋多巴、甲芬那酸等。

3.药源性Ⅲ型变态反应　即免疫复合物型,表现为药物热、血清病综合征、全身性脉管炎、血小板减少症和粒细胞缺乏症。常见于用磺胺类、疫苗、巴比妥类、口服避孕药等治疗的患者。

4.药源性Ⅳ型变态反应　即细胞免疫型或迟发型变态反应,表现为药疹、急性胆汁淤积综合征、再生障碍性贫血和脑炎脑病综合征。常见于磺胺类、四环素、青霉素等治疗的患者。

(十一)其他药源性疾病

1.药源性肿瘤　有些药物可导致肿瘤的产生。①解热镇痛药:安乃近与亚硝酸盐反应可生成一种亚硝胺,可引起肝、食管部位的肿瘤;非那西丁大量应用会诱发肾盂癌;氨基比林与亚硝酸盐反应生成二甲基亚硝胺,可引起肝癌、肝血管内皮瘤、肾癌、食管癌等;保泰松可致白血病;②激素类药物:雄激素、雌激素类药物可致原发性肝癌;母亲在孕期使用己烯雌酚会导致女儿 20 岁以前患阴道腺癌;氯米芬可致卵巢癌;长期口服避孕药可导致乳腺癌;③抗肿瘤药:大部分抗肿瘤药对细胞活动都有影响,可能造成细胞的癌变;④抗组胺药:氯雷他定和阿司咪唑可促进黑色素瘤和纤维肉瘤的生长;⑤免疫抑制药:器官移植患者接受环孢素治疗后,可发生肿瘤,发生率比一般人群高 30 倍,以淋巴瘤、皮肤肿瘤为多见。

2. 药源性猝死　药源性猝死系指在原来病情稳定或缓解,甚至是身体状况良好的情况下,在用药物进行预防、诊断、治疗过程中因不良反应而导致死亡。其发病突然、病情严重、猝不及防。引起药源性猝死的原因主要是:①药源性过敏性休克:青霉素、链霉素、普鲁卡因等;②药源性严重心律失常:抗心律失常药(奎尼丁、普鲁卡因胺、胺碘酮等)、吩噻嗪类、三环类抗抑郁药等;③药源性呼吸衰竭:氯胺酮、地西泮、氯丙嗪、吗啡等;④药物中毒:茶甲唑林、洋地黄类、乌头碱等;⑤其他:六神丸致急性喉梗阻、阿苯哒唑治疗脑囊虫病颅内压升高、蝮蛇抗栓酶致脑出血等可导致猝死。

3. 药源性耳聋　药物引起的听觉系统功能障碍所致的听力减退,称为药源性耳聋,轻者表现为耳鸣或重听,严重者可导致永久性耳聋。主要致病药物有氨基糖苷类抗生素、高效能利尿药、解热镇痛药、抗心律失常药(奎尼丁、胺碘酮等)、免疫抑制药(乙双吗啉)、抗肿瘤药(顺铂等)。

4. 药源性感染　由于药物的原因而引起原发性感染,或使原发感染加重,或使已静止的感染重新活动起来。可分病毒感染和细菌感染。药源性病毒感染主要有水痘、带状疱疹、单纯疱疹、心肌炎等;药物可使这些病变扩散,病情加重。药源性细菌感染主要有金黄色葡萄球菌(简称金葡菌)、难辨梭状芽孢杆菌所致的假膜性肠炎、白色念珠菌引起的真菌病、结核杆菌引起的结核病等。引起这些感染的主要药物有肾上腺糖皮质激素、广谱抗生素、免疫抑制药等。

5. 药源性性功能障碍　由药物不良反应或药物相互作用引起的性功能异常称为药源性性功能障碍。男性性功能障碍主要表现为性欲低下、阳痿、射精困难、痛性射精、性高潮丧失或异常勃起等;女性性功能障碍可表现为性欲低下、性唤起困难、性欲丧失、性高潮抑制、月经异常或闭经等。主要致病药物有抗高血压药、抗精神病药、抗肿瘤药、激素类、利尿药、抗胆碱药、抗组胺药等。

6. 药源性不孕不育症　凡因临床用药造成的不孕不育称为药源性不孕不育症。主要临床表现为女性月经紊乱、继发性闭经、不孕,男性睾丸萎缩、阳痿、性欲减退、精液减少、不育等。主要致病药物有抗肿瘤药、H_2 组胺受体阻断药(西咪替丁)、中枢抑制药(氯氮䓬、丙米嗪等)、抗高血压药(利血平、甲基多巴、美卡拉明、胍乙啶等)。其他如肾上腺皮质激素类药、丙酸睾酮、氯贝丁酯、己烯雌酚、雷公藤等也可引起不孕或不育。

三、药源性疾病的诊断与处理

(一)药源性疾病的诊断

诊断药源性疾病的基础是药物不良反应因果关系判断,如果因果关系判断符合肯定或很可能,一般即可诊断为药源性疾病。但药源性疾病的诊断还要注重考虑损伤脏器或组织的证据。如肝损伤时的谷丙转氨酶升高值,药物变态反应可通过皮肤药敏反应、抗体检测、淋巴细胞转换试验、巨噬细胞移行抑制试验、嗜碱性细胞脱颗粒试验等帮助诊断。药源性疾病的鉴别诊断的主要依据是药源性疾病的临床表现以及实验室检查(包括药物的定性和定量分析)。

(二)药源性疾病的预防原则

1.充分重视药源性疾病的危害性　大力普及药源性疾病的知识,使广大医务工作者重视药源性疾病和掌握其诊断和防治,慎重选用药物,减少药源性疾病的发生,保障患者安全用药。

2.加强管理和教育　规范药物管理,严把进药质量关;规范医药市场,消除中间商暴利,遏制非法促销;加强职业道德和法制教育,使医务人员遵守合理、安全、有效用药的原则;健全规章制度,加大考核力度,运用奖惩手段堵塞漏洞。

3.用药前对患者进行用药教育,提高患者用药的依从性。

4.加强医药科普教育　运用大众传播媒体及一切可能的场合,提高全民族的卫生防病知识是预防药源性疾病的基本措施。

5.加强药源性疾病监督　药源性疾病监督的主要目的是保证患者使用药物安全有效。目前对于药源性疾病的监督大致包括新药研制过程毒理学监督、患者用药的安全监护、新药上市后安全性监督。

6.完善药物不良反应监测报告制度　向国家药物管理机构报告药物引起的任何严重或意外变化是预防药源性疾病再发生的必要措施。

7.加强临床药学工作　药师要深入临床,与临床医师共同开展临床用药监测,指导临床合理用药。避免不合理用药和滥用药是预防药源性疾病的重要措施。

8.进行治疗药物监测(TDM)　对于治疗指数低、毒性大的药物如茶碱、地高辛、氨基糖苷类抗生素、抗癫痫药物、甲氨蝶呤、环孢素 A 以及具有非线性动力学的药物如苯妥英钠、双香豆素等进行 TDM。

9.药物流行病学研究,加强上市后药物检测,开展风险和效益评估,确定特定人群在一定条件下使用某些药物的风险效益比。

(三)药源性疾病的治疗原则

1.停用药物　若怀疑药源性疾病是由药物引起的,但又不能确定为何种药物时,在条件许可的情况下,应停用一切药物,找出致病药物。这样做不但可以及时停止药物继续损害机体,而且有助于诊断。停药后临床症状减轻或缓解,常可提示该疾病为药源性。

2.根据病情采取治疗对策　多数药源性疾病具有自限性特点,停药后无须特殊处理,待药物自体内消除后,可以缓解;症状严重时须进行对症治疗。与剂量相关的药源性疾病的治疗,临床可用静脉输液、利尿、导泻、洗胃、催吐、毒物吸附剂、血液透析来加速药物的排泄,延缓、减少药物的吸收。

3.使用特异性拮抗剂　如致病药物很明确,应及时使用拮抗性的解毒药与对症解毒药减少不必要损害的发生及不良损害的恶化。积极处理过敏反应,特别是过敏性休克,要及时采取有力措施进行抢救,切忌延误时机,并将致病药物告诉患者防止日后再度发生。

四、药源性疾病的监督

药源性疾病监督的主要目的是保证患者使用药物安全有效,但是目前对于药源性疾病的监督还没有统一的标准和要求,综合有关资料,大致包括下列三个方面:①新药研制过程毒理学监督;②患者用药的安全监护;③新药上市后安全性监督。上述三方面的措施所监督的范围还不够宽,只有在药物上市后,在一个广阔的范围内进行试验,药物的毒性才有可能得到比较充分的暴露,如反应停致畸胎毒性,保泰松产生再生障碍性贫血。因此,新药上市后的监督是对新产品毒性继续观察,也是对老药质量监测和再评价。另一方面还要特别加强对医院等用药单位进行经常性的系统的药物不良反应调查和分析。用药物管理政策和制度来保证药物的社会安全性评价。常用的监测方法有回顾性报告、自愿有组织报告(黄卡制度)、事件详尽报告、病例组和对照组研究等,上述几种监督方法各有优缺点,应根据不同情况选择应用。

(邱相君)

复习思考题

一、名词解释

1. 药物不良反应
2. 药源性疾病

二、是非题(正确填 A,错误填 B)

1. 药物的作用具有双重性,是指既有治疗效果又有不良反应。 (　　)

2. 药物不良反应是指在正常用法用量情况下出现的有害反应。 (　　)

3. B 型药物不良反应是药物固有作用的增强和持续发展的结果。 (　　)

4. 抗凝血药引起的出血属于 B 型药物不良反应。 (　　)

5. C 型不良反应通常以药源性疾病(如糖尿病、癌症等)形式出现。 (　　)

6. 尿毒症患者血浆蛋白与药物的结合能力降低,导致游离药物浓度增加。 (　　)

7. 乙诺酮能增强华法林抗凝作用而导致 A 型不良反应。 (　　)

8. 药源性疾病包括药物逾量导致的急性中毒。 (　　)

9. 某些药物使葡萄糖-6-磷酸脱氢酶(G-6-PD)缺乏者发生急性溶血属于 B 型药物不良反应。 (　　)

10. 药物与不良事件的因果关系可分为肯定、很可能、可能、可疑和不可能 5 种结果。

(　　)

三、单选题

1. 药物不良反应的英文缩写是 (　　)

A. ADE　　　　　　　　B. ADR　　　　　　　　C. AE

D. SRS　　　　　　　　E. PEM

2. A 型不良反应的特点不包括 (　　)

A. 可以预测　　　　　B. 通常与剂量相关　　　C. 发生率高、死亡率低

D. 发生率低、死亡率高　　E. 停药或减量后症状减轻或消失

3. 新修订的《药物不良反应报告和监测管理办法》(卫生部令第 81 号)正式实施时间是

(　　)

A. 2011 年 10 月 1 日　　B. 2012 年 7 月 1 日　　C. 2011 年 7 月 1 日

D. 2010 年 7 月 1 日　　E. 2012 年 7 月 1 日

4. 关于药源性疾病,下列描述错误的是 （ ）

A. 具有流行病学的特点

B. 包括药物正常用法用量情况下所产生的不良反应

C. 包括由于超量、误服、错误应用以及不正常使用药物等情况而引起的疾病

D. 是反应程度较重和持续时间较长的不良反应

E. 恶心、头昏均可称为药源性疾病

四、问答题

1. 如何判断药物和不良反应间的因果关系?

2. 药物不良反应监测方法有哪些?

3. 简述药源性疾病的预防原则。

第五章

联合用药与药物相互作用

第一节　联合用药

联合用药是指两种或两种以上的药物同时或先后序贯使用。联合应用的药物之间可产生药物相互作用，表现为协同作用（synergism）或拮抗作用（antagonism）。合理的联合用药，可利用药物相互作用以增加疗效，减少不良反应，延缓机体耐受性或病原体耐药性的产生。不合理的联合用药往往由于药物相互作用而使疗效降低或出现意外的毒性反应。

一、协同作用

协同作用可分为：①相加作用（additive effect），等于各药单独应用时所产生的作用的总和，可表现为疗效增强，也可表现为副作用加重。如抗焦虑药、抗精神病药、某些抗组胺药合用时，由于这些药物都具有中枢神经系统抑制作用，引起作用相加，中枢神经过度抑制，老年患者特别敏感，有跌倒或受伤的危险，应特别引起注意。②增强作用（potentiation），又称增效，即两药联合应用所显示的效应明显超过各药单独应用所产生作用的总和。如丙吡胺与β受体阻断药均有负性肌力和减慢心率的作用，合用后效应增加，可导致窦性心动过缓和传导阻滞，乃至心搏骤停，只有在严密监护下方可联合应用。表 5-1 列出了相加或增强作用产生不良后果的实例。

表 5-1　药物的相加或增强作用

A 药	B 药	相互作用后果
抗胆碱药	抗帕金森病药、丁酰苯类、吩噻嗪类、三环类抗抑郁药	抗胆碱作用增强、在湿热环境中易中暑、麻痹性肠梗阻、中毒性精神病
降血压药	抗心绞痛药、血管扩张药、吩噻嗪类	降压作用增强、直立性低血压
中枢抑制剂	乙醇、镇吐药、抗组胺药、催眠镇静药	损害精神运动功能、降低灵敏性、困倦、木僵、呼吸抑制及昏迷和死亡
甲氨蝶呤	复方新诺明	骨髓巨幼红细胞症
第一代头孢菌素	氨基糖苷类、万古霉素	增强肾毒性
肌松药	氨基糖苷类抗生素、林可霉素类	增强神经肌肉阻滞、延长窒息时间
补钾剂	留钾利尿药(如氨苯蝶啶)	高钾血症

二、拮抗作用

拮抗作用指两药联合应用时所产生的效应小于单独应用其中一种药物的效应。按其机制不同可分为：①生理性拮抗作用(physiological antagonism)，或称功能性拮抗作用(function antagonism)，这种作用是基于两药具有相反作用，合并用药后作用相互抵消。如噻嗪类利尿药的升血糖作用可以对抗胰岛素或口服降血糖药的降血糖作用，合用时需要调整给药剂量；氯丙嗪的 α 受体阻断作用，可以使肾上腺素的升压作用翻转，使用氯丙嗪过量而致血压过低的患者，若误用肾上腺素升压，则会导致血压骤降。②药理性拮抗作用(pharmacological antagonism)，主要是指受体上的阻断作用。如苯海拉明可以阻断组胺的作用。③化学性拮抗作用(chemical antagonism)，是两种药物通过化学反应而相互抵消作用。如肝素是一种黏多糖硫酸酯，带有高度负电荷，甲苯胺蓝与鱼精蛋白带有正电荷，能中和肝素的负电荷，从而对抗其抗凝作用。药物的拮抗作用可用于中毒的治疗，也可用于纠正药物的某些副作用。

第二节　药物相互作用

药物相互作用(drug interaction)广义上是指某一种药物由于其他药物或化学物质的存在而导致该药的药理作用发生改变。其中，化学药物与食物、烟、酒、饮料、临床检验试剂、中草药中的有效成分等之间的相互作用亦列入此范围。从狭义上讲，药物相互作用通常是指两种或两种以上药物在患者体内共同存在时产生的不良影响，可以是药效降低或失效，也可以是毒性增加。当今，国内外已知化学结构的药品超过 5000 种，我国还有中药制剂 5100 种。药物种类之繁多，患者同时使用多种药物的现象非常普遍，由此引起的药物之间的相互作用，特别是药物的不良反应问题愈来愈引起人们的关注，药物相互作用已成为临床药理学的重要研究内容之一。

一、药物相互作用的类型

药物相互作用十分复杂，但按其作用机制的不同，主要表现为三种方式：①药剂学的相互作用;②药动学的相互作用;③药效学的相互作用。按其所产生作用的部位,可分为体外及体内相互作用。体外相互作用是指患者用药之前(即药物进入机体以前),药物相互之间发生作用而产生变化。

(一)药剂学的相互作用

药剂学的相互作用包括两种情况:①药物在体外发生直接的物理或化学反应导致药物作用改变,即一般所称的化学或物理配伍禁忌,也称之为物理化学性相互作用;②由于固体制剂使用的赋形剂不同而影响药物的生物利用度。

1.药物配伍禁忌

本类相互作用多发生于液体制剂,在体外的静脉输液瓶中或注射器内即可发生,主要表现为一种或几种药物的沉淀,或药物被氧化、分解失效。酸性药液与碱性药液合用时,可发生沉淀反应,如磺胺嘧啶钠在酸性环境下可结晶析出。有些药物的溶解度小,制成注射剂时需加特殊的增溶剂,这些药物的注射剂加到任何一种静脉输液中时,都可因增溶剂浓度被稀释而析出药物结晶,如氢化可的松注射剂是50%乙醇溶液,当与其他水溶性注射剂混合时,由于乙醇被稀释,氢化可的松溶解度下降而发生沉淀。有些药物在静脉输液中或同一注射器内混合时,可能发生氧化、分解而失效。如维生素C注射液在pH 6以上易被氧化,故不宜与碱性注射液合用。多巴胺、间羟胺都是儿茶酚胺类,在苯环上含两个羟基,在碱性溶液中易被氧化,不宜与氨苄西林钠注射液合用。氨基糖苷类抗生素与羧苄西林混合于静脉滴注液中,可因氨基糖苷类抗生素的氨基与羧苄西林的β内酰胺环之间发生化学性相互作用而灭活。一些对酸性不稳定的药物在各种氨基酸营养液中容易降解,不可混合使用。在葡萄糖溶液中不能加入下列药物:氨苄西林、氨茶碱、可溶的巴比妥类、维生素B_{12}、红霉素、氢化可的松、卡那霉素、可溶的磺胺药、华法林。林格液(Ringer injection)中不能加入促皮质素、两性霉素B、间羟胺、去甲肾上腺素、四环素类抗生素。

2.影响生物利用度

药物固体剂型(如片剂、胶囊剂)中的赋形剂有可能与药物发生相互作用,使药物的生物利用度因其固体剂型的不同配方而发生变动。例如,氢氯噻嗪的三种100mg胶囊剂(①药物与聚维酮(PVP)10000共同沉淀;②药物与PVP10000机械混合;③药物单独存在),加入PVP10000提高了氢氯噻嗪的生物利用度。这种类型的相互作用除了可改变药物的生物利用度而影响药物的疗效外,还可能引起药物不良反应。同一种药物制剂由于变更赋形剂带来不良后果的典型例子就是20世纪60年代后期在澳大利亚发生的爆发性苯妥英钠中毒事件,由于药厂将苯妥英钠胶囊剂的赋形剂由硫酸钙改为乳糖,提高了胶囊中苯妥英钠的生物利用度,使一批服用该制剂的癫痫患儿出现苯妥英钠毒性反应。

(二)药动学的相互作用

药动学的相互作用是指一种药物使另一种合用的药物发生药动学的改变,影响后一种药物作用靶位的血药浓度。机体对药物的处置过程包括吸收、分布、代谢、排泄四个过程,在这四个环节中均有可能发生药物相互作用。

1.影响药物的吸收　本类相互作用是发生于给药部位的相互作用。药物可通过多种给药途径吸收进入血液循环,而口服是最常见的给药途径,药物口服吸收可受到多种因素的影响。

(1)pH值的影响:药物在胃肠道的吸收主要通过被动扩散的方式,药物的脂溶性是影响被动扩散的重要因素。药物的非解离部分脂溶性较高,容易透过细胞膜;而解离部分脂溶性较低,不易透过细胞膜。pH 值是影响药物解离度的重要因素,将进一步影响药物的吸收。酸性药物在酸性环境下及碱性药物在碱性环境下,解离度低,脂溶性高,易吸收;相反,酸性药物在碱性环境下或碱性药物在酸性环境下,解离度高,脂溶性低,难吸收。如酮康唑在酸性环境下溶解度高,当口服给药时不宜与抗酸药、抗胆碱药、H_2 受体阻断药或质子泵抑制药(如奥美拉唑)等合用,如需要并用,应在应用酮康唑 2h 后给予这些药物。

(2)改变胃肠运动:药物吸收的主要部位在小肠上段,改变胃排空或肠蠕动速度将影响药物到达小肠吸收部位,缩短药物在小肠的滞留时间,从而改变药物作用的起效时间、高峰期及作用强度。促进胃排空的药物可加速其他药物的吸收,如多潘立酮可使胃中的其他药物迅速入肠,使其在肠道的吸收提前,峰浓度高,达峰时间短,但药物吸收总量不变。相反,延缓胃排空的药物可使其他药物吸收延迟,如阿片类(吗啡、可待因、哌替啶、海洛因)可使胃排空延缓,使其他药物的峰浓度降低,达峰时间变长。抗胆碱药(阿托品、东莨菪碱等)抑制胃肠蠕动,使同服药物在胃内滞留而延迟肠中的吸收。抗胆碱药与口服抗凝血药合用时,可使抗凝血药吸收减少,抗凝作用减弱。有时促肠蠕动药可减少药物的吸收,抑制胃肠蠕动的药物可增加药物的吸收。如地高辛在肠道内溶解度小,吸收慢,它与丙胺太林合用时,吸收增多,地高辛血浓度可提高 30% 左右;与甲氧氯普胺合用时,吸收减少。

(3)络合作用和吸收作用:含二、三价阳离子(Ca^{2+}、Fe^{2+}、Mg^{2+}、Al^{3+}、Bi^{3+}、Fe^{3+})的药物,可与其他药物形成不溶解、不吸收的络合物。如四环素类药物在胃肠道内能与金属离子形成难吸收络合物。因此某些食物(如牛奶)或药物(如抗酸药、铁制剂)能显著减少四环素的吸收。阴离子交换树脂考来烯胺和考来替泊对酸性分子有很强的亲和力,易与阿司匹林、保泰松、华法林等酸性药物结合成难溶复合物,妨碍这些药物的吸收。金属离子能与喹诺酮类药物形成复合物,影响喹诺酮类(如环丙沙星)药物的吸收,故抗酸药和喹诺酮类药物合用时应至少间隔 2h。活性炭、三硅酸镁等具有强吸附能力的药物,在肠道内可通过吸附或结合作用影响其他药物的吸收。

(4)胃肠道环境的改变:某些药物如新霉素、对氨基水杨酸、长春新碱、环磷酰胺等能损害肠黏膜的吸收功能,从而影响其他药物的吸收。如对氨基水杨酸可使利福平的血药浓度下降一半。四环素、红霉素、庆大霉素、氯霉素、新霉素等能抑制肠道内敏感菌,从而使维生素 K 合成减少,可加强香豆素类抗凝药作用。

2.影响药物的分布 影响药物分布的方式可以是通过与血浆蛋白竞争结合部位,改变游离型药物的浓度,或改变药物在组织的分布量,从而影响药物的作用。

(1)竞争血浆蛋白:大多数药物吸收后可与血浆蛋白(通常是白蛋白)结合,药物在血浆中以结合型和游离型两种方式存在。结合型的药物没有药理活性,不被肾小球滤过,不被生物转化;只有游离型药物才具有药理活性,可被代谢和排泄。故游离型药物浓度越高药理作用越强,而血浆蛋白结合率越高的药物作用越持久。药物与血浆蛋白的结合是可逆的,游离型药物与结合型药物处在动态平衡,当游离型药物被代谢或排泄使游离型药物在血内浓度降低时,结合型药物逐渐释放以维持平衡和药理效应。当两种药物合用时,它们相互竞争血浆蛋白,结合力强的药物可将结合力弱的药物置换出来而使后者血浆游离浓度增加。一般认为,那些蛋白结合率高(>90%)而表观分布容积小的药物游离型浓度增加较明显,因而危险性较大,可能造成不良后果。如口服抗凝药华法林与血浆蛋白结合率在 97% 以上,而表观分布容积很小,如有$1\%\sim2\%$被置换出来,血浆中游离型浓度可增加$1\sim2$倍。当它与血浆蛋白结合率高的药物合用时可引致严重的出血。

另外,血浆蛋白含量低的患者,药物与血浆蛋白结合率低,在应用常用剂量的药物时,其游离型数量增多,有可能发生不良反应,如血浆蛋白低于$2.5g$的患者应用泼尼松的不良反应发生率比正常者高1倍。表5-2为临床常见的血浆蛋白结合的药物相互作用实例。

表 5-2 药物在血浆蛋白的置换关系

结合率高的药物	被置换的药物	引起的后果
长效磺胺类、水杨酸类、保泰松、呋塞米	甲苯磺丁脲等磺酰脲类口服降糖药	血糖过低
保泰松、羟基保泰松、水杨酸类、氯贝丁醋、苯妥英钠	双香豆素类、华法林等口服抗凝药	凝血障碍导致出血
水杨酸类、磺胺类、呋塞米	甲氨蝶呤	血细胞减少症
乙胺嘧啶	奎宁	金鸡纳反应、中性粒细胞减少
呋塞米	水合氯醛	出汗、脸潮红、血压升高
维拉帕米	卡马西平、苯妥英钠	增强两药的毒性
水杨酸类	维拉帕米	增强维拉帕米的降压及其毒性

(2)改变药物组织分布:一些作用于心血管系统的药物通过改变组织的血流量,影响药物的分布和代谢。如去甲肾上腺素可减少肝的血流量,减少利多卡因在肝的代谢,使利多卡因血药浓度增高;而异丙肾上腺素可增加肝的血流量,增加利多卡因在肝的分布和代谢,使其血药浓度降低。

3.影响药物的代谢 大部分药物主要在肝经肝微粒体酶系统催化而代谢,使脂溶性药物转化为极性较高的水溶性代谢物,再经肾排出体外。药物可通过对肝微粒体酶系统(主要是 CYP 酶)的干扰影响自身及其他药物的代谢。

(1)药酶诱导:一些药物可诱导肝微粒体酶系统,使其活性增加(酶促作用),从而使该药本身及其他药物的生物转化大大加速,导致药效减弱或作用缩短。具有药酶诱导作用的典型药物有苯巴比妥、水合氯醛、格鲁米特、甲丙氨酯、苯妥英钠、扑米酮、保泰松、氨基比林、尼可刹米、灰黄霉素、利福平、螺内酯等。故这些药物与口服避孕药或华法林合用时,可使后者的代谢增强,药效降低,联合用药时应注意增加药量,以保持正常疗效。

(2)药酶抑制:有些药物可抑制肝微粒体酶的活性(酶抑作用),减慢其他药物的代谢,药效增强、药物作用时间延长,也可能导致中毒。临床上已确定的具有药酶抑制作用的药物有氯霉素、氯丙嗪、西咪替丁、口服避孕药、三环类抗抑郁药、吩噻嗪类、哌甲酯、单胺氧化酶抑制剂、异烟肼、对氨基水杨酸、乙醇(急性中毒时)、红霉素、环丙沙星、磺胺药、甲硝唑、地尔硫革、维拉帕米、普萘洛尔、奎尼丁、丙戊酸钠、咪康唑、酮康唑、别嘌呤醇、胺碘酮、磺吡酮等均有药酶抑制作用。如西咪替丁可抑制氧化性代谢途径,能增加经由这种途径而代谢的药物(如卡马西平、苯妥英钠、氨茶碱、华法林、地西泮)的作用。其他药物与药酶抑制剂联用时应注意适当减少剂量,必要时可监测血药浓度,以免发生不良反应。

4.影响药物的排泄 除吸入麻醉药外,大多数药物在尿及胆汁中排泄。肾排泄过程中药物相互作用,对于那些在体内代谢很少、以原形排出的药物影响很大。药物从肾排泄可通过三种途径。

(1)肾小球滤过:当血流通过肾小球时,与血浆蛋白结合的药物不能通过肾小球膜孔滤过,仍滞留于血流中,而游离的药物只要分子大小适当,即可经肾小球膜孔滤过,进入原尿。从理论上讲,能影响药物与血浆蛋白结合的药物,可使肾小球滤过发生改变,即能影响药物的肾脏排泄,但实际意义不大。

(2)肾小管分泌:肾小管分泌是主动转运过程,需特殊转运载体介导。当两种弱酸性药物或两种弱碱性药物合用时,它们分别竞争弱酸性药物载体或弱碱性药物载体。因此,通过相同机制分泌的药物合用时,在分泌部位上发生竞争,出现竞争性抑制,使其中一种药由肾小管分泌明显减少,使其效应增强或产生毒性。例如,青霉素 90% 经肾小管分泌排泄,如与丙磺舒合用,后者可竞争酸性转运系统,减少青霉素的排泄而使之增效;强效利尿药呋塞米、依他尼酸均能妨碍尿酸的排泄,造成尿酸在体内的蓄积,引起痛风;保泰松可抑制氯磺丙脲排泄而增强其降糖作用;吲哚美辛减少甲氨蝶呤的排泄而加剧其毒性反应。

(3)肾小管重吸收:药物进入原尿后,随着尿液的浓缩,部分药物能透膜重吸收进入血流。多数药物是以被动转运方式重吸收的。而被动转运方式取决于药物的脂溶性,药物的脂溶性高低与药物分子的电离状态有关。离子态的药物脂溶性差,不能以被动转运方式透膜被重吸收;非离子化的药物脂溶性高,容易通过肾小管细胞膜弥散而被重吸收。酸性药或碱性药的解离度与它所处环境(尿液)的 pH 值有关。酸性药在碱性环境或碱性药在酸性环境时药物解离增加,重吸收减少,排泄较快;反之,使重吸收增加,排泄缓慢。人体血浆的 pH 值为 7.4,当外界酸或碱进入血液,血浆缓冲系统即加以调节,多余的酸或碱可排泌进入尿液而影响其 pH 值。尿液 pH 值的改变影响了药物的重吸收。如碳酸氢钠通过碱化尿液促进水杨酸类、巴比妥类的排泄,在水杨酸类及巴比妥类药物的中毒治疗中具有实际应用价值。

另外,药物也可通过其他途径影响另一药物的排泄。有些药物以原形或以结合形式(如葡萄糖醛酸结合物)从胆汁或肝-肠旁路排出,部分结合物可被胃肠道菌群代谢为母体化合物,再被重吸收。这种再循环过程延长了药物在体内的存留时间。如果肠道菌群被抗菌药物杀灭,那么该重吸收过程就遭到影响,这可用以解释应用广谱抗生素后引起的口服避孕药失效。

(三)药效学的相互作用

药效学的相互作用是指一种药物削弱或增强另一种药物的生理效应或药理作用的过程,而对药物的血药浓度无明显影响。药物可通过多种途径改变其他药物的效应:①影响药物作用的靶位(如效应器官、组织、细胞受体);②作用于同一生理系统或生化代谢途径(如影响某些酶的活性);③改变药物的输送机制;④改变电解质平衡。

药效学的相互作用最终导致两种结果:作用增强或作用减弱。作用增强可以是疗效增强,也可以是毒性增强;作用减弱可以是疗效减弱,也可以是毒性减弱。

二、药物相互作用引起的严重不良反应

药物相互作用引起的不良反应可以表现在许多方面,本节主要列出临床上药物相互作用引起的常见严重不良反应,以引起重视。

(一)高血压危象

1. 单胺氧化酶抑制剂(帕吉林、呋喃唑酮等)与促进去甲肾上腺素自储存部位释放药(麻黄碱、间羟胺等),如三环类抗抑郁药、胍乙啶及左旋多巴合用,会引起去甲肾上腺素的大量堆积,出现高血压危象。

2. 三环类抗忧郁药与胍乙啶、倍他尼定(苄甲胍)、异喹胍等合用,能抑制末梢上的胺泵阻止胍乙啶等被摄取,使胍乙啶等不能发挥降压作用而引起高血压危象。

3. 三环类抗抑郁药也能阻止肾上腺素能神经末梢对去甲肾上腺素的重摄取,与肾上腺素或去甲肾上腺素合用引起高血压危象。

4. 应用单胺氧化酶抑制剂的患者,摄入含高酪胺的食物或饮料(奶酪、含醇饮料、浓缩酵母提取物、蚕豆荚、腌鲱鱼)后,也可发生高血压危象。

(二)严重低血压反应

1. 氯丙嗪不宜与氢氯噻嗪、呋塞米、依他尼酸等合用,这是因为这些利尿药具降压作用,可以明显增强氯丙嗪的降压反应,引起严重的低血压。

2. 氯丙嗪与肾上腺素合用可导致肾上腺素升压的翻转而引起严重低血压。

3. 普萘洛尔不宜与氯丙嗪、哌唑嗪、硝苯地平合用,若合用能引起严重的低血压。

(三)心律失常

1. 强心苷不宜与排钾利尿药或糖皮质激素合用,因为后两者均可促进钾排出,使血钾降低,引起强心苷作用的增敏,易发生心律失常。静脉滴注葡萄糖溶液与两性霉素亦可使血钾降低,应加以注意。强心苷也不宜与钙盐合用(特别注射钙盐),因为血钙升高可增强心脏对强心苷的敏感性,易致心律失常。强心苷与利血平合用后,因两者均可使心动过缓,易诱发异位节律。

2. 奎尼丁与氯丙嗪、氢氯噻嗪等碱化尿液的利尿药、胺碘酮等合用,均可引起严重的心律失常。氯丙嗪对心脏具有奎尼丁样作用,两药合用可致室性心动过速。奎尼丁与氢氯噻嗪等碱化尿液的利尿药、某些抗酸药或碱性盐类合用,由于尿液碱化,可促进奎尼丁由肾小管重吸收,提高血药浓度,引起心脏毒性反应。

3. 维拉帕米不宜与 β 受体阻断药合用,因为用过 β 受体阻断药者,静脉注射维拉帕米易引起心动过缓、低血压、房室传导阻滞、心力衰竭,甚至心脏停搏。

(四)出血

1. 香豆素类(双香豆素、硝苄丙酮香豆素、华法林等)口服抗凝药与考来烯胺、液体石蜡、阿司匹林、双嘧达莫、吲哚美辛、布洛芬、萘普生、甲苯磺丁脲、氯磺丙脲、苯妥英钠、氯贝丁酯、西咪替丁、哌甲酯等可产生药物相互作用,引起香豆素类药物的抗凝作用加强,导致出血反应。

2. 肝素与阿司匹林、双嘧达莫合用,也需十分谨慎,后两者都能抑制血小板聚集,合用后抗凝作用大大增强,有出血的危险;肝素与依他尼酸合用易引起肠道出血。

(五)呼吸肌麻痹

1. 全身麻醉药(乙醚、硫喷妥钠等)、琥珀胆碱、普鲁卡因胺、硫酸镁、林可霉素、多黏菌素及氨基糖苷类抗生素不能合用,因为这些药物具有神经-肌肉接头传递阻滞作用,协同引起呼吸肌麻痹,注射时对呼吸肌作用更明显。乙醚与单胺氧化酶抑制剂合用,也可引起呼吸麻痹。

2. 氯霉素不宜与氨基糖苷类合用,因前者抑制呼吸中枢加重后者的呼吸麻痹。

3. 利多卡因可加强琥珀胆碱的骨骼肌松弛作用,合用时可引起呼吸肌麻痹。

4. 环磷酰胺能抑制假性胆碱酯酶的活性,使琥珀胆碱不易灭活,从而加强其骨骼肌松弛作用,两药合用后可导致呼吸肌麻痹。

(六)低血糖反应

1. 口服降糖药甲苯磺丁脲不宜与长效磺胺类、保泰松、呋塞米等合用,这些药物与血浆蛋白结合率高,可置换血浆蛋白结合的甲苯磺丁脲而使之浓度升高,降血糖作用明显增强,从而引起低血糖反应。保泰松还能抑制肝微粒体酶对甲苯磺丁脲的代谢,亦能增强药效。

2. 甲苯磺丁脲不宜与氯霉素合用,氯霉素能明显抑制肝微粒体酶,减慢甲苯磺丁脲的代谢,使其降血糖作用明显增强。合用时如不减少甲苯磺丁脲剂量,可引起低血糖反应。

3. 普萘洛尔、胍乙啶等与抗糖尿病药物合用,可引起严重的低血糖反应,普萘洛尔还可掩盖降血糖药引起的急性低血糖先兆症状,应特别引起注意。

(七)严重骨髓抑制

1. 甲氨蝶呤不宜与水杨酸类、磺胺类、呋塞米合用,它们可从血浆结合部位将甲氨蝶呤置换出来,血中游离型甲氨蝶呤的浓度升高,对骨髓抑制明显增加,可引起全血细胞减少。

2. 别嘌醇不宜与硫唑嘌呤、巯嘌呤合用。别嘌醇抑制黄嘌呤氧化酶,使后两药代谢减慢,血浓度提高,对骨髓抑制加强,如需合用,必须把硫唑嘌呤、巯嘌呤的用量减少。别嘌醇亦能加强环磷酰胺对骨髓的抑制,作用机制未明。

(八)听力下降

1. 依他尼酸、呋塞米、氨基糖苷类抗生素均可损伤第八对脑神经,合用后作用相加,耳聋的发生率明显增加,尤其是尿毒症患者更易发生。

2. 氨基糖苷类抗生素不宜与抗组胺药(尤其是苯海拉明)合用,抗组胺药可掩盖这类抗生素的听神经毒性症状,不易及时发觉。

(九)肾上腺皮质功能衰竭

国内曾有报道,结核病患者反复应用利福平引起内源性氢化可的松代谢加速,导致肾上腺皮质功能不全。

根据病情合理地联合用药能够达到增强疗效、减少或延缓耐药性的目的;不合理的联合用药可使药效减弱,不良反应增强,甚至引起严重毒性。不良药物相互作用危害性极大,需要临床医师给予极大的重视。为尽量避免不合理用药,临床医生应做到以下几点:①正确诊断疾病,合理用药。②掌握药物可能引起的不良反应,重视药物的禁忌证,熟悉和精通药物间的相互作用。③联合用药时,注意选择有益的药物相互作用,避免有害的药物相互作用,尽量减少联合用药的种类。④详细询问病史和用药史,慎重或避免使用已发生不良反应的药物。⑤注意老年患者和易发生药物相互作用不良反应的体质及肝肾功能减退、药物清除率低的患者,慎重选用药品和剂量,做到个体化给药。⑥对于治疗窗很窄的药物应提高警觉,必要时做好药物咨询及血药浓度监测。只要医、护、药人员合理用药,细心监护,及时发现,及早处理,药物相互作用的不良反应是可以预防和避免的。即使发生不良反应,经过适当的处理,大多数患者也可以很快恢复。

(胡爱萍)

复习思考题

一、名词解释

1. 药物相互作用

2. 配伍禁忌

二、是非题(正确填 A,错误填 B)

1. 相加作用即药物合用的效应大于各药单独应用时所产生效应的总和。 （ ）

2. 两药具有相反作用,合并用药后作用相互抵消称为生理性拮抗作用。 （ ）

3. 鱼精蛋白对抗肝素抗凝作用为药理性拮抗作用。 （ ）

4. 庆大霉素可与羧苄西林混合静脉滴注。 （ ）

5. 地高辛与丙胺太林合用时吸收减少,与甲氧氯普胺合用时吸收增加。 （ ）

6. 苯妥英钠可导致口服避孕药代谢加快而使避孕失败。 （ ）

三、问答题

1. 什么叫药物的拮抗作用? 药物联合应用产生的拮抗作用按其机制不同可分为几种类型? 举例说明。

2. 药物相互作用药动学方面的机制有哪些? 举例说明。

第六章

特殊人群的临床用药

重点内容

1. 妊娠期用药特点及剂量调整。
2. 妊娠期用药与药物致畸。
3. 哺乳期妇女用药。
4. 胎儿的药物代谢动力学特点和用药。
5. 新生儿、儿童期用药。
6. 老年人用药特点及常见问题。

二维码 6-1
教学 PPT

二维码 6-2
上课实录

特殊人群指孕妇、哺乳期妇女、新生儿、婴幼儿、儿童及老年人。这些人在用药时,由于机体本身发育不完善或病理生理功能改变,导致药物代谢动力学和药物效应动力学均出现明显改变,或减慢或加速,或减弱或增强。它们的改变导致临床疗效多样化、个体化,增加治疗无效或药物中毒的可能性。因此,针对特殊人群用药时,要充分考虑特殊的病理、生理状态。

第一节　妊娠期及哺乳期妇女用药

由于胚胎、胎儿生长发育的需要,孕期妇女机体发生一系列适应性生理变化,尤其是胎儿、胎盘的存在及有关激素的影响,使药物在孕妇体内的吸收、分布、生物转化及排泄过程均有不同程度的改变。在分娩后,哺乳期妇女的生理功能逐步恢复,但某些药物可以通过乳汁影响新生儿或婴儿的生理。由于妊娠期和哺乳期妇女特殊的生理特点,相同药物治疗方案可能产生不同的临床表现,此外,不同孕期胎儿对药物的敏感性不同,影响药物的选用。因此,孕期、哺乳期妇女用药除了考虑孕妇、哺乳妇女本身适应性生理变化之外,还需考虑胎儿、新生儿或婴儿的安全性。

一、妊娠期药物代谢动力学特点

(一)药物的吸收

妊娠早期由于恶心和呕吐导致药物摄入和吸收程度下降,其结果是降低了血药浓度。因此,常建议在恶心呕吐较弱时服用药物。由于妊娠期大量雌激素、孕激素的影响,胃酸和蛋白酶分泌量减少,胃肠道的 pH 值发生改变,影响弱酸性或弱碱性药物在胃肠道内的释放和解离,使药物在消化道内的吸收变得较为复杂,例如弱酸性药物(如水杨酸)吸收减少,而弱碱性药物(如镇痛、安眠药)吸收增加。此外,妊娠期妇女补充铁剂、叶酸等营养物质,抗酸药等可干扰药物的吸收,进一步减少药物的血浆浓度。另一方面,孕期激素和药物使用常导致胃肠道的蠕动减慢。妊娠期孕激素可使胃肠道运动减弱、减慢。这种改变可延长胃的排空时间,对主要在胃肠道吸收的药物而言,可延缓其吸收速率,使药物吸收峰推迟,又由于药物通过肠道时间延长,使难溶性药物吸收程度增加,提高生物利用度,如地高辛。在出现孕后期较为普遍的便秘现象以及分娩镇痛时常使用阿片类药物减弱消化道的蠕动,同样延长药物在肠道的滞留时间,导致吸收增加。

(二)药物分布

1.分布容积　孕妇体内体液组成发生改变,体液总量约增加一倍;妊娠第 6 周开始血容量增加,32 周达到高峰,不再增加。正常妊娠后期血浆容积约增加了 35%~50%;在分娩时和分娩后短时间内,由于子宫收缩和胎盘血液自身回输导致血容量继续增加。孕妇血浆增加多于红细胞,血液稀释,造成药物分布容积增加,故孕妇的血药浓度低于非妊娠期妇女。若药物的清除率不变,维持剂量不变,则给药的负荷剂量应随分布容积的增加而加大。

2.血流量变化　妊娠伴随着心血管系统的重塑,包括心室壁质量增加、心肌收缩力和心肌顺应性增加。心率和搏出量增加可直接导致心排血量增加。这些变化在早孕三个月内最明显,妊娠 28 周至 32 周时不再增加,直至分娩。心率和心排血量对子宫和肾脏的血流量影响巨大,使子宫的血流量由 2%增加到 17%(约 10 倍),肾的血流量则增加了 50%,对其他器官无明显的影响。更多的药物被分到子宫和肾。随血容量的增加,孕妇可能经历肺循环和体循环血管阻力下降,加之黄体酮、一氧化氮和前列腺素的舒血管效应,可能导致生理性低血压,20~24 周降到最低,然后逐步回升到孕前水平。孕产妇的心血管生理性变化导致各孕期血流量的明显变化,影响药物的分布。体内总含水量增加、血容量和毛细血管静水压的增加,导致亲水性药物的分布容积明显增加。临床上,为获得治疗量的血浆浓度,对于分布容积较大的亲水性药物,必须增加其起始给药剂量和维持量。

3.血浆蛋白结合率　由于妊娠期妇女血浆容积增加,血浆蛋白被稀释,造成生理性血浆蛋白浓度低下。同时很多白蛋白结合部位被一些与妊娠有关的内分泌激素占据,使药物与蛋白结合能力下降,游离型药物增加,使药物的效应及不良反应均发生变化,某些药物可经胎盘转运到胎儿体内。血浆蛋白和其他药物结合蛋白的浓度下降,增加血浆中游离型药物。比如,在正常人群中白蛋白结合率为 99%的药物,在孕妇可能为 98%,则其血浆游离药物浓度加倍。体外试验已证明,在妊娠期白蛋白结合率降低的药物有地西泮、苯妥英钠、苯巴比妥、哌替啶、地塞米松、普萘洛尔、水杨酸类及磺胺异噁唑等。因此,在孕妇使用这些高白蛋白结合率的药物时特别注意调整其用药剂量。

(三)药物消除

1. 代谢　妊娠期间,肝对药物的代谢能力有所增加,这与妊娠时性激素浓度增高,引起肝微粒体药物羟化酶活性增加有关。在孕期,Ⅰ相(还原、氧化和水解)和Ⅱ相(乙酰基化、甲基化和糖酯化)代谢过程均发生改变。CPY 酶是肝内主要的药物代谢酶,明显受激素影响。例如,CYP3A4 有较广的底物特异性,包括硝苯地平、卡马西平、咪达唑仑、抗病毒药物沙奎那韦和利托纳韦等。CYP3A4 在孕期的活性和含量均增加,导致这些药物的代谢加快,这就要求孕期使用这些药物时适当调整给药剂量。

2. 排泄　妊娠期由于心排血量增加,肾血流量增加 25%～50%,肾小球滤过率和肌酐清除率在妊娠 14 周时开始增加,导致药物的血浆浓度下降,药物半衰期缩短,尤其是水溶性药物。一些药物主要以原形经肾排泄的药物或活性代谢产物排出增多,如硫酸镁、地高辛、碳酸锂等,若按非孕妇给药方案给药,其血药浓度降低。例如,锂的清除率在妊娠 7～8 个月时比分娩后高若干倍,地高辛的平均稳态血药浓度在此期间仅为分娩后的一半。许多抗菌药如青霉素类、氨基糖苷类及呋喃妥因等,在妊娠后期的血药浓度也有所降低,这是妊娠期分布容积和肾清除率增加等的综合结果,为了达到有效浓度,需增加剂量。妊娠晚期仰卧位时,肾血流量减少而使经肾排出的药物作用延长,因此孕妇应采用侧卧位,以免影响药物的消除。

二、药物经胎盘的转运与代谢

在整个妊娠过程中,母体-胎盘-胎儿形成一个生物学和药物代谢动力学的结构单位,其中胎盘起着重要的营养物质、药物和胎儿代谢产物的转运、代谢作用。胎盘屏障为胎盘绒毛与子宫血窦之间的屏障。胎盘对药物的转运与一般的毛细血管无明显差异,几乎所有药物都能通过胎盘转运到胎儿体内。药物本身的特点和母体胎儿两侧药物浓度差是影响药物转运速度和程度的主要因素。简单扩散是胎盘药物转运的主要方式,相对分子质量小、脂溶性高、游离型、解离少的药物易通过胎盘。

(一)影响胎盘药物转运的因素

1. 药物因素

(1)相对分子质量:相对分子质量在 250～500 的药物易通过胎盘,超过 1000 则很难通过。

(2)药物的脂溶性和解离度:药物的胎盘转运受药物脂溶性和解离度的影响很大。多数药物均为弱电解质,当药物分子处在非解离状态时脂溶性较高,易通过胎盘,而解离后脂溶性降低,不易通过胎盘。在生理情况下,胎盘两侧存在 pH 梯度,胎儿血 pH 值通常较母体低0.1。由于药物的解离度与体液 pH 值和药物的 pK_a 有密切的关系,胎盘两侧的 pH 值差异可造成不同的药物在胎盘两侧的分布不同。因此,当药物转运达到平衡时,弱酸性药物较多集中在偏碱的母体一侧,而弱碱性药物较多集中在偏酸的胎儿一侧。

(3)血浆蛋白结合率:在母体内,药物与血浆蛋白结合形成大分子物质,妨碍药物通过胎盘,同量的药物与血浆蛋白结合越多时,进入胎儿体内的药物量就越少,反之,则越多。妊娠期母体的血浆容量增加,血液稀释导致血浆蛋白相对减少;分娩时胎儿的血浆蛋白水平升高并可超过母体水平。妊娠期母体应用苯妥英钠、华法林、地西泮、地塞米松、普萘洛尔、水杨酸类、苯巴比妥类等,其血浆的游离型药物浓度增高,通过胎盘增加。现已证实,临产时给予地西泮和其他苯二氮䓬类药物，均可经胎盘迅速转运，此时胎儿-母体的地西泮浓度比率在2左右。这些药物可在新生儿体内蓄积，产生有害影响。

2.胎盘因素　胎盘的有效膜面积、胎盘厚度和胎盘血流量会影响药物的转运。随胎儿的发育，可供母体-胎儿物质交换的有效膜面积迅速增大，胎盘灌流也相应增加。妊娠早期胎盘膜较厚，药物通过时间会延长，但进入胎儿体内的脂溶性药量并不减少。大多数药物的胎盘转运是通过子宫-胎盘循环和胎盘-胎儿循环完成的，影响两者血流量的因素皆可改变药物的转运，例如，先兆子痫患者常伴有子宫-胎盘循环障碍，会使某些药物的胎盘转运下降。

(二)胎盘的药物代谢

除转运功能外，胎盘还具有代谢药物的功能，具有氧化、还原、水解和结合等代谢形式的催化酶系统，以水解和还原最为活跃。较多的内源性物质，包括常见的肾上腺素、组胺、雌激素、5-羟色胺、乙酰胆碱、多肽类激素、胰岛素、缩宫素、加压素和血管紧张素等均可被胎盘代谢。外源性物质，包括药物也能被胎盘代谢成能较快转运的物质，再转运入胎儿血液中，如核黄素，经胎盘转化成腺嘌呤核黄素二核苷酸再裂解为核黄素进入胎儿体内。又如氢化可的松、皮质醇及泼尼松通过胎盘代谢失活，而地塞米松通过胎盘时不经代谢直接进入胎儿体内，因此治疗孕妇疾病，可用泼尼松；治疗胎儿疾病则宜用地塞米松。胎盘含有特殊的混合功能氧化酶系，它同 CYP 酶一样被多环的芳香烃类化合物所诱导，妊娠期妇女吸烟可显著改变此酶的活性，影响药物代谢。

三、胎儿药动学特点

胎盘不能完全保护胎儿免受药物的影响，大多数药物仍可通过胎盘屏障进入胎儿体内，而胚胎和胎儿各阶段的各器官功能尚处于不断发育、完善阶段，容易受药物干扰和诱导而出现畸形甚至死胎，故药物在胎儿体内的药代动力学过程有它的特殊性。

(一)药物在胎儿体内吸收

大多数药物经胎盘直接或代谢后转运到胎儿体内；部分药物可经羊膜进入羊水中，游离型药物可经胎儿皮肤吸收；从妊娠12～15周后，羊水中的药物还可被胎儿吞饮，被胎儿胃肠道吸收；药物随尿排出到羊水，又被胎儿吞饮吸收，形成羊水-消化道循环。向羊膜腔内注药亦为胎儿给药途径之一。

(二)胎儿药物分布

有些物质在母体和胎儿组织内分布状态基本一致，如甲丙氨酯和尿素等，而有些药物对母体和胎儿组织则有不同的选择性，在胎儿和母体组织内分布不同。药物在胎儿体内分布的特点与下列因素有关：

1.药物血浆蛋白结合率较低：胎儿药物的血浆蛋白结合率明显低于母体的，游离型药物增多，进入组织的增多。

2.组织的亲和力不同：胎儿的不同组织摄取药物可能存在差异，脂溶性大的药物分布于脂质成分比例高的组织，如肾上腺、卵巢和肝脏等；然而，胎儿脑组织含水量较高，故脂溶性药物在脑组织内蓄积的概率较小。

3.血液循环的特殊性：妊娠中期胎儿约有1/3～2/3脐静脉血可绕过肝脏经静脉导管分流，这将大大增加未经处理的活性药物直接达胎儿心脏和中枢神经系统。这在孕妇快速静脉给药时应予足够的重视，尤其是容易透过胎盘屏障的药物。

(三)胎儿药物代谢

由于胎儿组织发育不全,胎儿对药物的代谢能力有限。许多药物的代谢主要在肝中进行,胎龄 14~25 周的胎儿,每克肝组织含有与成人相当的 CYP 酶,但胎儿和成人的 CYP 酶的构型不同。此外,胎儿肝细胞微粒体中含有催化氧化过程的某些酶类,但不含葡萄糖醛酸转移酶,故胎儿对药物的解毒功能不足。不少药物,如巴比妥类、氨苯磺胺、水杨酸类和激素等,在某些条件下胎儿药物浓度可超过母体数倍,达到毒性浓度,特别是妊娠前半期,由于胎儿的血-脑屏障不完善和代谢能力弱,巴比妥类等药物可在脑中及肝中蓄积。

芳香族化合物羟化时形成的环氧化物,此物可同细胞大分子结合,因而影响正常器官发育。已证明在胎龄 6~7 周时,胎儿肝脏已有较低的羟化芳香族化合物的能力,经其羟化形成的环氧化物可能致畸。

药物在胎儿体内代谢的规律是将极性小的脂溶性高的药物代谢为极性大的亲水性大的物质,但此亲水性的物质较难通过胎盘屏障,这将减少药物从胎儿循环通过胎盘扩散至母体,而在胎儿体内蓄积。例如,地西泮的代谢产物 N-去甲地西泮在胎儿肝内蓄积与此过程有关,沙利度安(thalidomide,反应停)的亲水性代谢物在胎儿体内蓄积也与此有关。

(四)胎儿药物排泄

妊娠第 11~14 周开始,胎儿肾脏有排泄功能,但能力低下。胎儿肾脏结构于妊娠第 36 周基本发育成熟,但和成人相比还有很大的差距,肾小球滤过面积和肾小管容积都相对不足,故许多药物在胎儿体内排泄缓慢,易造成蓄积;如氯霉素和四环素在胎儿体内排泄速度较母体明显慢,故反复大剂量注射有可能蓄积,并造成对胎儿的损害。

四、妊娠期用药与致畸

(一)妊娠期用药与致畸的关系

致畸作用是指有的药物或毒物能干扰胚胎的正常发育而导致组织或器官畸形。由于妊娠期母体和胎儿各具特殊的生理特点,在此期间用药,药物可经胎盘转运进入胎儿体内,影响胎儿的生长发育。由于导致胎儿畸形的因素众多,很难估计究竟有多少畸形与药物有关,有多少药物有潜在的致畸作用。

一般来说,生长迅速的器官或组织最易受毒物的影响。某些能影响细胞分裂、酶、蛋白质和 DNA 合成的药物影响快速分化的胚胎可能导致畸胎发生,如细胞毒药、烷化剂和抗代谢药等。因此,在胚胎发育的关键阶段用药,要避免这类药物的应用。有些药物,如苯巴比妥在小剂量应用时可能无害,而在大剂量下就可能有致畸的危险,还有些药物的致畸作用在短期内不易被发现,但是有些药物,如沙利度胺即使小剂量也会发生明显的致畸作用。沙利度胺曾在大约 10 个品系的大鼠和 15 个品系的小鼠中试验,并未发现有致畸作用,但在人类中却能产生明显的致畸后果。现已证实,沙利度胺本身无致畸作用,但在体内转化为环氧化代谢物后,就具有致畸毒性,而此转化过程仅在对沙度利胺致畸敏感的种属发生。由此看来,我们还应重视对药物代谢产物的致畸性的研究。

由于妊娠不同阶段胚胎发育的特点,药物的致畸作用也各不相同。一般来说,在妊娠的前 3 个月内用药易致胎儿畸形,因此时受精卵正处在相继分化的阶段,各系统尚未完全形成,易受药物的影响。妊娠 4 个月以上胎儿各器官已形成,此时药物的不良影响主要表现为发育迟缓和功能的缺陷。

(二)与致畸有关的药物分类

主要致畸的药物见表 6-1。

根据动物致畸试验和临床经验将用于妊娠期的药物分为 A、B、C、D 和 X 五类。

A 类　妊娠早期应用,未见胎儿畸形或损害,其危险性相对较低,但仍必须坚持没有充分适应证绝不用药的原则。

B 类　动物试验未证实有致畸作用,但尚缺乏临床对照观察资料,或在动物试验中观察到对胎仔有损害,但临床对照观察未能证实。许多临床常用药物属此类。

C 类　动物试验中观察到对胎仔有致畸作用或损害,但缺乏临床对照观察资料;或动物和临床观察资料皆缺乏。

表 6-1　常见有致畸作用的药物

药　　物		致畸时间	畸形(或毒性)表现	其　　他
中枢抑制药	苯巴比妥、苯妥英钠		腭裂、兔唇、先天性心脏病	血小板减少、肝功能异常
	氯丙嗪	整个妊娠期	视网膜病变	
	氟哌啶醇	整个妊娠期	四肢畸形	
	甲丙氨酯、地西泮、氯氮草	妊娠早期	多种畸形	
抗抑郁药	丙咪嗪	妊娠早期	短肢缺损、兔唇	
	苯丙胺	妊娠早期	水脑儿、心脏缺损、畸形足、兔唇	
抗过敏药	苯海拉明、氯苯那敏、敏克静、布克利嗪	妊娠早期	腭裂、肢体缺损、小肢症、神经系统发育障碍	其他潜在性致畸作用
抗凝血药	双香豆素、华法林	整个妊娠期	软骨发育不全、鼻缺陷	出血或死亡
激素类药	己烯雌酚	整个妊娠期	脑积水、内脏畸形、女婴阴道腺癌、男婴睾丸发育不全	
	黄体酮、睾酮	妊娠早期	女婴男性化	
	口服避孕药	妊娠早期	先天性心脏病	死胎、早产、肾上腺皮质功能不全
	可的松	妊娠早期	无脑儿、腭裂	
抗癌药	甲氨蝶呤	妊娠早期	脑积水、兔唇、腭裂、无脑儿	流产、死胎
	环磷酰胺	妊娠早期	腭裂、四肢或外耳缺损	
	白消安	妊娠早期	多发性畸形	
	6-巯基嘌呤	妊娠早期	脑积水、脑膜膨出、兔唇	
抗疟药	乙胺嘧啶、氯喹	整个妊娠期	耳聋、脑积水、四肢缺陷	死胎
	奎宁	整个妊娠期	先天性耳聋	
抗生素	卡那霉素、庆大霉素、链霉素	整个妊娠期	胎儿听力障碍	囟隆起、死胎
	四环素类	整个妊娠期	手指畸形、先天性白内障、溶血性贫血、牙齿发黄、骨发育不良、先天性耳聋	
解热镇痛药	阿司匹林、氨基比林	妊娠早期	中枢神经系统和肾脏畸形	

改自:刘海田. 药物不良反应检测技术与安全用药分析评价方法实用手册. 北京电子出版物出版中心,2003:76-77

D类　临床观察资料已说明对胎儿有一定致畸作用或损害,但又非常需要用于孕妇疾病治疗,一般无替代药物。此时,可权衡其危害性和临床适应证的大小,以决定取舍。

X类　动物实验资料和临床观察均证实对胎儿有严重的致畸作用,属妊娠期禁用之列。

目前各类药物对胎儿的影响仍知之甚少。由于多数药物的特点尚未被阐明,故妊娠期用药应当慎之又慎。

五、妊娠期用药原则

1.谨慎用药　孕期尽量避免非必需用药,如用药不当胎儿可能有致死、致畸、致病以及生长发育障碍等风险。避免应用不了解的新药。

2.合理用药　当孕妇患病必须用药时,选择疗效确切并对胎儿、母亲都比较安全的药物。要做到正确选择药物,首先要了解、掌握妊娠期用药的分类系统,通过临床使用经验和研究资料分析:哪些药物对孕妇、胎儿是安全的? 哪些药物是相对安全? 哪些药物对孕妇、胎儿是不安全的? 已证实是安全的药物可以放心大胆使用,不安全的药物一定要禁止使用,相对安全的药物权衡利弊后谨慎使用,孕妇用药一定要在医生的指导下进行。就诊时,应向医生讲清怀孕的时间,以便医生恰当选用药物。为防止药物诱发胎儿畸形,在妊娠前3个月,以不用C、D类药物为好。在妊娠3个月后使用C类药时也需权衡利弊,确认利大于弊时方能应用。一般情况下D类药物在孕期禁止使用。

3.避免滥用药物、联合用药,防止发生意外。

4.注意个体化治疗　由于妊娠期妇女和胎儿的特殊生理,使用药物时注意制定个体化的给药方案。

六、哺乳期用药

哺乳期药物可经乳汁排泄,大多数药物均以被动转运方式进入乳汁。哺乳期妇女体内的药物可经母乳进入新生儿或婴儿体内。哺乳期妇女用药后,有些药物通过乳汁分泌,一般浓度较低,对婴儿影响小,可视为无害;有些药物通过乳汁排泄量相当大,如青霉素类、红霉素、氯霉素、巴比妥类、苯二氮䓬类、水合氯醛、甲巯咪唑和环磷酰胺等,这些药物进入正常婴儿体内,可能产生相应的药理效应甚至毒性反应。

(一)药物在乳汁中的排泄

经乳汁进入新生儿、婴儿体内的药物主要取决于以下3个因素:

1.母体的血浆药物浓度　血浆药物浓度依赖于母体内药物的药动学过程,并以药物的分布容积最为重要。由于大多数药物的分布容积较高,血浆浓度相对较低,因此转运入乳汁中的药物量有限,不足用药量的1‰～2‰,但也有例外,如红霉素、地西泮、巴比妥类和磺胺药等。

2.母体乳汁的转运能力　由于乳汁脂肪含量较高,因此脂溶性高的药物易进入乳汁。药物相对分子质量愈小,愈容易转运,当药物相对分子质量小于200时,母体血浆和乳汁中药物浓度相近。乳汁和母体血浆的pH值差异也影响药物在乳汁中的浓度,乳汁pH值在7.0左右,低于母体血浆pH值。弱酸性药物在乳汁中的浓度低于血浆浓度,而弱碱性药物在乳汁中的浓度等于或高于血浆浓度。此外,药物与母体血浆蛋白结合率高低也影响药物的扩散,只有游离型的药物才能扩散进入乳汁,结合率越高,进入乳汁的药量越少。

3.婴儿生理因素和吸吮乳量　哺乳过程中药物在乳汁转运时会发生变化,婴儿胃肠道对乳汁转运也会产生相应改变。婴儿胃肠道对乳汁中的脂溶性药物均可吸收,早产儿、新生儿的胃肠道能吸收某些大分子物质,从而造成新生儿、婴儿对乳汁中的微量药物可能变得敏感。

(二)哺乳期用药

1.抗感染药物　由于大多数抗生素有较高的分布容积和较低的血浆浓度,故实际进入乳汁的药量很少,多数抗生素的危害是低的。具体药物使用情况详见表 6-2。

表 6-2　哺乳期妇女抗菌药物使用情况

	分　类		
	禁　用	慎　用	可　用
药物	四环素类、诺氟沙星、环丙沙星、氧氟沙星、呋喃唑酮、林可霉素、万古霉素、氯霉素	柳氮磺吡啶、大环内酯类药物、磺胺类药物、林可霉素、甲硝唑	青霉素 G、苯唑西林、氨苄西林、阿莫西林、哌拉西林、头孢氨苄、头孢唑啉、头孢呋辛、头孢孟多、头孢噻肟、氨基糖苷类

2.抗癫痫药与镇静催眠药　通常使用抗癫痫药物的哺乳期妇女仍可进行哺乳,在抗惊厥剂量下,一般不会影响婴儿,如巴比妥类药物。但当母亲长期或过量使用巴比妥类药物时,对新生儿、婴儿的影响较明显。通常一次大剂量比多次小剂量给药更易引起新生儿、婴儿嗜睡。当母亲过量服用苯巴比妥或苯妥英钠时,除出现嗜睡症状外,婴儿还可能发生高铁血红蛋白血症。若癫痫母亲在用药后婴儿出现嗜睡,可通过减少母乳喂养或人工喂养加以解决。

哺乳期妇女服用不同镇静催眠药,对婴儿有不同的影响。反复应用地西泮可引起婴儿昏睡及体重降低,还可在婴儿体内蓄积,导致新生儿黄疸,应避免使用。给予 5～10mg/d硝基地西泮,母乳药物浓度 50～100ng/ml,对婴儿并无明显毒性。

3.抗精神病药　对氯丙嗪的看法尚有争议,报道有个别婴儿表现嗜睡,但也有致死的病例。三环类抗抑郁药丙咪嗪、地昔帕明和阿米替林进入乳汁的总量很少,可安全使用。锂可进入乳汁,由于可经胃肠道吸收,对婴儿可引起低血压和嗜睡等毒性反应,属禁忌。

4.镇痛药与抗炎药　低剂量哌替啶、美沙酮虽在母乳中可检出,但含量很低,未必会影响婴儿。吗啡在乳汁中的浓度较高,易抑制婴儿中枢神经系统,尤其是呼吸抑制,应禁用。产后期可应用对乙酰氨基酚、布洛芬和萘普生;吲哚美辛则可引起婴儿惊厥;哺乳期妇女肌注 750mg 保泰松后发现乳汁中有药物存在,由于保泰松是一种毒性很强的药物,因此应慎用。

5.心血管药物　治疗量地高辛、普萘洛尔均可经乳汁排泄,但因药量有限,对婴儿无害,肼肽嗪、卡托普利、甲基多巴胺等亦可安全应用。新型 β 受体阻断药与血浆蛋白结合率低,游离型药物浓度较高,通过乳汁进入新生儿、婴儿体内可出现明显 β 受体阻断症状,如阿替洛尔、醋丁洛尔,应慎用。肾素-血管紧张素-醛固酮系统拮抗剂包括血管紧张素转化酶抑制剂及其受体拮抗剂,因其能通过乳汁分泌,影响婴儿血压,故需慎用。

6.抗凝药　肝素为高分子极性物质,不会进入母乳。华法林可与血浆白蛋白结合,也不会大量在母乳中出现。苯茚二酮则易进入母乳,可导致婴儿出血,如婴儿在疝切除手术后可出现严重血肿,此外,苯茚二酮的过敏发生率亦高,故不宜用于哺乳期妇女。

7.抗甲状腺药 硫脲嘧啶与碘(包括放射性碘)是通过主动转运进入乳汁的,可致婴儿甲状腺功能减退和甲状腺肿。若哺乳期应用这些药物,则应停止哺乳,或避免应用。另外一类抗甲状腺药物丙硫氧嘧啶则对婴儿的影响较小,母乳中丙硫氧嘧啶的总量不到母亲用量的 0.1%,母亲每日接受 200~300mg,5 个月内婴儿的甲状腺激素水平未见改变;但在应用时仍应严密监测婴儿的甲状腺激素水平。

8.其他 皮质类固醇可少量进入乳汁,哺乳期妇女应用泼尼松 10mg/d,婴儿摄入量有限,未必会对婴儿产生有害影响。乙醇进入婴儿体内的总量可达母亲摄入量的 20%,高浓度乙醇除可引起嗜睡外,尚会抑制排乳反射,故哺乳期妇女应避免过度饮酒。吸烟可干扰泌乳,尼古丁被母亲吸收可影响婴儿,故必须限量。麦角生物碱可进入乳汁,并影响婴儿,应避免应用。抗肿瘤药物甲氨蝶呤、环磷酰胺可进入乳汁被吸收,故属严格禁忌。

由于某些药物可通过乳汁进入婴儿体内,对婴儿产生影响,因此哺乳期选药时要慎重,必须注意以下事项:①哺乳期妇女用药应具有明确指征,在不影响哺乳期妇女治疗效果的情况下,选用进入乳汁最少的药物,不要轻易用药;②哺乳期妇女用药时间宜选在哺乳刚结束后,与下次哺乳时间相隔 4h;③当哺乳期妇女需大剂量、长时间用药、对婴儿可能产生不良影响时,须及时监测婴儿血药浓度或暂停哺乳;④若婴儿需大剂量用药、又不能证实该药对婴儿是否安全时,可暂停哺乳;⑤慎重考虑,综合各方面因素选择药物。

第二节 新生儿及儿童用药

儿童是指 14 周岁以下小儿,整个儿童期分为新生儿期(出生~28d)、婴幼儿期(28d~1岁)、幼儿期(1~3 岁)、学龄前期(3~7 岁)及学龄期(7~14 岁)。儿童特别是婴幼儿一直处于不断生长(指机体和器官的增加)和发育(指功能的完善)过程中。儿童在解剖、生化、病理生理、免疫等诸方面都在经历着一系列迅速而连续的变化,有着许多与成人明显不同的特点,大多数药物的药动学和药物不良反应与成人有显著差别,尤其是新生儿。在不同年龄组之间儿童也有一定差异,而且年龄愈小,药物在体内的代谢过程差异愈大,这构成了儿童用药的特点。"儿童不是小型成人"是儿科用药上众所周知的警句,不同阶段的儿童对药物反应的个体化差异非常明显,包括用药剂量的差异和药效的不同,这就是儿童药理学研究的主要内容。因此,深入了解和掌握新生儿和儿童药动学和药效学特点,有利于儿童期的合理用药,减少或避免不良反应。

一、新生儿及儿童药动学特点

(一)吸收

1.口服给药 药物在胃肠道的吸收情况及生物利用度有赖于药物的理化性质(如药物的崩解、相对分子质量及脂溶性大小等),也有赖于胃肠道 pH 值、吸收表面积、胃排空时间、胆汁合成速度、肠道寄生菌丛及疾病状态的影响。

(1)胃内 pH 值波动:刚出生的新生儿由于胃中有碱性羊水,胃液呈中性(pH 值 6~8),

几小时后迅速降至1～3,约10d回升到中性,随后胃液pH值又逐渐降低,直至2～3岁才稳定在成人水平。胃内pH值可影响药物的溶解及解离,但儿童多服用液体剂型,不存在药物溶解的问题,主要影响药物在儿童胃内的解离程度。但是,胃不是药物吸收的主要器官,解离多少对药物的吸收影响不大。胃酸pH值的升高,可使某些药物免受胃酸破坏,如青霉素G、红霉素。

(2)胃排空时间延长:新生儿出生后胃蠕动无规律,胃排空时间延长至6～8h,约经6～8个月后达到成人水平。由于胃排空时间延长,药物在肠道中吸收推迟而使峰浓度下降,达峰时间延后,肠蠕动较慢导致药物的生物利用度上升。对酸不稳定的药物生物利用度增加,如青霉素、氨苄西林等,由于婴幼儿胃酸pH值高、肠壁薄、通透性高、胃排空时间延长,其口服吸收率比成人高;苯妥英钠、苯巴比妥、核黄素等弱酸性物质的生物利用度降低,在相对偏碱的pH值时保持解离状态,这些药物吸收减少。值得注意的是,新生儿胃排空时间会受喂养食物成分的影响,其进食食物含热量越高,脂肪酸碳链越长,胃排空时间越长。与母乳喂养相比,人工喂养的早产儿胃排空时间更长,口服给药时应注意。胃排空时间延长可增加部分药物与胃黏膜接触时间,使吸收增多,但减少了药物在十二指肠的吸收率。

(3)胆汁生成功能低下:新生儿胆汁合成速度较成人慢且量少,降低脂溶性药物的吸收。如早产儿胆汁酸和胰酶合成功能不足,口服维生素E的生物利用度减小,但随年龄增大,胆汁生成功能加强,维生素E吸收增多。

(4)肠黏膜主动转运机制:尚未充分发育,使需主动吸收的药物吸收受到限制,如核黄素。

(5)胃肠疾病状态:新生儿和儿童期均易患消化道疾病,尤其是感染性疾病。消化道疾病的腹泻、呕吐等症状可恶化肠内情况,进一步减少药物吸收。脂肪泻的婴儿脂溶性维生素吸收减少;腹泻可减少某些药物吸收;缺氧可能会减少胃肠道血流量而减少药物吸收。

2.注射给药

(1)静脉注射:当新生儿口服药物生物利用度过低时,换用静脉给药,是危重患者的可靠给药途径,尤其是需要监护的新生儿,在复苏过程中短期内常需静脉注射多种药物。静脉注射某些药物具有一定的风险,高渗药物静脉注射导致高渗血症,可引起致命的颅内出血和坏死性肠炎;门静脉或脐静脉注射药物可致严重肝坏死;某些刺激性药物可引起血栓性静脉炎。临床常用10%葡萄糖液稀释碳酸氢钠或其他高渗药物,并不能有效降低所注入高渗药物的渗透压,同时造成高血糖,对于新生儿、早产儿是不适合的。改用蒸馏水或2%葡萄糖液做稀释液可有效降低药物渗透压。为了预防医源性高渗血症,尽量避免在短期内重复大剂量使用各种高渗药物,有条件的医院应对新生儿血渗透压做必要的监测。

(2)肌内注射:如果静脉注射有困难,肌内注射往往是首选途径。肌内注射吸收量取决于肌肉收缩力、局部血流量和肌肉大小。新生儿及婴儿肌肉尚未充分发育,血流少、活动弱,因此药物吸收常较缓慢。应注意:一是脂溶性高的药物易扩散进入毛细血管内,吸收较好;二是水溶性药物的pK_a值应接近生理的pH值,防止药物在注射部位发生沉淀,形成硬结;三是新生儿患外周血流灌注减少的疾病,如充血性心力衰竭、呼吸窘迫综合征或活动较差的新生儿,均可减少肌内注射时药物的吸收。

(3)皮下注射:由于新生儿皮下脂肪少,注射容量有限,若药物容量过大会使流向皮肤的血流减少,导致周围循环不良而影响药物吸收,并且药物的浓度或腐蚀性可能损害邻近组织,因此有人认为皮下注射不适用于新生儿。

3.皮肤黏膜给药　　儿童皮肤、黏膜用药,药物吸收过量可产生不良反应乃至严重中毒,特别是用药面积大、皮肤或黏膜有炎症或破损时。皮肤用药的吸收与皮肤角化层厚度呈反比,与皮肤水化程度呈正比,新生儿、婴幼儿的皮肤嫩、角化层薄,药物易通过。新生儿、婴幼儿体表面积与体重之比较成人大(约为成人的2倍),所以一般认为新生儿、婴幼儿经皮吸收药物较成人快而强,容易导致药效过强甚至中毒。若新生儿用3%六氯双酚溶液洗澡预防感染,会导致中毒;皮肤涂红汞也可引起汞中毒。甚至婴儿穿戴用樟脑丸保存的衣物,在部分葡萄糖-6-磷酸脱氢酶缺乏者中也可经皮吸收,产生溶血性贫血和黄疸。新生儿及幼儿的黏膜同样易被药物通过,吸收较快,直肠给药及滴鼻给药在儿科是一种常用的给药途径。如阿托品滴眼时不充分冲洗,可因鼻咽黏膜吸收而引起中毒。

(二)分布

1.血浆蛋白结合率低　　药物进入血液循环后即与血浆蛋白可逆性结合,使药物暂时失去药理活性。发挥药理作用的是游离型药物。新生儿及幼儿的药物蛋白结合率低,血浆游离型药物相对较高。血浆蛋白水平较低及与药物结合能力低,内源性物质占据了白蛋白的结合位点,是血浆蛋白结合率低的主要原因。

2.体液量大　　新生儿体内水的比例比成人高(新生儿70%,早产儿可达85%以上,成人60%),新生儿过多的水分主要存在于细胞外液(约40%),而成人细胞外液仅占20%,即新生儿细胞外液与体重之比为成人的2倍。这使水溶性药物的分布容积增大,导致:①降低血药峰浓度,减弱药物的最大效应;②使药物代谢与排泄减慢,延长药物作用的维持时间。反之,由于新生儿细胞内液较少,药物在细胞内的浓度比成人高,这种特点可使水溶性药物能较快输送到靶细胞。当新生儿细胞外体液容积发生丢失或者增加(失水或水肿状态)时,水溶性药物的血浆浓度将升高或降低。

3.血-脑屏障发育不健全　　新生儿尤其是早产儿血-脑屏障发育不健全,多种药物能穿过血-脑屏障进入脑内,包括中枢抑制药、吗啡、巴比妥类、全身麻醉药、四环素类抗生素、游离胆红素等;但哌替啶的脑转运率低于吗啡,它在婴儿中的脑摄入量与成人相似。新生儿细菌性脑膜炎时应用庆大霉素,常不需用鞘内注射,脑脊液药物剂量就能达治疗浓度,这也与血-脑屏障尚未发育完全有关。婴儿的酸中毒、缺氧、低体温、低血糖和脑膜炎症等病理状态可影响血-脑屏障功能,此时药物入脑量增加。因此,在新生儿用药时,要充分考虑药物对血-脑屏障的通透性,以免造成中枢神经损伤。

4.脂肪含量低　　早产儿体脂含量仅为3%,足月儿为12%,出生后皮下组织相对量渐增,直至青春期。体脂含量的变化影响脂溶性药物的分布与再分布。脂肪含量少,脂溶性药物不能充分与之结合,分布容积小,使血浆游离药物浓度升高,这是新生儿易出现药物中毒的一个原因,尤其是中枢神经系统损伤。脑组织富含脂质,新生儿和婴幼儿脑与身体比例较成人大很多,另外,血-脑屏障发育尚未完善,均使脂溶性药物易分布入脑,使新生儿与婴幼儿易出现神经系统反应。此外,应当注意,儿童从出生起,器官、组织一直处于不断发育过程中,不同器官、组织与体重的百分比不断增减,也就意味着药动学上的周边室和中央室大小发生了变化。这种变化对儿童期临床用药的影响还缺少直接证据。

(三)代谢

1.Ⅰ相反应酶活性低　　催化Ⅰ相反应的主要酶是肝药酶,新生儿、婴幼儿该酶活性较低,使磺胺类、萘啶酸、对乙酰氨基酚、水杨酸盐、强心苷、巴比妥类、可待因及异烟肼等药物的氧化或结合反应延缓,如影响地西泮、苯巴比妥、苯妥英钠等药物的代谢。新生儿和1岁以内婴儿的血浆或组织的酯酶活性都低,因此阿司匹林、普鲁卡因及氨苄西林水解缓慢。由于还原能力不足,新生儿对氢化可的松的酮基还原成醇不够,故大多排泄氢化可的松原形。

2. Ⅱ相反应中葡萄糖醛酸结合减少　新生儿葡萄糖醛酸转移酶活性仅为成人的1%,至3岁才能达到成人水平。与葡萄糖醛酸结合的药物包括氯霉素、吲哚美辛和水杨酸盐。氯霉素主要经此途径消除,因此新生儿用一般剂量的氯霉素就会引起严重毒性反应——"灰婴综合征"。新生儿的硫酸结合能力强,有时可对葡萄糖醛酸结合力不足起补偿作用。

3. 某些生物转化途径和产物不同　某些药物在新生儿与较大儿童或成人之间,不仅代谢速度不同,而且代谢途径和产物也存在差别。在新生儿有相当量的茶碱转化生成咖啡因,因此新生儿应用茶碱时,除茶碱作用外,尚需考虑咖啡因的药效,而在成人身上并不产生这种后果。

此外,由于肝药酶的活性受其他物质影响,肝药酶诱导剂、抑制剂同样在儿童身上对药物代谢产生影响。临床上给产母母体或给新生儿用苯巴比妥防治新生儿核黄疸,就是通过肝药酶诱导作用,加速胆红素代谢。在先前用过苯妥英钠等酶诱导剂的儿童用药时,应注意调整药物剂量和给药时间间隔。

(四)排泄

新生儿特别是早产儿的肾组织结构未发育完全,肾小球数量较少,药物清除速率较慢,其原因包括以下几方面:

1. 肾血流量及肾小球滤过率低　新生儿肾小球滤过率与其胎龄呈正比,随出生后年龄而增加,半岁左右肾小球滤过率只有成人的70%,1~2岁接近成人水平。胎龄小于34周的早产儿仅1~3ml/min,足月新生儿出生时为2~4ml/min。

2. 肾小管排泌功能不足　新生儿出生后2~3个月,肾小管才有一定的排泄结合型药物的能力,分泌和重吸收能力约7个月达成人水平,肾小管最大排泄能力1岁半才达到成人水平,如青霉素类药物主要经肾小管排泌消除,其在新生儿的半衰期与胎龄及出生后年龄呈反比。新生儿近曲小管对药物的主动排泄功能,在其发育成熟前存在着底物刺激作用,即经多次用同一药物后,近曲小管对该药的主动排泄能力加强,如早产儿及足月新生儿多次应用氨苄西林后,其半衰期比单次用药时间缩短。由于肾功能不足,新生儿及婴幼儿肾脏对酸、碱与水、盐代谢调节能力差,应用利尿剂时,易出现酸碱及水、电解质平衡失调。

由于儿童处于迅速发育生长过程,许多正常生理变化会显著影响药物的体内过程,加上疾病影响,药物在体内吸收、分布、生物转化、排泄过程往往难以预测。因此,儿科临床开展治疗药物监测(TDM)对指导制订和调整用药方案尤为重要。

二、新生儿药效学及用药的特殊反应

许多药物的作用性质,在儿童及成人基本相似,但也有例外,常见小儿用药特殊反应包括以下几方面:

(一)对药物有超敏反应

因中枢神经系统发育尚未健全,对作用于中枢神经系统的药物敏感,易出现呼吸抑制或惊厥。对酸、碱、水、电解质平衡调节能力差,稍有呕吐、腹泻易引起脱水。利尿药易产生缺钠、缺钾；口服铁剂易引起呕吐，氯丙嗪易产生麻痹型肠梗阻。

(二)易致新生儿溶血、黄疸和脑核性黄疸

磺胺类、呋喃类药物容易促进新生儿黄疸，严重者可导致脑核性黄疸，早产儿更加容易。例如，磺胺类药物、阿司匹林等把已与血浆蛋白结合的胆红素竞争性置换出来，产生严重后果——脑核性黄疸。

(三)易产生高铁血红蛋白症

由于红细胞内葡萄糖-6-磷酸脱氢酶和谷胱苷肽还原酶不足，致使亚铁血红蛋白被氧化成高铁血红蛋白，故对导致高铁血红蛋白症的药物敏感，慎重应用非那西丁、长效磺胺、亚甲蓝、硝酸盐及类似氧化性药物。

(四)易出血

因肝功能尚未发育完善，凝血因子活性低下，应用某些药物需慎重，如阿司匹林易引起消化道出血，糖皮质激素、氯丙嗪、氨基糖苷类抗生素、磺胺类药物及静注高渗药物均有可能导致颅内出血或出血性坏死性炎症。

(五)易产生中枢神经系统毒性

镇静催眠药、吗啡镇痛药易引起呼吸抑制；呼吸兴奋药、氨茶碱、阿托品等易产生惊厥；氨基糖苷类抗生素易引起第 8 对脑神经损伤；呋喃妥因可引起前额头痛及多发性神经炎；四环素类、维生素 A 过量可致颅内压增高。

(六)易致灰婴综合征

早产儿、新生儿应用氯霉素，可引起循环衰竭，皮肤发绀、苍白，称灰婴综合征。

(七)生长发育障碍

皮质激素可抗生长激素，抑制儿童成长及蛋白质合成。苯巴比妥、苯妥英钠可诱导肝药酶加速维生素 D 代谢，造成缺钙。对氨基水杨酸、磺胺类、保泰松等抑制甲状腺激素的合成，地高辛也可导致甲状腺功能低下，这些药物均可影响甲状腺功能造成生长发育障碍。氯丙嗪可产生内分泌紊乱，抑制生长激素分泌使儿童生长抑制。长期使用雄激素制剂可严重影响儿童生长发育。喹诺酮类抗菌药被证实有骨骺损害，造成儿童、青少年的身高低于平均水平。

(八)智力发育障碍

长期应用中枢性抑制药可抑制儿童学习记忆功能，出现智力发育障碍或迟缓，影响患儿学习和成长，如苯二氮䓬类抗焦虑药物，有致遗忘作用；苯妥英钠、苯巴比妥、丙戊酸钠等抗癫痫药可影响儿童的学习记忆能力。

(九)牙色素沉着

四环素、多西环素等四环素类药物，可沉积于骨组织和牙齿，引起永久性色素沉着，牙齿发黄，同时还可抑制骨质生长。8 岁以下儿童，除眼科局部应用外都不得应用四环素类药物。

(十)某些药物在某些个体中可出现与治疗目的相反的矛盾反应

西咪替丁是治疗儿童消化性溃疡的药物之一，近年发现，该药长期应用可诱发和加重其发作；莨菪类药物是儿科治疗感染性休克等微循环障碍性疾病的常用药，近年来发现它本身可致微循环障碍。

三、儿童合理用药注意事项

(一)熟悉小儿特点、明确诊断、对症下药

首先是根据病史、体征及实验室检查结果,尽可能明确诊断。其次根据疾病性质、轻重缓急确定治疗方案,掌握好用药指征,对症下药。由于疾病模式的改变,不要忽视营养支持治疗、心理行为的矫治等。中医君臣佐使处方原则同样适用于现代治疗学。

(二)熟悉感染药物本身的作用和副作用,合理选药、用药

由于近年来大量新药、特药、新剂型的开发,可供临床选择的治疗药物愈来愈多。医生应在专业理论指引下,根据患者具体情况从社会效益和患者利益角度出发,选择最适合的治疗方案和药物,选用优质、高效、安全、可靠、国内市场能保障供应、价格合理、病家能负担及儿童家属乐于接受的药物。老药不等于无效,新药不等于特效,贵药不等于好药,不能盲目迷信进口药。

要在合理用药上下功夫,单药能治疗的尽量选用单药,联合用药适合少数重病、顽固性或难治性病例。联合用药要注意两药的相互作用,包括拮抗还是协同等。例如维生素 C 和硝普钠不能合用;如磺胺甲噁唑(抑制二氢叶酸合成酶)与甲氧苄啶(抑制二氢叶酸还原酶)合用,可协同增强抗菌作用。

(三)选择好药物剂型和用药途径

选择合适的药物剂型和用药途径,可以优化药物生物利用度和药动学特征,提高药效,须仔细斟酌。口服给药对小儿来说,溶液剂优于片剂和粉剂;小儿乐意口服果浆流体,这可提高小儿的用药依从性。要根据病情轻重缓急选用给药途径,危重期先静脉注射(静滴),病情稳定后可改为肌注,恢复期可口服给药治疗。一般口服药常规分三次服,尽可能安排在白天服,以免影响夜间睡眠;餐后服用有助于减少药物刺激反应;开胃药则应餐前服,婴儿宜吃奶后 1h 服,以免吐奶;抗寄生虫药、镇静药、抗过敏药一般睡前口服,特殊药物则可据药效学特点给药。

(四)防止滥用抗菌药物、糖皮质激素、生物制品和血制品

抗菌药是儿科的重点用药,合理应用或联用抗菌药是至关重要的。抗菌药仅限于敏感细菌感染,对病毒性感染并不能缩短病程、减轻症状,也不能确保预防细菌性继发感染。滥用抗菌药必然会导致耐药菌株的增多,给治疗带来困难。凡是滥用抗菌药严重的地区和医院,细菌耐药性愈严重。有时患者不是死于原发病,而是死于继发感染或二重感染。

糖皮质激素虽有抗炎、抗过敏、退热及抗休克等作用,但也可抑制免疫的不良反应。滥用糖皮质激素导致免疫功能低下,诱发或加重感染,常见白色念珠菌感染(鹅口疮、胃肠炎、外阴炎、肺炎等),严重的尚有曲菌、毛霉菌感染,如不及时诊断治疗,经常致死。因此,儿科医生应注意防止滥用抗生素、糖皮质激素,尤其是诊断不明时。

近年来各种生物制剂(如丙种球蛋白、干扰素等)大量应用,的确为临床提供了有力武器,但生物制剂的生产技术上要求高,一般厂家难以达到严格的技术标准,因此选用时不可不慎。常见的血液制品,包括全血、血浆、血液成分[如Ⅷ因子(AHG)]等,易受血清型肝炎(B、C、D 型肝炎)和艾滋病病毒(HIV)的污染,也不要滥用。总之,要严格控制用药指征,能不用的最好不用。

(五)注意药物反应性,监察药物不良反应(ADR)

给药后除了观察治疗作用外,还须观察药物的不良反应。有时用药早期疗效好,以后却产生耐受性而需增加剂量。有的抗生素使用初期普遍敏感,反复使用后出现耐药性,这与细菌耐药质粒生成或获得有关,有条件的医院可检测血中抗生素最低抑制浓度和药敏实验,指导选药。个别患儿对某些药物出现特异质反应,例如个别儿童对氯霉素特别敏感,即使极小剂量也可引起不可逆的再生障碍性贫血。

药物在上市和临床应用以前,均经严格的Ⅰ、Ⅱ、Ⅲ、Ⅳ期临床试验,即使这样也不能保证每一种药物百分百的有效和安全。随着时间的推移、用药人数的增多,常会发现一些少见的不良反应,因此,对新药、特药宜先用于成人,经观察无明显的毒副作用后,再试用于儿童,最后才能用于小婴儿和新生儿。由于儿童期、新生儿期的特殊生理,需要对药物的不良反应进行监测,以保证用药安全。

(六)儿童药物剂量计算

儿科用药剂量的计算是治疗中重要的一环。儿童药物剂量计算方法有多种,但不论何种方法,必须根据临床情况取量的原则,适当选择用量。具体方法可采用表 6-3 中的方法进行计算。

表 6-3　儿童药物剂量计算简表

分类		剂量计算方法	分类		剂量计算方法
按年龄	新生儿	成人剂量 1/10～1/8	按成人用量	～12 岁	成人用量的 2%×体重(kg)
	～6 个月	成人剂量 1/8～1/6			儿童月龄×成人剂量/150
	～12 个月	成人剂量 1/6～1/4			儿童年龄×成人剂量/(儿童年龄＋12)
	～4 岁	成人剂量 1/3	按体表面积	30kg	成人剂量×[0.035×体重(kg)＋0.1]/成人体表面积
	～8 岁	成人剂量 1/2		30kg 以上	成人剂量×[0.035×体重(kg)＋0.1＋(体重－30)/5×0.1]/成人体表面积
	～12 岁	成人剂量 2/3			
按体重	～6 个月	(出生体重＋月龄×0.7)×D	按体重	～10 岁	[年龄×2＋8(城市)或＋7(农村)]×D
	～12 个月	(出生体重＋月龄×0.6)×D		～12 岁	儿童体重(kg)×成人剂量/成人体重

注:(1)按体重计算方法是临床常用的方法,D 为儿童每千克体重的药物用量。这种计算法对年幼儿童量偏小,年长儿偏高,应根据临床经验做适当调整。

(2)按成人用量计算是最为简便的方法。

(3)按体表面积计算,较精确,推荐使用方法。

除表 6-3 所列的常用方法外,尚可使用下列方法:

1. 按药动学参数计算　更科学合理用药应根据药动学参数来设计给药方案,目前越来越多的治疗方案都设法符合药动学原理和机体代谢特点。同一药物分为首次剂量(突击剂量)和维持剂量,或采用累加剂量,或用间歇剂量等。如苯巴比妥首剂可用到 20mg/kg,以后用维持量;泼尼松可用停 3d、服 4d 的间歇用药等,这在药物治疗时应特别注意。由于儿童、新生儿的特殊生理,其药动学参数可能不同于成年人,而且目前供临床应用的药物绝大多数缺乏儿童药代动力学方面的资料,实际上采用和推广这种计算方法有一定难度。

2.其他　有些药物剂量不分年龄大小都一样,甚至和成人相同,如维生素类药物;有的用药目的不同,剂量亦不同,如抗风湿用阿司匹林剂量宜大,抗血小板凝集剂量很小;有的药物使用剂量限度较宽,如助消化药、中药等,仅分为婴儿、儿童和成人剂量;有的根据病情用药量有所不同,如有肝、肾功能不全时,应减少用药剂量。

总之,药物用量要根据儿童生理特点、病情轻重、药物作用及适用范围,结合临床经验,酌情使用,不可千篇一律。

第三节　老年人用药

社会发展、人类进步,人的寿命也随之逐渐延长,老年人占总人口的比例不断上升。无论是发达国家还是发展中国家均面临人口老龄化的问题。2020年我国老龄人口将增至2.48亿,到2025年达到3亿,预计2040年达到高峰。人口老龄化的发展、老年人口剧增给医疗卫生事业提出了许多新的课题。

老年人在生理、心理方面均处于衰老和退化状态,许多老年人同时患有多种疾病(以慢性病为主)需长期治疗,因此用药机会和种类增加,不合理用药而造成的不良反应较年轻人明显增加,而且一旦出现,其严重程度亦较年轻人高,甚至导致死亡。因此,老年人用药,首先应掌握一定的用药原则,预防不良反应的发生。为了提高药物对老年人的治疗效果,减少或避免药物的毒副作用,老年人使用药物的特殊性及其规律应作为老年人合理用药的重要依据,在充分认识老年人疾病特点的基础上,采取多项用药安全策略,正确合理使用药物,尽量减少毒副反应和药源性疾病。

一、老年人疾病

人进入老年期后,由于组织器官的老化和生理功能的减退,常易患多种疾病。老年人所患疾病主要为:①各年龄组均可发生的疾病,如感冒、胃炎、心律失常等;②中年疾病延续到老年的疾病,如慢性支气管炎、慢性胃炎、风湿性和类风湿关节炎等;③老年期易患的疾病,如癌症、糖尿病、麻风、脑卒中、气管炎、高血压病等;④老年期起病,如股动脉硬化症、老年性白内障、老年性痴呆、帕金森病、冠心病;⑤极少数老年人也可患儿童常见的传染病,如麻疹、水痘、猩红热等。

二、老年人药物代谢动力学特点

对老年人进行有效而安全的治疗,必须了解老年机体药动学特点。随着年龄的增加,机体大多数器官的组织与功能都有相应的改变,尤其是肝、肾功能衰退,明显影响药动学过程,因而造成药物在体内的处置也与健康年轻人不同。

(一)药物的吸收

口服是常用的给药途径,明显受胃肠道退化的影响。胃肠道对药物的吸收过程起着极其重要的作用。随着年龄的增加,胃黏膜逐渐萎缩,胃腺萎缩、肠细胞数减少、小肠绒毛变短、小肠黏膜表面积减少等,这些结构上的改变,必然影响药物的吸收过程。胃排空减慢使吸收峰延后、胃肠蠕动减慢增加胃肠吸收程度,老年人胃液酸度可比年轻人降低 25%~35%,影响药物解离。内脏血流量减少,影响药物在消化道的吸收速度。胃肠道某些主动转运系统功能降低,可影响主动转运过程,如半乳糖、钙、铁、甲基葡萄糖、木糖、维生素 B_6 等的吸收随年龄的增加而减慢。但有关老年人胃肠内药物吸收程度的改变知之甚少,有待深入研究。

胃肠道外吸收:一些学者发现抗生素从老年患者肌内注射部位的吸收速度有所下降,可能与老年人肌肉组织血流量减少有关。

(二)药物的分布

1. 身体组成与药物分布   在老化过程中,每千克体重的脂质或脂肪组织量明显增加。65 岁及以上老人,男性的脂肪含量占体重的 35%,女性的脂肪含量占体重的 50%,分别高于成年男性的 7%~19% 和成年女性的 27%~33%。脂肪组织的增加将增大脂溶性药物的分布容积。如地西泮、巴比妥类、麻醉剂等在老年人中的分布容积增加。肌肉组织的减少可解释亲水性药物的分布容积减少,hromazepam、奥沙普秦(oxaprozin)和乙醇均易于在缺乏脂肪的肌肉组织内分布和累积,随着年龄的增加,这类药物的分布容积逐渐减少。与年龄呈相关性的身体总水量减少对药物分布也有明显影响,研究表明,身体总水量随年龄增加而降低,这一改变对药物分布容积特别是亲水性药物分布容积有明显影响。

2. 蛋白结合与药物分布   年龄相关性的蛋白结合的改变可能与药物-蛋白分子亲和力下降有关。血清白蛋白随年龄降低,青年降低 4.0%,老年降低 3.5%,白蛋白的降低继发于肝内蛋白质合成的减少和药物消除的改变。药物与蛋白的亲和力下降,导致游离型药物浓度的提高,因而引起分布容积及药物消除增加,同时引起药理效应增强。血浆内游离型或未结合药物被转运到外周组织或排泄器官而消除。总之,蛋白结合的改变不仅影响表观分布容积,也改变药物的排泄状况。

3. 器官血流量与药物分布   老年人循环系统退化,尤其是心功能的下降,加上心血管疾病,如心力衰竭、瓣膜病、动脉粥样硬化等,导致老年人的左心室增厚,心肌收缩力下降,心排血量减少,各器官血流量也受影响而发生改变,尤以肾、肝血流量减少最明显。老年人血管壁弹力纤维减少,血管基底膜变厚,血管内脂肪酸等物质沉积,使动脉变窄,局部血液灌流减少、减慢,影响药物的分布,尤其当肌内注射、皮下注射后,使药物停留在局部时间延长。

(三)药物的代谢

老化过程中的肝脏代谢反应变化很大并不可预测。老化主要是通过三个因素(即肝脏血流动力学、肝脏代谢能力和蛋白结合)来影响药物的代谢的,主要表现在:①内脏血流量减少;②功能性肝细胞总数减少;③肝的总体积减小;④蛋白结合的改变。其中的每一个因素都会改变肝脏对药物的代谢能力(在肝脏代谢的药物),其结果是,药物在肝脏的清除率降低和消除半衰期的延长。就其代谢过程而言,在肝脏内Ⅰ相反应减弱,老年人呈现较慢的药物清除;老化对氧化、还原和葡萄糖醛酸结合等Ⅱ相反应无明显影响。除此之外,还应考虑基因、营养和环境因素(即碳氟化合物、吸烟)对药物代谢的影响。常规的肝功能检测不能预测老年人肝脏代谢药物能力的下降,肝功能正常也不一定指示肝脏代谢药物的能力正常。

(四)药物的排泄

肾功能降低与年龄相关。人至 20 岁后,肾血流量呈进行性降低,每年约减少 1%~2%。老化过程中肾体积明显减少并伴有肾功能单位数目的减少。肾小球滤过率(GFR)每年以小于1％的速率在减少,肾小管分泌每年约降低0.5％,肾脏血浆循环总量每年减少1％。这些均引起老年人肾脏排泄功能显著下降,使主要经肾排泄的药物在体内蓄积,使血浆峰浓度提高,药理作用加强甚至出现毒性。为避免药物的蓄积与毒性反应的出现,必须减少给药剂量,延长给药间隔时间。当老年人患有脱水、充血性心力衰竭和肾脏疾患时,可以使肾功能进一步衰退,肾小球滤过率、肾小管分泌和重吸收也减少。

三、老年人药效学特点

(一)神经系统结构和功能的改变对药物效应的影响

中枢成熟神经细胞无再生能力,因此随着年龄的增加、机体的老化,神经细胞丢失加速,脑重量减轻,而脑室扩大。神经细胞数减少导致脑萎缩,减少最明显的部位是大脑和小脑,其次是脑干的黑质和蓝斑核。与上述变化相适应,老年人的脑内神经递质和相应的受体都发生改变,导致脑功能变化(表6-4)。

表6-4　老年人神经递质、受体改变

受体(R)	组织	受体密度	信息传递	功能变化
M胆碱受体	脑	↓	↓	智力减退
α肾上腺素受体	脑	↓	↓	思维迟缓
多巴胺(DA)受体	锥体外系	↓	↓	运动失调
5-羟色胺(5-HT)受体	大脑	↓	↓	情绪失常
嘌呤(P)受体	大脑	↓	↓	焦虑、抑郁

鉴于老年人中枢神经系统结构变化和生化特点,老年人对影响中枢神经系统功能的药物敏感性必然发生改变。老年人对中枢抑制药反应敏感,在老年机体可能引起更多的不良反应,如对地西泮、硝西泮、氯氮䓬比青年人敏感;对巴比妥类、抗胆碱药等易引起精神错乱;利血平、氯丙嗪可引起精神抑制和自杀倾向;镇痛药和非甾体类抗炎药老年人的不良反应率可高达60％,而成年人只有29％左右,临床用药时不可不慎。有些老年人易患情绪抑郁症,有无病疑病要求用药的不当心理,且随着记忆力下降,常发生误服药物现象,用药依从性下降,影响药物的疗效。

(二)心血管系统功能改变对药物疗效的影响

老年人心血管功能衰退,如心脏舒张顺应性下降、血管弹性减弱、血管壁增厚、血管阻力上升等,导致循环时间延长和局部器官,尤其是肝、肾、肌肉血流量明显下降,影响药物分布。老年人机体对内外环境变化的反应性降低,心肌对各种刺激如缺氧、高碳酸、儿茶酚胺的反应性下降。心血管系统的β受体数量减少,不仅对β受体的激动剂反应性降低,对β受体阻断药反应性也明显减弱,但对α受体敏感性却提高,使β/α比例下降,因此给予扩血管药(α受体阻断药)易产生体位性低血压,使用升压药物(α受体激动剂)有血管破裂危险。老年机体往往血流缓慢,血液黏稠度增加,易致小血栓形成,但由于肝脏凝血因子合成能力下降,又对抗凝血药物敏感易出现自发性出血危险。老年机体对洋地黄等强心苷类药物反应敏感,尤其伴有肾功能减退易致出现药物中毒;对抗心律失常药物反应也有变化,如奎尼丁对起搏点的抑制作用随年龄的增加而加强,对心室肌的抑制作用则随年龄的增加而减弱。

(三)老年内分泌改变对药物效应的影响

随着年龄的增加,体内各种激素的产量及与此相应的各种激素受体的数量均发生改变,尤其是老年妇女体内的激素及相应受体发生变化,如雌激素和雄激素水平明显改变,此外,糖皮质激素受体的密度和绝对数随细胞的老化而减少,所以机体的生物学效应也随机体的老化而发生相应的改变。

四、老年人的药物不良反应

药物不良反应的发生率往往随年龄增长而增加,有报道显示老年人不良反应发生率比年轻人增加 1 倍。我国有些地区由于用药不合理,老年人药物不良反应发生率已高达 40%,这是一个值得高度重视的问题。

(一)老年人药物不良反应发生率高的原因

1. 多药合用　老年人常患多种疾病,接受多种药物治疗,由于药物相互作用,包括通过血浆蛋白结合部位的置换、抑制药物的肝代谢或肾排泄、药物作用的相加或协同、交叉过敏等,使药物不良反应发生率增高。例如每个老年患者每日同时应用 3~14 种药物,合并用药数目与不良反应发生率呈正相关。同时接受 5 种以下药物的药物不良反应发生率仅为 4.2%,合用 5~10 种药物的不良反应发生率为 10%,合用 11~15 种药物的不良反应发生率则提高到 28%,而合用 16~20 种药物时不良反应发生率高达 54%。所以,合并用药时应注意调整剂量,同时尽量减少药物的品种,避免采用一种药物来对抗另一种药物不良反应的联合用药。

2. 药动学改变　很多药物的半衰期随年龄增长而延长,这导致血浆药物浓度增高,易产生药物不良反应。老年人应用治疗指数低的药物必须减少剂量和(或)延长给药间隔时间,以减少不良反应的发生。

3. 内环境稳定功能减退　老年人许多器官系统的功能衰退,生理反应储备能力减小,也即内环境稳定功能减退,故影响内环境稳定的药物产生强烈的作用而易于出现药物不良反应。例如在老年人,氯丙嗪、巴比妥类、地西泮、三环类抗抑郁药、强镇痛剂、乙醇均容易引起体温降低;影响血糖、肠与膀胱功能的药物在老年人也都特别敏感。

4. 对某些药物敏感性增高　老年人的一些系统,特别是中枢神经系统对某些药物尤其敏感。例如,有镇静作用或镇静不良反应的药物均可引起中枢的过度抑制;中枢抗胆碱药可能会引起痴呆,损害近时记忆与智力;抗精神病药在老年人身上可产生明显的异常行为反应;又如,作用于胃肠道的药物在老年人身上更容易引起胃肠道功能障碍。

5. 病理因素　老年人常患老年性耳聋,故老年人对耳毒性药物如氨基糖苷类抗生素、依他尼酸(利尿酸)等更敏感,易致听力损害。老年人心肌有变性损害、瘢痕组织,使用洋地黄治疗时易出现异位节律;伴有缺血性心脏病的老年人应用三环类抗抑郁药或噻嗪类利尿药,可引起致命性心律失常。老年男性患者伴有前列腺肥大者在应用利尿药或抗胆碱药后,常容易出现急性尿潴留;老年女性患者常伴有尿道括约肌的松弛,在应用利尿剂后易引起尿失禁。伴有痛风的老年人在应用利尿药后常诱发痛风。

6. 其他　部分老年人具有特殊的心理状态,如认识偏颇,迷信名药、新药、贵药;治疗心切胡乱投医购药;缺乏医疗卫生知识,偏听偏信"神方古方";不遵医嘱,看广告用药。

(二)老年人常见药物不良反应

大多数老年人的药物不良反应是非特异性的,它既是药物本身作用的延伸,又是机体衰老过程中各种病理生理特点综合影响的结果。常见的有以下几方面:

1.药物过敏反应　亦称变态反应,是指易感个体再次应用这种药物时,机体产生的抗体和药物的特异性免疫反应。老年人免疫功能改变,更易出现药物过敏反应,常见的有药热(发热)、皮炎、麻疹、血管性水肿,甚至过敏性休克。

2.神经系统毒性反应　老年人中枢神经系统对中枢性抑制药敏感性增加,如地西泮、吲哚美辛、利血平、氯丙嗪等,长期使用易引起精神忧郁症;苯巴比妥、地西泮等长期用药可出现兴奋、惊厥,产生精神及身体依赖性;氯丙嗪、异烟肼等引起视神经炎;另一些非中枢性抑制药,如氯喹,引起视网膜退行性色素变性、视力减退甚至失明;长期应用糖皮质激素眼药水滴眼可诱发青光眼、白内障;氨基糖苷类抗生素、万古霉素、呋塞米、氯喹等,可引起耳毒性;青霉素大剂量静脉给药可出现青霉素脑病。

3.肝肾功能毒性反应　老年人肝肾功能减退,对有肝肾功能毒性的药物极为敏感。

4.呼吸系统不良反应　中枢抑制药用量稍大可引起呼吸抑制,阿司匹林、青霉素、氨基糖苷类抗生素、磺胺类可引起过敏性哮喘,博莱霉素、白消安、胺碘酮等易引发弥漫性间质性肺炎、肺纤维化。

5.维生素及微量元素过量　如维生素 A 过量可引起厌食、毛发脱落、易发怒等中毒症状,维生素 E 过量会产生静脉血栓形成、头痛、腹泻等副作用。微量元素补充过量可致高脂血症及贫血;硒补充过多,可引起恶心、呕吐、毛发脱落、指甲开裂等慢性中毒症状。

五、老年人用药一般原则

(一)药物的选择

1.明确诊断,对症选药　贸然滥用药物不但延误必要的治疗,且能干扰正确的诊断而造成误诊。

2.按药理药性选药　医生必须有针对性地选择疗效好、副作用少的药物,如老年人易患失眠症,常服用镇静催眠药,最好选用劳拉西泮(氯羟安定)作为催眠药,因它对快波睡眠影响小,停药没有明显反跳现象,安全指数大,且药物代谢不受年龄的影响,但长期用药有一定的依赖性,停药可产生戒断症状。

3.从近期和远期疗效结合上考虑选用药物　如利尿药、β 受体阻断药虽为一线抗高血压药,但长期应用,可以升高血脂,对老年高血压患者不利,可选用不易引起电解质紊乱和脂质代谢障碍,又可防止和逆转高血压血管壁增厚和心肌肥大增生,发挥直接及间接心脏保护作用的抗高血压药物,如血管紧张素转化酶抑制剂或血管紧张素 Ⅱ 受体拮抗剂等。

(二)剂量和用药时间的选择

在剂量选择上,尽量做到用药方案个体化,根据老年人年龄、体重、体质等情况应用安全有效剂量,一般可用成人剂量的 $1/2 \sim 3/4$,用药间隔时间亦应根据老年肝肾功能情况来决定。要尽量简化治疗方案,药物种类尽量少,使老年人易于领会和接受,病情一旦好转及时停药,避免长期用药产生依赖性。

(三)联合用药问题

1.少而精用药　用药时主次分明,抓住疾病主要矛盾,有针对性地少而精用药,因为服用药物数与不良反应发生率之间呈正比。在不了解药物可否联用时,宜分别单独用药。

2.务必注意配伍禁忌 合理配伍,提高疗效,减少毒副作用,如 β-内酰胺类抗生素合用氨基糖苷类抗生素,可提高抗菌效果。联合用药务必注意药物的配伍禁忌,否则增加毒性,如氨基糖苷类抗生素合用头孢噻啶,肾毒性增加;呋塞米合用氨基糖苷类或万古霉素,耳毒性增加;氯霉素合用氨基糖苷类,可出现神经-肌肉接头阻滞,出现呼吸抑制。青霉素合用庆大霉素具有协同作用,抗菌作用增强,但二药存在配伍禁忌,同一个输液瓶中青霉素的 β-内酰胺环可使庆大霉素失活,疗效下降,需联合用药时宜采用庆大霉素肌注,青霉素静脉滴注。

3.合理应用保健品 老年人适量或经常补充维生素 C、E、A、D 和钙剂、铁剂是有益的,但不遵医嘱盲目服用或长期过量服用,非但收不到保健效果,反而招致机体功能失调。如人参虽大补元气,但每日服用人参 3g 以上,有人会出现"人参综合征",表现有高血压、皮疹、失眠、流鼻涕以及精神错乱等症状。因此,服用补药也要"辨证施补",要坚持不虚不补,缺啥补啥才有益于健康。

4.重视老年人的依从性 依从性是指患者对医生处方的执行情况,依从性差并不是老年人用药的特殊问题。老年人依从性差除了老年人理解能力减退、记忆力差、视力不佳、听力减退、药物标记不清、缺乏亲友的监督等因素外,更为重要的原因是患者同时应用多种药物,特别是外形相似的药物。临床研究发现,依从性差与药品种类多有密切关系。在长期药物治疗的患者中约 50% 呈现非依从性,但老年人的非依从性更为突出,一般表现为:不服药或不按时服药;服错药或服用以前处方的药物;自购的非处方药物或服用家庭中其他成员的药物;多服药或少服药;过早停药。

(虞希冲)

复习思考题

一、名词解释

1.特殊人群

2.胎盘屏障

二、是非题(正确填 A,错误填 B)

1.特殊人群用药时,药动学和药效学均出现明显改变。　　　　　　　　　　　　　　(　　)

2.由于妊娠期胃酸分泌减少,导致阿片类镇痛药吸收增加。　　　　　　　　　　　(　　)

3.妊娠期胃肠蠕动减慢使地高辛生物利用度增加。　　　　　　　　　　　　　　　(　　)

4.妊娠期蛋白结合率降低的药物有地西泮、苯妥英钠、苯巴比妥等。　　　　　　　(　　)

5.几乎所有药物都能通过胎盘转运到胎儿体内。　　　　　　　　　　　　　　　　(　　)

三、选择题

1.老年人常患多种疾病,使用多种药物治疗,为避免药物不良反应,下列措施中最好的是　　　　　　　　　　　　　　　　　　　　　　　　　　　　　　　　　　　(　　)

A.一次口服多种药物　　　B.分时间段口服　　　　　C.采用不同途径给药

D.饭后口服多种药物　　　E.以上都错

2. 妊娠中后期患化脓性扁桃体炎,下列哪种措施最为合适　　　　(　　)

A. 不予治疗　　　　　　B. 青霉素 G 静脉注射　　　C. 阿米卡星静脉注射

D. 阿奇霉素口服　　　　E. 第三代头孢菌素

3. 治疗新生儿细菌性感染时,下列哪个药物可能导致严重的不良反应　　(　　)

A. 青霉素 G　　　　　　B. 氯霉素　　　　　　　　C. 头孢哌酮

D. 氯唑西林　　　　　　E. 阿奇霉素

4. 哺乳期妇女服用抗镇静催眠药时,以下哪项措施不恰当　　　　(　　)

A. 停止哺乳　　　　　　B. 延长哺乳间隔时间　　　C. 照常哺乳

D. 密切观察新生儿反应　E. 停止用药

5. 下列哪项影响药物在孕妇体内的药动学过程　　　　　　　　(　　)

A. 体内含水量增加　　　B. 血浆白蛋白下降　　　　C. 肾小球滤过率下降

D. 肝代谢酶增加　　　　E. 以上都对

四、问答题

1. 简述妊娠妇女用药特点。

2. 试述老年阶段用药特点及注意事项。

3. 哺乳期用药应注意哪些问题?

4. 与致畸有关的药物分哪几类? 各有何特点?

5. 简述儿童合理用药注意事项。

第七章

遗传因素与临床用药

二维码 7-1
教学 PPT

药物反应的个体差异是临床药物治疗中的常见现象,影响因素很多,包括年龄、性别、遗传、环境、健康状态等,其中遗传因素是导致药物反应个体和人群差异的决定性因素。由遗传基因决定的药物代谢酶、药物转运体和药物作用靶点的异常,最终导致了药物代谢和效应的差异。

第一节　遗传药理学概况

遗传药理学(pharmacogenetics)是研究遗传因素对药物反应影响的学科,它是药理学与遗传学相结合发展起来的边缘学科。遗传药理学的任务是阐明遗传在机体对药物治疗效应和不良反应个体变异中的作用,从生物化学、药理学、遗传学和基因组学等多学科研究与药物反应有关的蛋白质和相关基因,阐明决定药物反应个体差异的根本机制,提高药物治疗效果、改善人们的生活质量。药物代谢酶、受体、药物转运蛋白等的遗传多态性是遗传药理学的主要研究内容,相关的蛋白质和基因,包括细胞色素 P450、N-乙酰基转移酶、UDP-葡萄糖醛酸转移酶、磷酸二酯酶、β 受体、多巴胺受体、5-羟色胺受体、多药耐药蛋白、P-糖蛋白、GTP-结合蛋白及其他一些可能有关的蛋白质和相关基因等。

一、基本概念

1. **表型和基因型**　表型是指在环境影响下由基因型产生的机体物理表现和可见性状,

具有可见的表现或可以定量的生物学指标。它反映了个体间遗传药理学差异的最终结果。基因型是指生物机体的遗传学结构,是形成表型的遗传结构,反映了个体差异的根本原因。表型由基因型决定,但又受环境因素的影响。

2. 遗传药理学多态性　由同一正常人群中的同一基因位点上的多个等位基因引起,由此导致药物和机体的相互作用出现多种表型。一般认为任何一对等位基因决定的表型发生频率在 1% 以上,称为遗传多态性;少于 1% 的,称为罕见变异,由自发性突变引起。

3. 单基因遗传　某些性状的遗传主要受一对等位基因的控制。某些特定药物发生代谢障碍,就是由于该代谢酶的特异性基因的等位基因发生变异。单基因遗传可分为常染色体遗传和性连锁遗传。常染色体遗传又可分为显性遗传和隐性遗传。杂合状态若表现出与正常基因有关的性状,为隐性遗传;杂合状态表现出与突变基因有关的性状,则为显性遗传。

4. 多基因遗传　遗传性状的表达受许多基因控制,每一个基因对表型的影响效应都很小,一般是由于环境因素影响所致。

5. 单核苷酸多态性(SNP)　主要是指在基因组水平上由单个核苷酸的变异所引起的DNA 序列多态性,是第三代遗传标记。在药物基因组学研究中,可通过检测 SNP 的遗传多态性标记揭示人群中不同个体对不同药物的敏感性差异。

遗传多态性在与药物代谢或药物效应方面相关的蛋白中非常普遍,因此遗传因素是引起药物代谢和药物效应差异的决定因素。

二、遗传因素对药物代谢动力学的影响

遗传因素影响药物在体内的吸收、分布、代谢和排泄过程,使药物在体内的处置存在明显的个体差异。如幼年恶性贫血,遗传变异使胃黏膜缺乏内因子,影响维生素 B_{12} 的吸收。血浆蛋白的遗传多态性改变药物的血浆蛋白结合率,影响药物在体内的分布,进而影响药物的作用或产生药物不良反应,尤其是高血浆蛋白结合率的药物,游离型药物的比例个体间差异很大,如水杨酸、奎尼丁等。

药物代谢动力学过程包括药物的转运和代谢两个基本过程。因此,介导这两个基本过程的分子基础——药物转运体和代谢酶多态性,对药物代谢动力学过程起决定作用。如P-糖蛋白多态性是影响许多药物吸收的重要因素;药物代谢酶多态性则引起药物代谢异常,如引起作为其底物的药物的药理学作用增强或延长;引起药物不良反应或不良反应加重;不能使前药代谢成活性产物而产生药理作用;使药物相互作用增强等。

三、遗传因素对药物效应动力学的影响

遗传因素除了通过改变药物代谢动力学特点而影响药物效应外,也可直接引起药物效应的差异。大多数药物通过作用于靶蛋白发挥药理学作用,如受体、酶等。因此,遗传因素对药效学的影响主要表现为药物靶酶的遗传多态性和药物受体的多态性。药物靶酶的量或活性改变,受体数量或功能的异常,均可使药效强度发生变化,如 β 受体的多态性影响 β 受体对激动药的敏感性,从而影响药效。

第二节　药物代谢酶多态性

　　药物代谢酶通过Ⅰ相反应氧化、还原或水解化合物,代谢外源性药物,通过Ⅱ相反应结合化合物,增加外源性药物的水溶性,促进排出。药物代谢酶遗传多态性是由同一个基因位点上具有多个等位基因引起的,决定表型多态性和药物代谢酶的活性变异,常导致药酶活性改变,并呈现显著的基因剂量-效应关系,造成不同个体间药物代谢反应的差异,从而影响药效和不良反应,临床可出现药物疗效降低和不良反应加重等现象。

一、药物氧化代谢酶多态性

　　细胞色素 P450(cytochrome P450, CYP)酶系是由一群基因超家族编码的酶蛋白,是参与内源性物质和外源性物质氧化代谢的主要酶系。人类许多药物的代谢酶 CYP 具有遗传变异,大量研究表明,CYP1A1、CYP1A2、CYP2A6、CYP2C9、CYP2C19、CYP2D6 和 CYP2E1 酶在人群的遗传多态性具有明显种族或地域差异。其中异喹胍羟化多态性(CYP2D6 遗传多态性)和 S-美芬妥英-4-羟化多态性(CYP 2C19 遗传多态性)与多种药物的氧化代谢存在密切关系,影响多种药物的临床疗效和安全性,已成为遗传药理学研究的模型。

(一)异喹胍羟化多态性(CYP2D6 遗传多态性)

　　CYP2D 亚家族是第一个被发现存在药物氧化代谢遗传多态性的 P450 酶。CYP2D 酶不仅氧化代谢某些内源性类固醇激素,而且催化代谢 80 余种药物,占临床重要药物的 18.8%。目前在哺乳动物体内至少发现 21 个同工酶,在人类仅发现 CYP2D6 有功能表达。异喹胍(DB)为抗高血压药,其在不同个体代谢速率的差异达到 20 倍左右;DB 经 CYP2D6 氧化代谢生成 $4'$-羟异喹胍经尿排泄,是 CYP2D6 的活性探针药。

　　根据人群对 DB 的氧化代谢呈二态分布,可分为强代谢者(EM)和弱代谢者(PM)两种表型。PM 表型的发生率存在种族差异。PM 发生率在白种人中高达 5%～10%,东方人中 1%左右,非洲黑人中 0～2%,而且在 EMs 中,东方人的 DB 代谢能力均比欧洲白种人弱。中国不同民族 PMs 发生率也存在显著差异。因此,遗传因素引起的药物代谢多态性,可引起不同种族患者对这些相关药物所需剂量不同。

　　CYP2D6 酶的缺陷为常染色体隐性遗传,由 CYP2D6 的 2 个等位基因控制。正常基因用 wt 表示,突变基因用 m 表示。PM 基因型是隐性等位基因 CYP2D6 的突变型纯合子 (m/m),EM 基因型是显性等位基因的杂合子(wt/m)和野生型纯合子(wt/wt)。表型为 PM 的羟化能力低下或缺少是因为 CYP2D6 基因座上的等位基因发生突变,这些突变基因使酶的活性消失,并因此决定为 PM 表型。

　　经 CYP2D6 代谢的药物包括抗心律失常药、β 受体阻断药、抗高血压药、三环类抗抑郁药等。弱代谢者代谢这些药物的能力受损,可能使毒副作用增加。CYP2D6 多态性还与某些疾病的易感性有关。弱代谢者易发生系统性红斑狼疮和帕金森病;强代谢者易发生肺癌、膀胱癌、肝癌和胃肠癌;环境中的许多前致癌物依赖于肝的氧化能力。美国国家癌症中心发现 EM 人群发生肺癌的危险是 PM 人群的 4 倍。中国 EM 高达 99%,是肺癌的高危人群。

(二)S-美芬妥英-4′-羟化多态性(CYP2C19 遗传多态性)

美芬妥英属于抗癫痫药物,但因长期用药毒副作用较多,所以已少用。CYP2C19 为代谢 S-美芬妥英的氧化酶,也称 S-美芬妥英-4′-羟化酶。除 S-美芬妥英外,CYP2C19 的底物还有奥美拉唑、普萘洛尔、地西泮、氯胍、丙咪嗪、黄体酮、巴比妥类等。另外,去甲地西泮、阿米替林、氯丙咪嗪、西酞普兰和吗氯贝胺等药物氧化代谢也经由 CYP2C19 介导。

S-美芬妥英的 4′-羟化代谢在人群中呈二态分布,根据 CYP2C19 酶活性大小,有强代谢者(EM)和弱代谢者(PM)之分,PM 的 CYP2C19 缺损,CYP2C19 多态性直接影响这些药物在体内的代谢,从而导致这些药物的药效及毒副作用的个体差异。PM 发生率在白人中为 $3\% \sim 5\%$,东方人为 $13\% \sim 23\%$,黑人介于两者之间。中国各民族因具有不同的遗传背景、饮食、环境等因素,所以也影响药物代谢酶蛋白的含量和活性。

研究发现在中国人中,男女受试者对 S-美芬妥英的代谢存在性别差异,EM 纯合子的酶活性女性显著高于男性,这为该酶底物地西泮在人体内女性比男性代谢快提供了有力证据。另据文献报道,奥美拉唑合用阿莫西林等抗生素治疗幽门螺杆菌感染性消化道溃疡,PM 和 EM 杂合子愈合率明显高于 EM 纯合子,也表明药物疗效与 CYP2C19 遗传多态性有关。

此外,CYP2C19 遗传多态性可能与某些癌症的发病有关。1996 年,Brockmoller 等认为 CYP2C19 酶活性可能与膀胱癌发病有关。Roddam 等认为 CYP2C19 的 PM 是罹患急性白血病的危险因子。日本学者发现 PM 个体与鳞状细胞肺癌和 HCV-血清阳性的肝硬化及合并肝癌患者间可能存在相关性。

二、药物代谢转移酶多态性

(一)NAT₂ 遗传多态性

N-乙酰基转移酶(NAT)是人类乙酰化反应的代谢酶,具有两种亚型 NAT_1 和 NAT_2。NAT_1 主要代谢对氨基水杨酸和对氨基苯甲酸。NAT_2 则主要代谢异烟肼、磺胺二甲嘧啶和普鲁卡因胺等。由于 NAT_2 的显著多态性在药物代谢及环境致癌物激活或失活过程中表现出相对更为重要的意义,因此这里主要阐述 NAT_2 的基因多态性。

药物的乙酰化能力在人群中表现出多态性,分为慢型、快型和中间型乙酰化代谢者。NAT_2 的多态性存在显著的种族和地域差异,快乙酰化者中,白种人占 $30\% \sim 50\%$,中国人占 $70\% \sim 80\%$,因纽特(爱斯基摩)人可高达 95% 以上。

由于乙酰化能力的显著差异,药物及其代谢产物血浆浓度在个体间存在显著差别,查明乙酰化多态性分布有助于控制经乙酰化代谢药物的疗效和不良反应。异烟肼、肼屈嗪、普鲁卡因胺、氨苯砜、磺胺类、咖啡因、硝西泮、柳氮磺吡啶等均经乙酰化代谢,它们在慢乙酰化者体内有较高的血药浓度,对药物的敏感性高,或不良反应明显。

异烟肼治疗结核,由于慢乙酰化者体内相对缺少乙酰化辅酶 A,导致维生素 B_6 缺少,易发生外周神经病变,可同时服用维生素 B_6 预防;异烟肼经乙酰化代谢后产生肝毒性产物,快乙酰化代谢的结核病患者服用后,肝毒性发生率明显增高。降压药肼屈嗪在快乙酰化者体内灭活速率快,需加大剂量才能有效,而肼屈嗪在慢乙酰化代谢者体内产生不良反应系统性红斑狼疮的风险远高于快乙酰化代谢者。普鲁卡因胺长期使用,易引起免疫失调,体内抗核抗体阳性,故慢乙酰化者较快乙酰化者更早出现系统性红斑狼疮,且发生率高。所以,患者服用经乙酰化代谢的药物,事先对患者进行分型测试是非常有意义的。

乙酰化多态性与某些疾病的易感性密切相关。慢乙酰化者发生膀胱癌的风险比正常人高 30%,由于其不能充分代谢致癌物芳香胺类物质,致使到达膀胱的芳香胺类物质增多;而快乙酰化者比慢乙酰化者容易发生大肠癌,是因为前者容易代谢产生致癌性代谢产物。不同的基因分型为疾病的预防提供参考依据。

(二)甲基转移酶遗传多态性

甲基化反应是许多药物及其他外源性物质、神经递质和激素在体内生物转化中的重要途径。甲基转移酶是催化甲基化反应的代谢酶,主要代谢酶类有硫嘌呤甲基转移酶(TPMT)、儿茶酚-O-甲基转移酶(COMT)、组胺-N-甲基转移酶(HNMT)等。

1.儿茶酚-O-甲基转移酶(COMT) COMT 广泛分布于包括红细胞在内的人体各组织细胞中,催化含有儿茶酚基团化合物的 O-甲基化反应。COMT 的底物不仅包括多巴胺、去甲肾上腺素、肾上腺素等儿茶酚胺类神经递质,而且包括儿茶酚类药物,如治疗帕金森病的左旋多巴和抗高血压的甲基多巴,并且可以催化体内儿茶酚类雌激素的甲基化。

COMT 的多态性分布存在种族差异。红细胞 COMT 活性在白种人群中呈三态分布,酶活性较高及较低的个体各占 25%,其余 50% 的个体表现出中等酶活性;中国汉族人群中酶活性高、中、低所占百分比分别为 67%、30%、30%。亚洲人 COMT 活性水平要高于白种人,美国黑人的 COMT 活性水平也高于美国白人。COMT 的遗传多态性在儿茶酚类药物甲基化代谢的个体差异中具有重要意义。

2.硫嘌呤甲基转移酶(TPMT) TPMT 是催化杂环族和芳香族化合物的巯基甲基化反应的细胞内酶,对临床常用的硫嘌呤类药物的代谢过程和疗效发挥起关键作用。TPMT 广泛分布在肝、肾、胃肠道、肺、脑、血液等各组织中,其中肝、肾活性最高。TPMT 在多数人群中呈多态分布,并存在一定的种族差异,在白种人中 TPMT 活性呈三态分布,高酶活性个体约 89%～94%、中等活性个体约 6%～11%、低活性个体占 0.3%。美国黑人 TPMT 活性平均值比白人低 17%,挪威北部人群酶活性平均值比白种人高 29%,而中国人群活性明显高于美国白人。

TPMT 作为灭活硫嘌呤类抗肿瘤药 6-巯基嘌呤(MP)、咪唑硫嘌呤、6-硫鸟嘌呤(TG)的药物代谢酶,其活性表现出遗传多态性;TPMT 遗传性缺乏患者使用标准剂量的 6-MP,会出现严重的造血系统毒性,而低于标准剂量的 6-MP 则可成功治疗这些患者。所以,在使用硫嘌呤类药物之前,检测 TMPT 多态性,有助于临床合理用药,减少严重不良反应的发生。

3.组胺-N-甲基转移酶(HNMT) 组胺是人体内重要的自身活性物质和神经递质,具有十分重要而广泛的生理、病理学意义。组胺-N-甲基转移酶(HNMT)作为组胺及其类似结构化合物的主要代谢酶受到人们广泛的关注。

HNMT 广泛表达于人类肝、脑、肾、肺、皮肤、胃肠道、呼吸道黏膜和红细胞等各种组织和细胞。红细胞内 HNMT 活性与其他组织内酶的活性显著相关,并具有明显家族聚集性,说明该酶活性受遗传控制。HNMT 活性在个体间差异达 5 倍以上。通常采用红细胞内 HNMT 的活性检测研究 HNMT 的遗传多态性。

目前,对 HNMT 的研究主要源于其在体内对组胺代谢所起的重要作用。由于组胺在变态反应、哮喘、消化性溃疡及精神分裂症等疾病中起非常重要的作用,因此,HNMT 遗传多态性与一些组胺相关性疾病的易感性有关。

三、药物脱氢酶多态性

药物脱氢酶是维持机体正常生理功能和外源性化学物质生物转化的药物代谢酶。对乙醇的耐受程度与其在体内的代谢有关。乙醇在体内乙醇脱氢酶的作用下水解成乙醛，在乙醛脱氢酶作用下又水解为乙酸；接触乙醇类物质后出现的面红耳赤、心跳加快等醉酒现象是血浆中乙醛含量升高，促进肾上腺素和去甲肾上腺素分泌引起的。乙醇脱氢酶和乙醛脱氢酶在人群中具有遗传多态性。

（一）乙醇脱氢酶（ADH）多态性

乙醇脱氢酶（ADH）是参与酒精在体内氧化的主要代谢酶，至少有 5 种结构基因（ADH_1、ADH_2、ADH_3、ADH_4、ADH_5）编码人体 ADH，它们分别产生 8 个多肽亚基（α、β_1、β_2、β_3、γ_1、γ_2、π、χ），组成不同的二聚体蛋白质。根据蛋白质结构、亲电子性和酶促动力学特征，ADH 可分为三类：Ⅰ类为 ADH_1~ADH_3，主要在肝脏表达，胃肠道和肺亦有表达；Ⅱ类为 ADH_4，只存在于肝脏；Ⅲ类为 ADH_5，分布较广，主要存在于睾丸、胎盘、大脑。对乙醇代谢起主要作用的是Ⅰ类。

ADH 基因多态性导致乙醇代谢出现明显的个体差异，其中 ADH_2 产生一种变异体，即非典型 ADH，它较典型 ADH 具有更高的活性。非典型 ADH 的分布存在着明显的种族差异，东方人发生率高达 90％，白种人不到 5％。高代谢活性使急性饮酒后乙醇迅速代谢为乙醛，引起脸红、头晕等乙醇不耐受现象。

（二）乙醛脱氢酶多态性（ALDH）

乙醛脱氢酶多态性（ALDH）主要代谢体内的乙醛，起到解毒作用。根据电泳迁移率、等电点、酶促动力学等特征，至少由 7 种基因编码 ALDH（$ALDH_1$~$ALDH_7$），但根据底物特异性和亚基组成的不同，只有 $ALDH_1$ 和 $ALDH_2$ 属于"真"ALDH，它们是人体肝脏内两种主要的 ALDH 同工酶，为纯四聚体，其中 $ALDH_2$ 位于线粒体内，是乙醛的主要代谢酶，与60％以上的乙醛代谢有关。

$ALDH_2$ 的表型分布有显著的种族差异，东方人缺失发生率最高。在中国，45％的汉族人、30％的蒙古族人、25％的壮族人肝内缺失 $ALDH_2$；5％的日本人缺乏此酶，而白人和黑人体内未发现有此酶缺失。

ALDH 缺失使饮酒后血液中乙醛浓度升高，不能即时被氧化代谢，促进儿茶酚胺释放，引起脸部潮红、头晕、心率加快等醉酒现象，甚至酒精中毒。所以，ALDH 异常个体比正常人对酒精更敏感，容易出现不良反应。

第三节　药物受体遗传多态性

药物效应的发挥除了受到药物代谢酶遗传多态性的影响，还受到与药物结合的受体多态性的影响。药物到达靶器官或组织以后，主要通过与组织细胞内受体结合，发挥药理作用。受体是选择性结合配体的大分子蛋白质，通过信号传递，启动一系列过程，最终表现出生物学效应。根据靶细胞上受体存在部位的不同，可将受体分为细胞内受体和细胞表面受体。细胞内受体，如甾体类激素受体。细胞表面受体主要分为：①离子通道型受体；②G 蛋白耦联型受体;③酶耦联型受体。这些受体基因的遗传多态性,影响其特异性药物的敏感性。

受体基因多态性是指人群中一定数量($>1\%$)的个体发生受体结构基因或调节基因的突变。由于受体在疾病发生和治疗过程中的重要作用,受体遗传多态性对药物疗效的影响也越来越引起人们的关注。

一、胰岛素抵抗

胰岛素本身并不能直接发挥作用,只与特异性受体结合后才产生效应。我们将这种能与胰岛素特异性结合的物质称为胰岛素受体。人体内胰岛素受体分布较广,几乎所有细胞膜上都有胰岛素受体。胰岛素抵抗就是组织对胰岛素敏感性降低,它是 2 型糖尿病发病机制的重要组成部分,与外周组织对胰岛素受体的结合能力有关。

胰岛素抵抗状态的遗传易感性是一种罕见的多基因遗传性状。研究发现,胰岛素受体基因突变可导致受体 mRNA 水平降低,受体数目减少,受体和胰岛素的亲和力改变。胰岛素受体突变的患者,均对胰岛素抵抗,每天需要给予数千个单位的外源性胰岛素。

二、恶性高热

恶性高热是临床麻醉中一种罕见的以体温异常迅速增高为特征的高代谢、高死亡率遗传性疾病。患者平时正常,在全麻过程中接触挥发性吸入麻醉药(如氟烷、安氟醚、异氟醚等)和去极化肌松药(琥珀胆碱)后出现骨骼肌强直性收缩,产生大量能量,导致体温持续快速增高,在没有特异性治疗药物的情况下,一般的临床降温措施难以控制体温,最终可导致患者死亡。研究发现,它主要与肌浆网钙释放通道的雷诺定受体基因缺陷有关,为常染色体显性遗传病,成人发病率为 1/50000,小儿发病率为 1/15000,男性发病多于女性;细胞内肌松药丹曲林是预防和治疗恶性高热的特殊药物。通过对确诊患者进行基因检测,寻找突变基因,若在其亲属中发现相同的基因突变,则其亲属可以诊断为恶性高热易感者,有利于恶性高热的预防。

三、肾性尿崩症

血管加压素(AVP)又称抗利尿激素,通过与受体结合,在维持机体的渗透平衡、心血管功能和止血等方面发挥重要作用。血管升压素受体主要有 3 型,与抗利尿相关的是分布于肾脏髓质的肾小管 II 型受体(AVPR2),基因位点与肾性尿崩症染色体位点接近。肾性尿崩症表现为尿液浓缩能力丧失,即使血液中有高浓度的 AVP 或类似物,症状仍不能缓解。遗传性肾性尿崩症与 AVPR2 基因变异有关,现有报道表明该遗传变异系 X 连锁隐性遗传。

四、香豆素类抗凝药耐受性

香豆素类抗凝药(华法林、双香豆素等)为维生素 K 拮抗药。维生素 K 参与凝血因子 II、VII、IX、X 前体活化的过程,无活性的维生素 K 在维生素 K 环氧化物还原酶的作用下被氧化成有活性的环氧化物。香豆素类通过竞争性抑制维生素 K 环氧化物还原酶,拮抗维生素 K 的活性作用。对香豆素类抗凝药耐受的患者需要 20 倍的常规剂量才能显示抗凝效果。这种耐受现象是维生素 K 环氧化物还原酶的受体发生缺陷,对抗凝药的亲和力下降所引起的。这种遗传变异属常染色体显性遗传。

第四节　药物基因组学

遗传多样性引起个体对药物反应的差异。因此应当根据个人的遗传信息，在合适的时间给合适的患者合适的药物。药物基因组学是遗传药理学研究范围的扩充，它和遗传药理学一样，都是应用人类 DNA 序列及其变异开发和应用药物，运用遗传信息预测药物在个体患者或特定人群中的安全性、毒性、效应。药物基因组学更强调整个基因组在药物反应和代谢中的作用。药物基因组学的研究为临床合理的个体化用药、研制符合不同个体的新药、提高疗效、降低不良反应开辟了新的方向。药物基因组学区别于一般意义的基因组学，不是以发现新基因、探明疾病发生机制和预见发病风险为目的，而是以药物效应和安全性为主要目标，利用已知的基因组学理论，研究个人的基因遗传如何影响身体对药物的反应。

单核苷酸多态性(SNP)，主要是指在基因组水平上由单个核苷酸的变异所引起的 DNA 序列多态性，是人类可遗传的变异中最常见的一种，占所有已知多态性的 90％ 以上。单核苷酸多态性(SNP)与人体表型差异、药物或疾病的易感性有关。SNP 作为遗传标志，适于进行快速、规模化筛查，SNP 的二态性也有利于对个体进行基因分型，可用于高危群体的发现、疾病相关基因的鉴定、药物的设计和测试等。目前，SNP 的检测方法有多种，如根据 DNA 列阵的微测序法、动态等位基因特异的杂交、寡聚核苷酸特异的连接、DNA 芯片等。

药物基因组学的快速增长推动了新药开发以及临床个体化用药的发展。通过研究遗传因素对药物疗效的影响，改变"千人一药"的状态。在新药临床试验期间分析 SNPs 遗传标记，发现药物作用和不良反应的相关基因片段，为靶向药物的研究提供指导依据。药物代谢酶和药物受体的遗传多态性是引发药物疗效个体差异的主要因素。在基因诊断水平上进行基因型分析，有助于将合适的药物及剂量更加准确、合理、有效地用到适合的人群上。如患急性淋巴细胞性白血病的儿童，若 *TPMP* 基因正常则可以接受高剂量 6-MP 治疗，若 *TPMP* 基因缺失，则只能给予 1/10～1/15 的治疗剂量，否则就会出现严重造血系统毒性。

随着药物基因组学的发展，传统的这种通过计算药物代谢动力学参数进行个体化给药设计的方法有望改进，即运用基因检测手段，结合患者以前用药情况和效果，评估患者对药物的代谢能力、药物的转运率以及药靶的作用效果，给出个性化用药指导，合理选择药物的种类、剂量和剂型，运用"基因处方"提供最佳治疗方案，真正实现临床合理的"个体化给药"。

（陈冰冰）

复习思考题

一、名词解释

1. 遗传药理学

2. 遗传药理学多态性

3. 单核苷酸多态性(SNP)

二、是非题(正确填 A,错误填 B)

1. 由遗传基因决定的药物代谢酶是导致药物代谢和效应差异的最重要决定因素。
（　　）

2. 药效强度发生变化与药物靶酶的量或活性改变有关,与受体数量或功能的异常无关。
（　　）

3. 药物代谢酶 CYP450 具有遗传变异,人群中的遗传多态性具有明显种族或地域差异。
（　　）

4. 降压药肼屈嗪在快型乙酰化代谢者体内灭活速率快,需减少剂量才能有效。　（　　）

5. 乙醛脱氢酶缺失使饮酒后血液中乙醇浓度下降,减少脸部潮红、头晕、心率加快等醉酒反应。
（　　）

三、单选题

1. 异喹胍为抗高血压药,每日剂量范围因个体不同而有显著的差异,在肝内代谢异喹胍的主要酶是　（　　）

A. CYP2C19　　　　　　B. CYP2D6　　　　　　　C. NAT2

D. G-6PD　　　　　　　E. CYP1A1

2. 非典型乙醇脱氢酶的分布存在着明显的种族差异,其在下列哪种人群中分布率最高
（　　）

A. 亚洲人　　　B. 非洲人　　　C. 北美洲　　　D. 南美洲　　　E. 欧洲

3. 下列哪种情况的发生可能与药物结合的受体多态性有关　（　　）

A. 胰岛素抵抗　　　　B. 恶性高热　　　　　　C. 肾性尿崩症

D. 对华法林的耐受性　E. 以上都是

四、问答题

1. 简述 N-乙酰基转移酶遗传多态性的分型及意义。

2. 简述药物受体遗传多态性的概念并举例。

3. 什么是药物基因组学?

第八章

药物依赖性与药物滥用

➡ **重点内容**

1. 药物滥用的定义及常见被滥用的化学物质。
2. 麻醉性镇痛药滥用的表现及治疗。
3. 苯丙胺类滥用的表现及治疗。
4. 酒精的药理作用、慢性中毒的临床表现及治疗。

二维码 8-1
教学 PPT

　　药物滥用通常指的是人们间断或不间断地自行反复过量使用与医疗目的无关的具有依赖性潜力的物质。一旦产生依赖性，个体便会不可自制地、不断地追求药物，以感受精神效应和避免不适。

　　目前，全世界常见的滥用药物（或称化学物质）主要有三大类：①麻醉药品，包括阿片类、可卡因、大麻等；②精神药物，包括镇静催眠药、中枢兴奋药、致幻觉药等；③其他物质，包括酒、烟草、挥发性有机溶媒等。在当今许多国家中，各种药物滥用现象极为普遍并不断升级，与之相关的种种问题，也愈益引起人们的担忧。

第一节　麻醉性镇痛药

二维码 8-2　　二维码 8-3
阿片类药物　　地西泮类

一、概述及分类

　　麻醉性镇痛药(narcotic analgesics)是一类主要作用于中枢神经系统，选择性地消除或缓解痛觉的药物。此类药镇痛作用强大，多用于各类剧痛，反复应用易致成瘾。

　　这里所指的麻醉性镇痛药包括：①阿片；②阿片生物碱及其衍生物，如吗啡、可待因、海洛因；③具有吗啡样作用的化合物，如哌替啶（杜冷丁）、美沙酮(methadone)等。所有这些药品都具有与吗啡类似的药理作用，都能形成吗啡型的药物依赖性。

二、主要药物的作用、成瘾表现和防治

(一)滥用情况

阿片是极为古老的药物,原产地大约在欧洲和西亚一带。古希腊的医学鼻祖希波克拉底(Hippocrates)已经开始用阿片治病。阿片在我国隋唐时期由波斯(即今伊朗等阿拉伯国家)传入我国,唐、宋、明等本草书籍中均有记载,治疗痢疾等疾病,但使用量少,流传极为有限。但是,近代大规模的阿片滥用现象在中国却是非常严重。中华人民共和国成立以后,扫毒措施有力,禁毒取得完全成功。阿片在中国禁绝之时,却在东南亚、美国、欧洲泛滥起来,至今未得到有效控制。20世纪80年代后期,阿片类药物滥用又在我国出现,出现在西南边境地区并向内地蔓延。

(二)用药方式

1. 海洛因　初吸者大都将海洛因粉混入香烟烟丝之中,以吸过滤嘴香烟的方式吸入。一段时间后,因耐受性增加,抽吸含海洛因的香烟感觉不过瘾了,于是将海洛因粉置于锡纸上,下面加热,海洛因粉化烟,用吸管将烟吸入气道,此法称之为"嗑"。再过一段时间,连"嗑"也不过瘾了,就改为静脉注射,将海洛因粉溶于水中,以医用注射器注入静脉。有时吸毒者互相注射,多数情况下是自己注射。

2. 医用麻醉药品　医源性麻醉药品依赖者对药房有哪些麻醉药品都很熟悉,他们多渠道地追求多品种,口服药和注射液都要,主要是吗啡、哌替啶、阿片酊、复方樟脑酊、阿片粉,缺药时可待因、布桂嗪等也用以救急。

(三)药理作用

1. 对中枢神经系统的作用　吗啡对中枢神经系统的作用比较复杂,它既有抑制作用又有兴奋作用。从它的镇静、安眠、镇痛、呼吸抑制、降温等作用来看,可以说明它是以中枢抑制为主的。而它对某些部位的作用却又是兴奋的,如恶心、呕吐是兴奋了延脑的化学催吐感受区,瞳孔缩小是兴奋了动眼神经核,心动过缓和胃肠痉挛则是由迷走神经兴奋引起的,骨骼肌的活动增强表明了运动系统特别是脊髓的兴奋。

2. 对心血管系统的作用　吗啡在治疗剂量下对心血管系统无明显作用,个别患者可出现血压降低,一般认为系由组胺释放引起的,部分可为抗组胺药所阻断。

3. 对胃肠系统的作用　吗啡可降低胃的活动性,增加胃窦的弹性,从而延缓胃内容物进入十二指肠,使其排空时间延长,并常常引起便秘。

4. 其他方面　吗啡可提高膀胱逼尿肌、支气管平滑肌以及胆道平滑肌的张力,可影响碳水化合物的代谢,并能产生一时性的高血糖。

(四)滥用者的临床表现

1. 滥用者对药物的体验　初尝阿片类药品时,滋味并不好受,许多人表现为恶心呕吐、头昏、全身无力、嗜睡、不能集中注意力、视物不清、焦虑。以后逐渐消退,而快感则逐渐显露,难受感与快感可以并存。快感的强烈程度及呈现速度因人而异,极端的情况是,有人第一次用药就有强烈的快感,并无难受感。然而,也有人只有难受感,从未体验过快感。

以静脉注射海洛因为例,描述阿片类麻醉药品产生的快感如下:药品刚一注入,立即有强烈的快感自下腹部向全身扩散。这是一种温暖的感觉,由于组胺的释放,皮肤毛细血管扩张,有人可见全身发红,还会觉得皮肤痒感,抓搔起来特别舒服。在药品注入的短暂时间内,

快感十分强烈。这种强烈的快感一会儿便过去了,大约就是一分钟,继之为似睡非睡的松弛状态。这时,烦恼、忧愁、焦虑、紧张一扫而空,人觉得宁静、平安、快慰、温暖、愉悦的幻想驰骋,"想要什么,就能得到什么。"静脉注射海洛因,快感后的松弛效应可延续 0.5~2h。其后,还有 2~4h 显得精神抖擞,自身感觉良好。形成身体依赖性以后,每 3~6h 要重复用药,才能维持身体的功能状态。

2. 耐受性　麻醉药品很容易产生耐受性,需要不断地提高剂量,才能维持原来的药效。耐受性增长的幅度也是惊人的。海洛因作为镇静药使用时,常规剂量是皮下注射 3mg。而海洛因依赖者中,有人每日静脉注射量达到 5g,但对血压、脉搏、呼吸无明显影响。耐受性产生的快慢与用药模式有关。医疗上有控制地间断用药,可在一定时间内保持治疗剂量和镇痛、镇静等药效。海洛因依赖者为了追求快感和无忧状态,必然不断地增加剂量。阿片类麻醉药品停止使用之后,耐受性的消失也很快。这就导致了两种值得重视的现象,一种是,有些依赖者用药剂量很高,快感没有了,戒断症状很严重,于是他们自愿脱瘾消除耐受性,然后重新开始用药,以取得快感。另一种后果是,当他们重新开始用药时,如果沿用过去的高剂量,可能发生中毒和身亡,因为耐受性已经消失了。重新开始用药后,耐受性发生得更快。阿片类麻醉药品互相间有交叉耐受性。

3. 身体依赖性和撤药症状　阿片类麻醉药品慢性使用,导致身体功能状态的改变。神经细胞适应了药物的存在,产生耐受性。身体内的药物必须维持一定浓度,才能保持身体功能状态的稳态。药物浓度水平的降低,导致神经细胞的脱抑制现象,出现撤药症状。撤药症状又称戒断症状,于撤药后发生。撤药症状的出现表明已经形成了身体依赖性。撤药症状的轻重取决于很多因素,诸如用药种类,其中海洛因最重;每日剂量,剂量越高撤药症状较越重。可是也有一个极限,譬如吗啡,日用量 500mg 时,撤药症状最重,若日用量继续增加,则撤药症状不继续加重;每日用药次数越多者撤药症状越重;用药持续时间长者撤药症状较重。当然,症状的轻重还受用药者健康状况和性格特征的影响。撤药症状包括:瞳孔散大,打喷嚏,起鸡皮疙瘩,寒战;厌食,恶心呕吐,腹绞痛,腹泻;全身骨和肌肉酸痛,有时肌肉抽动;软弱,怕冷,失眠,心搏加快,血压上升;情绪可能更易激惹,出现攻击行为,或转为抑郁。这些撤药症状在 36~72h 达到高峰。在出现撤药症状的任何阶段,只要恢复用药,情况便戏剧性地好转起来。如果坚持不予阿片类麻醉药品,则以上大部分症状于 7~10d 内平息,依赖者的体力开始恢复。有些依赖者出现迁延性戒断症状,顽固失眠,身体各部疼痛,胃肠道不适,无力,不安,焦虑,抑郁。迁延性戒断症状是导致重新用药的重要因素之一。

4. 精神依赖性　精神依赖性表现为一种渴求感。依赖者们称之为"想瘾","想瘾"发了,会不顾一切地弄药。有些依赖者因犯罪判刑劳改,身体依赖性早没有了,但是"想瘾"克服不了,释放后第一件事就是想去找海洛因。

5. 依赖者的行为特征　对依赖者的生活模式起决定性影响的是强迫性用药。经济开支中,买药第一重要。日常生活安排中,用药第一重要。用药比工作学习重要,甚至比进食、睡眠等基本的需要还要重要。为了用药可以牺牲一切,放弃对家庭、对社会的责任,放弃自尊自爱,放弃前途,放弃健康,甚至放弃一切。

6. 孕妇和婴儿的麻醉药品依赖　孕妇滥用麻醉药品对胎儿不利,可以发生死胎、早产、婴儿体重过低,新生儿死亡率达 2%~5%。由于孕妇滥用麻醉药品,胎儿在子宫内已形成身体依赖性,出生后出现撤药症状。对麻醉药品产生了依赖性的新生儿,体重多半不足。在出生后1～2d逐渐出现撤药症状。婴儿的撤药症状表现为:激惹不安,呼吸快,高声哭叫,睡眠障碍,拼命把手往嘴里塞,时时打呵欠,打喷嚏,打嗝,发热;四肢出现粗大震颤或扑翼样震颤,偶然可有痉挛发作;呕吐、腹泻。

麻醉药品滥用和依赖的诊断并不容易,首先是因为难以得到准确可靠的病史。滥用者本来就存在否认的心理防御,他不愿把吸毒的事告诉任何人。询问病史的医生可能很难克服对吸毒者的厌恶之情或好奇感,这种情感难免流露出来而为对方所察觉,其结果是一句真话也听不到。

(五)诊断

1.阿片类药物滥用的诊断　符合以下三条者,诊断为阿片类药物滥用:

(1)病理性的用药模式:在过去一个月中,几乎每天用药,停不下来,也减不了量。可能还发生过药物过量,出现过呼吸困难或意识模糊。

(2)因为用阿片类药物的缘故,工作、学习、社会交往、家庭生活受到了不良影响,如旷工、缺课、正当朋友换成了烟友、干违法犯罪勾当、引起家庭矛盾等。

(3)时间至少一个月。

有些人达不到以上三条标准,而是在"玩两口",即遇到烟友相邀便吸一次,尚无主动求药行为。这种人需要的是心理咨询,让他看到前面就是深渊,要赶紧止步,同时帮助他查明和解决心理困难,调整生活模式。

达到滥用标准的人则要立即戒除,接受相应的治疗康复措施。

2.阿片类药物依赖的诊断　符合以下三条者诊断为阿片类药物依赖:

(1)已经符合阿片类药物滥用标准:即具有病理性的用药模式;工作、学习、社会、交往、家庭生活受到了不良影响;时间至少一个月。

(2)产生了耐受性:原用剂量药效减弱,故明显加大了用药剂量。

(3)出现了撤药症状:每日用药至少两三次。停药或减量时便出现撤药症状。

诊断为阿片类药物依赖者,应接受治疗康复措施。

体格检查和实验室检查对诊断有辅助意义。

体格检查时,可能发现:瞳孔呈针尖样;沿静脉走向皮肤色素沉着;新鲜或陈旧的注射瘢痕。

当怀疑某人是阿片类药物依赖,而本人拒不承认时,可用纳洛酮诱发试验辅助诊断:肌内注射纳洛酮0.16mg,15min前后可见瞳孔散大,全身出汗,体毛竖直,如20～30min反应不明显,再加0.24mg肌内注射,如仍无反应,可认为无身体依赖性。

3.阿片类药物撤药症状的诊断　诊断阿片类药物撤药症状时,应根据以下三条标准:

(1)长时间大剂量使用阿片类麻醉药品。

(2)停药或减量时,出现下列症状中至少4种:流泪;打呵欠;流鼻涕;血压轻度上升;瞳孔散大;心搏加快;体毛竖直;发热;出汗;腹泻;失眠。

(3)以上症状不是由于其他躯体疾病或精神疾病。

4.阿片类药物过量的诊断　阿片类药物过量的三联征:针尖样瞳孔,呼吸抑制(每分钟2～4次)和昏迷。

(六)治疗

1.脱瘾　治疗的核心是脱瘾,要在隔离的环境中进行。因为麻醉药物依赖者没有能力控制自己的求药行为。

常用的脱瘾方法如下：

(1)冷火鸡法：所谓冷火鸡法，就是硬性撤药，让戒断症状自然发展，自然消退。当然，对症处理和身体、心理的支持还是需要的。

撤药症状的极期大约在第三天。熬过以后，便开始好转。7～10d，大部分明显的症状都消失了，或者说，身体依赖性基本克服了。

冷火鸡法的应用由来已久。至今许多国家，特别是东南亚诸国，强制戒毒系统中，仍普遍推行硬性撤药。这种方法简单明快，需时最短。有人还认为，让依赖者体验到难受和痛苦，有助于吸取教训，不再重犯。

对冷火鸡法持批评态度的人认为，世界各地应用硬性撤药法已数十年，未见出现吸取教训、不再重犯的效果，反而使依赖者对戒毒系统产生恐惧，尽量躲开，失去求治的积极性。硬性撤药对年老体弱者不适用，有时可能危及生命。

(2)美沙酮替代递减法：美沙酮是合成的麻醉药，有吗啡样药理作用。但是，它的作用时间长，而且口服效果良好。这两大特点使其成为替代递减法的主要用药。更由于它对人的思维和行为不产生毒性影响，故又用作美沙酮维持疗法。

确定美沙酮的替代用量。按药理学换算，1mg 美沙酮可替代 2mg 海洛因，4mg 吗啡或20mg 哌替啶。但是海洛因的换算公式在我国没有实用价值，因为我国黑市海洛因皆非纯品，成色起伏不定。

从经验得知，重度海洛因依赖(日用黑市海洛因 1～3g，分 3～6 次)的替代量约为每日30～40mg。轻中度依赖者每日 10～20mg 便够了。此剂量可日服一次或两次分服。第一次给药剂量宁可偏小一点，不足时再补。夸大吸毒量的人比较多，很多人想把多余的美沙酮藏起来。

(3)可乐定脱瘾法：可乐定是作用于中枢的高血压治疗药，与阿片一样，能够抑制蓝斑神经元放电。临床实践证明，可乐定用于阿片类药物依赖的脱瘾治疗有效，但只能用于依赖程度较轻的患者，但是它开启了一个方向，它虽不是阿片类麻醉药品，但用于脱瘾却取得了一定成功。

可乐定用于脱瘾时的剂量比治疗高血压的剂量大，成人可由每次 0.1mg、每日 3 次开始，增加到日用量 1.5mg 以下，以能较好地控制戒断症状，而副反应又不太严重为度。治疗剂量维持一周，然后用另一周将药减完。疗程不能再延长，因为可乐定也会发生耐受性和撤药症状。

(4)孕妇和新生儿脱瘾：麻醉药物依赖的妇女在治疗康复以前不宜怀孕。发现怀孕应人工流产。如果已经怀孕，又想保住胎儿，则应做美沙酮替代疗法，逐渐将剂量减至日用量10～20mg，并维持到分娩。如果美沙酮以高剂量维持，孕妇自然是舒服的，也不至于死胎，但是新生儿将出现极严重的戒断症状，并常因此而死亡。

2.美沙酮维持治疗　脱瘾治疗的复发率很高，吸海洛因与犯罪之间的循环打不断。美沙酮维持治疗是在不得已情况下的一种补救措施。

美沙酮维持治疗的病例选择标准，以美国为例，有以下三条：年龄在 18 岁以上(有的地区规定 16 岁以上)；海洛因依赖史在 1 年以上(有的地区规定 2 年以上)；两次脱瘾治疗失败，两次之间的间隔在 1 个月以上。

给药方法:每天早晨(亦可为傍晚),依赖者到发药处,在监督下服当日剂量。有的发药处每周发药6次,允许星期六带一剂药于星期日早晨自服。服药多年,经尿液药物监测证实为忠实服药者,可隔日带药一次。

剂量调节:由医生为每人选定一合适的维持量。多数依赖者的维持日用量为40～100mg。

3.纳屈酮预防复发治疗　纳屈酮(naltrexone)是纯粹的阿片拮抗剂,没有激动作用。纳屈酮对脑内的阿片受体有很强的亲和力,可以阻断阿片类药物作用于这些受体。当阿片类药物依赖者经过脱瘾治疗,身体依赖性消除之后,给予纳屈酮治疗,使之与阿片受体结合,此时如果再用阿片类药物,因阿片受体被阻断,便产生不了快感。既然没有快感,阿片类药物就失去了强化剂的作用,复吸的可能性由之减少,纳屈酮服用者不再有强烈的求药行为。

纳屈酮作为预防复发药还有三个长处:作用时间较长,可维持24h;可以口服,方便用药;副反应轻微。大多数人服药全无感觉。

第二节　可卡因类

一、概述

可卡因(cocaine)俗称可可精,是从古柯叶中分离出来的一种最主要的生物碱,属于中枢神经兴奋剂,其盐类呈白色晶体状,无气味,味略苦而麻,易溶于水和酒精,兴奋作用强,也是一种局部麻醉剂。几个世纪以来,当地土著人均通过咀嚼古柯树叶以增加劳动的耐力与增进幸福感。

二、主要药物的作用、成瘾表现和防治

(一)药理作用

1.对中枢神经系统的作用　可卡因可对中枢神经系统产生兴奋作用。人体应用可卡因后可产生幸福感与欣快感。使用小剂量时,可以协调运动性活动,但随着用量的增多可出现震颤乃至由脊髓反射强化而产生肌强直性抽搐。

2.对心血管系统的作用　小剂量可卡因兴奋中枢迷走神经使心率变缓,而中等剂量时心率反而增快。静注大量可卡因对心肌产生毒性作用,使心脏急性衰竭致死。

3.对骨骼肌的作用　可卡因没有使肌肉收缩力增强的内在力量。用药后的消除疲劳感主要产生自中枢兴奋作用,然后掩盖了疲乏的感觉。

4.对体温调节作用　可卡因具有明显产热性,超量使用可卡因后产生的高热为可卡因中毒的重要指征。

5.对交感神经系统的作用　可卡因可强化交感神经所支配器官对去甲肾上腺素作用的反应。在去甲肾上腺素能神经末梢阻断了儿茶酚胺的再摄取。

此外,可卡因还可以在局部组织阻断神经传导,故可作为良好的局麻药使用。

(二)滥用者的临床表现

滥用可卡因者表现不同,大多数人为了追逐可卡因的振奋情绪作用,偶用而不成瘾;另

一部分人经久使用已形成依赖,久而久之,造成人格衰退,一蹶不振。一旦中断用药则产生强烈的渴求感,周身疲乏无力,昏睡沉沉,倦怠,食欲增加和情绪抑郁,在一定程度上表现出可卡因的戒断症状。据文献报道,某些成瘾者在中断用药后可产生一种偏执意念,认为有人跟踪加害,心情紧张。这种反常心理可持续存在数日或十几日,然后逐渐消退。可卡因过量或急性中毒时,可产生视物显小性幻视(即小人国性幻视),伴随皮肤感知异常,如蚂蚁爬行于体表的现象,也有的会发生刻板动作。

(三)诊断

可卡因滥用者或依赖者常可出现可卡因中毒、可卡因撤药综合征、可卡因滥用、可卡因依赖、可卡因谵妄和可卡因妄想。

1.可卡因中毒　可卡因中毒是可卡因滥用者或是依赖者刻意追求的一种愉悦状态。如静脉注射可卡因或吸入可卡因后,用药者会发生一种"电击"般的愉悦感,自信心增强,出现欣快感,夸夸其谈,警觉性增高。中毒情况加重者可出现精神运动性激越、判断力受损、行为失常、言语散漫或语无伦次、焦虑、抑郁和恐惧,有时可致急性惊恐发作或幻觉。躯体症状可出现头痛、心悸、心律失常、瞳孔扩大、血压升高、出汗或寒战、恶心、呕吐。

可卡因中毒常有自限性,一般48h可完全恢复正常。

可卡因中毒的诊断标准为:近来有使用可卡因的历史;出现适应不良行为改变,如欣快感、打架、夸大、警觉性增高、精神运动性激越、判断力受损、社会和职业功能受损;在使用可卡因1h内出现下面症状中的至少2项:心动过速、瞳孔扩大、血压升高、出汗或寒战、恶心或呕吐、视幻觉或触幻觉;不是由任何躯体疾病或其他精神疾病所引起。

2.可卡因撤药综合征　可卡因撤药综合征的基本特征是在长时间(几天或更长)大剂量使用可卡因后突然停药,或是降低可卡因的使用后出现情绪障碍(如抑郁、易激惹、焦虑)、疲惫、失虑或过度睡眠、精神运动性激越。在停止使用可卡因后以上症状持续24h以上。可伴有偏执观念和自杀观念。情绪障碍严重者可导致自杀。

诊断标准:在长时间(几天或更长)大剂量使用可卡因后突然停药,或是降低可卡因的使用量后,出现情绪障碍(如抑郁、易激惹、焦虑)。出现下列症状中的至少一项且持续时间在停药后超过24h:疲惫、失眠或是过度睡眠、精神运动性激越;不是由于任何躯体疾患或其他精神疾患所引起的妄想症。

3.可卡因滥用　可卡因的使用者不论其起始用药时是基于什么动机,一旦形成病理性的用药模式,即成为可卡因的滥用者。

诊断标准:病理性用药模式,即不能降低可卡因的使用量或是停止使用可卡因;由于使用可卡因而出现社会功能和职业功能的损害;持续时间至少1个月。

4.可卡因依赖　在可卡因滥用的基础上,滥用者如开始出现撤药综合征,或对可卡因产生耐受性,即可诊断为可卡因依赖。

5.可卡因谵妄　基本特征是在摄入可卡因后24h内出现谵妄状态,情绪不稳定,出现触幻觉和嗅觉。通常可伴有暴力或者攻击性行为,需要约束。

诊断标准:使用可卡因后24h内发生谵妄;不是由于任何躯体疾患或其他精神疾患所引起。

6.可卡因妄想　主要临床表现为在中断使用可卡因后短时间内迅速发展而成的被害妄想。

诊断标准：妄想症状在中断使用可卡因后短时间内形成；主要临床特征为迅速发展的被害妄想；不是由于任何躯体疾患或其他精神疾患所致。

(四)治疗

对可卡因滥用者或是依赖者的治疗主要是解除身体依赖加上心理康复，而后者是真正戒断可卡因的关键所在。解除身体依赖可迅速断绝可卡因，以后根据具体情况进行对症处理即可。但随后仍会出现对可卡因的渴求感，因此长时间的心理康复过程是保持断绝的必要前提条件。

可卡因中毒常有自限性，可不作处理。可卡因妄想和可卡因谵妄也仅需对症处理。如兴奋躁动，出现攻击性和暴力行为可给予少量的氟哌啶醇或氯丙嗪。紧张、焦虑严重时可用少量的苯二氮䓬类药物。三环类抗抑郁药物可减轻抑郁情绪。

第三节　苯丙胺类

一、概述

苯丙胺类兴奋剂(amphetamine-type stimulans，ATS)是苯丙胺及其衍生物的统称，涉及几十个品种，具有药物依赖性(主要是精神依赖性)、中枢神经兴奋、致幻、食欲抑制和拟交感效应等药理、毒理学特性，是联合国精神药品公约管制的精神活性物质。由于此类物质具有较强的依赖性(成瘾性)，滥用潜力很大。苯丙胺具有强有力的中枢兴奋作用及外周 α 与 β 受体兴奋作用，有舒张支气管、呼吸兴奋与复苏作用，用来治疗肥胖症、疲乏无力、帕金森病或解救中枢神经抑制。

二、主要药物的作用、成瘾表现和防治

(一)药理作用

1. 对心血管系统的作用　口服后可使收缩压与舒张压升高。在一般剂量下，心率反射性地变缓；剂量增大时可产生心律不齐。

2. 对中枢神经系统的作用　可以兴奋延髓呼吸中枢，从而减轻许多中枢镇静药导致的中枢抑制。

3. 对人类的心理影响　口服 10～30mg 苯丙胺后，个体可具有清晰的意识，警觉提高，疲乏感消除，随之可见情绪饱满，机动性强，信心十足，注意力易于集中。不少人顿感情感昂扬或是欣快，言语与活动随之增多。此时，其精神活动性操作显得机敏，体育活动技巧变得更为熟练，终使成绩提高。连续使用仍能获得相同的效果，由此易于使人产生滥用，随后成瘾。

4. 食欲抑制作用　苯丙胺及其同类化合物常用来抑制食欲，治疗肥胖症。其中枢作用部位可能位于视丘侧部的食物中枢。

(二)滥用者的临床表现

1. 急性中毒　苯丙胺使用过量可产生急性中毒。急性中毒时中枢神经系统症状常表现为不安、头昏、震颤、腱反射亢进、话多、易激惹、无力、失眠、体重增高，有时产生欣快。严重

者可出现精神错乱、性欲亢进、焦虑、烦躁、谵妄、偏执性幻觉或惊恐状态。处于中毒状态下的患者可出现心血管症状,如头痛、寒战、面色苍白或发赤、心悸、心律不齐、心绞痛、血压升高、血压降低或循环性虚脱。胃肠功能障碍方面则表现为口干、口中金属味道、厌食、恶心、呕吐、腹泻、腹部绞痛。极重病例,可产生惊厥、脑出血、昏迷致死。

2.慢性中毒 多表现为体重减轻与精神异常。后者多出现幻觉妄想状态,酷似精神分裂症。

(三)诊断

与可卡因滥用或依赖一样,苯丙胺滥用或依赖者同样可产生苯丙胺中毒、苯丙胺撤药综合征、苯丙胺谵妄和苯丙胺妄想。其诊断标准同可卡因依赖一节中的诊断标准。但要注意与可卡因滥用或依赖作鉴别诊断。详细询问病史,尿液和血液的毒理学检查可资鉴别。

(四)治疗

同可卡因依赖一节中的治疗部分。

第四节 巴比妥类药物

一、概述及分类

巴比妥类为催眠药中主要的一类,是巴比妥酸的衍生物,具有丙二酰脲结构类型,难溶于水,其钠盐则易溶于水。依其催眠作用时间的长短分类:长效类,持续 6~8h,如苯巴比妥;中效类,4~6h,如异戊巴比妥和戊巴比妥;短效类,2~3h,如司可巴比妥。硫喷妥钠作用时间更短,可作静脉麻醉药,属超短效类。巴比妥类药物于 1903 年投入临床使用。在镇静催眠药物之中,巴比妥类使用历史最悠久,用药人数最多,药物依赖的临床表现研究得最详尽。在巴比妥类药物之中,依赖者大都选用中等时间作用药,如异戊巴比妥(amobarbital)、戊巴比妥(pentobarbital)、司可巴比妥(secobarbital)等,这些都是临床用药,片剂或胶囊使用方便、药效也强烈。

二、主要药物的作用、成瘾表现和防治

(一)药理作用

1.对中枢神经系统的作用 小剂量巴比妥类可抑制大脑皮层运动区,产生镇静催眠作用,较大剂量巴比妥类可以使感觉迟钝、活动减少引起困倦和睡眠。巴比妥类诱导的睡眠与正常睡眠的区别在于:无梦和缩短睡眠的快速动眼期。长期用药者一旦大幅度减药或突然停药,会引起快速动眼期的反跳,可出现多梦和噩梦干扰睡眠。

2.其他作用 巴比妥类药物均有抗惊厥作用。较大剂量时,对延髓中枢产生直接影响,使呼吸频率减慢,呼吸深度增加。静脉注射过快,可出现呼吸被抑制和低血压的状况。中毒剂量可损害心肌和抑制呼吸中枢,致使呼吸浅表,速度加快,呼吸麻痹与窒息而致死。

(二)滥用者的临床表现

1.耐受性 人体对巴比妥类药物具有耐受性。目前认为酶诱导产生的药物代谢率增加是导致巴比妥耐受性增强的主要机制。据研究发现,巴比妥与麻醉剂和酒精具有交叉耐受

性。值得注意的是,人们对镇静和催眠的治疗剂量可以产生耐药性,但对于致死剂量则与常人无大差异。

2.精神与躯体依赖性　对巴比妥类的依赖,随药物滥用程度加深而发展,而且大多需要持续大剂量的用药。突然停药即会产生戒断反应。

戒断症状　巴比妥类药物依赖的戒断症状是很严重的。突然停止或显著减少服用剂量,可以出现戒断症状。其症状的严重性取决于滥用药物的剂量和滥用药物时间的长短,用药剂量越大、时间越长,戒断症状越严重。在突然停药12～24h内,戒断症状可以陆续出现,如厌食、躯体软弱、焦虑不眠。随之出现肢体的粗大震颤。停药2～3d,戒断症状可达高峰,呕吐不食,身体无力加重,体重锐减,心跳过速,眩晕,血压下降,四肢震颤加重,全身肌肉抽搐或出现癫痫大发作。

3.巴比妥类中毒　分为急性与慢性两种。中毒与服药剂量、给药途径有关,同时也与年龄、身体状况、情绪状态以及合并应用其他中枢神经抑制剂有关。

急性中毒　误服或欲自杀,一次大剂量吞服巴比妥类,可引起急性中毒。静脉注射用量过大,注射速度过快,也可造成急性中毒。口服催眠剂量的5～10倍,可引起中等程度的中毒;超过15～20倍,可发生严重中毒。患者主要表现为兴奋、谵妄,继而出现嗜睡、昏迷,呼吸浅表而快,黏膜、皮肤发绀,痛觉消失,瞳孔缩小,严重者也可散大。早期多因呼吸中枢麻痹致死,晚期多因呼吸循环衰竭、脑水肿或合并肺部感染而死亡。

慢性中毒　一般症状为嗜睡、思维联想困难、记忆损伤、判断力差、情绪不稳定、激动易怒。

(三)诊断

巴比妥类慢性中毒的症状,如果临床医生缺乏药物依赖的知识,那么有可能误以为那是震颤麻痹、脑炎、脑肿瘤、多发性硬化。巴比妥类中毒症状与慢性酒中毒也很相像。戒断时的癫痫大发作,要与各种痉挛性疾病鉴别。戒断时的谵妄与震颤谵妄非常相像。

正确的诊断在于想到药物依赖的可能性,仔细询问服药史,结合典型的临床表现,由血、尿中检出巴比妥类药物可使真相大白。

脑电图有参考价值,为每秒15～30次波型,或快波的背景上出现慢波。

(四)治疗

因为巴比妥类药物依赖的戒断症状通常都很严重,所以治疗应该住院进行。

治疗包括两个部分,即戒除药物和心理康复。

戒除药物时,首先用长时间作用的苯巴比妥替代原来的中等时间作用药,苯巴比妥0.03g可替代戊巴比妥0.1g。多数患者的替代剂量为0.1～0.3g苯巴比妥日用量,分4次口服。不能口服者先肌内注射,然后改为口服。日用量不应超过0.6g。亦可用地西泮替代,每15mg地西泮可替代戊巴比妥0.1g。

掌握替代剂量的原则是,首先肌注苯巴比妥0.1g,不要出现严重中毒症状。稳定替代剂量,保持1～2d。然后每天减苯巴比妥0.03g。观察1～2d,待情况稳定后再减。如果在减药过程中,出现了明显的戒断症状,要立即肌内注射苯巴比妥0.1g。如果出现癫痫大发作、谵妄、发热等紧急情况,那么要迅速增加药量,或加地西泮静脉注射,使患者安睡8～12h,随之重新用一个稳定剂量,待患者情况稳定后,再开始缓慢减药。

在减药过程中,要注意液体和电解质的平衡,加强营养,补充维生素,鼓励患者进食,多起床活动。

减药是一个缓慢过程,常需 2～3 周,急躁不得。

苯巴比妥减完后,患者可较长时间存在慢性戒断症状,可变得孤独、抑郁,甚至自杀,也可能重新用药。

在住院阶段,就要开始心理治疗。出院即应转入康复机构,帮助他恢复体力,坚定戒药意志,解决实际存在的心理社会问题,适应没有药物的生活方式。

第五节 酒

一、概述

酒与人们的生活有着密切联系。全世界酒的年产量约 15 亿吨,消费量也在不断地增长。醉酒、酗酒、慢性酒精中毒造成对人体和社会的危害性也在增加。低剂量饮用酒精饮料,无损人体健康,并使人愉悦、增加活力;中等剂量,可产生镇静效果,抑制人的兴奋作用;进行性的高剂量饮用,可削弱人的认知能力;过量时则导致意识障碍、昏迷和死亡。酒精饮料容易大量生产,并可以长期贮存。普遍应用酒精,导致许多人的长期滥用,造成躯体的病理变化和形成依赖性。酒精饮料早已被社会认识,在人类生存的早期已经有了制酒工艺。根据酒的商品特性分为白酒、葡萄酒、果露酒、啤酒等。按照酒的酿造工艺的主要特征又可分为发酵酒、蒸馏酒和配制酒三大类。

对酒精饮料的度量,惯用的专业名词是酒精百分率,用容量之比表示(L/L)。也可以用 g、mg 表示重量。人们饮用酒量的标准化表示,用 g 或 mg 比千克(kg)体重[g(mg)/kg]计算。一个人一次能喝多少酒,根据体质的差异和对酒精耐受能力的大小而定,一般说来,身体健康者比病、弱者喝得多,青壮年比老年人喝得多。有饮酒习惯的国家已经对酒精产生耐药性的人,饮酒量可以超过正常人饮酒量的 1～2 倍。

二、主要药物的作用、成瘾表现和防治

(一)药理作用

1. 对神经系统的作用 酒精是中枢神经系统抑制剂,随着浓度的加大,抑制的范围不断扩展,由皮层开始,逐渐往下,最后达到延髓中枢。酒精最先减弱的是大脑皮层的抑制过程,使兴奋过程相对地占了优势,再扩散到已经失去皮层抑制影响的皮层下中枢,往往易放纵在正常情况下被克制的行为,使大脑皮层的高级神经活动功能受到影响。

2. 对行为和情感的作用 酒精对行为和情感的作用常具有特殊的刺激作用,如显著的欣快体验。酒精的脱抑制作用,使人体会到宁静缓和,又体会带刺激性的兴奋,增加一种新奇的欣快情绪。过量饮酒醉后可出现情绪失控。

3. 其他药理作用

(1)对胃肠道的作用:小剂量的酒精可刺激唾液和胃酸的分泌,增加肠的蠕动。其浓度在 6% 左右时,产生的局部作用是抑制胃的排空活动;在 12% 以上时,可以出现局部的刺激作用;超过 20% 会发生胃黏膜等组织损伤。高浓度酒精对胃肠道功能产生抑制作用。

(2)对心血管和呼吸系统的作用:酒精可直接抑制血管运动中枢的皮肤血管部分,使外周皮肤血管扩张,增加心率与呼吸频率。大量的酒精可轻微地减少冠状动脉血流量,还可以损伤心肌。

(3)对泌尿生殖系统的作用:酒精抑制抗利尿激素,饮酒后尿的生成增多。性器官组织可以被酒精损伤,大剂量酒精能破坏女性生殖能力,并能抑制分娩和哺乳期内子宫收缩能力。对男性,可以使精细胞活力减弱,并发生结构改变,因而降低生育能力。

酒精还能促使脂肪在肝细胞内沉着,久之可以形成脂肪肝或肝硬化。

(二)滥用者的临床表现

1. 耐受性 饮用小剂量可以使人产生欣快、兴奋和轻松的作用,从而诱使人们经常饮用。只有增加酒量才能保持以上的状态,故越饮酒量越大,形成了对酒精的耐受性。

2. 依赖性 长期大量饮酒的人形成了心理上对酒的渴望,喝不到酒时就不舒服,于是就利用一切手段去获得酒类。对饮酒的控制能力显著降低,形成了对酒需求的一种强烈嗜好,最终形成了对酒类的依赖。一般多在5~10年内形成,妇女和青少年要快些。

3. 戒断反应 长期大量饮酒者,突然停饮,会发生戒断症状,主要出现震颤,首先是手和手指活动时明显震颤,出汗、焦虑不安、烦躁易激怒、心跳过速、身体各部位的疼痛,甚至出现精神症状,如幻觉等。

(三)酒依赖的形成因素及其病理变化

1. 酒依赖的原因

(1)家族性:酒依赖不是遗传性疾病,但是酒依赖的家庭容易再出现酒依赖的患者。

(2)人格因素:据研究,各种人格不健全又缺乏社会适应技能的人,多难以克服生活中的困难,又易受到酗酒者的引诱,常用醉酒方式逃避现实和追求快感,易形成对酒的依赖。这些人占形成酒依赖的较大比例。

2. 酒依赖者的中枢神经系统的变化 经研究发现,嗜酒者左脑的功能受到明显的损害,右脑半球被迫放弃本身一些功能来代偿左脑半球被损害的功能。时间久了,导致右脑半球负担过重,以致功能大大降低,加快了全脑的衰退速度。

3. 酒依赖对躯体的损害

(1)消化系统的损害:胃黏膜充血水肿、炎症、糜烂、萎缩、斑片状出血、细胞组织变性。

(2)对心脏血管的损害:18%的酒依赖者有心电图改变,动脉硬化发生早,50%酒依赖者血压升高。

(3)泌尿生殖系统的损害:13%的嗜酒者,肾脏有肿胀甚至萎缩。酗酒影响性功能,使生育能力下降。

(四)酒中毒的临床表现

1. 急性酒中毒 一个成年人,每千克体重酒精含量达0.8g(0.8g/kg),相当于标准饮酒量的4倍,即可出现明显的醉酒状态。6倍剂量(1.2g/kg)时,出现严重的酒中毒现象,意识不清,瞳孔中等散大,眼球震颤。10倍剂量(2g/kg)时,充分表现为酒中毒性昏迷、大小便失控。超过16倍剂量(3.2g/kg)时,发生深层感觉丧失、深昏迷。人的最低酒精致死量大约为3.2~6.4g/kg。

2. 慢性酒中毒 慢性酒中毒是在精神与躯体对酒产生严重依赖的基础上发展而成的,患者自我控制能力减弱,无法节制其饮酒行为,性情变得暴躁,生活懒散,人格及心理活动呈现进行性变化,不能适应社会生活、不能继续工作。

(五)急性酒中毒诊断

诊断急性酒中毒的要点如下:

1.饮酒史　发生症状以前曾经饮酒,饮酒量足够引起相应症状。

2.适应不良性行为改变　如控制不住性冲动或攻击行为,情绪变化大,判断力受损,社交或职业功能受损。

3.至少出现以下5项中之1项　说话含糊不清;共济失调;步态不稳;眼球震颤;面色发红或发青。

4.排除其他躯体疾病或精神疾病。

(六)急性酒中毒治疗

对一般的醉酒者,要点在于加强监护,防止意外,无须药物治疗,劝其安静入睡,等待自然清醒。

恶心呕吐严重以致失水者,或出现低血糖现象、大汗淋漓、神志不清者,常有必要静脉输液,补充葡萄糖、电解质及维生素等。

对兴奋躁动者可善言安慰,必要时约束,待其入睡。严重兴奋躁动,难以控制时,可以安定注射液10mg稀释,缓慢静脉注射。

醉酒者体温散发加快,要注意保暖。

纳洛酮可试用于酒中毒昏迷之催醒,以0.4mg静脉注射,宜缓慢。

(七)慢性酒中毒诊断

经过换算,平均每日摄入量超过纯酒精80g,我们便称之为"无节制饮酒",就有可能向慢性酒中毒发展。

判断无节制饮酒的标准是危险饮酒量,白酒、果酒、啤酒均按度数换算。

严格说来,无节制饮酒还算不得是真正的慢性酒中毒。此时,身体依赖性尚未产生,可逆性还相当大,很多人在此阶段悬崖勒马,戒酒成功。无节制饮酒可视为酒滥用,它已经危害了身心健康,给工作、学习、家庭和人际关系带来了不利的影响。

酒依赖:从经常性饮酒发展到酒依赖大约要经过10～20年。女性的发展过程比男性快。青少年更快,只要4年左右。

酒依赖是真正的慢性酒中毒,其明确标志是出现戒断症状和遗忘现象。

1.单纯性酒戒断症状(uncomplicated alcohol withdrawal)　酒依赖者连续多日大量饮酒,突然停止饮酒或减少了饮酒量,数小时之内,出现两手、舌或眼睑的粗大震颤,同时伴有以下诸项中之一项或多项:恶心或呕吐;全身不适或虚弱;自主神经功能亢进,诸如心搏加快、出汗、血压上升等;焦虑;情绪低落或易激惹;一次性的幻觉或错觉;头痛;失眠。

单纯性酒戒断症状的轻重程度悬殊。营养不良、疲劳、事先存在的抑郁,以及躯体疾病可以加重症状。

及时饮酒,可使戒断症状缓解。如继续断酒,这些症状于第二天达到高峰,然后开始好转,于5～7d缓解。

2.局限性遗忘现象(blackout)　酒依赖者可发生遗忘现象,随着病程的进展越来越频繁。遗忘现象多种多样,最常见数小时的局限性遗忘,当时虽可完成复杂的有目的之行动,事后却一点也记不起来,或者记得一部分。记忆力下降是明显的。遗忘现象可视为由酒滥用进展为酒依赖的信号之一。

(八)慢性酒中毒治疗

慢性酒中毒的治疗应分为两个部分,第一部分是戒断症状及各种精神障碍的临床治疗,第二部分是永远戒酒的问题。

1.单纯性酒戒断症状的治疗　对酒依赖者应作详细体格检查,以免在戒断阶段出现严重并发症。如果患者身体状况还可以,而酒依赖程度不深,戒断症状一般不严重,只需加强营养,保证睡眠,多作支持鼓励,便能顺利渡过,一周左右转入恢复期。

如果症状严重,标准用药是苯二氮䓬类。这类药物能够缓解焦虑紧张情绪,保证睡眠,减轻震颤,防止呕吐和癫痫大发作。第一天分多次将剂量用足,然后在一周左右将药减完,减量法先快减,后慢减。以地西泮为例,第一天日用量可为 30~40mg,分 3 或 4 次口服或肌内注射,第二天日用量 20mg,第三天 10mg,其后再慢减。

2.酒戒断谵妄的治疗　治疗原则与单纯性酒戒断症状相同。当谵妄严重,患者兴奋躁动时,要加以约束并使用抗精神病药物。

3.酒中毒幻觉症的治疗　加强护理,防止伤人自伤等事故,选用抗精神病药物治疗。

(九)永远戒酒

慢性酒中毒患者必须永远戒酒,可是难度很大。以下方法取得了一定程度的成效:

1.药物戒酒　酒畏(sisulfiram)破坏醛脱氢酶。饮酒者血液内的乙醇在肝内氧化成乙醛,由于醛脱氢酶缺乏,不能进一步代谢,造成体内乙醛蓄积,引起一系列很难受的反应。酒依赖者在完全断酒,戒断症状消除之后,如果永远断酒的动机强烈,又完全了解酒畏的作用性质,可以开始服用酒畏。因为自己知道服酒畏期间是一定不能饮酒的,这就加强了戒酒的保证,不致因一时软弱,重蹈覆辙。

在体内完全没有酒的情况下才能开始服用酒畏,每日口服 250mg,如能坚持一年,大致可以认为其戒酒较有保证。

2.康复措施　动员家庭和社会力量,帮助依赖者永远断酒,要点在于使大家都认识到酒的危害,尤其要动员患者本人的积极性。

(朱新波)

复习思考题

一、名词解释

1.药物滥用

2.冷火鸡法

二、是非题(正确填 A,错误填 B)

1.戒断症状的出现表明已经形成了精神依赖性。　　　　　　　　　　　　　　(　　)

2.可乐定脱瘾法适用于对海洛因依赖程度严重的患者。　　　　　　　　　　(　　)

3.纳屈酮可预防复吸的原因是治疗戒断症状,减少痛苦。　　　　　　　　　(　　)

4.麻醉药品是指麻醉性镇痛药、可卡因、大麻等。　　　　　　　　　　　　(　　)

三、单选题

1.目前我国麻醉镇痛药依赖患者的脱瘾疗法包括　　　　　　　　　　　　(　　)

A. 冷火鸡法　　　　　B. 美沙酮替代递减法　　　C. 心理干预

D. 纳屈酮预防治疗　　E. 以上都对

2. 苯二氮䓬类过量中毒的特异性拮抗药是　　　　　　　　　　　　　　（　　）

A. 尼可刹米　　　　　B. 纳洛酮　　　　　　　　C. 氟马西尼

D. 肾上腺素　　　　　E. 氨茶碱

3. 吗啡急性中毒的特异性拮抗药是　　　　　　　　　　　　　　　　　（　　）

A. 阿托品　　　　　　B. 氯丙嗪　　　　　　　　C. 喷他佐辛

D. 纳洛酮　　　　　　E. 可乐定

4. 对海洛因产生精神依赖的最主要特征是　　　　　　　　　　　　　　（　　）

A. 欣快感　　　　　　B. 强迫性觅药行为　　　　C. 戒断症状

D. 幻觉　　　　　　　E. 中枢兴奋

四、问答题

1. 阿片类药物常见脱瘾方法有哪些?

2. 如何判断急性酒中毒?

3. 简述阿片类药物滥用和阿片类药物依赖的诊断标准。

第九章

精神分裂症的药物治疗

→ **重点内容**

1.精神分裂症的临床表现与分型。
2.精神分裂症的发病机制。
3.抗精神病药物的分类与药理学特点。
4.精神分裂症的药物治疗。

二维码 9-1
教学 PPT

精神分裂症(schizophrenia)是一组病因未明的功能性精神障碍疾病,发病率约为0.3%~0.7%,多发于青壮年(16~30 岁),临床表现为症状各异的综合征,呈现思维、情感和行为等多方面的障碍。患者的精神活动不协调且脱离现实,一般意识清晰,智能尚可,在疾病发展过程中会出现认知功能的损害。起病缓慢,也可急性发病且发展迅速,病程迁延呈进行性,反复发作、加重或恶化,可最终导致精神衰退和残疾,但据统计超过 1/5 的患者经合理治疗后可痊愈或基本痊愈。

第一节 精神分裂症的临床表现与发病机制

一、临床表现

精神分裂症的临床症状复杂多样,个体间存在差异,即使是同一患者在疾病的不同阶段症状也各异。

1.感知觉障碍,突出表现为幻觉,包括幻听、幻视、幻嗅、幻味及幻触等,以幻听最为常见,以言语性幻听为主,内容涉及争议、议论、评论或命令。幻觉体验具体生动。

2.思维障碍,包括思维形式障碍和思维内容障碍。思维形式障碍以联想过程障碍为主,缺乏连贯性和逻辑性,表现为思维松弛、逻辑倒错、诡辩和破裂性思维;妄想是最常见、最具特征的思维内容障碍形式,内容以关系妄想、被害妄想和影响妄想最为常见,与患者的生活经历、教育背景等相关。其中,被害妄想较多见(超过80%)。

3. 情感障碍,以情感淡漠、情感反应与思维内容不协调最为常见。情感淡漠表现为对周围朋友与亲人的漠不关心,后期患者可丧失与周围环境的情感联系。少数患者出现情感倒错。此外,精神不协调性兴奋、易激惹、抑郁及焦虑等也较常见。

4. 意志和行为障碍,多数患者的意志减退甚至缺乏,表现为活动减少,离群独处,行为被动,缺乏应有的积极性和主动性,对工作和学习兴趣减退,执行能力降低。另外,患者也可表现出紧张综合征,以全身张力增加而得名,包括紧张性木僵和紧张性兴奋,两者可交替出现。

5. 认知功能障碍,是精神分裂症的原发症状,发生率约为85%,与其他精神病性症状之间存在一定相关性,主要表现在注意功能障碍,患者注意力无法集中或过度分散;记忆力衰退,短时和长期记忆能力均受累;抽象思维障碍,概念分类、概括、判断、推理以及解决问题的决策能力均发生障碍;信息整合障碍,患者无法通过整合已有的知识背景缩短信息加工过程。

精神分裂症的临床症状可分为三个症状群。临床上采用阳性和阴性症状量表(PANSS)进行评价:阳性症状、阴性症状和认知症状,见表9-1。阳性症状是正常精神功能的异常或亢进,包括感知觉、思维障碍、行为障碍等;阴性症状是正常精神功能的减退或缺失,包括情感平淡/冷漠、兴趣缺乏、注意力障碍、失语(语言贫乏)、无快感等;认知功能

表 9-1　精神分裂症的阳性、阴性和认知症状

阳性症状	阴性症状	认知症状
• 妄想	• 情感平淡	• 注意功能障碍
• 幻觉	• 丧失兴趣:	• 记忆力衰退
• 语无伦次	情感贫乏	• 抽象思维障碍
• 行为紊乱	失语	• 信息整合障碍
• 紧张性行为	意志力缺乏	

能障碍较为隐匿,难以辨别,指个体认识事物和现象的能力发生缺陷。

二、临床分型

与其他疾病不同,精神分裂症的诊断主要依赖于病史及量表评估,无可用的诊断测试或生物标志物,鉴别诊断标准包括中国精神障碍分类与诊断标准(CCMD-4)、美国的《精神障碍诊断和统计手册》(DSM-5)、国际疾病统计分类和有关健康问题(ICD-10)。CCMD-4中将精神分裂症分为以下几个亚型:

1. 偏执型(paranoid schizophrenia),又称为妄想型,是精神分裂症最常见的一个类型,多起病于中青年或更大龄(30岁以后)。症状以妄想为主,主要包括关系妄想、被害妄想等,常伴有幻觉,以听幻觉较为多见。患者较少出现显著的人格改变和衰退,日常生活可自理,自发缓解少见,但治疗效果较好。

2. 青春型(hebephrenic schizophrenia),青年期急性或亚急性起病多见。以情感改变为突出表现,情感倒错、情绪不稳定、喜怒无常;思维破裂、言语增多且杂乱无章,可有片段离奇的幻觉妄想;行为幼稚、怪异、愚蠢,常冲动打人毁物。患者的本能活动(性欲、食欲)常亢进。虽可自发缓解,但大多呈反复发作,生活难以自理,预后欠佳。

3. 紧张型(Catatonic schizophrenia),少见,多起病于青壮年,起病急,发作性病程,以紧张性综合征为主要特征,表情淡漠和行为抑制,其中紧张性木僵多见,可与不协调性精神运

动性兴奋交替出现,突现暴烈行为,毁物伤人。可自行缓解,一般治疗效果较理想。

4. 单纯型(Simple schizophrenia),发生率约 2%,常于青少年期隐袭起病,病程发展缓慢(至少 2 年),以思维贫乏、情感淡漠或意志减退等阴性症状为主,无明显的阳性症状。病情严重时社会功能严重受损,趋向精神衰退,预后较差。

5. 未定型(Undifferentiated schizophrenia),又称未分化型,有明显阳性症状,该型具有上述某种类型的部分特点,或是具有上述各型的一些特点,又名混合型或未分型。

6. 其他型或待分类的分裂症,符合分裂症诊断标准,但不符合上述各类型的诊断标准,如儿童分裂症、晚发性分裂症等。

除 CCMD-4 所述分型以外,DSM-5 和 ICD-10 中还包括残留型精神分裂症(residual schizophrenia),活动期以阳性症状为主,之后迅速转入以阴性症状为主的非特征表现的人格缺陷,也叫缓解不全残留型,一般不影响日常生活自理能力,但社会功能缓慢减退。

三、病因及发病机制

精神分裂症的病因至今未明,但通常被认为是多因素共同作用的结果,例如遗传、神经发育异常、社会心理因素、家庭教养环境、生活事件、个人性格等。与药物治疗相关的研究则主要集中在神经生化方面,衍生出的假说颇多,以单胺类、氨基酸类神经递质、神经肽等最具有代表性。

(一)多巴胺(DA)功能亢进学说

20 世纪 60 年代提出了精神分裂症的 DA 假说,认为精神分裂症是由于中枢 DA 系统功能亢进所致,但只有中脑-边缘和中脑-皮层的 DA 功能亢进得到了广泛的认可。当中脑-边缘系统多巴胺能通路亢进时,边缘系统的 D_2 多巴胺受体功能亢进导致阳性症状。许多研究资料支持这一假说:①拟精神病药物苯丙胺可抑制中枢突触部位 DA 的再摄取,导致突触间隙 DA 含量增加,使正常人发生与急性偏执型精神分裂症类似的症状,包括幻觉、妄想和思维障碍等,可加重原有精神分裂症患者的症状。②采用同位素标记法,发现患者基底神经节和伏隔核 D_2 受体数量增加,与患者的阳性症状呈正相关。另外,DA 的代谢产物高香草酸血浆浓度与患者的精神症状呈正相关。③利用核素标记的 DA 配体对患者脑内 DA 受体进行定量,通过正电子发射计算机断层扫描(PET)检测,发现患者苍白球中 D_2 受体数目较正常人高。

(二)5-羟色胺(5-HT)学说

中枢 5-HT 能神经元沿脑干的中缝核分布,影响涉及多个生理系统,参与睡眠、心境、食欲等多种功能的调节。20 世纪 50 年代,Wolley 等学者研究发现 5-HT 结构类似的药物可以改变动物的行为,亦能导致人的思维紊乱,因而首次提出精神分裂症与 5-HT 的代谢障碍有关。近几年来,非典型抗精神病药的研发得到了较快的发展,这些药物的共同特点是:除了对中枢神经系统中 DA 受体有拮抗作用外,还对 5-羟色胺 $5-HT_{2A}$ 受体有很强的拮抗作用。$5-HT_{2A}$ 受体可能与情感、行为控制及调节 DA 释放有关。$5-HT_{2A}$ 受体激动剂可促进 DA 的合成和释放,而 $5-HT_{2A}$ 受体拮抗剂可使 DA 神经元放电减少,并能减少中脑-皮质及中脑-边缘系统 DA 的释放,其抗精神病作用及较少的锥体外系反应可能与此有关。大量临床研究结果提示,非典型抗精神病药物对阳性和阴性症状都有效,可能就是由于它们对 5-HT 有相对高的亲和力,而 5-HT 神经元传递也可调节 DA 的激动和释放。以上提示 5-HT

在精神分裂症病理生理机制中,起着重要作用。

(三)谷氨酸水平低下

谷氨酸是最重要的中枢神经系统兴奋性递质,向基底核和边缘系统以及额叶皮质投射,整合来自初级感觉区和其他皮质联络区的信息。多种精神分裂症的症状均源于皮质整合功能的障碍。使用放射配基结合法及磁共振波谱技术,发现与正常人群相比,精神分裂症患者前额叶和丘脑的谷氨酸受体(NMDA受体)密度和数量显著降低。谷氨酸受体非竞争性拮抗剂如苯环己哌啶(PCP)可使正常受试者出现类精神分裂症表现,包括幻觉、妄想等阳性症状和情感淡漠、退缩等阴性症状。

除了上述几个主要假说,精神分裂症病因学方面的研究还涉及内啡肽、促甲状腺激素释放激素、促肾上腺皮质激素、促肾上腺激素释放激素、胆囊收缩素、生长抑素以及神经肽Y等。虽然研究发现它们与精神分裂症具有密切联系,但在精神分裂症发病中的作用仍无定论。

第二节　常用抗精神病药物

抗精神病药物(antipsychotic drugs),又称为神经阻滞剂,用于治疗精神病性症状,分类见表9-2。

根据药物作用机制,常将抗精神病药物分为两大类。

(一)第一代抗精神病药(典型抗精神病药)

最早于1952年上市,以氯丙嗪为代表,通过拮抗D_2受体而阻断中脑-边缘和中脑-皮质系统DA通路,发挥抗精神病作用,对阳性症状有明显疗效。依据临床作用特点,又可进一步分为低效价和高效价。前者以氯丙嗪为代表,镇静作用强、抗胆碱能作用明显、锥体外系副反应较轻,但治疗剂量较大,对心血管和肝脏毒性较大;后者以氟哌啶醇、三氟拉嗪为代表,抗幻觉、妄想作用较突出,无镇静、抗兴奋作用,锥体外系副作用较严重,有效剂量较小,对内脏功能的毒性作用相对较轻。

(二)第二代抗精神病药(非典型抗精神病药)

第二代抗精神病药的开发给精神病

表 9-2　抗精神病药物分类

类　别	代表药物
第一代抗精神病药物	
吩噻嗪类	
	氯丙嗪
	奋乃静
	氟奋乃静
	三氟拉嗪
丁酰苯类	氟哌啶醇
苯甲酰胺类	舒必利
硫杂蒽类	氯普噻吨
	氯哌噻吨
	氟哌噻吨
二苯丁酰哌啶类	五氟利多
	氟司必林
第二代抗精神病药物	
二苯二氮䓬类	氯氮平
	奥氮平
苯甲酰胺类	氨磺必利
苯异噁唑类	利培酮
	帕利哌酮
喹啉酮类	阿立哌唑
	依匹哌唑
二苯硫氮䓬类	喹硫平
	佐替平
苯异噻唑哌嗪类	齐哌西酮

患者的治疗带来了新的希望,包括氯氮平、奥氮平、氨磺必利、利培酮等。这类药物既能拮抗
D_2受体,还能同时拮抗5-HT受体,因此与第一代抗精神病药相比,呈现出多方面的优势:
对急性发作具有更好的疗效;改善阳性、阴性症状和认知功能障碍治疗作用强;不良反应相
对较少,如较少或不会引起锥体外系反应、迟发性运动障碍,无需配合抗胆碱药物使用;较少
或不引起催乳素水平升高等。

　　第二代抗精神病药物已经在很大程度上取代了第一代药物。然而,近期研究也对第二
代抗精神病药物的优势提出了质疑。研究结果显示,氯氮平、奥氮平、氨磺必利和利培酮对
阳性和阴性症状的治疗作用优于第一代抗精神病药物;阿立哌唑、佐替平、齐拉西酮和舍吲
哚的作用与第一代抗精神病药物相当;喹硫平的作用弱于第一代抗精神病药物。因此,也提
示我们,在选择药物治疗方案上,不应对新型药物有所偏好,应视具体病情对症选择疗效最
佳的药物。

　　根据药物的化学结构,可将抗精神病药物分为吩噻嗪类、丁酰苯类、苯甲酰胺类、硫杂蒽
类、二苯丁酰哌啶类、二苯二氮䓬类、苯甲酰胺、苯异噁唑类、喹啉酮类等,见表9-2。

抗精神病药物的体内代谢对疗效、药物的相互作用以及毒性起着决定性作用。生物转化和合成反应是最常见的代谢形式。其中,生物转化反应包括氧化、还原和水解;与内源性化合物结合则是合成反应的主要形式。细胞色素氧化酶系(CYP)是生物转化反应中的重要代谢酶系,可分为18个家族,其中CYP1、CYP2和CYP3主要参与代谢外源性物质。许多抗精神病药物主要在肝脏由CYP代谢。由于存在不同的亚型,且具有基因多态性,个体和种族间差异明显,同时受到联合应用药物的抑制或诱导。因此,在制定药物治疗方案时需考虑剂量的个体化和药物间的相互作用。部分经CYP酶系代谢的抗精神分裂症药物见表9-3。

表 9-3　部分主要经 CYP 酶系代谢的抗精神分裂症药物

典型抗精神病药	CYP1A2	CYP2D6	CYP3A4
氯丙嗪	□	△	
奋乃静		△	
氟哌啶醇	□	△	□

非典型抗精神病药	CYP1A2	CYP2D6	CYP3A4
氯氮平	□	□	□
奥氮平	□	□	
氨磺必利			
利培酮		□	□
帕立哌酮			
阿立哌唑		□	□
喹硫平			□
佐替平	□		
阿塞那平	□	△	
齐拉西酮			□

注:□表示底物;△表示抑制剂。

一、典型抗精神病药

氯丙嗪

　　氯丙嗪又名冬眠灵(wintermine),是吩噻嗪类药物的典型代表,主要阻断脑内 DA 受
体,这是其抗精神病作用的主要机制,也是长期应用产生严重不良反应的基础。氯丙嗪还能
阻断 α 肾上腺素受体和 M 胆碱受体,因而其药理作用广泛。

【体内过程】

　　口服吸收慢而不规则,肌注吸收迅速。治疗精神分裂症的有效浓度为 $100\sim300ng/ml$。

不同患者之间的血药浓度、临床效应存在较大个体差异。单次口服药效持续时间为 6h
左右。

口服生物利用度为 32％,血浆蛋白结合率为 90％～99％,脑脊液中的浓度是血浆浓度
的 10 倍。$t_{1/2}$ 约为 30h,大部分在肝内以氧化或与葡萄糖醛酸结合的方式代谢。因其脂溶性
高,易蓄积于脂肪组织中,停药 6 个月后仍可从尿中检出氯丙嗪代谢物。肝脏疾病并不明显
影响其半衰期。

【药理作用及作用机制】

1.抗精神病作用　目前认为氯丙嗪通过阻断中脑-边缘系统和中脑-皮质
系统的 D_2 样多巴胺受体而发挥抗精神病作用。而阻断网状结构上行激活系
统的 α 肾上腺素受体,则与镇静安定的作用有关。正常人服用治疗量后,出现

二维码 9-2
抗精神病药
药理作用

安静、活动减少、感情淡漠、注意力降低、对周围事物不感兴趣等反应。安静时
可诱导入睡,但易被唤醒。精神病患者服药后,在不过分抑制的情况下,可迅
速控制躁狂症状,减少或消除幻觉、妄想等症状,使思维活动及行为趋于正常。
对抑郁无效,甚至可使之加剧。

2.镇吐作用　氯丙嗪具有较强的镇吐作用。小剂量可抑制延髓催吐化学感受区的 DA
受体,大剂量时可直接抑制呕吐中枢。但对前庭刺激引起的呕吐无效。对顽固性呃逆有效。

3.降温作用　氯丙嗪对下丘脑体温调节中枢有很强的抑制作用,降低体温调节功能,不
仅降低发热患者的体温,也能降低正常体温。此点与一般解热药不同,后者只降低发热体
温,而不降低正常体温。氯丙嗪的降温作用随外界温度而变化,环境温度愈低其降温作用愈
明显,与物理降温同时运用具有协同作用;在炎热的天气,氯丙嗪反可使体温升高,这是干扰
了机体正常散热的结果。

4.对自主神经系统的作用　氯丙嗪能阻断 α 肾上腺素受体,可致血管扩张、血压下降,
大剂量时可引起体位性低血压;对 M 胆碱受体的阻断作用较弱,可引起口干、便秘和视物模
糊等不良反应。

5.对内分泌系统的影响　可阻滞结节-漏斗系统中的 D_2 受体,使血中催乳素浓度增高,
出现乳房肿大和泌乳。抑制促性腺激素释放、促皮质素及促生长激素分泌,延迟排卵。氯丙
嗪也可抑制垂体生长激素的分泌,故可试用于巨人症的治疗。

【临床应用】

1.治疗精神病　对阳性症状疗效显著(以精神运动性兴奋和幻觉妄想为
主),尤其对急性患者效果显著,但不能根治。对慢性精神分裂症患者疗效较
差,对阴性症状效果较弱,甚至加重病情。另外,可用于治疗其他精神病的兴
奋躁动、紧张不安、幻觉、妄想等症状。

二维码 9-3
临床应用
与不良反应

2.镇吐　几乎对各种原因引起的呕吐有效,也可治疗顽固性呃逆。但对
晕动病的呕吐无效。

3.低温麻醉与人工冬眠　用于低温麻醉时可防止休克发生。人工冬眠时,与哌替啶、异
丙嗪配成冬眠合剂用于创伤性休克、感染性休克、烧伤、高烧及甲状腺危象的辅助治疗。

【不良反应】

由于氯丙嗪的药理作用广泛,所以不良反应也较多,并且涉及各个系统。

1.中枢神经系统　主要有乏力、嗜睡,有时可引起抑郁状态,用药时应注意。长期大剂

量应用时可引起锥体外系反应,是药物治疗时最常见的不良反应,包括 4 种临床表现,如急性肌张力障碍、静坐不能、类帕金森症和迟发性运动障碍等。其中迟发性运动障碍主要表现为不自主的刻板运动,停药后仍长期不消失,抗胆碱能药物会促进和加重该反应,应避免使用。

2.心血管系统   常见体位性低血压,氯丙嗪静脉注射时最容易出现体位性低血压。严重病例应输液并给予去甲肾上腺素、间羟胺(阿拉明)等升压。另外,还会出现心电图异常、心律失常。

3.代谢和内分泌   女性常见乳房肿胀、泌乳、闭经和性欲减退。男性可见乳房发育、阳痿和射精困难。体重增加也较常见,与食欲增加和活动减少有关,患者应节制饮食。

4.消化系统   主要有口干、上腹部不适、便秘。对肝功能有一定影响,常见谷丙转氨酶(ALT)升高,往往无明显症状,轻者不必停药。偶可引起胆汁淤积性黄疸、肝大,停药后可恢复。

5.过量中毒   一次服用过量氯丙嗪可引起急性中毒,患者出现昏迷、低血压以及心律失常、体温降低等,此时应立即进行对症治疗和支持治疗。

【禁忌】

氯丙嗪能降低惊厥阈,诱发癫痫,故有癫痫及惊厥史者禁用;肝功能严重减退者、青光眼患者、乳腺增生症和乳腺癌患者禁用。

【用法与剂量】

急性期有效治疗量为 200~600mg/d。常用有效量为 400mg/d,宜从小剂量开始,缓慢加量;恢复期巩固治疗以原有效量为宜,维持期剂量可酌情减至 200mg/d。治疗 6~8 周疗效不佳可换用其他不同化学结构的典型药物或非典型药物。

奋 乃 静

奋乃静(perphenazine)的药理作用与氯丙嗪相似,抗精神病的效价比氯丙嗪强 6~10 倍,镇吐作用较强,镇静作用较弱。适用于老年或伴有躯体疾病患者。用于治疗各类型的精神分裂症,对偏执、紧张型的疗效较好,控制兴奋和躁动效果不如氯丙嗪。不良反应与氯丙嗪类似,包括锥体外系反应、口干、便秘、直立性低血压等。口服常用剂量为 4~8mg,每天 3 次;重症患者可增至每天 30~60mg。

三氟拉嗪

三氟拉嗪(trifluoperazine)达峰时间为 2~4h,单次给药作用可持续 24h。药理作用与氯丙嗪相似,但抗精神病作用与镇吐作用均比氯丙嗪强。其作用出现快而持久,催眠及镇静作用较弱,尚有抗组胺及抗抽搐作用。可引起心电改变,偶见粒细胞缺乏或再生障碍性贫血。开始时口服剂量 5mg,每日 2 次,然后根据需要和耐受情况调整至每日 15~20mg,重症患者可至 40mg。

氟哌啶醇

氟哌啶醇(haloperidol)是第一个合成的丁酰苯类药物,化学结构与吩噻嗪类完全不同,但其药理作用和临床应用与吩噻嗪类相似。口服、肌内注射分别于 5h 和 20min 后达峰,$t_{1/2}$

为 12～36h。抗焦虑症、抗精神病的作用强而持久;镇吐作用亦较强;镇静作用弱。注射剂常用于处理精神科的急诊问题(兴奋躁动)。心血管和肝脏副作用轻,因此适用于老年或伴有躯体疾患的精神病患者。小剂量可用于治疗儿童多发性抽动与秽语综合征。长效注射制剂,每月注射一次,适合依从性差的患者。锥体外系反应常见。成人开始口服剂量与维持剂量为 2～4mg,每天 2～3 次,可逐渐增加至每日 8～12mg。儿童或者老年人的剂量宜减半。

舒 必 利

舒必利(sulpiride)为苯甲酰胺类药物。口服吸收较慢,3～8h 达血浆峰浓度,透过血-脑屏障略困难,$t_{1/2}$ 约 8h。舒必利是选择性 D_2 受体阻断剂,主要作用于边缘系统,对纹状体 DA 受体作用较弱,临床引发锥体外系反应较其他典型抗精神病药物弱。对伴发抑郁症状的精神分裂症可选用。主要的不良反应为内分泌改变,如体重增加、泌乳、闭经、性功能减退。低剂量(200～600mg/d)有一定抗焦虑抑郁作用。治疗阳性症状的剂量可高于 1000mg/d。静脉滴注 200～600mg/d,连续 1～2 周,有较好的缓解紧张症的疗效。

五 氟 利 多

五氟利多(penfluridol)属二苯丁酰哌啶类衍生物,口服后 12h 血药浓度达峰,7d 后可达稳态浓度。以进出脑组织较慢为主要特点,作用时间较长。五氟利多的 $t_{1/2}$ 是 65～70h,一次用药疗效可维持一周。适用于依从性不良或用药不便的患者,主要用于慢性精神分裂症的维持治疗,预防复发。不良反应与氯丙嗪类似。常用剂量为每周 20～60mg,重症或者耐受者可增加至每周 250mg。

二、非典型抗精神药物

氯 氮 平

氯氮平(clozapine)是第一个非典型抗精神病药,属于二苯二氮䓬类药物,对精神分裂症的阳性和阴性症状均有治疗作用,是目前国内应用最广的抗精神病药之一。

【体内过程】

口服吸收迅速而完全,服药约 2h 后达血浆峰浓度,血浆蛋白结合率达 95%,$t_{1/2}$ 大约是 12h,一周后达稳态血浆浓度。氯氮平的血浆浓度个体差异很大,服用同一剂量血浆浓度差异可达 45 倍,女性血浆浓度轻度高于男性,吸烟者轻度低于非吸烟者,老年人可能比年轻人高出约两倍。急性氯氮平过量中毒或氯氮平治疗出现严重不良反应的时候,监测氯氮平血浆浓度可能有帮助。氯氮平主要在肝脏经去甲基和氧化代谢,80% 以代谢产物形式从尿液或粪便中排泄,不足 5% 的母体药物在尿中以原形存在。

【药理作用及作用机制】

氯氮平对多种受体包括多巴胺 D_1、D_2、D_4 受体、5-羟色胺 $5-HT_{2A}$、$5-HT_{2B}$ 受体、肾上腺素 α 受体和胆碱 M 受体有亲和性,对 $5-HT_2$ 受体亲和性大于与 D_2 受体的亲和性,氯氮平能特异性阻断中脑-边缘系统和中脑-皮层系统的 D_4 受体;对黑质-纹状体系统的 D_2 和 D_3 受体几无亲和力,这可能与其高效且锥体外系反应发生率低的作用有关。由于氯氮平不与结节漏斗系统的 D_2 受体结合,故其少或不影响血清催乳素的含量。

【临床应用】

适用于治疗精神分裂症,对精神分裂症的阳性或阴性症状及难治性精神分裂症有较好疗效。还可用于严重迟发性运动障碍及锥体外系不良反应发生阈值低的患者。但由于其有导致粒细胞减少的不良反应,故不作为首选药。

【不良反应】

常见的有头痛、头昏、过度镇静、多汗、流涎、恶心、呕吐、便秘、体重增加等。严重的不良反应是粒细胞减少或缺乏症,其发生率大约是其他抗精神病药物的 10 倍。也有血小板减少症的报道。

【用法与用量】

初始剂量为 12.5mg/次,每日 1～2 次。适应后每日增加 5～50mg,直至第 2 周末达到每日 300～450mg。随后用药剂量的增加每周不超过 1～2 次;每日最大剂量不应超过900mg。如果治疗中断 2d 或 2d 以上,必须重新以 12.5mg/次、每日 1～2 次的初始剂量开始。

奥 氮 平

奥氮平(olanzapine)由氯氮平改造而来,口服后 5～8h 达血浆峰浓度,半衰期为 30～38h。奥氮平的药理作用与氯氮平类似,最大优点就是具有氯氮平相似疗效但没有典型的氯氮平样不良反应,如粒细胞缺乏症。对精神分裂症阳性或阴性症状均有较好的疗效。主要的不良反应为头晕、嗜睡、便秘、体位性低血压,锥体外系症状的危险较低。食欲增加、体重增加明显是影响治疗的主要原因之一。开始剂量为每天 10mg,根据疗效可加量至每天15mg 或以上,肝肾功能不全者谨慎加量。

氨磺必利

氨磺必利(amisulpride)于口服后 1h 和 3～4h 先后出现两个吸收峰,$t_{1/2}$ 约为 12h。很少经肝脏代谢,血浆蛋白结合率低,主要以原形从尿中排泄。它是一种选择性多巴胺 D_2 和 D_3 受体拮抗剂,而对 5-HT 受体、肾上腺素受体、M 受体亲和力较低。氨磺必利具有独特的临床疗效,低剂量条件下 50～300mg/d,以阻断 D_2 和 D_3 突触前受体为主,可缓解阴性症状;高剂量条件下(400～800mg/d),主要阻断突触后受体,可缓解阳性症状。常见不良反应为催乳素水平升高、体重增加、锥体外系综合征(概率较低);较少出现急性肌张力障碍、低血压和心动过缓、惊厥和恶性综合征等。

利 培 酮

利培酮(risperidone)是第一个继氯氮平之后获得美国 FDA 批准的第二代抗精神病药,高选择性平衡拮抗 5-HT$_2$/DA$_2$ 受体,但对前者的阻断作用显著强于后者。除对阳性症状有良效外,也能改善阴性症状,适用于治疗首发急性和慢性患者。由于利培酮有效剂量小、用药方便、见效快,锥体外系反应轻,抗胆碱样作用及镇静作用轻微,易被患者耐受,治疗依从性优于其他抗精神病药。自 20 世纪 90 年代推广应用于临床以来,已成为治疗精神分裂症的一线药物。常见的不良反应有静坐不能、失眠、泌乳、闭经或男性乳房增大等。首次剂量为 1mg,每天 2 次,老年人减半。之后,每天加量可至每天 3mg,最大剂量不超过 20mg。

帕利哌酮

帕利哌酮(paliperidone)是利培酮的活性代谢产物——9-羟利培酮。单剂量口服 24h后到达血浆峰浓度。少量经肝脏代谢,主要经尿和粪便排泄,$t_{1/2}$半衰期大约是 23h。其作用机制与利培酮相似,但对多巴胺 D_2、D_3 受体、肾上腺素 α_2 受体、5-羟色胺 5-HT_7 受体的亲和力更强。因此,可显著改善阴性症状、认知功能以及睡眠结构。不良反应相对较少,引起体重增加、嗜睡、激越的风险小,锥体外系反应发生率比利培酮低。推荐剂量为每日一次,6mg。

阿立哌唑

阿立哌唑(aripiprazole)为喹啉酮衍生物,口服达峰时间 3~5h,生物利用度为 87%,进食无影响。$t_{1/2}$半衰期为 75h,多次服药 14d 达稳态血浆浓度。肝肾功能对阿立哌唑的使用剂量无明显影响。阿立哌唑与多巴胺 D_2、D_3 受体、5-羟色胺 5-HT_{1A} 和 5-HT_{2A} 受体有很高的亲和力,是 D_2 受体的部分激动剂,在活体 DA 功能亢进的模型中显示出较强的阻滞作用,从而改善精神分裂症的阳性症状;而在活体 DA 功能低下的模型中显示出较强的激动作用,从而改善精神分裂症的阴性症状;同时,阿立哌唑又是 5-HT_{1A}受体的部分激动剂和 5-HT_{2A}受体的拮抗剂,从而改善焦虑、抑郁、认知缺损等症状。锥体外系反应与内分泌紊乱的发生率低,但有增加糖尿病患病的风险。与其他作用于中枢神经系统的药物或酒精联用时应慎重,有增强某些降压药作用的可能性。常见不良反应有头痛、困倦、兴奋、焦虑、静坐不能、消化不良、恶心等。第 1 周,每天 5mg,第 2 周增加至每天 10mg,之后根据疗效和耐受情况逐渐增量至每天 15mg,每天最大不应超过 30mg。

喹　硫　平

喹硫平(quetiapine)的 $t_{1/2}$ 为 6~7h,为脑内多种神经递质受体拮抗剂,包括 5-HT、D_2、组胺、α_1、α_2 受体。有效剂量范围较宽,具有一定的量效关系。优点是几乎不引起锥体外系反应及迟发性运动障碍,不引起泌乳素升高,因此治疗依从性较好。主要不良反应是嗜睡、体位性低血压等。对心境障碍也有一定疗效,具有稳定心境的作用。首剂 25mg,每天 2 次。逐渐增加给药剂量至每天 150mg,分 2 次服用。

佐　替　平

佐替平(zotepine)口服 2~3h 到达血药浓度峰值,$t_{1/2}$约为 14h。对多巴胺 D_1、D_2 受体、5-羟色胺 5-HT_2受体、肾上腺素 α 受体、组胺 H 受体均有结合作用,并可抑制去甲肾上腺素的再摄取。用于精神分裂症所致的兴奋、激动、躁狂、激惹性增高、焦虑、紧张等。常见的不良反应包括困倦乏力、失眠、便秘、血压下降、心电图改变等,偶见谷草转氨酶和谷丙转氨酶升高。老年或者肝肾功能不全者应减量。

齐　拉　西　酮

齐拉西酮(ziprasidone)是苯异噻唑哌嗪类药物,口服达峰时间为 6~8h,生物利用度约为 60%,与食物同服生物利用度增加 1 倍,达 100%,血浆蛋白结合率>99%,多次用药 1~

3d达稳态,稳态时其半衰期为6~10h。齐拉西酮是5-HT$_{2A}$/D$_2$受体阻断药,对肾上腺素受体、组胺H$_1$受体和胆碱M受体的拮抗作用较弱,因此在治疗过程较少引起体位性低血压、镇静、认知功能损害、体重增加等不良反应,即使是老年人及轻中度肝肾损害者也不必作较大的剂量调整。不良反应较少而轻,主要有头痛、嗜睡、恶心和消化不良,偶见失眠、心动过速、体位性低血压、便秘及体重增加。首剂20mg,每天2次。治疗急性精神分裂症患者,剂量为80~160mg/d,分两次与食物同用。慢性患者或预防复发维持治疗为40~160mg/d。

其他新型药物

除了上述药物以外,近年来陆续有新型的非典型抗精神病药物上市,如依匹哌唑、伊潘立酮、鲁拉西酮、阿塞那平、舍吲哚等,为临床治疗提供了更多的选择。

第三节　精神分裂症的药物治疗

一、精神分裂症药物治疗的原则

1.早发现,早诊断,早治疗。越早诊断,越早用药,预后往往较好且痊愈率越高。

2.若单一用药治疗效果不佳,可考虑两种药物联合治疗。可联用化学结构不同、药理作用机制不同的药物,但达到预期治疗目标后仍以单一用药为宜。

3.从小剂量起始逐渐加到有效推荐剂量,药物递增速度视药物特性及患者特质而定。

4.足疗程治疗,保证安全性和耐受性的前提下,巩固期和维持期的药物剂量尽量与有效治疗剂量相同。

5.根据经济情况,选用广谱、疗效确切、长效、不良反应轻的药物,以提高长期治疗的依从性。

6.定期评价疗效以调整治疗方案,进行个体化治疗。

7.患者自身也会面临心理和社会问题,要定期给患者进行心理治疗、康复和职业训练。

8.家庭环境对患者的康复十分重要,争取家属重视,配合患者进行疾病的自我管理,防止反复发作。

二、治疗药物的选用

抗精神病药物治疗是精神分裂症首选的治疗措施,药物治疗应系统而规范,强调早期、足量、足疗程,注意单一用药和个体化用药。一般推荐第二代(非典型)抗精神病药物如利培酮、奥氮平、奎硫平等作为一线药物选用。第一代及氯氮平作为二线药物使用。部分急性期患者或疗效欠佳患者可以合用电痉挛治疗。

选用治疗药物时,应将精神分裂症的临床特点、临床类型、病程和病期(急性或慢性阶段)、占主导的临床症状(阳性症状或阴性症状)等加以综合考虑。

(一)急性期(初发和复发)用药

用药前必须排除禁忌证,做好常规体格检查以及血常规、血生化(特别是肝肾功能)和心电图检查,以便对患者的躯体情况有较全面的了解。首次发作、首次起病或复发、病情加剧患者的治疗,均应视为急性期治疗,一般疗程为8～9周。

1.兴奋状态的用药　宜选用控制兴奋和躁动作用较强的药物,如氯丙嗪、氟哌啶醇、氯氮平或奥氮平等。使用时需从小剂量开始,例如氯丙嗪每次25～50mg口服,每日2次,逐渐递增,一个月内增至每日200～300mg,观察疗效,最多递增到每日400～600mg。用氟哌啶醇口服每次2mg,每日2～3次,无效时逐渐递增,成人常用量每日16～20mg。氯氮平可用至每日300～450mg。对于兴奋躁动、不合作或不肯服药的患者,常采用注射给药。通常使用氟哌啶醇或氯丙嗪,可肌注氟哌啶醇5～10mg/次或氯丙嗪50～100mg/次,也可以采用静脉滴注给药,但要注意药物不良反应,如急性肌张力障碍、体位性低血压、过度镇静等,也可以应用苯二氮䓬类药物注射给药,如地西泮和氯硝西泮等。

2.幻觉、妄想状态的用药　急性期的幻觉妄想和思维障碍患者,除上述兴奋状态4种药物口服以外,还有多种药物可选用,如奋乃静(每日20～40mg)、氟奋乃静(每日10～40mg)、利培酮(每日6～8mg)、三氟拉嗪(每日10～20mg)等。一般患者服药4～8周即可得以控制。

3.淡漠退缩状态用药　可选用口服奥氮平(每日10～15mg)、氯氮平(每日300～450mg)或舒必利(每日600～800mg)。亦可用舒必利每日200～400mg静滴,其他可选药物有利培酮、氟奋乃静及三氟拉嗪等。这类患者对药物治疗的反应较慢,需6～8周方能见效,故不宜过早更换药物。

(二)慢性精神分裂症患者的用药

精神分裂症患者进入慢性期后,可残留部分幻觉妄想,其思维贫乏、情感混沌、意志力减退等症状较突出,且病程迁延,症状固定,需长期甚至终身治疗。因此,宜选用对淡漠退缩症状疗效好,有振奋、激活作用的药物,如三氟拉嗪、氟奋乃静、舒必利等;还可选用长效制剂以减少用药次数,增加用药的依从性。口服五氟利多120mg,每周1次;氟奋乃静癸酸酯25mg,每2～4周肌注1次。

(三)继续治疗和维持治疗

1.继续治疗　在急性期症状得到控制后,应继续以治疗剂量维持一段时间,以期疗效获得巩固,一般1个月左右为宜,然后可逐渐减量进行维持治疗。

2.维持治疗　抗精神病药物的长期维持治疗可以显著减少精神分裂症的复发。一般维持剂量比治疗剂量低,典型抗精神病药物的维持剂量一般为最大治疗剂量的1/4～2/3;非典型药物除氯氮平外,安全性较高,可以采用略低或者等于急性期有效剂量维持治疗。初发的精神分裂症,治疗缓解后一般需要维持治疗不少于2年,再发者3～5年。急性发作、缓解迅速彻底的患者,维持治疗时间可以相应缩短。反复发作、经常波动或缓解不全的精神分裂症患者常需要终身治疗。

(钱建畅、陈醒言)

复习思考题

一、名词解释

锥体外系反应

二、是非题(正确填 A,错误填 B)

1. 氯丙嗪引起的帕金森综合征,合理的处理措施是用左旋多巴。　　　　(　　)

2. 氯氮平可致粒细胞减少。　　　　　　　　　　　　　　　　　　(　　)

3. 帕利哌酮是利培酮的活性代谢产物——9-羟利培酮。　　　　　　　(　　)

三、单选题

1. 几乎不引起锥体外系综合征的是　　　　　　　　　　　　　　　(　　)

A. 氯丙嗪　　　　　　B. 奋乃静　　　　　　　　C. 氯氮平

D. 氟哌啶醇　　　　　E. 利培酮

2. 下列关于奥氮平的叙述,错误的是　　　　　　　　　　　　　　(　　)

A. 对精神分裂症阳性症状有效　　　　B. 对精神分裂症阴性症状有效

C. 半衰期长,可 1 日给药 1 次　　　　D. 粒细胞缺乏症发生率高

E. 常见食欲增强和体重增加

3. 兼具抗焦虑、抗抑郁作用的抗精神病药是　　　　　　　　　　　(　　)

A. 氯丙嗪　　　B. 利培酮　　　C. 阿米替林　　　D. 甲硫哒嗪　　　E. 氟哌啶醇

4. 吩噻嗪类药物引起锥体外系反应的机制是阻断　　　　　　　　　(　　)

A. 中脑-边缘叶通路 DA 受体　　　　B. 结节-漏斗通路 DA 受体

C. 黑质-纹状体通路 DA 受体　　　　D. 中脑-皮质通路 DA 受体

E. 中枢 M 胆碱受体

四、问答题

1. 试述氯丙嗪的药理作用、临床应用及不良反应。

2. 引起药源性锥体外系症状的药物是哪类药物? 简述其临床表现及其治疗措施。

3. 典型抗精神病药与非典型抗精神病药的作用机制、疗效及不良反应方面有何不同?

五、病例讨论

某男,28 岁,因精神分裂症入院治疗。在大量使用氯丙嗪后患者出现严重的低血压表现,此时医生注射肾上腺素以提升血压,请问医生治疗方案是否合理? 为什么?

第十章

心境障碍的药物治疗

二维码 10-1
教学 PPT

　　心境障碍（mood disorder），也称情感型精神障碍（affective disorders），是指由各种原因引起的以显著而持久的心境或情感改变为主要特征的一组临床疾病。情感的异常低落称为抑郁，主要特征为情绪低落、思维迟缓和意志活动减退，可伴有自杀观念或行为、焦虑、睡眠障碍等；情感的异常高涨称为躁狂，表现为情感高涨、思维奔逸和活动增多，可伴有夸大观念或妄想、无困倦感等。

第一节　心境障碍的临床分型和病理机制

一、临床分型

　　根据发作的特点不同，心境障碍可分为以下类型：

　　1. 抑郁障碍　仅有抑郁发作，也称单向抑郁，发作间期往往有残留症状。最常见的形式是抑郁症，表现为单次或反复的抑郁发作，病程迁延。根据临床症状群及其严重程度区分为轻、中、重度，可不同程度影响工作、生活和社交活动，严重抑郁发作的患者常伴有自杀观念或行为，应提高警惕。

2. 双相障碍　既有躁狂发作,又有抑郁发作,最典型的是躁狂和抑郁交替发作,通常发作间期完全缓解。双相障碍可分为Ⅰ型和Ⅱ型。Ⅰ型双相障碍为重躁狂和重抑郁,Ⅱ型双相障碍为轻躁狂和重抑郁。

躁狂和抑郁可在一次发作中同时出现或在一段时间内呈现快速转换,称为混合性发作。如果患者在一年内至少有 4 次发作,不管具体是哪一种发作形式,若都符合轻躁狂或躁狂发作、抑郁发作、混合性发作的标准,称为快速循环发作。Ⅰ型和Ⅱ型患者均可能发生快速循环发作,治疗困难,预后较差。

3. 持续性心境障碍

(1)环性心境障碍:指情感高涨与低落反复交替出现,但程度较轻,未达到躁狂或抑郁发作的诊断标准。其主要特征是持续性心境不稳定,这种心境的波动与生活应激无明显关系,而与患者的人格特征有密切关系。

(2)恶劣心境:指一种以持久的心境低落状态为主的轻度抑郁,从不出现躁狂,常伴有焦虑、躯体不适感和睡眠障碍。

二、病理机制

心境障碍的病理机制尚不十分清楚,目前认为,其发病主要跟遗传因素、社会心理因素及神经生化异常有关。

1. 遗传因素　家系调查表明,心境障碍患者的亲属发病率高于一般人群;单卵双生子间的同病率高于双卵双生子;患有心境障碍的寄养子,其亲生父母的发病率高于养父母,说明心境障碍发病中遗传因素的影响远甚于环境因素。

2. 社会心理因素　在遗传因素的基础上,个体内在的心理异常、人际交往的社会影响,以及负性生活事件的刺激都可能直接或间接地诱发心境障碍,尤其是负性生活事件如丧偶、失业、罹患不治之症等常可导致抑郁症。

3. 神经生化异常　目前认为,心境障碍发病的神经生化基础主要是脑内单胺类递质失衡。研究表明,抑郁发作与 5-羟色胺(5-HT)系统功能活动降低有关;双相障碍患者抑郁发作时尿中去甲肾上腺素(NA,NE)代谢产物 3-甲氧基-4-羟基苯乙二醇(MHPG)含量降低,躁狂发作时则升高;抑郁症患者脑内多巴胺(DA)功能降低,躁狂患者则增高;躁狂患者脑内 γ-氨基丁酸(GABA)不足,而细胞内信号转导通路失衡,环磷酸腺苷(cAMP)通路功能降低,磷脂酰肌醇(PI)通路功能亢进。

也有许多研究发现心境障碍患者存在神经内分泌功能异常,如下丘脑-垂体-肾上腺轴、下丘脑-垂体-甲状腺轴以及下丘脑-垂体-生长激素轴的昼夜规律消失,抑郁症患者促皮质激素释放激素(CRH)和糖皮质激素释放增加,而甲状腺刺激素(TSH)和 $3,5,3'$-三碘甲状腺原氨酸(T_3)释放减少等。

第二节 心境障碍的常用药物

一、心境稳定剂

心境稳定剂(mood stabilizers)是防治躁狂且不会诱发双相障碍患者向抑郁转相的一类药物。目前,具有抗躁狂作用的药物包括碳酸锂、抗癫痫药丙戊酸盐、卡马西平、奥卡西平、拉莫三嗪,以及第二代抗精神病药物氯氮平、奥氮平、喹硫平等。以碳酸锂(1ithium carbonate)最为常用。

碳 酸 锂

【体内过程】

口服主要由小肠吸收,生物利用度接近100%,达峰时间2~4h,$t_{1/2}$为18~36h。碳酸锂连续给药达到血浆稳态浓度需要5~7d。锂离子不与血浆和组织蛋白结合,先分布于细胞外液,逐渐进入细胞内蓄积。体内分布以甲状腺和肾组织含量最高,脑脊液浓度约为血浓度一半。

95%以原形经肾脏排泄,血浆清除率为15~30ml/min。在近曲小管有80%与钠离子竞争重吸收。低盐饮食、大量失液、肾脏疾病可导致体内锂潴留,引起锂中毒。输注含钠溶液则可促进锂的排泄。

【药理作用及作用机制】

锂兼有抗躁狂和抗抑郁作用,不会诱导双相障碍患者躁狂与抑郁的转相。治疗量锂对正常人的精神行为没有明显影响。

主要以锂离子的形式发挥作用,可能通过以下几个环节:

1. 调节 cAMP 和 PI 通路的平衡 cAMP 和 PI 属第二信使系统,肾上腺素受体激动时通过 G 蛋白介导可以激活这两条信息传导通路。

心境障碍可能是 cAMP 系统和 PI 系统不平衡所致,研究表明,cAMP 系统功能亢进,PI 系统功能相对减退,可导致躁狂发作,反之,则可导致抑郁发作。锂抑制脑中肾上腺素敏感性腺苷酸环化酶(AC),减少 cAMP 生成,产生抗躁狂作用,同时抑制肌醇-1-磷酸酶,减少 4,5-二磷酸磷脂酰肌醇(PIP2)生成,下调 PI 系统功能,有利于防止抑郁发作(图 10-1)。

2. 影响细胞内离子的作用 锂经离子通道进入细胞置换细胞内钠,引起细胞兴奋性降低;锂的许多化学性质与钙和镁离子相似,可能取代钙和镁的某些生理功能,如钙离子调控的递质释放,镁离子参与的 cAMP 生成等。

3. 神经递质 已知脑内 NE、DA 功能亢进引起躁狂发作,ACh 功能亢进则引起抑郁。锂离子干扰去极化和 Ca^{2+} 依赖的 NA 和 DA 释放,增加突触间隙对儿茶酚胺的摄取及灭活,使突触间隙中 NA 和 DA 减少,产生抗抑郁作用,同时防止 Ca^{2+} 内流过度造成的 ACh 功能亢进,逆转抑郁。

【临床应用】

碳酸锂是目前治疗躁狂发作的首选药物。适应证包括:①躁狂症(少见);②双相障碍患

AC:环磷酸腺苷;PDE:磷酸二酯酶;5′-AMP:5′-磷酸腺苷;
PKA:蛋白激酶 A;PKC:蛋白激酶 C;PIP2:4,5-二磷酸肌醇;
DAG:二酰甘油;IP3:1,4,5-三磷酸肌醇。

图 10-1　信号转导通路与锂盐的作用

者的躁狂或抑郁发作,具有治疗和预防复发的作用;③分裂情感性精神病;④精神分裂症伴有情绪障碍或兴奋躁动者,作为抗精神病药物的增效药物。

【不良反应】

锂盐的不良反应一般发生在服药后 1～2 周,有的出现较晚。早期主要表现为恶心、呕吐、腹泻、手细震颤、多尿、烦渴等;后期胃肠道反应消失,除了仍有震颤、多尿、烦渴外,还可出现体重增加,甲状腺功能减退和黏液性水肿;再次出现胃肠症状,手的震颤由细变粗,以及出现呆滞、困倦、眩晕、构音不清、意识障碍等明显的中枢症状则为中毒先兆。锂在肾脏与钠竞争重吸收,常饮淡盐水可以减少副作用。

锂盐治疗范围狭窄,有效血浓度为 0.6～1.2mmol/L,而中毒浓度为 2mmol/L。治疗时浓度达到 1.2mmol/L 即需要监测和护理。血锂浓度越高脑电图改变越明显,因而监测脑电图有一定价值。

肾功能减退、钠摄入减少、用药过量、老年人等易发生蓄积中毒。中毒症状包括共济失调、肢体运动协调障碍、肌肉抽动、言语不清和意识模糊,重者昏迷、死亡。一旦出现毒性反应需立即停用锂盐,大量给予生理盐水或高渗钠盐加速锂的排泄,或进行血液透析。一般无后遗症。

【禁忌】

急慢性肾炎、肾功能不全、严重心血管疾病、重症肌无力、妊娠头 3 月以及缺钠或低盐饮食患者禁用。帕金森病、癫痫、糖尿病、甲状腺功能低下、神经性皮炎、老年性白内障患者慎用。

【药物相互作用】

非甾体抗炎药、甲硝唑、血管紧张素转化酶抑制剂、氟西汀、利尿药增加血锂浓度;钠盐降低血锂浓度。锂盐与抗精神病药物及抗抑郁药合用,容易诱发锥体外系症状;与卡马西平、钙通道阻滞药合用,容易发生神经毒性。

【用法与用量】

一般小剂量开始给药(250mg/次)，每日 2～3 次，逐渐增加剂量，有效剂量范围为 750～1500mg/d，偶尔可达 2000mg/d。一般 1 周左右起效，6～8 周可以完全缓解，有效率为 70%。此后应以有效治疗剂量继续巩固治疗 2～3 个月。可以停药的患者应逐步缓慢进行。

锂盐的中毒剂量与治疗剂量接近，有必要监测血锂浓度，可以据此调整剂量。在治疗急性发作时，血锂浓度宜为 0.8～1.0mmol/L，超过 1.4mmol/L 易产生中毒反应，尤其老年人和有器质性疾病患者更易发生。

为尽快控制急性躁狂症状，可在治疗开始时合并抗精神病药或苯二氮䓬类，待兴奋症状控制后逐渐撤去，以免掩盖锂中毒的早期症状。

躁狂首次发作治愈后，一般不用维持治疗。反复发作者在间歇期可维持治疗，维持治疗量为治疗量的一半，即每日 500～750mg，保持血锂浓度为 0.4～0.8mmol/L。维持时间可考虑持续到病情稳定时间达到既往发作 2～3 个循环的间歇期或持续 2～3 年。

抗癫痫药物

卡马西平(carbamazepinne，CBZ)为抗癫痫药，目前也作为治疗躁狂的一线药物使用。主要用于治疗急性躁狂发作和双相Ⅰ型障碍，对锂盐治疗无效或无法耐受锂盐不良反应者有效；对快速循环型发作疗效优于锂盐；卡马西平与锂盐合用可预防双相障碍患者复发。卡马西平及经肝脏代谢后的多种代谢产物有神经毒性，因此与锂盐合用时，两者神经毒性叠加，即使血锂浓度在正常范围内，也有可能出现神经毒性。维拉帕米、红霉素、异烟肼、选择性 5-HT 再摄取抑制剂可提高卡马西平浓度。卡马西平的不良反应包括困倦、头晕、共济失调、恶心呕吐、嗜睡等，皮疹较为多见；罕见而严重的不良反应有肝脏损害和骨髓抑制，应定期检查肝功能和白细胞计数。卡马西平的用法应从小剂量开始，逐渐增加至 600～1200mg/d，分 2～3 次口服，血液浓度应达 4～12mg/L。也可与碳酸锂联用，但剂量应适当减小。

奥卡西平(oxcarbazepine)为卡马西平的 10-酮衍生物，生物利用度和血-脑屏障通透性比卡马西平高，而不良反应较轻，尤其皮肤过敏比卡马西平少见。900mg/d 对躁狂发作有效。可作为卡马西平的替代药，用于不能耐受卡马西平不良反应的患者。

丙戊酸钠(sodium valproate)对急性躁狂和双相Ⅰ型障碍有效，疗效与锂盐相当，对锂盐和卡马西平无效者也有防治作用，对混合型和快速循环型疗效较好。可与锂盐、卡马西平、抗精神病药及抗抑郁药合用。丙戊酸钠与卡马西平合用会提高卡马西平活性代谢产物的浓度，降低卡马西平的血浆蛋白结合率，因此可能增加卡马西平的毒性，但丙戊酸钠的浓度未受影响；氯丙嗪可抑制丙戊酸钠的代谢，导致其毒性出现。丙戊酸钠的用法应从小剂量开始，每次 200mg，每日 2～3 次，逐渐增加至 800～1200mg/d，最大剂量不超过 1.8g/d。可参考血药浓度调整剂量，有效血药浓度为 50～100mg/L。

拉莫三嗪(lamotrigine)抗抑郁作用强于抗躁狂作用，对双相障碍患者的抑郁或躁狂发作均有效。对快速循环和混合发作有良好疗效。维持期治疗可防止复发。通常起始剂量为 25mg/d，逐渐加大到 200mg/d。常见不良反应有头痛、眩晕、共济失调等，部分患者有严重皮疹，起始剂量过大或加量过快容易发生。丙戊酸钠可增加其血药浓度导致不良反应。

抗精神病药物

传统抗精神病药物氯丙嗪和氟哌啶醇对急性躁狂发作有效,但可能诱发抑郁,一些新型的抗精神病药物利培酮、奥氮平、喹硫平也可用于躁狂发作和双相障碍的治疗,未发现有诱发转相的现象;躁狂患者有明显焦虑、兴奋者可合用抗焦虑药氯硝西泮、劳拉西泮、丁螺环酮、坦度螺酮等。

二、抗抑郁药

抗抑郁药(antidepressant drugs)能有效解除抑郁心境及伴随的焦虑、紧张和躯体症状,但不会提高正常人情绪,部分抗抑郁药对强迫、焦虑有治疗效果。目前抗抑郁药物根据结构及作用机制的不同可分为 5 类。

1. 单胺氧化酶抑制剂(monoamine oxidase inhibitors,MAOIs) 吗氯贝胺(moclobemide)。

2. 三环类抗抑郁药(tricyclic antidepressants,TCAs) 米帕明(丙米嗪,imipramine)、氯米帕明(氯丙咪嗪,clomipramine)、阿米替林(amitriptyline)、多塞平(多虑平,doxepin)。

3. 选择性 5-HT 再摄取抑制剂(selective serotonin reuptake inhibitors,SSRIs) 氟西汀(fluxetine)、帕罗西汀(paroxetine)、氟伏沙明(fluvoxamine)、舍曲林(sertraline)、西酞普兰(citalopram)、艾司西酞普兰(escitalopram)。

4. NA 再摄取抑制剂 地昔帕明(desipramine)、马普替林(maprotiline)、去甲替林(nortriptyline)、瑞波西汀(reboxetine)、阿莫沙平(amoxapine)。

5. 其他新型机制的抗抑郁药 曲唑酮(trazodone)、文拉法辛(venlafaxine)、度洛西汀(duloxetine)、米氮平(mirtazapine)、安非他酮(ainfbutamone)、噻奈普丁(tianeptine)、路忧泰(neurostan)、米安舍林(mianserin)、阿戈美拉汀(agomelatine)。

(一)单胺氧化酶抑制剂(MAOIs)

体内单胺类递质可通过单胺氧化酶(monoamine oxidase,MAO)降解灭活。MAOIs 抑制单胺氧化酶的活性,减少单胺类递质的降解,提高突触间隙递质水平,从而产生抗抑郁作用。单胺氧化酶存在于细胞微粒体中,分为 MAO-A 和 MAO-B 两种亚型。MAO-A 选择性氧化 NA 和 5-HT,而 MAO-B 仅存在于血小板,选择性氧化苯乙胺。

第一代 MAOIs 以苯乙肼及超苯环丙胺为代表,选择性低,对酶的抑制不可逆。此类药物起效慢,作用时间长,血药浓度与药效相关性不强;同时副作用大,禁忌多,食物或药物相互作用可诱发严重不良反应。如服药期间进食富含酪胺的食物如奶酪、啤酒,因酪胺代谢被阻断,在体内生成大量儿茶酚胺,可引起高血压危象;与其他抗抑郁药 TCAs、SSRIs 联用,可能因 5-HT 过多而引起危象。因上述诸多缺点,临床已基本没有使用。

第二代 MAOIs 以吗氯贝胺为代表,为选择性和可逆性抑制剂。主要抑制 MAO-A,MAO-B 对酪胺的降解不受影响,因此酪胺类食物诱发高血压危象的风险明显降低。目前第二代 MAOIs 主要作为二线药物用于三环类或其他药物治疗无效的抑郁症,对伴睡眠过多、食欲和体重增加的非典型抑郁或轻性抑郁或焦虑抑郁混合状态效果较好。

单胺氧化酶抑制剂治疗初始剂量为 $300\sim450$mg/d,分 3 次服用。从第 2 周起,逐渐增加剂量,最大可达到 600mg/d。

(二)三环类抗抑郁药(TCAs)

TCAs 因结构中含两个苯环和一个咪嗪中央环而得名,为非选择性单胺类递质再摄取抑制剂。TCAs 通过抑制 NA 和 5-HT 摄取,提高突触间隙中这两种递质的浓度而产生抗抑郁作用。此类药物起效较慢,选择性不高,大多数药物有抗胆碱副作用。TCAs 为传统抗抑郁药物,临床使用时间长,疗效确切,价格便宜,目前仍为一线药物。常用的三环类抗抑郁药有丙米嗪、氯米帕明、阿米替林及多塞平。

丙 米 嗪

【体内过程】

口服吸收快,达峰时间约 2~8h,有首过效应。$t_{1/2}$ 为 10~12h。在脑、肝、肾、心等组织分布较多。50%经肠肝循环。药物在体内经肝脏 2-羟基化代谢后,与葡萄糖醛酸结合自尿中排出。

【药理作用及作用机制】

1.抗抑郁作用 正常人用药后有安静、嗜睡、头晕等反应,连续用药可造成注意力不集中和思维能力下降。但对抑郁症患者有精神振奋作用,使情绪高涨,抑郁症状减轻。一般须连续用药 2~3 周才能见效。

早期认为 TCAs 抗抑郁作用的机制是抑制 NA 和 5-HT 摄取,提高突触间隙的递质浓度。但抑制摄取作用在用药后几小时内即可发生,而抗抑郁作用却须连续用药 2~3 周才起效,因此必然还存在其他的作用环节。有报道认为,TCAs 可阻断突触前膜 α_2 受体,促进末梢释放 NA,而且连续给药后突触前膜 α_2 受体的数目向下调节,这可能是其疗效滞后的原因。

2.M 胆碱受体阻断作用 治疗量对 M_1 受体有明显阻断作用,可以出现口干、便秘、视物模糊、尿潴留、心动过速等副作用。

3.心血管效应 有 α_1 受体阻断作用,血管扩张,血压下降,可引起直立性低血压;抑制 NE 和 5-HT 摄取使心肌细胞内 NA 浓度增加,可导致心律失常;另外,丙米嗪对心肌有奎尼丁样直接抑制作用。

【临床应用】

1.抑郁症 用于各种原因引起的抑郁症和恶劣心境。对内源性抑郁症、更年期抑郁症疗效较好,其次是反应性抑郁症。对精神病的抑郁症状效果较差,且可能导致精神病症状加重。对强迫症有效。

2.遗尿症 可试用于儿童遗尿症,临睡前服用。

3.焦虑和恐惧症 对伴有焦虑的抑郁症疗效显著,也用于惊恐发作、恐惧症的治疗。

【不良反应及注意事项】

1.常见口干、瞳孔扩大、便秘、视物模糊、尿潴留、心动过速等抗胆碱副作用。因易致尿潴留和眼内压升高,故前列腺肥大和青光眼患者禁用。

2.与 MAOIs 合用可引起血压明显升高、高热和惊厥,因两者协同作用导致 NA 浓度过度增高所致。

3.其他,如多汗、头晕、失眠、共济失调、体位性低血压、肝功能异常、粒细胞缺乏症等。

【用法与用量】

开始剂量 25~75mg/d,逐渐增加到 200mg/d 左右。如有必要再加大剂量,应先在此剂量维持 1 周左右再予增加,严重病例可达 300mg/d。年老体弱者开始剂量减半。一般睡前服用以避免过度镇静和抗胆碱副作用。

急性期治疗得到缓解后,应继续以有效剂量巩固治疗 6 个月,然后视病情及副作用情况逐步减少到维持剂量,维持治疗不少于 6 个月。最后应缓慢减量停药。

其他三环类抗抑郁药

阿米替林对 5-HT 摄取的抑制作用强于对 NA 的抑制,镇静和抗焦虑作用较强,适用于激越性伴焦虑的抑郁症。抗胆碱作用明显,不良反应比丙米嗪严重,偶有加重糖尿病的报道。对双相障碍患者比较容易诱发转相。

氯米帕明原形药物对 5-HT 摄取的抑制作用较强,而其代谢产物去甲氯米帕明对 NA 的抑制作用较强。抗抑郁作用强,镇静作用弱,适用于行为思维均较迟钝的抑郁症患者。治疗强迫症和恐惧症效果好。

多塞平抗抑郁作用较弱,抗焦虑、镇静作用强,对伴有焦虑症状的抑郁症疗效最佳。也用于神经症性抑郁、恶劣心境和慢性疼痛。抗胆碱和心血管副作用较少,可用于其他 TCAs 不能耐受的患者。

(三)选择性 5-HT 再摄取抑制剂

目前临床常用的 SSRIs 有氟西汀、帕罗西汀、舍曲林、氟伏沙明、西酞普兰和艾司西酞普兰,均为一线药物。SSRIs 与 TCAs 作用的比较详见表 10-1,常用 SSRIs 的剂量和用法见表 10-2。此类药物的特点是:①选择性抑制突触前膜对 5-HT 的回收,提高突触间隙 5-HT

表 10-1　SSRIs 与 TCAs 作用的比较

药物	抗抑郁	抗焦虑	镇静	抗胆碱	心血管	性功能障碍
TCAs	+++	++	多数	++	++	+
氟西汀	++	+	−	−	−	++
帕罗西汀	++	++	+	+	−	++
舍曲林	++	++	+	−	−	++
氟伏沙明	++	++	++	−	−	+
西酞普兰	++	++	+	−	−	+

表 10-2　常用 SSRIs 的剂量和用法

药名	开始剂量(mg/d)	用法(mg/d)	常用量(mg/d)	最高量(mg/d)
氟西汀	20	qd	20~40	60
帕罗西汀	20	qd	20~40	60
舍曲林	50	qd	50~100	200
氟伏沙明	50	qd 或 bid	100~200	300
西酞普兰	20	qd	20~60	60
艾司西酞普兰	5	qd	10~20	40

浓度,对 NE 和 DA 影响极小。②对抑郁症的疗效与 TCAs 相当,但严重抑郁时效果不如 TCAs。③安全性好,除帕罗西汀和氟伏沙明有轻度抗胆碱作用外,多数抗胆碱副作用及对心脏的不良反应轻微,前列腺肥大和青光眼患者仍可应用。④半衰期都较长,每日只需服药一次,使用方便。⑤避免与 MAOI 合用,否则易导致 5-HT 过多综合征。

氟 西 汀

【体内过程】

氟西汀口服吸收良好,达峰时间 6～8h。血浆蛋白结合率为 80％～95％。单次给药 $t_{1/2}$ 约 2～3d,长期给药 $t_{1/2}$ 可延长到 4～6d,其活性代谢产物去甲氟西汀的半衰期可达 7～15d。

【药理作用及作用机制】

氟西汀是强效 5-HT 摄取抑制剂,使突触间隙 5-HT 浓度升高而产生药理作用。选择性高,对 5-HT 的抑制效果比对 NA 的抑制效果强 200 倍,对肾上腺素受体、组胺受体、GABA 受体、M 受体及 5-HT 受体基本没有影响。

1.抗抑郁作用　一般须用药 2～3 周才显效。中枢抑制作用轻,嗜睡副作用不明显。一般表现为一定的精神振奋作用,能显著改善抑郁症的精神运动性抑制和无力、疲乏等症状。有时可能导致某些患者焦虑、激动和失眠。

2.抑制食欲　激动 5-HT 系统,使食欲减退,有效抑制神经性贪食和暴食发作。有减轻体重的作用,可用于贪食症及肥胖的治疗,但体重减轻可能是一过性的,有些患者可出现体重增加。

【临床应用】

主要用于抑郁症、强迫症和神经性贪食症。对抑郁症疗效与 TCAs 相似,但不良反应轻,用药方便。对 8 岁以上儿童和青少年患者,躯体疾病伴发的抑郁症状均有效。

【不良反应及注意事项】

不良反应较少,偶有恶心呕吐、头痛头晕、乏力失眠、厌食、体重减轻、震颤、惊厥、性欲减退等。肝肾功能不良者半衰期延长,须慎用。

氟西汀与 MAOIs 合用可导致严重的"5-HT 综合征",表现为不安、激越、恶心呕吐、腹泻、高热、骨骼肌震颤、自主神经功能紊乱、痉挛、意识模糊、昏迷等,严重者可致死。

氟西汀及其代谢产物去甲氟西汀对肝药酶 CYP2D6 抑制作用较强,导致阿普唑仑、普罗帕酮、地高辛、环孢素、苯妥英钠等药物的代谢减慢,血药浓度升高。还可抑制 CYP1A2、2C19、2C9、3A4 等亚型。

【用法与用量】

氟西汀推荐起始剂量 10～20mg/d,最佳剂量是 20～40mg/d。相对大剂量(60mgd),可以改善强迫症状,减少暴食和呕吐发作频率。

帕罗西汀

帕罗西汀口服吸收良好,达峰时间 3～8h。血浆蛋白结合率为 95％,$t_{1/2}$ 约 20h。经肝脏代谢后从肾脏排出,代谢产物无活性。血药浓度个体差异较大。

帕罗西汀是最强的 5-HT 摄取抑制剂,在抗抑郁的同时改善焦虑和失眠。主要用于防治重度抑郁障碍,适合各种类型抑郁,包括伴焦虑的抑郁症、老年性抑郁,也可用于惊恐发作、强迫症、焦虑症等。

　　副作用可有恶心、头痛、嗜睡、失眠等。引起性功能障碍较多。停药太快易发生停药综合征,主要表现为困倦、恶心、失眠、头痛、噩梦、神经过敏、无力、腹泻等。

　　帕罗西汀对 CYP2D6 的抑制作用较强,也可抑制 CYP1A2、2C19、2C9、3A4 等亚型。

　　帕罗西汀剂量范围是 20～50mg/d,20mg/d 既是最小有效量也是多数成人抑郁的最佳治疗剂量,如果 20mg/d 两周无效,可隔周增加 10mg。老年人、肝肾患者初始量和维持量应小,初始剂量为 10mg/d。有失眠体验者应早餐后服用,白天嗜睡者宜晚上服用。

氟伏沙明

　　氟伏沙明口服后 2～8h 达峰,血浆蛋白结合率为 77%,同类药物中表观分布容积较大。$t_{1/2}$ 约 15h,一般达到稳态血药浓度需要 10d 左右。在体内经肝脏代谢,90% 从尿中排泄,代谢产物无活性。

　　对抑郁症患者伴有的焦虑、激动、失眠及精神症状均有改善作用,适用于各种抑郁症、强迫症、社交焦虑症、惊恐性障碍、身体变形障碍等。对自杀企图明显的抑郁症患者改善效果好。对强迫症的疗效是目前 SSRIs 中最好的。

　　氟伏沙明不良反应少。无抗胆碱效应,对心血管系统影响小,可用于伴有青光眼、前列腺肥大、心脏病的抑郁症患者。偶有肝酶升高和心动过缓、低血压。

　　氟伏沙明对肝脏 CYP1A2 酶的抑制作用最强,也能抑制 CYP2C19、CYP2C9 和 CYP3A4。其代谢产物对 CYP2D6 也有很强的抑制作用。因此在同类药物中氟伏沙明最易发生药物相互作用。氟伏沙明可抑制苯妥英钠、美西律、华法林、咖啡因、茶碱、氯氮平、环孢素、氟哌啶醇、阿米替林、丙米嗪、氯米帕明等药物在体内的代谢,导致血药浓度升高;氟伏沙明与西沙必利、特非那定和阿司咪唑合用,可出现 Q-T 间期延长和节律位点改变等,有诱发尖端扭转型室性心律失常的危险,故临床上禁止合用。氟伏沙明也是最容易导致 5-HT 综合征的药物。

　　氟伏沙明口服开始 50mg,晚上服用,治疗量为 100～200mg/d,分次服或睡前顿服,最高剂量 300mg/d。

舍 曲 林

　　舍曲林口服易吸收,达峰时间 6～8h,血浆蛋白结合率为 97%,$t_{1/2}$ 约为 25h,代谢产物去甲舍曲林活性为母体的 1/10,$t_{1/2}$ 达 66h,由尿和粪便排出。舍曲林在每天 50～200mg 的剂量范围内,血药浓度与剂量呈线性相关。

　　舍曲林主要用于抑郁症和强迫症的治疗,安全性好,适用于老年人、女性、儿童及伴有躯体疾病的患者。

　　主要副作用有恶心、呕吐、厌食、腹泻、失眠和射精延迟等。对肝脏细胞色素 P450 酶抑制作用弱,较少与其他药物发生配伍禁忌。

　　舍曲林剂量范围 50～200mg/d,抗抑郁的开始剂量为 50mg/d,最佳剂量为 50～100mg/d,约 2/3 患者 50mg/d 效果满意。

西酞普兰和艾司西酞普兰

　　西酞普兰口服后 1～8h 达峰,血浆蛋白结合率为 80%,$t_{1/2}$ 约为 36h,经肾排出。西酞普兰对 5-HT 摄取的抑制作用在同类药物中选择性最高,对 NA、DA 的影响极小。其抗抑郁作用起效快且副作用少,比较适合老年性抑郁障碍和躯体疾病伴发抑郁障碍。

西酞普兰适应证与其他 SSRIs 类似,常用剂量 20mg/d。艾司西酞普兰的剂量为 10mg/d。

西酞普兰和艾司西酞普兰对 CYP 酶系的影响小,几乎没有药物配伍禁忌,安全性较强。

(四)NA 再摄取抑制剂

此类药物对 NA 摄取的抑制强于对 5-HT 的抑制,与 TCAs 相比起效快,副作用轻,尤其适用于脑内以 NA 缺乏为主的抑郁症患者。

地昔帕明

地昔帕明又称去甲丙咪嗪,为丙咪嗪的活性代谢物,对轻中度抑郁疗效较好。与丙咪嗪不同的是,地昔帕明是强效的选择性 NA 再摄取抑制剂,其对 NA 摄取的抑制效率是对 5-HT摄取的 100 倍以上。地昔帕明对 H_1 受体有强效拮抗作用,有轻度镇静催眠作用,能延长深睡眠时间,但压缩 REM 时相;对胆碱系统影响小,抗胆碱副作用轻微,但对心血管的副作用与地昔帕明相似。

马普替林

马普替林选择性抑制 NA 的摄取,对 5-HT 基本无影响。抗抑郁作用、镇静作用及抗胆碱和心血管副作用均与丙米嗪相似,但对睡眠的影响不同,马普替林能延长快速眼球运动(rapid eyes movement,REM)时相。

去甲替林

去甲替林为阿米替林的衍生物,作用与阿米替林相似,但对 NA 摄取的抑制作用强于对 5-HT 的抑制。去甲替林起效较快,治疗内源性抑郁的疗效比治疗反应性抑郁的疗效好。镇静、抗胆碱和心血管副作用比阿米替林和丙米嗪弱。容易诱发双相患者的躁狂发作。可降低癫痫发作的阈值,因此癫痫患者慎用。

瑞波西汀

瑞波西汀为选择性 NA 再摄取抑制剂,对 5-HT 再摄取抑制极弱,几无胆碱受体阻断作用。以提高突触间隙 NA 为主,可改善情绪,增强自我控制能力。常可引起入睡困难。亦有患者用药后出现自杀、自残、攻击性等观念或行为,需要警惕。18 岁以下儿童使用风险更高,因此仅推荐用于治疗成人抑郁症。

阿莫沙平

口服吸收迅速而完全,1~2h 达峰,在肺、心、肾、脑、脾组织中浓度较高。$t_{1/2}$ 为 8h,需连续用药 7d 才达稳态浓度。血药浓度与临床疗效间无明显相关性。在体内经肝脏代谢为 7-羟基阿莫沙平和 8-羟基阿莫沙平,均有抗抑郁活性,$t_{1/2}$ 分别为 6.5h 和 30h。大部分代谢产物与葡萄糖醛酸结合,最后从肾脏排出,少量自粪便排出。

阿莫沙平为苯二氮䓬类衍生物,对 NE 摄取抑制作用强,5-HT 摄取抑制作用弱,其7-羟

代谢物对 D_2 受体有较强抑制作用,有一定的抗精神病作用。阿莫沙平镇静作用及抗胆碱副作用均轻。

阿莫沙平抗抑郁作用与丙米嗪相似,但起效较快,镇静作用、抗胆碱作用及心血管副作用均弱。适用于治疗各型抑郁症,对其他抗抑郁药治疗无效的内源性抑郁症患者亦有效,可用于精神病性抑郁症的治疗。

治疗范围内不良反应轻,但有口干、体位性低血压,老年患者可能出现心律失常,大剂量可出现静坐不能和运动障碍,少数患者有性功能障碍、泌乳,偶见粒细胞减少。

(五)其他新型机制的抗抑郁药

曲 唑 酮

选择性抑制 5-HT 再摄取,同时调节不同亚型的 5-HT 受体功能。据报道,抑郁症患者脑内 5-HT 系统的功能失衡,表现为 $5-HT_{1A}$ 受体功能低下,而 $5-HT_{2A}$、$5-HT_{2C}$ 受体功能亢进。曲唑酮可拮抗 $5-HT_2$ 受体,继发地兴奋 $5-HT_{1A}$ 受体,从而恢复 5-HT 系统功能的平衡。

曲唑酮抗焦虑、镇静效果明显,适用于伴有焦虑、失眠、激越、自杀观念的抑郁症患者,起效快,无抗胆碱副作用。曲唑酮不像多数抗抑郁药那样引起性功能障碍,相反,由于曲唑酮有扩张海绵体血管的作用,促使阴茎勃起,可用于治疗阳痿,也适合伴有性功能障碍的抑郁症患者。

不良反应可有困倦、头晕、头痛、乏力、恶心、呕吐、体位性低血压、心律失常等。偶有皮疹粒细胞减少。应避免与丁螺环酮联用,因为可能引起 5-HT 综合征。

曲唑酮口服开始 50mg,每日 2~3 次,最高 300mg/d,

米 氮 平

米氮平是具有双重作用机制的抗抑郁药,可同时调节脑内 NE 和 5-HT 两大系统。米氮平通过拮抗突触前 α_2 受体,增加 NA 的释放,间接提高 5-HT 的更新率;同时又能直接阻断 $5-HT_2$、$5-HT_3$ 受体,从而具有抗抑郁、减轻焦虑、防止头痛、增强记忆等作用。

米氮平对 H_1 受体亲和力较高,具有较强的镇静作用。对重度抑郁、明显焦虑、激越和睡眠障碍的患者,比仅作用于单一递质的药物更有效。

米氮平不良反应少,抗胆碱能不明显,对心、肝、肾影响小,但有镇静、嗜睡、头晕、疲乏以及食欲和体重增加等副作用,少有性功能障碍或恶心腹泻。粒细胞减少罕见,虽停药可恢复,临床应用时仍需谨慎。米氮平对 CYP1A2、CYP2D6 和 CYP3A4 的抑制作用弱。

米氮平剂量范围 15~45mg/d,可日服一次,不宜与乙醇、地西泮、其他抗抑郁药联用。

安 非 他 酮

抑制 NE 和 DA 的再摄取,作用缓和。无镇静和抗胆碱副作用,心血管副作用小。适用于迟滞性抑郁、睡眠过多、调节 5-HT 系统的药物无效或不能耐受者,对儿童注意缺损多动障碍、慢性疲劳综合征有效。

常见的副作用有坐立不安、失眠、头痛、恶心和出汗,少见但严重的副作用是诱发癫痫,与 SSRI 类合用可能导致 5-HT 综合征。因增加脑内 NE 和 DA,少数患者可能出现兴奋、激动、激越、谵妄、紧张、幻觉和妄想等,称为布普品精神病。

安非他酮剂量 150～450mg/d。

路 忧 泰

路忧泰系贯叶连翘(hypericum perforatum)提取物,主要活性成分为贯叶金丝桃素 (hyperforin)和金丝桃素(hypericin),其血浆浓度与用量呈正比,$t_{1/2}$ 为 24～48h。可通过血-脑屏障,主要在肝脏代谢,代谢产物由尿排出。

路忧泰主要适用于抑郁症和焦虑症。作用机制包括:①明显抑制 5-HT、NE、DA 的摄取,并维持 3 个系统的作用平衡;②较高剂量时也抑制 MAO-A 和 MAO-B;③抑制应激所致的皮质醇升高,同时提高夜间褪黑素的水平,调整昼夜节律,改善睡眠;④贯叶金丝桃素抑制脑内 GABA 和 L-谷氨酸的摄取,对 L-谷氨酸摄取的抑制作用更强;⑤提高大脑皮层的 $5-HT_2$ 受体的密度。

主要不良反应有胃肠道反应、头晕、疲劳、镇静、过敏反应(如皮肤红、肿、痒)。有光敏性皮肤的患者慎用。由于路忧泰有抑制 MAO 的作用,应限制乳酪制品的摄入及避免与 MAOIs 合用。可诱导 CYP3A4 和 CYP1A2 活性,导致其他药物效价降低。

路忧泰成人和 12 岁以上儿童剂量为每次 300mg,2～3 次/d,日剂量不超过 1800mg,维持剂量为 300～600mg/d,疗程为 3～6 个月。

米安舍林

米安舍林阻断突触前膜的 α_2 受体,使末梢 NA 释放增加;对 $5-HT_1$ 受体和 $5-HT_2$ 受体也有拮抗作用。抗抑郁作用与 TCAs 相近或稍逊,有镇静、抗焦虑作用,用于各种抑郁症治疗,特别适用于伴有焦虑、失眠的患者。抗胆碱和心血管副作用小,对肝、肾功能影响小。主要不良反应有头晕、乏力、思睡等,个别有粒细胞减少。

噻奈普汀

传统的抗抑郁药都是以突触间隙单胺类递质水平降低为理论基础而开发的,在临床有确切的疗效。但近年来发现不直接引起单胺类递质水平增高的药物,同样有明确的抗抑郁疗效。噻奈普汀的作用机制就与传统药物完全相反,为促进 5-HT 再摄取的药物,用药后降低突触间隙 5-HT 浓度,提示其具有更为复杂的作用机制。

已知抑郁症患者因反复心理应激,出现神经元重塑,如海马体积明显变小,杏仁核活动亢进并伴有组织过度增生等。噻奈普汀可能通过促进 5-HT 再摄取,并加快其在神经元内的更新代谢,阻止并逆转海马神经元树突的萎缩,抑制杏仁核过度增生。此外,噻奈普汀还抑制抑郁症患者异常增加的下丘脑-垂体-肾上腺轴活性,促进海马胆碱能神经纤维再生,抑制某些区域神经细胞凋亡的发生,保护神经元免受兴奋性损伤等,因此具有抗抑郁、抗焦虑、神经元保护、恢复学习记忆能力等作用。

噻奈普汀口服经消化道迅速完全吸收,血浆蛋白结合率高达 94%。$t_{1/2}$ 为 2.5h,在肝脏通过 β-氧化作用和 N-脱甲基代谢,代谢物随尿排出。对老年抑郁症有较好的疗效。能改善抑郁症伴发的焦虑症状,其抗焦虑作用与氯咪帕明相当。

不良反应比传统的三环类抗抑郁药轻,镇静、抗胆碱能及心血管系统的不良反应较少,较常见的副作用有口干、便秘、失眠/多梦、头晕、恶心、易激惹/紧张等。

噻奈普汀常用剂量为 12.5mg/次,每日 3 次。肾功能损害者及老年人应适当减少剂量,建议服用 25.0mg/d。

文拉法辛

文拉法辛及其活性代谢产物 O-去甲基文拉法辛均可抑制 5-HT 和 NE 的再摄取,其作用具有明显的剂量依赖性:低剂量仅抑制 5-HT 再摄取,中、高剂量同时抑制 5-HT 和 NE 再摄取,极高剂量时还可抑制 DA 再摄取。文拉法辛单次或多次给药均能使 β 受体快速下调,可能是其抗抑郁作用能够快速见效的原因之一。文拉法辛起效比 TCA 快,一般用药 1～2 周后(最快只需 4d)即可出现明显抗抑郁作用。

低剂量时作用及不良反应与 SSRIs 相似,可用于迟滞、睡眠过多、体重增加和非典型抑郁,对伴有焦虑者也有效。不良反应有恶心、激越、性功能障碍和失眠等;治疗严重抑郁和难治性抑郁时,中高剂量可出现失眠、激越、恶心以及头痛和高血压等不良反应。

文拉法辛剂量范围 75～375mg/d,一般 200mg/d,缓释片 75 或 150mg/d。

度洛西汀

度洛西汀是 5-HT 和 NE 再摄取的双重抑制剂,对 DA 再摄取抑制作用弱,无明显受体阻断作用。因在弱酸或碱性环境吸收较好,现用肠溶片。适应证包括重型抑郁症、糖尿病患者的周围神经痛,以及女性中至重度应激性尿失禁。有自杀倾向或躁狂活动期患者慎用。常见不良反应有血压升高、失眠/嗜睡、头痛、眩晕等。与 MAOI、SSRIs、TCAs 均有明显的药物相互作用。禁止与 MAOIs 合用,停用 MAOIs 14d 后才能使用本药,停用本药 5d 后才能使用 MAOIs。过敏、闭角型青光眼、癫痫、肾衰、肝功能不全等患者不宜使用。

阿戈美拉汀

阿戈美拉汀为褪黑素类似物,具有全新的作用机制。既是褪黑素受体 MT_1 和 MT_2 受体的激动剂,也是 5-羟色胺受体 $5-HT_{2C}$ 受体的拮抗剂。给药 3 周以上可增加海马腹侧齿状回细胞增生及神经元再生,而这一部位与情绪反应有关。具有抗抑郁、抗焦虑、调整睡眠节律及调节生物钟作用。起效较快,对抑郁及其伴随的焦虑、失眠等症状均有较好的疗效。18 岁以下儿童的安全性未经证实,目前用于成人抑郁症。不良反应少,常见的有头痛、恶心和乏力等。对性功能无不良影响,无撤药反应。

阿戈美拉汀本身对 CYP 酶无明显影响,但其在体内主要经 CYP1A2、CYP2C9、CYP2C19 代谢,禁止与强效 CYP1A2 抑制剂(如氟伏沙明、环丙沙星)合用。

第三节 心境障碍的药物治疗

心境障碍的治疗包括药物治疗、电击治疗及心理治疗。近年来大量精神神经药物的开发给心境障碍的治疗带来了十分乐观的前景。心境障碍的药物治疗,必须针对不同的临床类型,选用合适的药物,制订合理的给药方案,使患者得到安全有效的治疗。

一、抑郁症的治疗

(一)治疗原则

1. 早期诊断,早期治疗。

2. 个体化给药方案:全面考虑患者症状特点、年龄、躯体状况、药物的耐受性、有无合并症等情况,做到个体化合理用药。

3. 单一用药:用药尽量单一,尤其是在开始治疗时,为了便于观察效果及预防不良反应,不宜合并使用多种抗抑郁药。难治病例或伴有精神病性症状除外。

4. 逐渐加量:从小剂量开始,逐步增加剂量,尽可能用最小有效量,使不良反应减至最少。SSRIs不良反应轻,无须逐步调整过程。

5. 全疗程治疗:抑郁症复发率高,症状缓解后不能立即停药,应坚持全疗程充分治疗。

6. 不宜频繁更换药物:通常抗抑郁药起效需要 2～4 周的时间,通常选择一种药物后至少要治疗 4～6 周才能判断是否有效,只有在经过足够时间和足够剂量的治疗而抑郁症状仍然未得到缓解时,才考虑换药。

7. 尽可能选择安全性好、不良反应少、服用方便的药物,提高患者依从性。

8. 辅以心理治疗:心理应激因素对抑郁症的发生发展有重要影响,患者的某些症状如消极、自我评价低往往与心理社会问题密切相关,在药物治疗基础上需辅以心理治疗,才能取得良好疗效。

(二)药物的选择

抗抑郁药是当前治疗各种抑郁障碍的主要药物,能有效解除抑郁心境及伴随的焦虑、紧张和躯体症状,有效率约 60%～80%。其中除了单胺氧化酶抑制剂通常作为二线药物外,TCAs、SSRIs 和多数新型抗抑郁药均为一线药物。选择抗抑郁药的主要依据是患者的病情特点、发作时伴随的症状及药物的不良反应等。SSRIs 和一些新型机制的抗抑郁药物由于副作用小,具有很好的优势,已逐渐取代传统的 TCAs 而成为首选药物。

1. 根据药物特点选择

(1)TCAs:TCAs 疗效可靠,价格低廉,目前仍为一线药物,特别是对于重度抑郁疗效优于选择性 5-HT 摄取抑制剂。但不良反应较多,伴有心血管疾病的中老年患者往往难以适应。

适用于内因性抑郁、神经症性抑郁、反应性抑郁及器质性抑郁,还可以治疗焦虑症、惊恐发作和恐怖症。对精神分裂症患者伴发的抑郁症状宜慎用,可能会加重精神病症状。

老年人与癫痫患者慎用。患有严重心肝肾疾病、粒细胞减少、青光眼、前列腺肥大、妊娠头 3 个月禁用。

(2)SSRIs:SSRIs 是目前应用最广的抗抑郁药,因其副作用少,安全有效,且具有良好的药动学特性,已成为临床常用的一线药物。缺点是对严重抑郁疗效不如 TCAs,起效也不如 TCAs 快。适用于抑郁症、强迫症、惊恐症和贪食症。

(3)其他新型抗抑郁药:临床比较常用的有曲唑酮、文拉法辛、米氮平等。曲唑酮抗焦虑、镇静作用强,对自杀观念明显的抑郁症患者有较好疗效,不引起性功能障碍;文拉法辛起效比其他抗抑郁药快速,适用于伴有迟滞、睡眠过多及焦虑的患者,对严重抑郁和难治性抑郁有效;米氮平具有较强的镇静作用,对重度抑郁和明显焦虑、激越和睡眠障碍的患者疗效好。

2.根据伴发的症状选择

(1)伴有焦虑症状:焦虑与抑郁共病的现象很普遍,一般不需要合并抗焦虑药,因为抑郁改善的同时焦虑也随之改善。采用具有镇静作用的抗抑郁药物如阿米替林、多塞平、曲唑酮、米安舍林等可能会使焦虑、失眠症状得到较快的改善,提高治疗的依从性,但不能缩短其抗抑郁疗效出现的时间。新型抗抑郁药如帕罗西汀、曲唑酮、米氮平等兼有抗抑郁和抗焦虑的作用,可作为首选。

(2)伴有精神病症状:阿莫沙平可能是唯一对精神病性症状有效的抗抑郁药。不过临床上最常用的方法是将抗抑郁药和抗精神病药联用。这种合用要注意药物之间的交互作用。

(3)伴有躯体疾病:需要采用安全性较好的抗抑郁药物,如新型抗抑郁药,但要注意新型抗抑郁药对 P450 酶系统的影响,其中以 SSRI 类的舍曲林和西酞普兰较为安全。

(三)药物的剂量和换药问题

抗抑郁药治疗无效的主要原因来自剂量不足或疗程不够,必要时治疗浓度监测可帮助判断。要判断一次抗抑郁治疗的疗效,需要采用足量、足疗程的治疗。只有当一种药物足量治疗 4～6 周仍无效时才考虑换药。初次治疗可以换用同类的另一种药物,如果出现药物耐受则应注意换用作用机制不同、药物结构不同的药物。换用不同种类的抗抑郁药物时,应该停留一定的时间,以利于药物的清除,防止药物相互作用。氟西汀治疗后需停药 5 周才能换用 MAOIs,其他 SSRIs 需 2 周,MAOIs 停用 2 周后才能换用 SSRIs。

(四)疗程

抑郁症治疗应有足够的疗程,否则容易出现复燃或复发。复燃指本次发作尚未结束,但药物治疗已经起效,患者的症状再现;复发指本次发作已经痊愈,患者重新发作。因此其药物治疗可分为三个阶段:急性治疗、巩固治疗和维持治疗。急性治疗的目的是消除症状、体征;巩固治疗的目的是恢复患者的社会功能和认知功能,防止复燃;维持治疗的目的是防止复发。

通常急性期治疗需要 6～8 周。在症状缓解后应及时与患者沟通,商定巩固治疗方案,避免患者自行停药。巩固和维持治疗的时间不少于 6 个月。

抑郁症的复发率较高,首次抑郁发作恢复后的复发率大概为 50%。如果首次发作的抑郁症患者应用抗抑郁药物治愈后立即停止抗抑郁药物治疗,患者极有可能在短期内就成为反复发作的抑郁症患者。所以,即使是首次发作已经治愈的抑郁症患者,也需要药物维持治疗。WHO 专家咨询组的建议是:首次抑郁发作治愈后应预防用药至少 6 个月到 1 年;若是第二次发作治愈后应预防用药 2～3 年;若为第三次发作,则需要维持治疗 5 年以上甚至长期维持治疗。

维持用药最好选用不良反应较小的抗抑郁药物,一般采用最低有效剂量。虽然抗抑郁药的维持用药在一定程度上可预防抑郁症的复发,但不能防止转向躁狂发作,甚至可能促发躁狂的发作,当使用抗抑郁药物发生转躁时,应按双相障碍治疗。

(五)难治性抑郁

采用的至少两种作用机制不同的抗抑郁药物足量、足疗程(6～8 周)治疗无效者可定义为难治性抑郁。应考虑换用与原用药作用机制不同的药物,如 SSRI 类无效可换用 NaSSA 类。也可考虑两种不同作用机制的抗抑郁药合用,但要注意新型抗抑郁药不要与 MAOIs

合用。另外,可以用抗抑郁药合用抗精神病药、锂盐或甲状腺素制剂,但需注意药物交互作用。

(六)抗抑郁药的快速抵抗反应

部分在抗抑郁治疗中已经达到临床痊愈的患者,在维持治疗期间药物剂量未变,也没有任何心理社会应激事件,却出现了抑郁复发,此时机体对药物产生耐受性,也称为"快速抵抗反应"或失效现象(tachyphylaxis)。原因目前尚不清楚,国外报道发生率在25％左右,一般出现在维持治疗期的第31周左右。一般发生耐受时可采用换药或联合治疗。换用药物应选择作用机制不同、药物结构不同类型的药物,如某些患者经选择性5-羟色胺再摄取抑制剂治疗无效,可以考虑文拉法辛、曲唑酮、米氮平等新型抗抑郁药物或单胺氧化酶抑制剂,如吗氯贝胺等。联合治疗可采用两种抗抑郁药合用、抗抑郁药与情感稳定剂(如锂盐)合用或抗抑郁药与非典型抗精神病药物合用。氟西汀与新型抗精神病药物如奥氮平、利培酮等联合应用,治疗抑郁症的疗效和安全性均比较理想;选择性5-羟色胺摄取抑制剂和单胺氧化酶抑制剂不能合用,否则可导致5-羟色胺综合征,严重者可致死。

二、双相障碍的治疗

双相障碍应遵循长期治疗的原则,因为双相障碍几乎终身以循环方式反复发作,其发作的频率远较抑郁障碍高。

(一)抑郁发作

目前基本上所有的抗抑郁药物都可以诱发双相障碍患者出现躁狂,因此对双相障碍抑郁发作的治疗不宜单独使用抗抑郁药。可单独使用心境稳定剂治疗,或在使用心境稳定剂的基础上联用抗抑郁药物,如SSRIs,待抑郁症状缓解后逐渐减少、停止抗抑郁药物,同时继续给予心境稳定剂维持治疗,避免转为躁狂。

(二)躁狂发作

公认的心境稳定剂有锂盐、卡马西平和丙戊酸盐。单纯躁狂发作,既往锂盐治疗有效的患者,锂盐应作为首选。对于混合性发作、快速循环型发作、继发性躁狂发作、伴有物质依赖的躁狂发作可以将卡马西平或丙戊酸盐作为首选。由于锂盐起效慢,所以在躁狂治疗的早期,常常配合具有镇静作用的抗精神病药物以控制兴奋。

(三)预防复发

双相障碍具有反复发作的特性,若在过去的两年中,双相障碍患者每年均有一次以上的发作者,主张应服用锂盐长期维持治疗。服用锂盐预防性治疗,可有效防止躁狂或抑郁的复发,且预防躁狂发作更有效,有效率达80％以上。预防性治疗时锂盐的剂量须因人而异,但一般服药期间血锂浓度保持在$0.4\sim0.8$mmol/L即可获得满意的效果。卡马西平预防复发效果不如锂盐。

(四)快速循环的预防

即使同时服用锂盐,抗抑郁药也可在部分患者身上引起快速循环,所以应尽可能在抑郁发作时限制抗抑郁药的应用。

对于确定为快速循环型的患者,须逐步停用一切可能导致循环发作的药物,特别是抗抑郁药,避免饮酒,最好住院治疗。

为获得最佳疗效,可以联合应用心境稳定剂,如锂盐与抗癫痫药物合用,通常须把这两种药的剂量控制在常规用量的 $1/2\sim2/3$。避免采用卡马西平-丙戊酸钠,丙戊酸钠-拉莫三嗪组合,因这种组合可能发生有害的相互药物作用。

对于甲状腺功能减退的快速循环型,添加左甲状腺素 $100\sim200\mu g/d$ 往往有效。另外,钙离子通道阻滞药尼莫地平 90mg/次,2 次/d,也可能对快速循环有效。

(周红宇)

复习思考题

一、名词解释

1. 心境障碍

2. 心境稳定剂

二、是非题(正确填 A,错误填 B)

1. 环性心境障碍的主要特征是持续性心境不稳定,且与生活应激有明显相关性。　　（　　）

2. 多饮淡盐水可以减少碳酸锂的副作用。　　（　　）

3. 正常人服用丙米嗪药后有精神振奋、情绪高涨等效应。　　（　　）

4. 氟西汀抑制 5-HT 再摄取,使突触间隙 5-HT 浓度升高而产生抗躁狂作用。　（　　）

三、单选题

1. 锂盐的不良反应众多,应该将血药浓度控制在　　（　　）

A. <2.5mmol/L　　　　B. <3.0mmol/L　　　　C. <1.5mmol/L

D. <3.5mmol/L　　　　E. <4.0mmol/L

2. 下列属于 SSRI 的抗抑郁药是　　（　　）

A. 丙咪嗪　　　　　　B. 氟西汀　　　　　　C. 阿戈美拉汀

D. 曲唑酮　　　　　　E. 阿莫沙平

3. 下列药物中对 CYP2D6 抑制最强的是　　（　　）

A. 西酞普兰　　　　　B. 文拉法辛　　　　　C. 帕罗西汀

D. 伏氟沙明　　　　　E. 舍曲林

4. 下列药物中既能激动褪黑素受体又能阻断 5-HT 受体的是　　（　　）

A. 阿戈美拉汀　　　　B. 氟西汀　　　　　　C. 舍曲林

D. 曲唑酮　　　　　　E. 文拉法辛

四、问答题

1. TCAs 有哪些? 简述其优缺点。

2. 选择性 5-HT 再摄取抑制药有哪些? 简述各药的药理学特点。

3. 简述心境障碍的病理机制。

五、病例讨论

患者,女,40 岁。行为异常 2 年,因最近半年话少、食欲缺乏、失眠入院,诊断为"精神症状伴发抑郁"。入院时检查:BP 130/81mmHg, T 36.7℃,P 70 次/min,无药物过敏史,无高血压病史。入院后给予氯氮平片,中午 150mg,晚 225mg,连续 13d,期间血压监测正常。第 14 天加用氟西汀分散片,20mg。联合用药的第 2 天血压升高到 150/105mmHg,因主诉症状轻微,继续联合用药到入院的第 21 天,调整为氯氮平中午 125mg,晚 200mg;氟西汀分散片早 40mg。剂量调整后,血压升高到 160/110mmHg,T 39.2℃,P 95 次/min。患者安静合作,情绪偏低落,当日多次监测血压,波动于 130～160/80～110mmHg,T 38.2℃,P 85 次/min,未给予抗高血压治疗。次日停用氟西汀分散片,氯氮平进一步减量:中午 100mg,晚 175mg。2d 后 BP 恢复至 130/80mmHg,T 36.6℃,P 75 次/min,患者自觉情绪低落有明显改善。改氯氮平＋碳酸锂治疗,氯氮平剂量:中午 25mg,晚 125mg;碳酸锂剂量:中午 0.5g,晚0.5g。血压无明显波动,2 个月后好转出院。

　　问题:

　　1.氟西汀、碳酸锂各自的临床适应证是什么?

　　2.此病例判断为由氟西汀引起的 5-HT 综合征,依据是什么?

　　3.5-HT 综合征的主要表现是什么?

第十一章

癫痫的药物治疗

 重点内容

1. 癫痫发作类型。
2. 治疗癫痫的常用药物。
3. 苯妥英钠的作用机制、临床用途和不良反应。
4. 癫痫治疗的原则。

二维码 11-1
教学 PPT

二维码 11-2
上课实录

第一节　概　述

癫痫(epilepsy)是脑神经元突发性异常高频率放电并向周围扩散。癫痫发作分型复杂，下面为临床常见的几种类型：

一、局限性发作

局限性发作是指仅限于一侧大脑的某一部分。

(一)单纯局限性发作

单纯局限性发作又称局灶性癫痫。多无意识障碍，表现为口角、眼睑、手指和足趾等局部重复动作及特殊感觉症状，如麻木感、针刺感和幻觉等。

(二)复合性局限性发作

复合性局限性发作又称精神运动性发作，伴有意识障碍，对别人言语无反应，做出无意识的动作，事后不能回忆。

上述两种发作可发展为伴意识丧失的强直阵挛性发作。

二、全身性发作

全身性发作是指两侧大脑半球同时受累,意识障碍。

(一)失神性发作

失神性发作以意识障碍为主,又称为小发作,意识丧失,突然发生并突然停止,一次发作持续 5～30s,清醒后对发作无记忆。

(二)强直-阵挛性发作

强直-阵挛性发作又称大发作,以意识丧失和全身强直性阵挛性抽搐为特征。自发作开始到意识恢复一般需要 5～10min。一次癫痫发作持续 30min 以上或连续多次发作,发作间期意识或神经功能未恢复至正常水平,则为癫痫持续状态。

(三)肌阵挛性发作

肌阵挛性发作为突然、短暂、快速的肌肉收缩,可能遍及全身,也可能限于面部、躯干或者肢体。

第二节　常用抗癫痫药物

二维码 11-3
苯妥英钠

苯妥英钠

苯妥英钠(phenytoin sodium)又称为大仑丁(dilantin)。

【体内过程】

口服吸收不规则,每日给药 0.3～0.6g,连服 6～10d 才达到有效血浆浓度($10～20\mu g/ml$)。由于本品呈强碱性(pH=10.4),故不宜肌内注射。癫痫持续状态时可作静脉注射。血浆蛋白结合率约 90%。大部分在肝内质网中代谢为无活性的对羟基苯基衍生物。消除速率与血浆浓度有密切关系,低于 $10\mu g/ml$ 时,按一级动力学消除,血浆 $t_{1/2}$ 约 20h;高于此浓度时,则按零级动力学消除,血浆 $t_{1/2}$ 可延长至 20～60h,且血药浓度与剂量不成比例地迅速升高,容易出现毒性反应。由于常用量时血浆浓度有较大个体差异,应进行血药浓度监测,指导临床合理用药。

【药理作用及作用机制】

苯妥英钠对癫痫病灶的异常高频放电无抑制作用,但可阻止癫痫病灶异常放电的扩散从而达到治疗作用。苯妥英钠具有膜稳定作用(包括神经细胞膜和心肌细胞膜),此种作用为其抗癫痫,治疗三叉神经痛、舌咽神经痛等疼痛综合征,以及抗心律失常的药理作用基础。苯妥英钠的膜稳定作用的可能机制如下:

1.阻断 Na^+ 通道　苯妥英钠与失活状态的 Na^+ 通道结合,抑制 Na^+ 内流,对高频异常放电的神经元的 Na^+ 通道阻滞作用明显,而对正常的低频放电并无明显影响。

2.阻断 Ca^{2+} 通道　苯妥英钠阻断 L 和 N 型 Ca^{2+} 通道,抑制 Ca^{2+} 内流,但对哺乳动物丘脑神经元的 T 型 Ca^{2+} 通道无阻断作用,可能与治疗失神性发作无效有关。

3.影响钙调素激酶系统　苯妥英钠抑制钙调素激酶的活性,影响突触传递功能。

4.选择性阻断突触传递的强直后增强　反复高频电刺激突触前神经纤维,可导致突触传递易化,使突触后反应增强,再以单个刺激作用于突触前神经元,使突触后纤维的反应较未经强直刺激前为强,此种现象称为强直后增强(post-tetanic potentiation,PTP)。PTP 在癫痫病灶异常放电的扩散中起重要作用。苯妥英钠可选择性阻断 PTP。

【临床应用】

1.抗癫痫作用　苯妥英钠是治疗癫痫大发作和局限性发作的首选药,对精神运动性发作也有效,但对小发作(失神发作)无效,有时甚至使病情恶化。

2.治疗三叉神经痛、舌咽神经痛等疼痛综合征　三叉神经痛、舌咽神经痛的发作与癫痫发作有相似机制,即感觉通路神经元在轻微刺激下产生强烈放电,引起剧烈疼痛。苯妥英钠能减轻疼痛,减少发作次数。

3.抗心律失常。

【不良反应】

1.局部刺激　本品碱性较强,对胃肠道有刺激性,口服易引起食欲减退、恶心、呕吐、腹痛等症状,宜饭后服用。静脉注射易引起静脉炎。长期应用后部分药物从唾液排出刺激结缔组织增生,引起牙龈增生,多见于青年和儿童,按摩牙龈可防止或减轻,一般停药 3~6 个月后可恢复。

2.神经系统反应　当血药浓度大于 $20\mu g/ml$ 时出现眩晕、眼球震颤,大于 $30\mu g/ml$ 可出现共济失调等小脑前庭系统功能障碍,大于 $40\mu g/ml$ 可致精神错乱;大于 $50\mu g/ml$ 可出现严重昏睡以至昏迷。

3.造血系统反应　用药后 1~3 周常出现巨幼红细胞性贫血,少数患者可出现血细胞和血小板减少,偶致再生障碍性贫血。须定期检查血象。

4.过敏反应　常见皮疹,亦可见粒细胞缺乏、血小板减少、再生障碍性贫血,偶见肝损害。应定期做血常规和肝功能检查。

5.骨骼系统　诱导肝药酶,加速维生素的代谢,若长期应用本药,儿童患者发生佝偻病样改变,少数成年患者出现骨软化症。

6.其他　偶见男性乳房增大、女性多毛等。妊娠早期用药偶致畸胎,如腭裂等,孕妇禁用。

【药物相互作用】

苯妥英钠为肝药酶诱导剂,能加速多种药物代谢如皮质类固醇和避孕药,使其疗效下降。苯妥英钠可被肝药酶代谢,故与异烟肼、氯霉素等肝药酶抑制剂合用时,血药浓度升高;与苯巴比妥、卡马西平、乙醇等肝药酶诱导剂合用时,血药浓度降低。

苯巴比妥

苯巴比妥(phenobarbital),又名鲁米那(luminal)。起效较快、疗效好。

【药理作用及作用机制】

降低病灶内细胞膜兴奋性,抑制病灶异常高频放电,且提高病灶周围正常组织的兴奋阈值,限制癫痫病灶异常放电的扩散。该药作用于 γ-氨基丁酸($GABA_A$)受体,增加 Cl^- 电导,使膜超极化,降低兴奋性;还可减少兴奋性递质的释放。

【临床应用】

苯巴比妥对除失神小发作以外的各型癫痫都有效。但因其中枢抑制作用明显,不作为首选药,常以静脉注射治疗癫痫持续状态。

【不良反应】

常见的不良反应为镇静、嗜睡、眩晕和共济失调等。偶可引起巨幼红细胞性贫血、白细胞减少和血小板减少。因其为肝药酶诱导剂,能加速多种药物如皮质类固醇和避孕药等以及自身的代谢而降低药效。

扑 米 酮

扑米酮(primidone),又名去氧苯比妥、扑痫酮。

【体内过程】

口服吸收迅速完全,3h 血药浓度达高峰,血浆 $t_{1/2}$ 为 7~14h,在体内主要转化成苯巴比妥和苯乙丙二酰胺,仍有抗癫痫作用,消除速率较慢,长期服用易在体内蓄积。

【临床应用】

对癫痫大发作和局限性发作疗效较好,对精神运动性发作也有效。与苯妥英钠和卡马西平有协同作用。与苯巴比妥相比无特殊优点,仅用于其他药物不能控制的患者。

卡马西平

卡马西平(carbamazepine),又名酰胺咪嗪,结构类似三环类抗抑郁药。

【体内过程】

口服吸收良好,2~4h 血浆浓度达高峰,75% 与血浆蛋白结合。在肝中代谢为环氧化物,后者也具有抗癫痫作用。用药初期 $t_{1/2}$ 为 35h,因本品为药酶诱导剂,连续用药 3~4 周后,半衰期可缩短 50%。

【药理作用及作用机制】

处于治疗浓度时能阻滞 Na^+ 通道,抑制癫痫病灶及其周围神经元放电,还可增强 GABA 神经元的突触传递功能。

【临床应用】

1.抗癫痫作用　对复合性局限性发作有良效,为首选药;对癫痫强直-阵挛性发作和单纯性局限性发作也有一定疗效。

2.治疗三叉神经痛、舌咽神经痛等疼痛综合征　对三叉神经痛和舌咽神经痛的疗效优于苯妥英钠。

3.躁狂症　防治躁狂抑郁症,对锂盐无效者也有一定疗效。

【不良反应】

用药早期可出现头昏、眩晕、恶心、呕吐和共济失调等,也可有皮疹和心血管反应。一般不需停药,一周左右逐渐消失。偶致再生障碍性贫血和粒细胞减少等。

丙戊酸钠。

丙戊酸钠(sodium valproate)。

【体内过程】

口服吸收良好,1~4h 血药浓度达高峰,主要在肝内代谢。

【药理作用及作用机制】

其抗癫痫作用机制除抑制电压敏感性 Na^+ 通道外,还与抑制 γ-氨基丁酸转氨酶活性,增强谷氨酸脱羧酶活性,使脑内 GABA 含量增高有关。

【临床应用】

对小发作疗效最好,优于乙琥胺,但因丙戊酸钠有肝毒性,临床多用乙琥胺。对强直阵挛性发作和难治性癫痫也有一定疗效。

【不良反应】

不良反应轻微而短暂,治疗早期多见恶心、呕吐、嗜睡、震颤和脱发等。

乙 琥 胺

乙琥胺(ethosuximide)。

【体内过程】

口服吸收迅速。血浆 $t_{1/2}$ 为 30～60h。

【药理作用及作用机制】

其作用机制与选择性阻滞丘脑神经元 T 型 Ca^{2+} 通道有关。

【临床应用】

仅对失神发作有效,为小发作首选药。

【不良反应】

常见副作用为嗜睡、眩晕、呃逆、食欲不振和恶心呕吐等。

氯硝西泮

氯硝西泮(clonazepam)用于治疗各型癫痫,特别是癫痫失神性发作和肌阵挛性发作。

地 西 泮

地西泮(diazepam)为癫痫持续状态首选药。

硝 西 泮

硝西泮(nitrazepam)用于治疗癫痫肌阵挛性发作和不典型失神性发作。

加巴喷丁

加巴喷丁(gabapentin)又名格巴品亭。

【体内过程】

口服易吸收,2～3h 血药浓度达高峰。生物利用度与剂量有关,口服单剂量 300mg 时,生物利用度为 60％;但剂量增加,生物利用度反而降低。食物不影响吸收,几乎不与血浆蛋白结合,广泛分布于全身,尤其胰腺和肾。体内几乎不被代谢,原形由肾排出,$t_{1/2}$ 为 5～7h。

【药理作用及作用机制】

抗癫痫机制可能与改变 GABA 代谢有关。

【临床应用】

加巴喷丁为广谱抗癫痫药,主要与其他抗癫痫药合用治疗顽固性局限性发作。

【不良反应】

常见不良反应有嗜睡、头晕、运动失调和疲劳等。与其他抗癫痫药合用不发生相互影响。

拉莫三嗪

拉莫三嗪(lamotrigine)。

【体内过程】

口服吸收完全,生物利用度为 100%。用药后 2.5h 血药浓度达高峰,平均血浆 $t_{1/2}$ 为 29h。

【药理作用及作用机制】

该药可阻断电压依赖性钠通道,并减少脑内兴奋性氨基酸如谷氨酸、天冬氨酸的释放。

【临床应用】

对单纯性局限性、复合性局限性发作效果较好,主要用于其他抗癫痫药不能控制的局限性和全身性癫痫发作的辅助治疗。

【不良反应】

常见不良反应为恶心、头痛、视物模糊、眩晕和共济失调等。卡马西平、苯妥英钠和扑米酮可加速拉莫三嗪的消除。丙戊酸钠可减慢本品代谢。

托 吡 酯

托吡酯(topiramate)又名妥泰、妥派马特。

【体内过程】

口服吸收完全,用药后 2h 血药浓度达高峰。

【药理作用及作用机制】

该药为新型广谱抗癫痫药,阻断电压依赖性钠通道,加强 GABA 诱导氯离子内流的能力。

【临床应用】

用于局限性发作的治疗。

氟桂利嗪

氟桂利嗪(flunarizine)为新型选择性钙离子通道阻滞药,选择性阻断 L 型和 T 型 Ca^{2+} 通道,减少钙超载,防止阵发性去极化改变和脑癫痫放电而起到抗癫痫作用。

奥卡西平

奥卡西平(oxcarbazepine)及其在体内的代谢物 10-羟基衍生物均具有抗癫痫活性。阻断脑细胞的电压依赖性钠通道,阻止病灶放电的散布。

【临床应用】

该药治疗癫痫的适应证与卡马西平相同,但弱于卡马西平。本品可单独应用或与其他抗癫痫药合用于治疗局限性及全身性癫痫发作。

【不良反应】

有研究报道其变态反应较少,且对肝药酶的影响较卡马西平小。用药开始时可能出现轻度的不良反应,如乏力、头晕、头痛等,继续用药后这些不良反应可消失。偶见胃肠功能障碍、皮肤潮红、血细胞计数下降等不良反应。

一些常用的抗癫痫药的抗癫痫作用见表 11-1。

表 11-1 抗癫痫药的抗癫痫作用

药物	癫痫发作类型及选药					
	强直阵挛性发作	复合性局限性发作	失神性发作	单纯局限性发作	肌阵挛性发作	癫痫持续状态
苯妥英钠	＋*	＋		＋		＋(静注)
苯巴比妥	＋*	＋				＋(钠盐)
扑米酮	＋					
卡马西平	＋	＋*		＋		
丙戊酸钠	＋		＋*			
乙琥胺			＋*			
氯硝西泮	＋		＋		＋	
地西泮						＋*

注:＋表示有效,但不代表强度;＋* 可作该型的首选药物。

第三节 癫痫的药物治疗

一、用药原则

(一)抗癫痫药物的用药原则

1. 尽早用药。

2. 按照癫痫发作类型选药。

3. 坚持服药至最后发作后 2~4 年。

4. 注意药物的毒副作用。

(二)减药、停药原则

1. 患者经 2~5 年药物治疗,治疗期间完全无发作,可考虑停药。

2. 虽然患者在用药期间无癫痫发作,但脑电图显示异常,或有明显的神经系统功能缺陷、存在多种发作类型的患者,停药后复发风险大,应延长用药期,不可过早停药。

3. 缓慢停药是减少癫痫再次发作的关键。停药过程需半年至一年,千万不可停药过快,更不可骤然停药,尤其使用苯巴比妥及苯二氮䓬类药物时,停药过程应在一年左右,方可降低再发率。

4. 使用 2 种或 2 种以上抗癫痫药,减药或停药必须先从 1 种药物开始,1~2 个月后无发作,方才考虑逐渐撤药或停用另一种药物。

5. 一旦撤药或停药过程中出现再次发作,必须停止撤药,维持原有治疗方案。

二、药物治疗方案

(一)全身强直阵挛性发作

可选苯妥英钠,成人维持量为 0.2～0.5g/d,儿童为 5～8mg/(kg•d),分两到三次服用。需用静脉注射时速度宜缓,不超过 50mg/h,总量控制在 900mg 以内,儿童用量不超过5mg/kg,以免抑制心脏和致心律不齐。本药不宜肌内注射。对婴幼儿尽量少用苯妥英钠,因其有效量与中毒量接近,且临床难以及时发现副作用。对于婴幼儿,传统的苯巴比妥仍不失为常用药。苯巴比妥 90～300mg/d。

(二)失神发作

可选用乙琥胺,成人 0.5～1.5g/d,儿童为 10～15mg/(kg•d),分两次口服。或选用氯硝西泮 5～25mg/d 或地西泮 7.5～40mg/d。

(三)癫痫持续状态

癫痫持续状态的发病率为 18/10 万～41/10 万,若不及时控制,惊厥持续时间越长,产生不可逆脑损伤的可能性越大,其致残率和死亡率极高。癫痫持续状态的发病诱因主要为抗癫痫药物的停用、减量、突然换药或急性脑病、脑卒中、外伤、肿瘤等,感染、发热和过度疲劳等均可诱发。癫痫持续状态治疗原则为:①选用快速有效的抗惊厥药物控制发作。②控制脑水肿、酸中毒、呼吸衰竭及高热等。③积极寻找病因,控制原发病。④发作停止后,应进行长期抗癫痫治疗。

常用抗癫痫药物如下:

1. 地西泮是治疗各型癫痫持续状态有效的首选药,最大剂量不超过 20mg,速度应控制在 3～5mg/min,儿童 0.3～0.5mg/kg。地西泮迅速广泛分布于各器官和组织,20min 后其血清浓度可降低 50％以上,因此停药后 10～20min 可复发。维持疗效可采取:①地西泮10mg,每隔 10～15min 重复给药。②地西泮 100～200mg 加入 5％葡萄糖盐水中,以 40ml/h速度缓慢静滴。③肌注苯巴比妥钠 0.1～0.2g。地西泮肌注效果差,偶可抑制呼吸(特别是与苯巴比妥钠或水合氯醛合用时),注意保持呼吸道通畅。

2. 苯巴比妥钠为慢、长效抗惊厥药,对癫痫持续状态效果较好,且不影响意识。与地西泮联合用药效果较好,因此常在地西泮控制后作为长效抗惊厥药使用。用生理盐水稀释成5％溶液,作缓慢静脉滴注,滴速<1mg/min。本药的毒副作用与静滴速度有关,静滴过快可使血压下降、呼吸减慢,甚至心搏骤停,故静滴时应注意观察血压及心率,进行心电监护。

(四)难治性癫痫

首先须区分是否是医源性难治性癫痫。未能合理用药是医源性难治性癫痫的重要原因。剂量过小、用药时间不足、服药间隔过长、过频换药、毒副反应判断失误、不适当的联合用药都可引起治疗失败。服药时间应根据药物半衰期而定,并及时调整剂量。氯硝西泮用药半年后产生耐药性,应及时更换或停用。

（祁　红）

复习思考题

一、是非题（正确填 A，错误填 B）

1. 苯妥英钠对所有类型的癫痫都有治疗作用。 （   ）

2. 癫痫持续状态可口服抗癫痫药物治疗。 （   ）

3. 使用抗癫痫药物时，不能突然停药。 （   ）

4. 苯妥英钠对于三叉神经痛的镇痛作用较其他抗癫痫药物强。 （   ）

5. 苯妥英钠在大剂量时按照一级动力学消除。 （   ）

二、单选题

1. 下列治疗癫痫失神性发作（小发作）最有效的药物是 （   ）

A. 氯丙嗪   B. 地西泮   C. 乙琥胺

D. 苯妥英钠   E. 卡马西平

2. 治疗癫痫持续状态首选 （   ）

A. 苯妥英钠   B 氯丙嗪   C. 地西泮

D. 卡马西平   E. 乙琥胺

3. 下列治疗精神运动性发作最有效的药物是 （   ）

A. 氯丙嗪   B. 地西泮   C. 乙琥胺

D. 苯妥英钠   E. 卡马西平

4. 下列治疗癫痫大发作的首选药物是 （   ）

A. 氯丙嗪   B. 地西泮   C. 乙琥胺

D. 苯妥英钠   E. 卡马西平

5. 下列哪项不是苯妥英钠的不良反应 （   ）

A. 牙龈增生   B. 共济失调   C. 巨幼红细胞性贫血

D. 抑制肝药酶   E. 致畸

三、问答题

1. 简述苯妥英钠的药理作用及临床用途。

2. 简述抗癫痫药的用药原则。

3. 简述苯妥英钠的不良反应。

4. 简述使用苯妥英钠的注意事项。

第十二章

退行性疾病的药物治疗

➡️ **重点内容**

1. 抗帕金森病药的药理学特点及应用。
2. 治疗阿尔茨海默病药物的药理作用特点。

二维码 12-1
教学 PPT

二维码 12-2
上课实录

中枢神经系统退行性疾病是一组由慢性进行性中枢神经组织退行性变性而产生的疾病总称,病理上可见脑和(或)脊髓发生神经元退行变性、丢失,包括帕金森病(Parkinson's disease,PD)、阿尔茨海默病(Alzheimer's disease,AD)、亨廷顿病(Huntington's disease,HD)和肌萎缩侧索硬化症(amyotrophic lateral sclerosis,ALS)。

第一节　帕金森病

二维码 12-3
帕金森病及
治疗药物

一、帕金森病临床表现与病理机制

帕金森病又称震颤麻痹,是一种慢性进行性运动障碍,绝大多数发生于老年人。临床主要症状为静止性震颤、肌僵直、运动迟缓和姿势反射受损,严重者可出现记忆障碍和痴呆等症状,如不及时治疗,病情呈慢性进行性加重。晚期往往全身僵硬,不能活动,严重影响生活质量。

现认为帕金森病是由纹状体内缺乏多巴胺所致,主要病变在黑质-纹状体多巴胺能神经通路。黑质中多巴胺能神经元发出上行纤维到达纹状体(尾核和壳核),其末梢与尾-壳核神经元形成突触,以多巴胺为递质,对脊髓前角运动神经元起抑制作用。同时尾核中也有胆碱能神经元,与尾-壳核神经元所形成的突触以乙酰胆碱为递质,对脊髓前角运动神经元起兴奋作用。正常时两种递质处于平衡状态,共同调节运动功能。若黑色素细胞缺失达70%～

80%,胆碱能神经元功能相对亢进造成多巴胺能神经功能和胆碱能神经功能失衡,则产生帕金森病症状。该学说得到以下事实的支持:①左旋多巴(levodopa,L-dopa)或多巴胺受体激动剂可显著缓解震颤麻痹的症状;②破坏黑质-纹状体多巴胺神经元的神经毒素(1-methyl-4-phenyl-1,2,5,6-tetrahydropyridine,MPTP)和长期应用多巴胺受体拮抗剂可致震颤麻痹。新近提出氧化应激-自由基学说,认为多巴胺在代谢过程中产生 H_2O_2 和 O_2,H_2O_2 和 O_2 在黑质部位 Fe^{3+} 催化下生成超氧阴离子自由基(O_2^-)和 OH·,促进神经膜类脂质氧化而破坏多巴胺能神经细胞膜功能。

老年性血管硬化、病毒性脑炎、一氧化碳中毒、脑外伤及抗精神病药物等均可引起类似帕金森病的症状,称为帕金森综合征。

二、常用抗帕金森病药

(一)左旋多巴及其增强药

左旋多巴

左旋多巴(levodopa,L-dopa)是儿茶酚胺类神经递质酶促合成过程中的中间代谢产物,也是多巴胺递质的前体物质,由酪氨酸羟化酶催化左旋酪氨酸生成。

【体内过程】

口服经小肠迅速吸收,0.5~2h 达峰。胃排空减慢、胃液 pH 偏低和抗胆碱药等均可降低生物利用度。易通过血-脑屏障,由脑内 L-芳香族氨基酸脱羧酶将其转化为多巴胺,产生疗效。主要通过肝代谢,脱羧后生成多巴胺,多巴胺难以通过血-脑屏障,故进入中枢的量仅为用药量的 1%,不仅疗效减弱而且外周不良反应增多。若同时用多巴脱羧酶抑制剂,可减少外周多巴胺生成,使左旋多巴较大量地进入脑内,转化为多巴胺而生效。代谢产物经肾排泄,$t_{1/2}$约 1~3h。

【药理作用及作用机制】

帕金森病患者的多巴胺神经元退行性变,而左旋多巴转化为多巴胺的能力依然存在,因此,可采用外源性左旋多巴替代治疗。左旋多巴在脑内转变生成多巴胺,补充纹状体中多巴胺不足。

【临床应用】

1.抗帕金森病 约 75% 的帕金森病患者用药后可获较好疗效,起病初期用药疗效更为显著。应用左旋多巴后,患者感觉良好,首先改善运动障碍和肌肉强直,然后改善震颤;对步态不协调、面部无表情和流涎者也有效,使患者精神活力增加,情绪好转,思维表达能力改善,但对痴呆症状不易改善。长期服药的效果有较大的个体差异。

左旋多巴作用特点如下:

(1)疗效与黑质-纹状体病损程度相关,轻症患者和较年轻患者疗效好,重症和年老体弱者疗效较差。

(2)对肌肉僵直和运动困难疗效好,对改善肌肉震颤症状疗效差。

(3)起效慢,一般在用药 2~3 周出现体征改善,1~6 个月以后疗效最强。疗效持久。

(4)左旋多巴对其他原因引起的帕金森综合征也有效,但对抗精神病药如吩噻嗪类引起的锥体外系不良反应无效,这与该类药物阻断多巴胺受体有关。

(5)缓解症状但不能阻止病情发展。

2.治疗肝昏迷　左旋多巴进入脑内,可合成 NA,恢复中枢神经功能,使肝昏迷患者清醒,但不能改善肝功能。

【不良反应】

左旋多巴的不良反应较多,由其在体内脱羧转变为多巴胺所致,分为早期反应和长期反应两类。早期反应主要有胃肠道反应及心血管反应。

1.胃肠道反应　治疗初期约 80% 的患者出现恶心、呕吐和食欲不振等,与多巴胺兴奋延脑催吐化学感受器触发区 D_2 受体有关。还可引起腹胀气、腹痛、腹泻等,饭后服药或剂量递增速度减慢可使上述症状减轻。偶见溃疡出血或穿孔。

2.心血管反应　治疗初期约 30% 的患者出现体位性低血压,原因不明。另外,可引起心动过速、心绞痛和心律失常等。

3.精神症状　出现失眠、焦虑、幻觉、夜间谵妄和精神错乱等,可能与多巴胺作用于大脑边缘叶有关,需减量或更换其他抗震颤麻痹药。

4.长期反应　高龄患者可出现头颈前后、左右不规则扭动、皱眉、伸舌等多种头面部不自主运动,年轻患者出现舞蹈样异常运动。与黑质-纹状体变性引起去神经敏化及服药后纹状体内多巴胺浓度过高有关。

另外还可出现"开-关现象"(on-off),大多数发生于持续服药 1 年以上。突然发生短暂少动(关状态),持续 10min 至数小时,突然又自然恢复良好状态(开状态),可数天发作 1 次,也可一日发作数次。一旦发生应减量或停用。

【药物相互作用】

维生素 B_6 是多巴脱羧酶辅基,能加速左旋多巴在肝中转化成多巴胺,降低其疗效。利舍平可耗竭黑质-纹状体中多巴胺,故降低左旋多巴疗效。抗精神病药能阻断中枢多巴胺受体,故除降低左旋多巴疗效外,还可引起帕金森综合征。

卡比多巴

卡比多巴(cabidopa)又称甲基多巴肼(α-methyldopahydrazine),是较强的 L-芳香族氨基酸脱羧酶抑制剂。左旋多巴可由 L-芳香族氨基酸脱羧酶将其转化为多巴胺,因此,抑制左旋多巴代谢的药物可作为左旋多巴的增效剂。卡比多巴不易通过血-脑屏障,可抑制外周左旋多巴的脱羧作用,降低外周多巴胺生成,不仅可减轻左旋多巴副作用,而且可使血中更多的左旋多巴进入中枢,增强其疗效。卡比多巴与左旋多巴组成复方制剂称心宁美(sinemet)。

苄丝肼

苄丝肼(benserazide)的药理作用与临床应用类似卡比多巴,与左旋多巴合用组成复方制剂称美多巴(madopa)片。

(二)多巴胺受体激动剂

帕金森病中晚期患者用左旋多巴治疗疗效较差,且"开-关现象"等副作用严重,需用激动剂直接兴奋多巴胺受体。多巴胺受体激动剂具有如下优点:不依赖黑质-纹状体多巴胺神经末梢的功能,对晚期患者疗效较好;选择作用于某些亚型,不像左旋多巴影响脑内所有受体;作用时程持久,"开-关现象"较少;可减少内源性多巴胺和外源性左旋多巴产生自由基的机会。

溴 隐 亭

溴隐亭(bromocriptine)是一种半合成的麦角生物碱。

【体内过程】

口服易吸收,$t_{1/2}$为 3~8h,主要在肝代谢,经胆汁排出。

【药理作用及作用机制】

大剂量口服可激动黑质-纹状体通路的多巴胺受体,用于治疗帕金森病。小剂量可激动结节漏斗部的多巴胺受体,减少催乳素和生长激素释放。可用于回乳、催乳素分泌过多症和肢端肥大症的治疗。

【不良反应】

不良反应较左旋多巴和卡比多巴多见。仅适合不能耐受左旋多巴治疗的 PD 患者。

吡贝地尔

吡贝地尔(piribedil)能直接激动多巴胺受体,抑制谷氨酰胺的过度释放。对以震颤为主要症状的帕金森病患者效果较好。

(三)中枢性抗胆碱药

本类药物可阻断中枢 M 受体,减弱纹状体中乙酰胆碱的作用。

【临床应用】

疗效不如左旋多巴。用于轻症患者及不能耐受左旋多巴患者。还可治疗抗精神病药所致锥体外系反应。

苯 海 索

苯海索(benzhexol,trihexyphenidyl)又称安坦(artane),其外周抗胆碱作用为阿托品的1/10~1/2。

【临床应用】

抗震颤疗效好,但改善僵直及动作迟缓较差。

【不良反应】

有口干、散瞳和视物模糊等副作用,但比较轻。偶见精神紊乱、激动、谵妄和幻觉等。青光眼和前列腺肥大患者禁用。

苯扎托品

苯扎托品(benzatropine)又称苄托品(benztropine),作用近似阿托品,具有抗胆碱、抗组胺和局部麻醉作用,对大脑皮层运动有抑制效应。

【临床应用】

用于治疗 PD 和药物引起的帕金森综合征。

【不良反应】

外周副反应轻。

其他中枢性抗胆碱药见表 12-1。

表 12-1　中枢性抗胆碱药比较

药　名	药理作用	用　途	注　意
丙环定（procyclidine，卡马特灵，开马君）	中枢性抗胆碱作用与苯海索相似，且具有松弛平滑肌作用	用于帕金森病及药物所致帕金森综合征	老年人比较敏感
比派立登（biperiden，安克痉）	类似苯海索	用于帕金森病及药物所致帕金森综合征	老年人比较敏感
普罗吩胺（profenamine）	具有抗胆碱作用	用于帕金森病及脑炎、动脉硬化后引起的帕金森综合征。对僵直效果好，对震颤、流涎也有效	青光眼、前列腺肥大者禁用。口干、恶心、呕吐、困倦、无力等为常见不良反应

（四）其他

金刚烷胺

金刚烷胺（amantadine）原是抗病毒药，在预防流感时发现有抗帕金森病作用。

【体内过程】

本药易从肠道吸收，主要以原形由肾排出。见效快，连用数天即可获最大疗效，但连用 6～8 周后疗效逐渐减弱。

【药理作用及作用机制】

疗效不及左旋多巴但优于胆碱受体阻断药，与左旋多巴合用有协同作用。主要促使纹状体中残存的多巴胺能神经元释放多巴胺；抑制 DA 再摄取且可直接激动多巴胺受体并具较弱的抗胆碱作用。

【不良反应】

长期用药后，常见下肢皮肤网状青斑，可能与儿茶酚胺释放致外周血管收缩有关。另外，可引起精神不安、失眠和运动失调等。偶致惊厥，故癫痫患者禁用。

三、帕金森病的药物治疗

（一）用药原则

1. 药物选择　常用药物分为拟多巴胺类药物和中枢性抗胆碱药物。两类药物合用可增强疗效，恢复多巴胺能和胆碱能神经系统功能的平衡状态。

帕金森病轻症者首选抗胆碱类药物（如安坦）或金刚烷胺等；对中度和重症者可用复方左旋多巴（左旋多巴加用左旋多巴增效剂），或复方左旋多巴与抗胆碱能药物联合应用。对左旋多巴失效的患者，可应用多巴胺受体激动剂，直接兴奋多巴胺受体。

2. 剂量与药效　最理想的剂量是达到满意疗效的最小剂量。"满意疗效"是指疾病症状消除 $60\%\sim80\%$；最小剂量是指平均最低有效剂量（375mg/d 的左旋多巴）。遵守这一原则，可减少短期使用复方左旋多巴类药物出现不良反应的可能性，并可避免或推迟长期服用左旋多巴类药物引起的问题，如运动困难、"开-关现象"、药效减退和精神错乱等。

3.剂量与不良反应　药物治疗只能改善症状,不能治愈,也无法阻止疾病进展。一般用药从小剂量开始,逐渐加量,达到满意疗效即可。若遇不良反应,可以调整剂量,仍应坚持服药,不可随意停药。

4.长期服药、控制症状　几乎所有患者均需终生服药。晚期的治疗目的是使患者保持生活自理的能力。大多数患者药物治疗可获得良好的症状改善,时间可维持 4～5 年或更长,一般 5～10 年将会逐渐药效减退。酌情加减药物,治疗强调个体化,根据患者年龄、症状类型、严重程度、功能受损的严重程度、所给药物的预期效果和不良反应等,选择药物、制定给药方案。力争以最小剂量达到最佳效果,权衡利弊。

5.治疗并发症。

(二)药物治疗方案

1.早期治疗　在疾病进展期,多巴胺缺乏的临床症状占主导地位,如震颤、僵硬强直、运动迟缓等。早期用药可减少脑内神经元及受体的失用性萎缩,使患者保持工作能力,提高生活质量。左旋多巴是治疗帕金森病的常用药物,一般从小剂量开始,如复方左旋多巴的剂量一般在 300～450mg/d。在早期,还可服用一些神经保护剂。虽然目前没有特异的治疗帕金森病的神经保护药物,但有研究表明使用抗氧化剂辅酶 Q(320～1200mg/d)可延缓病情进展。

2.中晚期治疗　疾病后期,病变累及其他脑区,非多巴胺能的症状变得明显,可表现为活动障碍、自主神经功能障碍、精神抑郁症状以及认知功能障碍等。对中晚期 PD 患者的治疗目标是保持或恢复生活自理能力,减轻痛苦,延长生命。若在早期阶段首选受体激动剂、金刚烷胺或抗胆碱能药治疗的患者,发展至中期阶段时,症状改善往往已不明显,此时应添加复方左旋多巴治疗。若早期选择低剂量复方左旋多巴治疗的患者,应加大剂量或添加受体激动剂、金刚烷胺等。新一代非麦角类多巴胺受体激动剂,高选择性作用于 D₂ 受体,在控制运动相关症状的同时,可缓解精神心理症状,用于晚期帕金森病患者缓解运动症状、降低左旋多巴用量及减少并发症的发生。

第二节　阿尔茨海默病

一、病理机制与表现

老年性痴呆症的发病率呈逐年上升趋势,已成为威胁人类晚年生活质量的主要疾病之一。老年性痴呆症在临床常见 3 种类型,包括阿尔茨海默病(Alzheimer's disease, AD)、血管性痴呆 (vascular dementia, VD)以及其他原因引起的痴呆,如帕金森病、中毒脑外伤等,其中约 50%～70% 为阿尔茨海默病。本文主要介绍治疗阿尔茨海默病的药物。

阿尔茨海默病是一种以进行性认知障碍和记忆力损害为主的中枢神经系统退行性疾病。其发病隐袭,早期仅表现为记忆力减退,后期可出现认知功能减退(痴呆)和死亡。以大脑萎缩、脑组织内老年斑、脑血管沉淀物和神经原纤维缠结、选择性神经元死亡为主要病理改变。

阿尔茨海默病的病因仍未被阐明。大多研究结果认为淀粉样蛋白前体(APP)的代谢产

物 β-淀粉样蛋白（Aβ）的过量产生是 AD 发病的重要原因。其引起神经毒的主要作用机制是钙稳态的破坏、活性氧的产生、神经细胞对各种伤害性刺激的反应增强或放大以及神经细胞的凋亡。同时，病理学研究发现阿尔茨海默病的认知障碍和记忆力损害与神经递质乙酰胆碱的缺乏密切相关，其胆碱功能缺乏的症状早于其他任何症状。阿尔茨海默病患者脑内胆碱能神经系统发生退行性改变，脑脊液和脑组织中乙酰胆碱酯酶（acetylcholinesterase，AChE）的活性及乙酰胆碱合成、释放、摄取等多种胆碱能系统的功能均有缺陷，形态学也证实在胆碱能神经元集中的部位有严重的缺失及变性。增加脑内乙酰胆碱水平可明显改善阿尔茨海默病患者的症状。

二、常用药物

（一）胆碱酯酶抑制剂（cholinesterase inhibitors，ChEIs）

他 克 林

他克林（tacrine，THA）是第一个获美国 FDA 批准用于治疗阿尔茨海默病的药物，具有高度脂溶性，极易透过血-脑屏障，为非选择性、可逆性抗胆碱酯酶药。大剂量他克林可明显改善轻、中度阿尔茨海默病患者的认知功能。

【药理作用及作用机制】

他克林对阿尔茨海默病患者的治疗作用是多方面共同作用的结果，具体机制如下：

1. 抑制中枢内胆碱酯酶，提高脑皮质内乙酰胆碱水平。

2. 促进乙酰胆碱释放，该作用可被阿托品抑制。

3. 直接作用于 M、N 胆碱受体，对 M 受体的亲和力是对 N 受体亲和力的 100 倍，治疗量的他克林可与 30% 以上的 M 受体结合。

4. 抑制单胺氧化酶活性并阻止单胺类神经递质的摄取。

5. 部分或间接影响多巴胺能、血清素能及生长抑素能神经系统而发挥作用。

【不良反应】

他克林的主要不良反应为肝毒性，表现为无症状转氨酶升高。多数患者于停药 3 周内转氨酶可恢复正常。引起转氨酶升高的机制目前尚不清楚，一般认为是由他克林的代谢产物产生的毒性所致。他克林的严重肝毒性、高剂量、短半衰期等原因限制了其临床应用。其他不良反应包括消化道反应和尿频、流涎、多汗、眩晕和皮疹等。

利 斯 的 明

利斯的明（rivastigmine）又名卡巴拉汀、艾斯能（exelon），已获准在欧洲、亚洲以及南美洲的一些国家上市，为第二代新型胆碱酯酶抑制剂，具安全、耐受性好、几乎无毒性、对肝功能无影响等优点。

【体内过程】

该药不与血浆蛋白结合，且不通过肝脏代谢，不受肝微粒细胞影响，对同时接受多种药物治疗的老年人较适宜。

【药理作用及作用机制】

选择性抑制大脑皮层和海马中的胆碱酯酶活性，而对纹状体、脑桥/髓质以及心脏中的胆碱酯酶活性抑制效应很弱,不会引起延髓控制中枢或髓质小脑的突触联系紊乱。抑制作用可持续 10h,较他克林和多奈哌齐的作用时间长且不可逆。

【临床应用】

利斯的明最显著的效果表现在认知能力上,如记忆力、注意力和方位感。可显著改善识别能力、记忆能力及综合能力,对阿尔茨海默病有良好的治疗作用。且无外周活性,对伴有心、肝以及肾等疾病的阿尔茨海默病患者具有独特的疗效。

【不良反应】

不良反应少且轻微,可有恶心、呕吐、腹泻、头晕等,服药 2~3 周后大多自行消失。

石杉碱甲

石杉碱甲(huperzine A)是中国学者从中药千层塔中提取的一种石松类生物碱。20 世纪 90 年代初被卫生部批准为治疗阿尔茨海默病的新药,又名哈伯因、双益平。

【体内过程】

石杉碱甲作用时间长、易透过血-脑屏障、口服生物利用度高。

【药理作用及作用机制】

石杉碱甲是一种高选择性、可逆性的胆碱酯酶抑制剂。石杉碱甲对皮质、海马、中隔、延髓、小脑和下丘脑乙酰胆碱酯酶的活力均有明显抑制作用,其抑制胆碱酯酶的作用强度和作用时间优于毒扁豆碱、加兰他敏和他克林。

石杉碱甲具有多靶点作用,除抑制乙酰胆碱酯酶活性外,还能上调脑组织 M 受体结合容量,增强脑内胆碱能神经元的功能,明显提高额叶、颞叶、海马等脑区内乙酰胆碱含量,而且可能参与了 γ-氨基丁酸(GABA)能、单胺能系统等多个环节,并通过抗氧化应激和抗细胞凋亡途径对神经元产生保护作用,增强脑细胞活力和增强脑血流量,延缓脑衰老。

【临床应用】

石杉碱甲对多种实验性记忆损害均有改善作用,作用较他克林及多奈哌齐强,且对记忆保持过程的作用持续时间更长。石杉碱甲可显著改善阿尔茨海默病患者的认知功能、行为和心境障碍、日常生活活动能力和总体功能,可用于各型阿尔茨海默病的治疗。对血管性痴呆智力低下、精神分裂症等患者的学习、记忆障碍以及神经退行性疾病也有一定的治疗作用。

【不良反应】

外周不良反应轻微,耐受性好,安全性高。

加兰他敏

加兰他敏(galantamine)是从石蒜科植物中提取的一种生物碱,为第二代竞争性胆碱酯酶抑制剂。

【体内过程】

吸收快,不受进食和同时服药的影响,作用时间长,不与蛋白质结合。

【药理作用及作用机制】

加兰他敏对胆碱酯酶的抑制作用有高度选择性,其对神经元的胆碱酯酶抑制能力较对血浆中的丁酰胆碱酯酶抑制能力强 50 倍,在胆碱能不足的区域(如突触后区)其活性最大。

【临床应用】

加兰他敏能抑制阿尔茨海默病患者认知功能的退化,改善患者总体功能,维持日常生活能力。临床治疗轻、中度阿尔茨海默病的有效率为 $50\%\sim60\%$,疗效与他克林相似。

【不良反应】

无肝毒性,耐受性良好,外周胆碱能不良反应轻微。

多奈哌齐

多奈哌齐(donepezil)又名安理申(aricept),为哌啶衍生物,属第二代可逆性胆碱酯酶抑制剂。高度选择性作用于大脑内的胆碱酯酶,与他克林相比,选择性更高。

【体内过程】

易通过血-脑屏障,作用时间长,每日只需口服 1 次。

【临床应用】

用于治疗轻、中度阿尔茨海默病,作用强,有效率比他克林高 3 倍。临床试验显示,多奈哌齐对阿尔茨海默病患者在记忆力的客观测试方面有较大改善,可提高轻度至中度阿尔茨海默病患者的认知能力和临床综合功能。多奈哌齐比他克林更适用于老年患者。

【不良反应】

安全性高,不良反应轻微,无肝毒性,无须做肝功能监测。主要为消化系统不良反应及胆碱能作用,如恶心、腹泻、肌肉痉挛和乏力等,大部分患者可耐受,反应轻微、短暂,连续服药 2～3 周后自行消失,无须停药。

(二)M 受体激动药

占诺美林

占诺美林(xanomeline)是 M_1 受体选择性激动剂,对 M_2,M_3,M_4,M_5 受体作用很弱,是目前发现的选择性比较高的 M_1 受体激动剂之一。

【体内过程】

易透过血-脑屏障,且皮质和纹状体的摄取率较高。

【临床应用】

高剂量可明显改善阿尔茨海默病患者的认知功能和动作行为。

【不良反应】

因胃肠不适以及心血管方面的不良反应,部分患者中断治疗。皮肤给药可避免高剂量用药引起的胃肠不适。

米拉美林

米拉美林(milameline,RU35926)为非亚型选择性 M 受体部分激动剂。米拉美林只对 M 受体有亲和力,对 M_1 和 M_2 受体亲和力几乎相同。

【体内过程】

米拉美林分布广泛,主要从尿排泄。

【临床应用】

提高中枢胆碱活性并改善认知能力。

【不良反应】

临床剂量不引起外周胆碱能不良反应,主要不良反应有出汗、流涎、恶心、腹泻、低血压、头痛以及尿频。

(三)神经生长因子增强药

神经生长因子(nerve growth factor,NGF)不能透过血-脑屏障,需经脑室内导管或安装注射泵给药。一些药物可通过刺激中枢神经系统内其他细胞间接产生神经生长因子。

AIT082

AIT082 (neotrofin)是第 1 个进入Ⅱ期临床试验用于增强神经再生的药物,可用于治疗轻、中度老年性痴呆。

【体内过程】

口服疗效较好,能迅速透过血-脑屏障,单独一次高剂量给药,持续 7d 有效。

【药理作用及作用机制】

主要通过提高受损害或退化神经元中的神经营养因子水平来增强神经细胞功能。AIT082 可使培养细胞的神经生长因子(NGF)和成纤维细胞生长因子(bFGF)的 mRNA 表达提高 3~5 倍。刺激轴突生长,改善神经营养素的合成。

【临床应用】

改善记忆能力,增强认知功能。

【不良反应】

未发现明显不良反应。

丙戊茶碱

丙戊茶碱(propentofylline)为血管和神经保护药,Ⅲ期临床试验研究显示,该药具有确切的改善痴呆症状的作用,且有良好的安全性。

【药理作用及作用机制】

抑制神经元对腺苷的重摄取及 cAMP 的降解,还可抑制小胶质细胞的过渡活跃并降低氧自由基水平,发挥长期的神经保护作用,从而改善和延缓阿尔茨海默病患者的病程进展。

【不良反应】

有头痛、恶心、腹泻,但持续时间短。

(四)代谢激活药

吡拉西坦

吡拉西坦(piracetam)又名脑复康,为 GABA 衍生物,对中枢作用选择性高,可改善脑功能。优点是精神兴奋作用弱、无精神药物的副作用,久用无依赖性。

【体内过程】

口服后 30~40min 达到最大血药浓度,可分布到全身大部分组织器官,易透过血-脑屏障。蛋白结合率为 30% 左右,$t_{1/2}$ 为 4~6h,以原形由尿排出。

【药理作用及作用机制】

促进大脑蛋白质合成和增加腺苷激酶的活性,增进大脑对磷脂及氨基酸的吸收、能量转换,保护并修复脑神经细胞,提高大脑对葡萄糖的利用和能量储存,有利于脑组织对氧的摄取和利用,推迟缺氧性记忆障碍的形成,促进智能恢复和延缓衰老。

【临床应用】

可显著改善轻、中度阿尔茨海默病患者的认知能力,但对重度阿尔茨海默病患者无效。也可用于治疗脑外伤所致记忆障碍。对于由衰老、脑血管意外、一氧化氮中毒等原因所致的记忆、思维障碍、脑卒中、偏瘫等均有一定的疗效。

吡 硫 醇

吡硫醇(pyritinol)。

【药理作用及作用机制】

通过促进大脑摄取葡萄糖,使脑的糖代谢恢复正常,并增加脑血流量,从而改善脑电活动及脑功能。

【临床应用】

正常人服用本品后,脑电图显示中枢神经激活,注意力集中,记忆力明显提高。临床用于治疗老年性痴呆及脑功能障碍,如脑损伤后的意识障碍、儿童学习能力低下等。

都 可 喜

都可喜(duxil)是一种糖衣片,每片含烯丙哌三嗪(almitrine)、双甲磺酸盐及阿吗碱(ajmalicine,raubasine)。

【药理作用及作用机制】

该药可增加大脑组织氧供,改善脑代谢和微循环,增强脑功能,对精神运动表现和行为也有改善作用。

【临床应用】

临床用于老年人智能障碍(如记忆力丧失、智能降低、注意力及集中力减退)、精神行为障碍(如活动能力减弱、个性改变、情感不稳定)、缺血性耳蜗前庭功能障碍。对脑缺血性头晕、老年性痴呆有一定疗效。

【不良反应】

偶可致恶心、昏睡感,大量用药可引起心动过速、低血压、气促等。孕妇忌用。

盐酸赖氨酸

盐酸赖氨酸(lysine hydrochloride)为盐酸 L-赖氨酸的冲剂或干糖浆。

【药理作用及作用机制】

促进人体发育、增强免疫功能,且可提高中枢神经组织功能。

【临床应用】

临床上多用于由于赖氨酸缺乏所致发育不良、食欲不振、低蛋白血症、衰弱以及脑动脉硬化、老年性痴呆、记忆力减退、各种颅脑损伤等。

【不良反应】

高血氯、酸中毒及肾功能不全者慎用。

三、阿尔茨海默病的药物治疗

(一)用药原则

阿尔茨海默病病程长、致病因素多、病理机制复杂且相互交叉,仅阻断某一病理过程而不兼顾其他,未必能产生好的治疗效果。治疗中要考虑到患者的发病阶段、痴呆程度、脑功能损伤程度、遗传因素(散发型与家族型)的不同和对药物反应的个体差异,选择适宜的治疗措施。

(二)治疗方案

阿尔茨海默病的治疗包括对认知功能减退和非认知功能即精神症状的治疗,后者主要用精神药物治疗。目前治疗阿尔茨海默病的药物主要是改善患者的认知功能。

1.改善胆碱系统功能的药物

(1)乙酰胆碱前体药物;

(2)胆碱酯酶抑制剂,抑制胆碱酯酶的活性,减少脑内乙酰胆碱的分解;

(3)激动突触后膜 M 受体和 N 受体;

(4)增加乙酰胆碱的释放等。

作用于胆碱能神经系统,缓解症状,延缓疾病进展,提高生活质量,但不能阻止疾病的发生和发展。早期疗效较好,晚期效果较差。其中胆碱酯酶抑制剂是治疗阿尔茨海默病的首选药物,能改善阿尔茨海默病患者的认知功能,适用于轻度和中度患者。由于本类药物的疗效与剂量、疗程、用法方面存在差异,故应个体化给药。胆碱酯酶抑制剂的共同不良反应有恶心、呕吐、腹泻、胃肠不适等。

2.纠正钙稳态失调和抗氧化的药物　胞内钙稳态失调和自由基生成增多存在于疾病的全过程,是神经细胞死亡和神经结构破坏的"必经之途"和"交汇点"。神经营养因子如成纤维细胞生长因子(bFGF)、神经生长因子(NGF)、脑源性神经营养因子(BDNF)是存在于哺乳动物体内的一种天然物质,具有促进神经元生长、分化、存活和修复损伤的作用,是突触可塑性的介导剂、修饰剂,它还是纠正钙稳态失调、增强中枢胆碱系统功能的药物,已成为当前治疗神经退行性疾病包括阿尔茨海默病的重要途径。

双氢吡啶类钙通道阻滞药尼莫地平(nimodipine)对多种化学性记忆障碍模型均显示出良好的效果。尼莫地平试用于早老性痴呆、血管性痴呆和其他类型痴呆。该药在认知、操作、情感和社会行为等方面均有明显改善作用。

(祁　红)

复习思考题

一、是非题(正确填 A,错误填 B)

1.帕金森病、阿尔茨海默病、亨廷顿病均为中枢神经系统退行性疾病。　　　　　(　　)

2.神经毒素 MPTP 可破坏黑质纹状体的胆碱能神经元导致震颤麻痹。　　　　(　　)

3.卡比多巴为左旋多巴的增效剂。　　　　　　　　　　　　　　　　　　　　(　　)

4.增加脑内乙酰胆碱水平可明显改善阿尔茨海默病患者的症状。　　　　　　(　　)

5.占诺美林是 M_1 受体拮抗剂,可改善阿尔茨海默病患者的认知功能。　　　(　　)

二、单选题

1. 下列不属于治疗阿尔茨海默病的药物是 （　　）

A. 利斯的明　　　　　B. 地西泮　　　　　　　C. 他克林

D. 加兰他敏　　　　　E. 多奈哌齐

2. 下列哪项不是 PD 的治疗药物 （　　）

A. 左旋多巴　　　　　B. 苯海索　　　　　　　C. 卡比多巴

D. 吡贝地尔　　　　　E. 占诺美林

三、问答题

1. 简述左旋多巴的药理作用及作用特点。

2. 简述左旋多巴的不良反应。

3. 简述帕金森病治疗的用药原则。

4. 简述石杉碱甲的药理特点及临床应用。

5. 简述阿尔茨海默病的治疗方案。

第十三章

高血压的药物治疗

➡ **重点内容**

1. 抗高血压药的分类及各类代表药物。
2. 利尿药、β肾上腺素受体阻断药、肾素-血管紧张素系统抑制药和钙通道阻滞药的药理作用、作用机制和临床应用。
3. 常用抗高血压药物的主要不良反应及防治。
4. 抗高血压药物的合理用药原则。

二维码 13-1
教学 PPT

高血压(hypertension)是严重危害人类健康的最常见的心血管疾病之一,可损伤心、脑、肾等重要器官的结构和功能,最终导致这些器官的功能衰竭。原发性高血压是以体循环动脉血压升高为主要临床表现的心血管综合征,占高血压患者的绝大多数。继发性高血压是指某些确定的疾病或病因引起的血压升高,约占所有高血压患者的 5%。高血压的诊断标准是根据临床和流行病学资料界定的。目前我国采用的血压水平及高血压分类标准见表 13-1。高血压定义为在未使用抗高血压药物情况下,患者收缩压≥140mmHg,舒张压≥90mmHg。

表 13-1　血压水平及高血压分类

类　别	收缩压(mmHg)	舒张压(mmHg)
正常血压	<120	<80
正常血压高值	120～139	80～89
高血压	≥140	≥90
1级高血压(轻度)	140～159	90～99
2级高血压(中度)	160～179	100～109
3级高血压(重度)	≥180	≥110
单纯收缩期高血压	≥140	<90

注:当收缩压与舒张压属于不同分级时,以较高的级别作为标准。

第一节　概　述

　　流行病学及临床资料表明,高血压的患病率、发病率以及血压水平随年龄增高而升高。单纯收缩期高血压(收缩压≥140mmHg,舒张压<90mmHg)多见于 60 岁以上老年人。血压水平越高,发生心血管事件越多。同时高血压伴有糖尿病、高血脂及吸烟者,或高血压合并冠心病、脑血管疾病及肾功能不全等相关疾病,则发生心血管事件的危险性大大增加。因此,将高血压进行危险度分层可作为治疗及预后判断的依据。影响高血压患者危险度分层的因素有:①高血压水平:分为 1、2、3 级;②其他心血管病的危险因素:年龄(男性>55 岁,女性>65 岁)、吸烟、血脂异常、糖耐量受损、空腹血糖受损、腹部肥胖、血同型半胱氨酸升高以及早发心血管疾病家族史(一级亲属发病年龄女性<65 岁,男性<55 岁);③靶器官损害;④伴随临床疾患。高血压患者危险分层标准见表 13-2。

表 13-2　高血压患者危险分层标准

危险因素及病史	血压水平		
	1 级	2 级	3 级
无其他危险因素	低危	中危	高危
1～2 个危险因素	中危	中危	很高危
≥3 个危险因素或靶器官损害	高危	高危	很高危
临床并发症或合并糖尿病	很高危	很高危	很高危

一、高血压的病因及发病机制

　　1.高血压病因　原发性高血压是遗传和环境因素相互作用的结果。高血压发病有明显的家族遗传性,父母均有高血压者,其子女高血压的发病率为 46%。高血压的环境因素包括饮食、吸烟和精神应激等。在饮食因素中,高钠饮食和饮酒与血压升高呈正相关,钾摄入量与血压水平呈负相关。我国人群普遍存在叶酸缺乏现象,导致同型半胱氨酸水平增高,与高血压发病明显相关。精神应激和吸烟也是血压升高的重要环境因素。从事精神紧张度高的职业者发生高血压的可能性较大,城市脑力劳动者高血压患病率明显超过体力劳动者。此外,体重增加和肥胖与高血压发病密切相关。

　　2.高血压的发病机制　高血压的病理生理变化涉及与血压调节有关的不同部位和不同环节,阐明高血压发生发展的病理生理机制,既是研发抗高血压药物的作用基础,也将为研制新型的抗高血压药物提供靶点。

　　(1)神经机制:大脑皮层、皮层下中枢及脑干等多个部位对血压有调节作用,这些部位功能紊乱,可引起外周交感神经兴奋性增加。中枢及交感神经功能失调,使外周血管平滑肌收缩、心排血量增加,最后使血压增高。约 40% 的原发性高血压患者血液循环中儿茶酚胺水平增高。因此,作用于上述不同环节的药物均可产生相应的抗高血压作用。

　　(2)激素机制:肾素-血管紧张素系统(renin-angiotensin system,RAS)活性增高在血压调节和高血压发病中起重要作用。肝脏产生的血管紧张素原在肾素的作用下转变为血管紧张素Ⅰ,后者在血管紧张素转化酶(angiotensin converting enzyme,ACE)的作用下转变为血管紧张素Ⅱ(AT),血管紧张素Ⅱ作用于 AT_1 受体,产生广泛的心血管作用:①收缩小动脉平滑肌,增加外周阻力;②提高交感神经兴奋性;③刺激肾上腺皮质分泌醛固酮,导致水钠潴留;④促进细胞肥大和肾血管效应等。除循环中的肾素-血管紧张素系统外,目前还发现组织内的肾素-血管紧张素系统通过局部作用可导致血管平滑肌增生、心肌细胞肥厚,从而引起血管壁增厚,血管阻力增加,左心室肥厚等改变,在高血压发病中有重要意义。作用于肾素-血管紧张素系统的药物有ACE抑制药（ACE inhibitor，ACEI）、AT_1 受体阻断药和肾素抑制药,其中ACEI还可减慢缓激肽降解,升高缓激肽水平,继而促进 NO 和前列腺素生成,产生舒血管效应(图13-1)。

图 13-1　肾素-血管紧张素系统及药物作用部位

(3)血管机制:主要包括:①高血压伴发的血管重建,包括小动脉平滑肌增生或硬化、口径变小、动脉壁顺应性下降等,既是高血压所致的病理变化,又是高血压维持和加剧的结构基础。凡能舒张小动脉平滑肌、抑制其增生、减轻血管硬化的药物都可以降低血压或减少高血压并发症。②血管平滑肌收缩性增强是血管收缩、血压增高的主要因素,钙通道阻滞药、钾通道开放药和其他血管平滑肌扩张药可减弱血管平滑肌收缩,具有降压作用。③血管内皮释放的 NO 是内源性血管舒张的因素,而血管内皮释放的内皮素是内源性血管收缩因素。血管内皮功能异常可导致血管收缩,血压增高。含硝基的药物硝酸甘油和硝普钠等可释放NO,进而激活鸟苷酸环化酶,增加血管平滑肌细胞内 cGMP,进一步激活依赖于 cGMP 的蛋白激酶,使肌球蛋白轻链去磷酸化而使血管平滑肌舒张,可用于急性高血压症状的控制。

(4)肾脏机制:各种原因引起的肾性水钠潴留,增加心排血量,通过全身血流自身调节使外周血管阻力增加,引起血压升高,启动压力-利尿钠机制再将潴留的水钠排出体外。高盐饮食导致的摄钠过多,加上遗传性或获得性肾脏排钠能力下降是许多高血压患者的基本生理病理状态。

(5)胰岛素抵抗:胰岛素抵抗是指必须以高于正常的血胰岛素释放水平维持正常的糖耐量,表明机体对胰岛素的敏感性及反应性下降。约50%的原发性高血压患者存在不同程度的胰岛素抵抗。最近研究也表明,胰岛素抵抗是 2 型糖尿病和高血压发病的共同病理生理学基础。

二、抗高血压药物的分类

根据药物的作用部位和机制不同,可将抗高血压药物分为下列几类:

1.利尿药　如噻嗪类利尿药:氢氯噻嗪等。

2. 交感神经抑制药

(1)中枢降压药:可乐定等。

(2)神经节阻断药:樟磺咪芬等。

(3)去甲肾上腺素能神经末梢阻断药:胍乙啶等。

(4)肾上腺素受体阻断药:

α肾上腺素受体阻断药:哌唑嗪等。

β肾上腺素受体阻断药:普萘洛尔、阿替洛尔等。

3. 钙通道阻滞药　硝苯地平、尼群地平、氨氯地平等。

4. 肾素-血管紧张素系统抑制药

(1)血管紧张素转化酶抑制药:卡托普利、依那普利、雷米普利等。

(2)AT_1 受体阻断药:氯沙坦、坎替沙坦、缬沙坦等。

(3)肾素抑制药:雷米克林等。

5. 血管扩张药　如肼屈嗪、硝普钠等。

第二节　常用抗高血压药物

二维码 13-2
抗高血压药

一、利尿药

利尿药包括噻嗪类、保钾利尿药和袢利尿药三类,临床治疗高血压以噻嗪类利尿药为主,其中以氢氯噻嗪最为常用。利尿药单用即有降压作用,并可增强其他抗高血压药的作用。保钾利尿药可引起高血钾,不宜与 ACEI 和 AT_1 受体阻断药合用,肾功能不全者慎用。袢利尿药主要用于合并肾功能不全的高血压患者。

氢氯噻嗪

【体内过程】

氢氯噻嗪(hydrochlorothiazide)口服生物利用度为 60%~90%,服用后 1h 产生降压效应,血药浓度 1~3h 达高峰,作用维持时间 12h。药物以原形从肾脏排出。

【药理作用及作用机制】

降压作用温和、持久,长期用药无明显耐受性。大多数患者一般用药 2~4 周可以达到最大疗效。利尿药降低血压的确切机制尚不十分明确。用药初期,利尿药可减少细胞外液容量及心排血量。长期给药后虽然血容量和心排血量逐渐恢复至给药前水平,但外周血管阻力和血压仍持续降低,该作用并非直接作用,因为利尿药在体外对血管平滑肌无作用,对肾切除的患者及动物使用利尿药也不能发挥降压作用。目前认为利尿药长期降压作用可能是因平滑肌细胞内钠浓度降低,通过 Na^+-Ca^{2+} 交换机制,使细胞内钙减少,从而降低血管平滑肌细胞对缩血管物质的敏感性。

【临床应用及注意事项】

噻嗪类是利尿降压药中最常见的一类。氢氯噻嗪可单用或与其他抗高血压药联合应用治疗各型高血压。药物可降低高血压患者心、脑血管并发症(如脑卒中和心力衰竭)的发病率和死亡率,提高生活质量。如单用药物不能控制,则应合用或换用其他类型的抗高血压药物。单用氢氯噻嗪治疗,尤其是长期使用应注意血钾的改变,或与保钾利尿药或 ACEI 合并使用亦可减少钾的排出。长期大量使用可引起电解质、糖、脂质代谢改变。对合并有氮质血症或尿毒症的患者可选用袢利尿药呋塞米。伴有高脂血症患者可用吲达帕胺(indapamide)代替氢氯噻嗪。糖尿病、痛风和肾功能低下患者禁用本品。

【用法与用量】

临床试验表明,许多患者使用小至 12.5mg 的氢氯噻嗪即有降压作用,超过 25mg 降压作用并不一定增强,但不良反应发生率增加,因此建议单用氯噻嗪降压时的剂量不宜超过 25mg,若 25mg 仍不能有效地控制血压,则应合用或换用其他类型抗高血压药。

二、β 肾上腺素受体阻断药

β 肾上腺素受体阻断药主要有非选择性 $β_1$、$β_2$ 受体阻断药、选择性 $β_1$ 受体阻断药以及兼有 α 受体拮抗作用的 α、β 受体阻断药三类。这些药可通过多种机制降低血压,临床用于不同程度高血压患者的治疗,尤其是心率较快的中、青年患者或合并心绞痛患者,对老年高血压疗效相对较差。不同 β 受体阻断药在药物代谢动力学、对受体选择性、内在拟交感活性及膜稳定性等方面均有差异,临床上治疗高血压宜使用选择性 $β_1$ 受体阻断药和兼有 α 受体拮抗作用的 α、β 受体阻断药。

普萘洛尔

普萘洛尔(propranolol,心得安)是 β 受体阻断药的代表药物,为非选择性 β 受体阻断药。普萘洛尔对 $β_1$ 和 $β_2$ 受体具有相同的亲和力,无内在拟交感活性。

【体内过程】

普萘洛尔为高度亲脂性化合物,口服吸收完全,肝脏首过效应显著,生物利用度约为 25%,且个体差异较大。实际 $t_{1/2}$ 约为 4h,但降压作用持续时间较长,可 1～2 次/d 给药。

【药理作用及作用机制】

普萘洛尔可通过多种机制产生降压作用:阻断心脏 $β_1$ 受体,降低心排血量;阻断肾小球旁器 $β_1$ 受体,抑制肾素分泌,从而抑制肾素-血管紧张素系统活性;抑制中枢和外周的交感神经系统活性;增加前列环素的合成等。

【临床应用】

普萘洛尔临床用于治疗各种程度的原发性高血压,与其他抗高血压药合用效果更明显。对伴有心排血量及肾素活性偏高的患者或伴有心绞痛、偏头痛、焦虑症和心律失常的高血压患者疗效较好。

【不良反应及应用注意】

药物临床剂量个体差异大。主要不良反应有:①心血管反应:由于对心脏 $β_1$ 受体的阻断作用,出现心脏功能的抑制。此外,对血管平滑肌 $β_2$ 受体的阻断作用,可使外周血管收缩甚至痉挛。②诱发和加重哮喘。③反跳现象:长期应用普萘洛尔等 β 受体阻断药骤然停药,可使原有的病情加重,如血压和心率反跳性增高,严重心律失常或心绞痛发作,甚至产生急性心肌梗死或猝死,此种现象称为停药反应。因此,长期应用 β 受体阻断药需停药时必须逐渐减量直至停药。④其他:少数患者可出现低血糖及加强降糖药的降糖作用,掩盖低血糖时出汗、心悸等症状而导致严重后果。个别患者有幻觉、失眠和抑郁症状。偶见眼-皮肤黏膜综合征。普萘洛尔禁用于严重左心室功能不全、窦性心动过缓、房室传导阻滞和支气管哮喘患者。心肌梗死患者和肝功能不良者应慎用。

阿替洛尔和美托洛尔

阿替洛尔(atenolol)和美托洛尔(metoprolol)降压机制与普萘洛尔相同,但对心脏的 β_1 受体有较大的选择性,而对血管及支气管的 β_2 受体影响较小,但较大剂量时对 β_2 受体也有作用。药物无内在拟交感活性,无膜稳定作用。口服用于治疗各型高血压。

拉贝洛尔和卡维地洛

拉贝洛尔(labetalol,柳胺苄心定)阻断 β_1 和 β_2 受体的作用强度相似,对 α_1 受体作用较弱,对 α_2 受体则无作用。本品适用于各型高血压,合用利尿药可增强其降压效果。大剂量可致直立性低血压,少数患者用药后可引起疲乏、眩晕和上腹部不适等症状。卡维地洛(carvedilol)是兼有 α_1 受体阻滞作用的 β 受体阻断药,口服首过消除显著,生物利用度为22%,药效维持可达24h,可用于高血压和心力衰竭的治疗,不良反应与普萘洛尔相似,但不影响血脂代谢。

三、钙通道阻滞药

钙通道阻滞药(calcium channel blocker,CCB)是重要的高血压治疗药物,能选择性地阻滞电压门控型钙通道,抑制细胞外钙离子的内流。根据化学结构不同,钙通道阻滞药可分为二氢吡啶类和非二氢吡啶类。各类钙通道阻滞药对心脏和血管的选择性不同,二氢吡啶类以硝苯地平为代表,对血管平滑肌作用较强,对心脏影响较小。非二氢吡啶类有维拉帕米等,对心脏和血管均有作用。根据药物作用持续时间不同,钙通道阻滞药又可分为短效和长效药物。长效药物包括长半衰期药物,如氨氯地平,也包括缓释和控释制剂,如硝苯地平控释片等。

硝苯地平

【体内过程】

硝苯地平(nifedipine,心痛定)降压作用快而强。口服吸收且完全,10min 起效,30～40min 达最大效应,作用持续 3h。生物利用度为 65%, $t_{1/2}$ 为 2.5h。药物主要在肝脏代谢,少量以原形从肾脏排出。

【药理作用】

硝苯地平作用于细胞膜 L-型钙通道,通过抑制钙离子从细胞外进入细胞内,使细胞内钙离子浓度降低,小动脉扩张,总外周血管阻力下降而降低血压。由于周围血管扩张,可引起交感神经活性反射性增强而加快心率。

【临床应用】

临床用于治疗轻、中、重度高血压,尤以低肾素性高血压疗效较好;亦适用于合并有心绞痛或肾脏疾病、糖尿病、哮喘、高脂血症及恶性高血压患者。可单用或与利尿药、 β 受体阻断药和 ACEI 合用。目前多推荐使用缓释片剂,以减轻迅速降压造成的反射性交感活性增加。

【不良反应】

主要不良反应为血管过度扩张的症状,常见有头痛、眩晕、颜面潮红、心悸和水肿(系毛细血管扩张而非水钠潴留所致)等。

尼群地平

尼群地平(nitrendipine)作用与硝苯地平相似,但降压作用起效较慢而持久,适用于各型高血压,与利尿药、β受体阻断药或 ACEI 合用可增加降压效应。不良反应有头痛、眩晕、心悸和皮疹等。肝功能不良者宜慎用或减量。药物可增加地高辛血药浓度。

氨氯地平

氨氯地平(amlodipine)为第三代钙通道阻滞药,作用与硝苯地平相似,但降压作用较缓和,持续时间较硝苯地平显著延长,血药浓度的峰谷波动小,每日口服 1 次。不良反应较轻,有心悸、头痛、面红、水肿等,少见有皮疹、呼吸困难、肌肉痉挛等。

拉西地平

拉西地平(lacidipine)也是第三代钙通道阻滞药。拉西地平血管选择性强,不易引起反射性心动过速和心排血量增加,用于轻、中度高血压。降压作用起效慢、持续时间长,每日口服 1 次。药物具有抗动脉粥样硬化作用。不良反应有心悸、头痛、面红、水肿等。

四、肾素-血管紧张素系统抑制药

(一)血管紧张素转化酶抑制药

自从 1981 年第一个口服的 ACEI 卡托普利被批准上市以来,目前,ACEI 已成为临床上治疗高血压的重要药物。ACEI 的降压作用主要通过抑制循环和组织中的 ACE,使血管紧张素Ⅱ生成减少,同时抑制缓激肽降解,从而扩张血管,有效降低血压。不同的 ACEI 有共同的药理学作用,常用药物有卡托普利(captopril)、依那普利(enalapril)、福辛普利(fosinopril)和赖诺普利(lisinopril)等。

二维码 13-3
ACEI

1. 基本药理作用

(1)抑制血管紧张素Ⅱ生成:ACEI 可减少循环和组织中血管紧张素Ⅱ的生成,阻止血管紧张素Ⅱ产生的收缩血管、增加外周阻力的作用。药物阻止血管紧张素Ⅱ促进心血管肥大增生等作用,可预防和逆转心血管重构。同时,减弱血管紧张素Ⅱ促进醛固酮释放的作用,减少水钠潴留发生。

(2)抑制缓激肽降解:ACEI 抑制缓激肽降解,能促进 NO 与前列环素(PGI_2)生成,使血管平滑肌松弛、血压降低。

(3)保护血管内皮细胞:ACEI 能逆转高血压、心力衰竭、动脉硬化和高血脂引起的内皮细胞损伤,恢复内皮细胞依赖性血管舒张作用。

(4)抗心肌缺血与心肌保护:动物实验表明 ACEI 有抗心肌缺血和心肌梗死作用,能减轻心肌缺血再灌注损伤。

(5)增敏胰岛素受体:卡托普利等多种 ACEI 能增加胰岛素抵抗患者的胰岛素敏感性。

此作用似与抑制血管紧张素Ⅱ生成无关。

2.临床应用　ACEI适用于各型高血压的治疗,对高肾素型高血压患者效果好。ACEI对心脑等器官有保护作用,且能减轻心肌肥厚,阻止或逆转心血管病理性重构,并增加胰岛素抵抗患者的胰岛素敏感性,因此,对合并糖尿病及胰岛素抵抗、左心室肥厚、心力衰竭、急性心肌梗死的高血压患者疗效好,可延缓病情发展,提高生活质量。轻中度高血压患者单用ACEI常可控制血压,加用利尿药可增强疗效。

3.不良反应　主要不良反应有:

(1)首剂低血压:以卡托普利为例,约3.3%的患者首次服用5mg后平均动脉压降低30%以上。

(2)咳嗽与支气管痉挛:无痰干咳是ACEI较常见的不良反应,是被迫停药的主要原因。偶有支气管痉挛性呼吸困难,可不伴有咳嗽,吸入色甘酸钠可以缓解。咳嗽与支气管痉挛的原因可能是ACEI使缓激肽和(或)前列腺素、P物质在肺内蓄积的结果。依那普利与赖诺普利咳嗽的发生率比卡托普利高,而福辛普利则较低。

(3)高血钾:由于ACEI能减少血管紧张素Ⅱ生成,使依赖血管紧张素Ⅱ的醛固酮释放减少,由此使血钾升高,在肾功能障碍的患者与同时服用保钾利尿药的患者中更多见。不同的ACEI对血钾的影响大同小异。

(4)肾功能损伤:血管紧张素Ⅱ可通过收缩出球小动脉维持肾灌注压,ACEI抑制血管紧张素Ⅱ生成,舒张出球小动脉,降低肾灌注压,导致肾小球滤过率和肾功能下降。因此,在肾动脉狭窄和硬化时,ACEI可加重肾功能损伤。

(5)低血糖:由于卡托普利等多种ACEI能增加患者对胰岛素的敏感性,常伴有降低血糖作用。

(6)其他:有血管神经性水肿等。含有—SH基团的卡托普利还可产生味觉障碍、皮疹与白细胞缺乏等与其他含—SH的药物(如青霉胺)相似的反应。妊娠和哺乳妇女忌用。

卡托普利

卡托普利(captopril,巯甲丙脯酸,甲巯丙脯酸,开博通)是第一个用于临床口服有效的含巯基ACEI。卡托普利具有直接抑制ACE的作用,体外抑制ACE的IC_{50}为23~35nmol/L。降压效果与患者的肾素-血管紧张素系统活动状态有关。因含有—SH基团,有自由基清除作用,对与自由基有关的心血管损伤(如心肌缺血再灌注损伤)有防治作用。

【体内过程】

口服易吸收,生物利用度为75%,食物能影响其吸收,因此宜在进餐前1h服用。降压作用起效快,给药后1~2h作用达高峰,持续时间约6~8h。血浆蛋白结合率约为30%。在体内分布较广,但分布至中枢神经系统及哺乳妇女乳汁中的浓度较低。$t_{1/2}$为2h,在体内消除较快,其巯基在体内易被氧化而成为二硫化合物。约40%~50%的药物以原形从肾脏排出。

【临床应用】

适用于各型高血压,为抗高血压治疗的基础药物之一。约60%~70%的患者单用本品能使血压控制在理想水平,与利尿药和β受体阻断药合用对中、重度高血压疗效较好。本品尤其适用于合并糖尿病、左室肥厚、心力衰竭和急性心肌梗死的高血压患者。

【不良反应】

可有咳嗽、低血压等不良反应。因药物含—SH 基团，可有青霉胺样反应，如皮疹、嗜酸性粒细胞增高、味觉异常或丧失，并可有中性粒细胞减少，多发生于用药时间较长、剂量较大或肾功能障碍者，患者应定期检查血象。

【禁忌】

卡托普利禁用于双侧肾动脉狭窄患者。

依那普利

依那普利(enalapril)口服后在肝酯酶作用下生成二羧酸活性代谢物依那普利酸，对ACE 抑制作用较卡托普利强 10 倍。药物口服后作用起效缓慢，4～6h 作用达高峰，但在体内分布较广，作用维持时间较长，可达 24h 以上，因此可每日给药 1 次。

降压时外周血管阻力降低，心率和心排血量则无明显改变，肾血管阻力也降低，肾血流量增加，对肾小球滤过率无明显影响。在长期应用时，能逆转左室肥厚和改善大动脉的顺应性。

临床用于治疗高血压及慢性心功能不全。主要不良反应为干咳、低血压、血管神经性水肿、高血钾、急性肾功能衰竭等。因其化学结构不含巯基，白细胞减少、蛋白尿、味觉障碍等均少见。禁忌证同卡托普利。

(二)AT$_1$ 受体阻断药

血管紧张素Ⅱ受体分为 AT$_1$ 和 AT$_2$ 受体两个亚型。目前发现的血管紧张素Ⅱ受体阻断药主要为 AT$_1$ 受体阻断药(AT$_1$ receptor blocker，ARB)，可阻断由 AT$_1$ 受体介导的血管收缩、水钠潴留与心血管重构等作用，具有良好的降压作用。与 ACEI 比较，AT$_1$ 受体阻断药在抗高血压时不抑制 ACE，因而不产生缓激肽等引起的咳嗽，不能耐受 ACEI 的咳嗽患者可改用 AT$_1$ 受体阻断药。血管紧张素Ⅱ也可通过糜蛋白酶旁路产生，故 ACEI 不能完全阻滞血管紧张素Ⅱ的产生，而 AT$_1$ 受体阻断药阻断血管紧张素Ⅱ与 AT$_1$ 受体结合，因此作用比 ACEI 更完全。近年研究表明，AT$_1$ 受体阻断负反馈引起血管紧张素Ⅱ水平增高，但因 AT$_1$ 受体已经被阻断，增高的血管紧张素Ⅱ作用于 AT$_2$ 受体，可激活缓激肽—NO 途径的心血管保护作用，进一步拮抗 AT$_1$ 受体的效应，有益于高血压和心力衰竭的治疗。

氯 沙 坦

【体内过程】

氯沙坦(losartan)口服易吸收，首过效应明显，生物利用度为 33％，血药浓度达峰时间0.25～2.0h。药物主要在肝脏代谢，大部分随胆汁排出，仅少量药物以原形随尿排泄。

【药理作用及作用机制】

药物对 AT$_1$ 受体有选择性阻断作用，对 AT$_1$ 受体的亲和力比对 AT$_2$ 受体的亲和力高20000～30000 倍。EXP 3174 是氯沙坦的活性代谢物，其阻断 AT$_1$ 受体作用比氯沙坦强10～40 倍。对肾性高血压大鼠或清醒自发性高血压大鼠，灌胃给药或静脉注射氯沙坦均有降压作用。氯沙坦对肾脏血流动力学的影响与 ACEI 相似，能拮抗血管紧张素Ⅱ对肾脏入球小动脉与出球小动脉的收缩作用。对肾素活性增高的大鼠，氯沙坦增加肾血流量与肾小球滤过率，并减少近曲小管对水与 NaCl 的重吸收。氯沙坦对高血压、糖尿病合并肾功能不全患者也有保护作用。氯沙坦对肾脏还有促进尿酸的排泄作用。氯沙坦长期降压作用还与降低左室心肌肥厚和血管壁增厚及改善血管的反应性有关。临床试验证明氯沙坦能降低心血管疾病的病死率。

【临床应用】

氯沙坦可用于轻、中度高血压治疗。

【不良反应】

少数患者用药后可出现眩晕。氯沙坦对血中脂质及葡萄糖含量均无影响，也不引起直立性低血压。药物应避免与钾盐或保钾利尿药合用。低血压及严重肾功能不全、肝病患者慎用。孕妇、哺乳妇女及肾动脉狭窄者禁用。

其他沙坦类药物包括缬沙坦（valsartan）、坎替沙坦（candesartan）、厄贝沙坦（irbesartan）和替米沙坦（telmisartan）等。其中，坎替沙坦作用强、应用剂量小、作用维持时间长、谷峰比值高，是目前这类药物中疗效较优者。

第三节　其他抗高血压药物

一、中枢性抗高血压药

中枢性抗高血压药有可乐定、甲基多巴、莫索尼定和利美尼定等。以往认为可乐定的降压作用主要通过作用于孤束核 α_1 受体，近年发现其降压作用还与咪唑啉受体（I_1 受体）有关。莫索尼定等主要作用于咪唑啉受体，甲基多巴则作用于孤束核 α_2 肾上腺素受体。

可 乐 定

可乐定（clonidine）口服易吸收，口服后 30min 起效，2～4h 作用达高峰。口服生物利用度为 71%～82%，蛋白结合率为 20%。药物脂溶性高，能透过血-脑屏障。$t_{1/2}$ 为 6～13h，药物约 50% 以原形从尿中排出。

药物抑制交感神经活性，降压时伴有心率减慢及心排血量减少。药物具有中枢镇静作用，并可抑制胃肠分泌及运动，对肾血流量和肾小球滤过率无明显影响。降压机制：延髓背侧孤束核突触后膜的 α_2 受体和延髓腹外侧区嘴部的咪唑啉受体激动可能与其降压作用有关；药物还可激动外周去甲肾上腺素能神经末梢突触前膜的 α_2 受体，通过负反馈作用，减少去甲肾上腺素的释放，也是其降压机制之一。大剂量的可乐定可兴奋外周血管平滑肌上的 α_1 受体，引起血管收缩，使降压作用减弱。

临床治疗中度高血压，降压作用中等偏强。药物不影响肾血流量和肾小球滤过率，但能抑制胃肠道分泌和运动，故适用于肾性高血压或兼有消化性溃疡的高血压患者。可乐定与利尿药合用有协同作用，可用于重度高血压。口服也用于预防偏头痛或作为治疗吗啡类镇痛药成瘾者的戒毒药。其溶液剂用于点眼可治疗开角型青光眼。

常见的不良反应是口干和便秘。其他有嗜睡、抑郁、眩晕、血管性水肿和心动过缓等。可乐定不宜用于高空作业或驾驶机动车辆的人员。突然停药可出现短时的交感神经亢进现象，表现为心悸、出汗、血压突然升高等。出现停药反应时可恢复应用可乐定或用 α 受体阻断药酚妥拉明治疗。可乐定能加强其他中枢神经系统抑制药的作用，合用时应慎重。三环类化合物如丙咪嗪等药物在中枢可与可乐定发生竞争性拮抗，使可乐定的降压作用消失，不宜合用。

莫索尼定

莫索尼定（moxonidine）为第二代中枢抗高血压药。口服生物利用度为 88%，降压作用可维持 24h，60% 药物以原形经肾脏排泄。作用与可乐定相似，其特点是对咪唑啉 I_1 受体亲和力比对 α_2 受体强约 600 倍。莫索尼定的主要不良反应有口干、嗜睡、头晕等，无体位性低血压和停药反跳现象。

二、血管平滑肌扩张药

本类药物直接扩张血管平滑肌，有肼屈嗪（hydralazine，肼苯哒嗪）和硝普钠（sodium nitroprusside）等，不良反应较多，一般不宜单用，常与利尿药、β受体阻断药或其他抗高血压药合用，以提高疗效，减少不良反应。

硝 普 钠

硝普钠（sodium nitroprusside）口服不吸收，需静脉滴注给药，约 30s 起效，2min 达最大效应，停药后 3min 作用消失。

药物可直接松弛小动脉和静脉平滑肌，属硝基扩张血管药，在血管平滑肌内代谢产生一氧化氮（NO）。NO 可激活鸟苷酸环化酶，促进 cGMP 的形成，从而产生血管扩张作用。本品属于非选择性血管扩张药，很少影响局部血流分布。一般不降低冠脉血流、肾血流及肾小球滤过率。

药物适用于高血压危象的治疗和手术麻醉时的控制性低血压。也可用于高血压合并心力衰竭或嗜铬细胞瘤发作引起的血压升高。

硝普钠静滴时可出现恶心呕吐、精神不安、肌肉痉挛、头痛、皮疹、出汗、发热等。大剂量或连续使用（特别在肝肾功能损害患者）可引起血浆氰化物或硫氰化物浓度升高而中毒，可致甲状腺功能减退。因此，用药时须监测血浆氰化物浓度。

三、α₁ 受体阻断药

α_1 受体阻断药具有 α_1 受体阻断作用而不影响 α_2 受体，对代谢没有明显的不良影响，并对血脂代谢有良好作用。α_1 受体阻断药可用于治疗各种程度的高血压，对轻、中度高血压有明确疗效，与利尿药及 β受体阻断药合用可增强其降压作用。本类药物有哌唑嗪、特拉唑嗪和多沙唑嗪等。

哌 唑 嗪

哌唑嗪（prazosin）口服易吸收，生物利用度为 60%～70%。服药后 1～3h 血药浓度达高峰，药物血浆蛋白结合率高。大部分经肝代谢，经胆汁排出，小部分以原形经肾排出体外。$t_{1/2}$ 为 2～3h。

药物可舒张小动脉和静脉，降压作用中等偏强。降压时，外周血管阻力降低，心排血量不变或略升,对肾血流量无明显影响。哌唑嗪能选择性阻断外周 α_1 受体,竞争性抑制交感神经递质对血管平滑肌的作用,使血管扩张,血压下降。它对突触前膜 α_2 受体几乎无作用。

哌唑嗪适用于各型高血压,单用治疗轻中度高血压,如与利尿药或 β 受体阻断药合用效果更明显。一般不良反应为眩晕、乏力、口干、鼻塞等。部分患者首次用药后可出现体位性低血压、心悸、眩晕等,称为首剂现象,一般服用数次后这种首剂现象即可消失;若首次剂量减半,并于睡前服用当可减轻。

四、神经节阻断药

神经节阻断药对交感和副交感神经节均有阻断作用,由于交感神经对血管的支配占优势,用神经节阻断药后,使血管特别是小动脉扩张,总外周阻力下降,加上静脉扩张,回心血量和心排血量减少,血压显著下降;又因为肠道、眼、膀胱等平滑肌和腺体以副交感神经占优势,所以用药后常出现便秘、扩瞳、口干、尿潴留等。本类药物由于降压作用过强、过快,不良反应较多,仅用于一些特殊情况,如高血压危象、主动脉夹层动脉瘤、外科手术中的控制性降压等。本类药物有樟磺咪芬(trimetaphan)和六甲溴铵(hexamethonium bromide)等。

五、去甲肾上腺素能神经末梢阻断药

去甲肾上腺素能神经末梢阻断药主要通过影响儿茶酚胺的储存及释放产生降压作用,如利血平(reserpine)及胍乙啶(guanethidine)。利血平作用较弱,不良反应多,目前已不单独应用。胍乙啶较易引起肾、脑血流量减少及水、钠潴留。

六、钾通道开放药

米诺地尔(minoxidil)为钾通道开放药,药物促进钾离子外流增多,细胞膜超极化,膜兴奋性降低,钙内流减少,从而使血管平滑肌舒张,血压下降。米诺地尔主要扩张小动脉平滑肌,增加皮肤、骨骼肌、胃肠道和心脏的血流量。在降压时常伴有反射性心动过速和心排血量增加。药物可用于其他抗高血压药物疗效不佳的严重顽固性高血压。不良反应较严重,主要有水钠潴留、心血管反应和多毛症。

第四节　抗高血压药物的合理应用原则

治疗高血压的目标不仅是降低血压,更重要的是通过长期有效的控制血压,保护靶器官的结构和功能,降低心脑血管并发症的发生率和病死率。由于抗高血压药物种类繁多,高血压患者的病理生理情况也存在很大的个体差异,因此抗高血压药物的合理应用非常重要。

一、药物应用的基本原则

原发性高血压目前无根治办法。临床证据表明收缩压下降 $10\sim20$ mmHg 或舒张压下降 $5\sim6$ mmHg 可明显降低心脑血管事件的发生率和死亡率。使用抗高血压药物应遵照以下原则:①小剂量开始。初始剂量宜采用较小的有效剂量,根据需要逐步增加剂量。②优先选用长效药物。因为在水平相同的高血压患者中,血压波动性高者靶器官损伤严重。因此,

提倡优先选用 24h 有效的长效药物以减少血压波动,平稳降压,更有效地预防脑卒中、心肌梗死和猝死等心脑血管并发症的发生。③联合用药。单药无效时,合理联合用药可增强降压疗效。④个体化治疗。强调个体化原则,既要注意选药个体化,也要注意药物剂量个体化,总之,应根据"最好疗效及最小不良反应"的原则,为每一位患者选用适宜的药物和剂量。

二、抗高血压药联合应用方案

目前,临床常用的抗高血压药物是噻嗪类利尿药、β 受体阻断药、二氢吡啶类钙通道阻滞药和肾素-血管紧张素系统抑制药。当一种抗高血压药物降压效果不满意时,采用两种或两种以上药物联合应用常常是有益的,可有效控制血压升高,防治并发症的发生。在血压控制良好的患者中,有大部分是通过合理的联合用药实现的。在常用抗高血压药物中,临床推荐的优化联合治疗方案有 β 受体阻断药加二氢吡啶类钙通道阻滞药、肾素-血管紧张素系统抑制药(ACEI 或 ARB)加二氢吡啶类钙通道阻滞药、肾素-血管紧张素系统抑制药(ACEI 或 ARB)加噻嗪类利尿药、二氢吡啶类钙通道阻滞药加噻嗪类利尿药。三种药物的联合治疗一般应包括利尿药。抗高血压药联合应用应采用不同机制的药物,不同作用机制的药物联合应用多数能起协同作用,使两种药物的用量减少,不良反应减轻。而且,某些药物的副作用可因合理的联合用药而相互抵消。采用合理的治疗方案和患者良好的依从性可以达到血压控制的目的。

三、根据患者合并症选用药物

当高血压患者具有以下合并症时,应根据合并症选用药物:①高血压合并偏头痛宜选用 β 受体阻断药;②高血压合并心力衰竭者宜用利尿药、ACEI、哌唑嗪;③高血压合并心绞痛者宜用钙通道阻滞药、β 受体阻断药;④高血压合并肾功能不全者宜用 ACEI 和钙通道阻滞药;⑤高血压合并消化性溃疡者宜用可乐定,不宜用利血平;⑥高血压伴有窦性心动过速者宜用 β 受体阻断药;⑦高血压伴有精神抑郁者,不宜用利血平或甲基多巴;⑧高血压合并支气管哮喘者,不宜用 β 受体阻断药;⑨高血压合并糖尿病或痛风者,不宜用噻嗪类利尿药。

四、老年高血压的治疗

流行病学调查显示,我国 60 岁以上人群近 50% 患有高血压,而且多见单纯收缩期高血压(收缩压≥140mmHg,舒张压<90mmHg),血压波动大,易出现体位性低血压及血压昼夜节律异常等临床表现。老年高血压患者应根据自身的基础疾病以及高血压的特点合理选用药物,血压一般应降至 150/90mmHg 以下,如能耐受还可进一步降低。对于 80 岁以上高龄老人,降压的目标为 150/90mmHg。老年高血压治疗应强调关注收缩压达标,同时应避免过度和过快降压。

五、高血压急症的治疗

高血压急症是指原发性或继发性高血压患者,在某些诱因作用下,血压突然和急剧升高,并有进行性心、脑、肾等重要靶器官功能不全的表现。及时正确处理非常重要,如能在短时间内缓解病情,就可能遏制进行性或不可逆性靶器官损害,降低致残率和死亡率。药物治疗应选择快速强效的抗高血压药静脉给药以迅速降低血压。一旦血压达到合理范围,则用口服药物,以取得长期、平稳的治疗效果。常用药物是硝普钠,其作用强、快而短暂,其他药物包括硝酸甘油、拉贝洛尔和尼卡地平等。一般情况下,初始阶段(高血压急症治疗的最初1h)血压控制的目标为平均动脉压的下降幅度不超过治疗前水平的 25%,随后 2~6h 将血压降至较安全水平,一般为 160/100mmHg 左右;如果患者能够耐受,并且临床情况稳定,在以后的 1~2d 使血压逐步降低,达到正常水平。但是,如降压后发现有重要器官缺血表现,血压降低幅度应更小,在随后的 1~2 周内再将血压逐步降至正常水平。

(张丽慧)

复习思考题

一、是非题(正确填 A,错误填 B)

1. 卡托普利、氯沙坦和氢氯噻嗪均为肾素-血管紧张素系统抑制药。　　　　(　　)

2. 普萘洛尔阻断肾小球旁器 β_1 受体,抑制肾素分泌,从而抑制 RAS 活性。　(　　)

3. 氨氯地平为长效钙通道阻滞药。　　　　　　　　　　　　　　　　　(　　)

二、单选题

1. 不属于抗高血压药物的是　　　　　　　　　　　　　　　　　　　(　　)

   A. 氨氯地平　　　　　　　B. 氢氯噻嗪　　　　　　　C. 肾上腺素

   D. 依那普利　　　　　　　E. 硝普钠

2. 下列哪种药物首次服用时可能引起首剂低血压　　　　　　　　　　(　　)

   A. 哌唑嗪　　　　　　　　B. 可乐定　　　　　　　　C. 普萘洛尔

   D. 硝苯地平　　　　　　　E. 氯沙坦

3. 氯沙坦引起的效应是　　　　　　　　　　　　　　　　　　　　　(　　)

   A. 血管紧张素转化酶活性下降　　　　B. 缓激肽增加

   C. 醛固酮减少　　　　　　　　　　　D. 血管紧张素Ⅱ减少

   E. 血管紧张素Ⅰ减少

4. 卡托普利会引起干咳的原因是　　　　　　　　　　　　　　　　　(　　)

   A. 缓激肽增加　　　　　　B. 血压下降　　　　　　　C. 醛固酮减少

   D. 血管紧张素Ⅱ减少　　　E. 缺锌

5. 下列降压药中能同时阻断 α、β 受体的是　　　　　　　　　　　(　　)

   A. 普萘洛尔　　　　　　　B. 哌唑嗪　　　　　　　　C. 拉贝洛尔

   D. 维拉帕米　　　　　　　E. 阿替洛尔

6. 具有促进肾脏尿酸排泄作用的抗高血压药物是　　　　　　　　　　(　　)

   A. 卡托普利　　　　　　　B. 氯沙坦　　　　　　　　C. 氨氯地平

   D. 卡维地洛　　　　　　　E. 依那普利

7. 高血压合并糖尿病不宜用哪种药物　　　　　　　　　　　　　　　(　　)

   A. 缬沙坦　　　　　　　　B. 卡托普利　　　　　　　C. 哌唑嗪

   D. 氢氯噻嗪　　　　　　　E. 依那普利

8. 高血压急症时最常用的药物是　　　　　　　　　　　　　　　　　(　　)

   A. 氨氯地平　　　　　　　B. 氢氯噻嗪　　　　　　　C. 普萘洛尔

D. 硝普钠   E. 卡托普利

三、问答题

1. 常用的抗高血压药有哪几类？列举各类的代表药。

2. 简述氢氯噻嗪、普萘洛尔、硝苯地平和卡托普利在高血压治疗中的临床应用。

3. 简述抗高血压药物的联合用药方案。

四、病例讨论

患者，男性，88 岁，收缩压升高 20 年，心率 65 次/min。有高脂血症，曾检查有空腹和餐后血糖升高，餐后 2h 血糖高值 11.1mmol/L。颈动脉超声检查提示左侧颈总动脉粥样硬化斑块形成。患者使用美托洛尔每次 25mg，每日 2 次，联合使用氢氯噻嗪每次 25mg，每日 2 次治疗，血压在140～170/55～75mmHg 波动，患者感觉时有头晕。

问题：该患者使用美托洛尔和氢氯噻嗪治疗高血压是否合理？为什么？如不合理，应该怎样调整？

第十四章

缺血性心脏病
与动脉粥样硬化的药物治疗

重点内容

1. 硝酸酯类、β 受体阻断药和钙通道阻滞药等抗心绞痛药的药理作用、临床应用及不良反应。
2. 抗心绞痛药物的联合应用。
3. 抗血栓药物分类、代表药物及其作用特点。
4. 他汀类和贝特类调血脂药的药理作用特点。
5. 血脂异常的药物选择。

二维码 14-1
教学 PPT

第一节　缺血性心脏病的药物治疗

缺血性心脏病(ischemic heart disease)指冠状动脉发生粥样硬化引起管腔狭窄或闭塞，导致心肌缺血缺氧或坏死而引起的心脏病，也称冠状动脉硬化性心脏病，简称冠心病。此外，还有冠状动脉痉挛、冠状动脉血栓以及脉管炎等病因。1979 年，WHO 曾将缺血性心脏病分为五型：隐匿型或无症状型冠心病、心绞痛、心肌梗死、缺血性心肌病和猝死。其中，心绞痛(angina pectoris)有稳定型心绞痛和不稳定型心绞痛两大类。①稳定型心绞痛是在冠脉固定性严重狭窄基础上，由于心肌负荷增加引起的心肌急剧的、短暂性缺血缺氧临床综合征。②不稳定型心绞痛包括静息型、初发型和恶化型心绞痛，是由于动脉粥样硬化斑块破裂或糜烂，伴有不同程度的表面血栓形成、血管痉挛及远端血管栓塞导致的一组临床症状。

近年趋向于根据发病特点和治疗原则不同将缺血性心脏病分为急性冠状动脉综合征和慢性冠心病两大类。前者包括不稳定型心绞痛、非 ST 段抬高型心肌梗死、ST 段抬高型心肌梗死和冠心病猝死;后者包括稳定型心绞痛、缺血性心肌病和隐匿型冠心病等。临床上常用的缺血性心脏病治疗药物有抗心绞痛药物和抗血栓药物。

一、心绞痛的药物治疗

(一)心绞痛的主要病理生理

心绞痛的主要病理生理基础是心肌氧供需平衡失调,心肌对氧的需求急剧增高及冠状动脉供血不足。

1. 供氧减少　心脏的血液供应来源于冠状动脉,其分支起始部分行走于心脏表面的心外膜下,称为输送血管,具有调节冠脉血流量的作用。当冠状动脉继续分支为小动脉和微动脉时则垂直穿过心肌到心内膜下形成血管网,因此心内膜下血流易受心肌收缩压迫的影响,当心室内压增加,特别是左室舒张末压增加时,供血减少。在正常情况下,冠脉循环有很大的储备力,血流量可随机体的生理情况而有明显变化。冠状动脉粥样硬化导致冠状动脉狭窄或当冠脉发生痉挛时,冠脉血流减少,一旦心脏负荷突然加重,心肌耗氧量增加时易引发心绞痛。

2. 耗氧增加　心肌耗氧量的变化与心绞痛的发生和发展有着密切的关系。在正常情况下,心脏所需能量几乎完全由其本身的有氧代谢来供给,因此可用耗氧量作为衡量心脏代谢率的指标。整体条件下,心肌耗氧量的决定因素如下:

(1)心室壁张力(wall tension):与心肌耗氧量呈正比。心室壁张力与心室内压力及心室容积呈正比。当收缩期动脉血压增高、心室容积增大时,均可通过心室壁张力的增加引起心肌耗氧量的增多。

(2)心肌收缩力(myocardial contractility):与心肌耗氧量呈正比。心肌收缩力增加或收缩速度加快均可使心肌的机械做功增加而使心肌耗氧量增多。

(3)心率(heart rate):与心肌耗氧量呈正比。当心肌处于射血期时,心室壁张力最大。如心脏的射血期(即每搏射血时间×心率)延长,可通过增加心室壁的张力而使心肌耗氧量增多。

此外,心脏的基础代谢水平、动作电位生成等因素也能影响心肌的耗氧量。

(二)常用抗心绞痛药物

用于治疗心绞痛的药物有硝酸酯类、β 受体阻断药和钙通道阻滞药,这些药物主要通过扩张血管增加心肌供氧或减弱心脏做功降低心肌耗氧,从而改善心肌氧的供需平衡。

硝酸酯类

本类药物包括硝酸甘油、硝酸异山梨酯、单硝酸异山梨酯和戊四硝酯等,均有硝酸多元酯结构,脂溶性高,分子中的—O—NO$_2$ 是发挥疗效的关键结构。

硝酸甘油

硝酸甘油(nitroglycerin)是硝酸酯类的代表药,用于治疗心绞痛已有百余年的历史,由于其具有起效快、疗效肯定、使用方便、经济等优点,至今仍是防治心绞痛最常用的药物。

【体内过程】

由于肝首过效应显著,生物利用度仅为 8%,不宜口服用药。药物脂溶性高,舌下含服易通过口腔黏膜吸收,含服后 1~2min 即可起效,血药浓度很快达峰值,疗效持续 20~30min,$t_{1/2}$ 为 2~4min。硝酸甘油也可经皮吸收,2％硝酸甘油软膏或贴膜剂睡前涂抹在前臂皮肤或贴在胸部皮肤上,可使药物逐渐吸收并维持有效浓度较长时间。硝酸甘油在肝内经谷胱甘肽-有机硝酸酯还原酶降解,生成二硝酸代谢物和一硝酸代谢物,然后与葡萄糖醛酸结合由肾排出。

【药理作用】

硝酸甘油的基本作用是松弛平滑肌,尤其对血管平滑肌的作用最显著。

1. 降低心肌耗氧量　硝酸甘油可明显扩张静脉血管,特别是较大的静脉血管,从而减少回心血量,降低心脏前负荷,使心腔容积缩小,心室内压力减小,心室壁张力降低,射血时间缩短,心肌耗氧量减少。硝酸甘油也可显著扩张动脉血管,尤其是较大的动脉血管。动脉血管舒张降低了心脏的射血阻力,从而降低左室内压和心室壁张力,降低心肌耗氧量。

2. 扩张冠状动脉,增加缺血区血液灌注　药物选择性扩张较大的心外膜血管、输送血管及侧支血管,尤其在冠状动脉痉挛时更为明显,而对阻力血管的舒张作用较弱。当冠状动脉因粥样硬化或痉挛而发生狭窄时,缺血区的阻力血管已因缺氧和代谢产物堆积已处于舒张状态。因此,非缺血区阻力比缺血区大,用药后可促进血液从输送血管经侧支血管流向缺血区,改善缺血区的血液供应。

3. 降低左室充盈压,增加心内膜供血,改善左室顺应性　冠状动脉从心外膜垂直穿过心室壁成网状分布于心内膜下,内膜下血流易受心室壁肌张力及室内压力的影响。心绞痛发作时心室壁张力和心室内压增高,使心内膜下区域缺血更为严重。硝酸甘油扩张静脉血管,减少回心血量,降低心室内压;扩张动脉血管,降低心室壁张力,从而有利于血液从心外膜流向心内膜缺血区。

4. 保护缺血心肌细胞,减轻细胞缺血性损伤　硝酸甘油释放一氧化氮(NO),促进内源性的 PGI_2、降钙素基因相关肽等物质生成与释放,对心肌细胞具有直接保护作用。硝酸甘油不仅能保护心肌、减轻缺血损伤、缩小心肌梗死范围,还可增强缺血心肌的膜稳定性、提高室颤阈、消除折返、改善房室传导等,从而减少心肌缺血导致的并发症。

【作用机制】

硝酸甘油作为 NO 供体,在平滑肌细胞内经谷胱甘肽转移酶催化释放出 NO。NO 通过激活鸟苷酸环化酶(guanylyl cyclase,GC),增加细胞内 cGMP 含量,进而激活 cGMP 依赖性蛋白激酶(cGMP dependent protein kinase),减少细胞内钙的释放和细胞外钙内流,细胞内钙减少使肌球蛋白轻链去磷酸化而松弛血管平滑肌(图 14-1)。硝酸甘油通过与内源性血管内皮舒张因子(endothelium derived relaxing factor,EDRF,即 NO)相同的作用机制,松弛平滑肌而又不依赖于血管内皮细胞,因此在内皮有病变的血管中仍可发挥作用。此外,硝酸甘油通过产生 NO 而抑制血小板黏附和聚集,也有利于心绞痛的治疗。

图 14-1　硝酸甘油对血管平滑肌的作用

【临床应用】

1. 心绞痛　硝酸甘油是缓解心绞痛的最常用药物,可用于各型心绞痛的预防和治疗。药物反复连续使用要限制用量,以免血压过度降低引起心、脑等重要器官灌注压过低而加重缺血。

2. 心肌梗死　对急性心肌梗死者能降低心肌耗氧量、增加缺血区供血,还可抑制血小板聚集和黏附,从而缩小梗死范围。

3. 心力衰竭　由于硝酸甘油降低心脏前后负荷,因此也可用于心力衰竭的治疗。

4. 其他　还可舒张肺血管,降低肺血管阻力,改善肺通气,用于急性呼吸衰竭及非动脉高压的治疗。

【不良反应】

主要不良反应继发于其血管舒张效应,如面颈部血管扩张引起皮肤潮红,脑血管扩张引起搏动性头痛,眼内血管扩张升高眼内压等,大剂量可出现直立性低血压及晕厥,还可引起高铁血红蛋白血症。

硝酸甘油长期大剂量应用常可导致耐受现象,因此,应避免大剂量给药和连续给药。不同硝酸酯类药物之间有交叉耐受性,停药1~2周后耐受性可消失。硝酸甘油耐受性的产生机制上不清楚,可能分为两种情况:①硝酸甘油使细胞内巯基(—SH)消耗,使硝酸甘油转化为 NO 发生障碍(血管耐受)。②非血管机制,可能与硝酸甘油使血管内压力迅速下降,机体通过代偿,增加交感神经活性,释放去甲肾上腺素,激活肾素-血管紧张素系统,使水钠潴留,血容量和体重增加。因此应避免大剂量和无间隙给药,并可通过补充—SH 供体,合理调配膳食等措施减少耐药性的发生。

硝酸异山梨酯和单硝酸异山梨酯

硝酸异山梨酯(isosorbide dinitrate,消心痛)作用及机制与硝酸甘油相似,但作用较弱,起效较慢,作用维持时间较长。本品经肝代谢生成异山梨醇-2-单硝酸酯和异山梨醇-5-单硝酸酯,仍具有扩张血管及抗心绞痛作用。此外,本品剂量范围个体差异较大,剂量大时易致头痛及低血压等,缓释剂可减少不良反应。本品主要以口服方式用于心绞痛的预防和心肌梗死后心力衰竭的长期治疗。单硝酸异山梨酯(isosorbide mononitrate)的作用与硝酸异山梨酯相似。

β 肾上腺素受体阻断药

β 受体阻断药是继硝酸酯类药物之后又一类治疗缺血性心脏病的药物,可减少心绞痛的发作次数,减少心肌耗氧量,改善缺血区代谢,缩小心肌梗死范围,现已作为防治心绞痛的一线药物。临床上 β 受体阻断药治疗心绞痛以普萘洛尔(propranolol)、美托洛尔(metoprolol)和阿替洛尔(atenolol)为常用。

【药理作用及作用机制】

1. 降低心肌耗氧量　心绞痛发作时,交感神经活性增高,心肌局部和血中儿茶酚胺含量显著增加,使心肌收缩力增强,心率加快,血管收缩,左心室后负荷增加,从而使心肌耗氧量增加。同时因心率加快,心室舒张时间相对缩短,使冠脉血流量减少,因而加重心肌缺氧。β 受体阻断药通过阻断 $β_1$ 受体使心肌收缩力减弱,心率减慢,可明显减少心肌耗氧量。虽然药物抑制心肌收缩力可增加心室容积,同时因收缩力减弱,心室射血时间延长,导致心肌耗氧量增加,但其综合效应仍是减少心肌耗氧量。临床观察表明,普萘洛尔对心率减慢、舒张期延长和收缩力减弱明显的患者疗效好。如用心房起搏方法加快心率,普萘洛尔就失去抗心绞痛作用。

2.增加心肌缺血区供血 本类药物能降低心肌耗氧量,扩张冠脉血管,促使血液流向已代偿性扩张的缺血区,从而增加缺血区血流量;其次,由于减慢心率,心舒张期相对延长,有利于血液从心外膜血管流向易缺血的心内膜区;此外,也可增加缺血区侧支循环,增加缺血区血液灌注量。

3.改善心肌代谢 药物因阻断β受体,可抑制脂肪分解酶活性,减少心肌游离脂肪酸含量;改善心肌缺血区对葡萄糖的摄取和利用,改善糖代谢,减少耗氧;促进氧合血红蛋白结合氧的解离而增加组织供氧。

【临床应用】

1.心绞痛 β受体阻断药是治疗心绞痛的有效药物,但对不同类型的心绞痛具有不同的疗效。对于硝酸酯类不敏感或疗效差的稳定型心绞痛患者,其疗效肯定。β受体阻断药可减少心绞痛发作的次数和程度,提高运动耐量,改善生活质量。由于其具有减慢心率和降低血压的作用,特别适用于伴有心率快和高血压的心绞痛患者。与硝酸酯类药物合用可减少硝酸酯类药物的用量,从而减缓硝酸酯类耐受性的产生。不稳定型心绞痛的发病机制是冠脉器质性狭窄和痉挛,应用β受体阻断药可减少心肌耗氧量,改善冠脉血流量,增加缺血心肌供血,在无禁忌证时效果较好,联合用药可提高疗效。变异型心绞痛不宜应用β受体阻断药,因β受体阻断后使α受体作用占优势,易致冠脉痉挛,从而加重心肌缺血症状。

2.心肌梗死 无内在拟交感活性的β受体阻断药可降低心肌梗死患者的死亡率,应早期给药。药物能缩小梗死范围,但因抑制心肌收缩力,应慎用。

【不良反应】

1.心脏不良反应 主要为心功能抑制,心率减慢、窦房结功能不全者可致心动过缓,房室传导阻滞,心功能不全者可加重心功能抑制,低血压者可使其症状加重。具有内在拟交感活性的药物,对心功能影响较小,但过量也会导致心功能的严重抑制。心动过缓、低血压、严重心功能不全者禁用。

2.可诱发和加重哮喘 特别是非选择性β受体阻断药更为严重,选择性β₁受体阻断药以及具有内在拟交感活性的药物相对安全,但较大剂量时仍有诱发哮喘的可能。哮喘或慢性阻塞性肺疾病患者禁用。

3.停药反应 长期应用β受体阻断药由于受体向上调节,如果突然停药,可出现反跳现象,使心动过速、心绞痛加重,甚至出现室性心律失常、心肌梗死或猝死。故长期应用β受体阻断药,应逐渐减量停药。

【药物相互作用】

本类药物与维拉帕米合用,可加重对心脏的抑制作用及降压作用;与地高辛合用,可使心率明显减慢,而致心动过缓;西咪替丁使β受体阻断药在肝内代谢减少,半衰期延长;本类药物具有抑制胰高血糖素升高血糖的作用,可使胰岛素的降低血糖作用增强及延长,合用时可掩盖低血糖的症状,必须引起注意。

钙通道阻滞药

【药理作用及作用机制】

钙通道阻滞药阻滞钙通道,抑制钙内流。

1. 降低心肌耗氧量　钙通道阻滞药使心肌收缩力减弱,心率减慢,血管平滑肌松弛,心脏负荷减轻,从而降低心肌耗氧。

2. 扩张冠状血管　药物对冠状动脉中较大的输送血管、侧支循环及小阻力血管均有扩张作用,特别是对痉挛状态的血管有显著的改善作用,从而可增加冠脉流量和侧支循环,改善缺血区供血和供氧。

3. 保护缺血心肌细胞　心肌缺血时,细胞膜对钙的通透性增加,外钙内流量增加,使细胞内钙积聚,特别是线粒体内钙超负荷,从而失去氧化磷酸化的能力,促使细胞死亡。药物通过抑制钙内流,减轻细胞内钙超载程度而保护缺血心肌细胞,对急性心肌梗死者,能缩小梗死范围。

4. 抑制血小板聚集　研究表明,不稳定型心绞痛与血小板黏附和聚集、冠状动脉血流减少有关。大多数急性心肌梗死也是由动脉粥样硬化斑块破裂,局部形成血栓突然阻塞冠状动脉所致。钙通道阻滞药阻滞钙内流,降低血小板内钙浓度,抑制血小板黏附与聚集。

【临床应用】

钙通道阻滞药是临床治疗心绞痛的主要药物,可单独应用,也可和硝酸酯类或β受体阻断药合用。钙通道阻滞药有显著解除冠脉痉挛作用,因此对变异型心绞痛疗效显著,对稳定型心绞痛也有效。钙通道阻滞药与β肾上腺素受体阻断药比较,有以下优点:①钙通道阻滞药有强大的扩张冠状血管作用,用于冠状动脉痉挛所致的变异型心绞痛者最为有效。②药物抑制心肌作用较弱,硝苯地平还具有较强的扩张外周血管、降低外周阻力作用,且血压下降后反射性地加强心肌收缩力可部分抵消对心肌的抑制作用,因而较少诱发心力衰竭。③心肌缺血伴外周血管痉挛性疾病患者禁用β受体阻断药,钙通道阻滞药能扩张外周血管,故可用于伴外周血管痉挛性疾病的心绞痛者。④药物有松弛支气管平滑肌作用,故对伴有哮喘和阻塞性肺疾病患者更为适用。

【常用的钙通道阻滞药】

硝苯地平(nifedipine)扩张冠脉血管作用强,可解除冠脉痉挛,对变异型心绞痛的效果好;因其降压作用很强,可反射性地加快心率,增加心肌耗氧量,故其对稳定型心绞痛疗效不及普萘洛尔,两者合用可提高疗效,减少不良反应;硝苯地平对房室传导无影响,因而对伴有房室传导阻滞的患者较安全;硝苯地平对心肌的抑制作用较弱,而扩张血管作用较强,血压的降低可反射性地引起心肌收缩力加强,故较少诱发心力衰竭。但应注意其扩张外周血管的作用较强,在血压较低时,可使低血压进一步恶化。且本药可能因反射性心动过速而增加心肌梗死的发生。

维拉帕米(verapamil)扩张冠脉血管的作用较弱,对变异型心绞痛不单独使用本药,对稳定型心绞痛有效;此外,本品具有明显的抗心律失常作用,因此特别适用于伴有心律失常的心绞痛患者。药物扩张外周血管作用弱于硝苯地平,较少引起低血压;与β受体阻断药合用可明显抑制心肌收缩力和传导速度,应慎用;维拉帕米可提高地高辛的血药浓度,故洋地黄化患者合用维拉帕米时易中毒,应慎用。

　　地尔硫䓬(diltiazem)作用强度介于硝苯地平和维拉帕米之间,能选择性扩张冠脉,对外周血管作用较弱;具有减慢心率和抑制传导作用及非特异性拮抗交感作用。地尔硫䓬可用于治疗变异型、稳定型和不稳定型心绞痛。应用时较少引起低血压,因可抑制心肌收缩力,故心力衰竭患者应慎用。

二维码 14-2
抗心绞痛药

(三)心绞痛药物治疗策略

　　1.抗心绞痛药物选择　抗心绞痛药物治疗的有效性取决于心绞痛的类型和严重程度。对于稳定型心绞痛急性发作的控制药物主要仍是硝酸甘油舌下含服。也可使用硝酸异山梨酯舌下含服或口服。变异型心绞痛急性发作时首选钙通道阻滞药,如硝苯地平。

　　硝酸酯类、钙通道阻滞药和β受体阻断药可推迟稳定型心绞痛发作。慢性稳定型心绞痛的维持治疗可选长效硝酸酯类、钙通道阻滞药和β受体阻断药,最佳选药须根据患者对药物的反应性而定。对高血压患者,选用一种缓释或长效钙通道阻滞药或β受体阻断药可发挥疗效;对血压正常的患者,长效硝酸酯类可能合适。β受体阻断药和钙通道阻滞药合用比单用其中的任何一种药物更有效。对有持续高血压、窦性心动过缓、房室结功能障碍者,可选硝苯地平缓释制剂或长效二氢吡啶类。

　　对不稳定型心绞痛,除了稳定型心绞痛治疗方案外,还需应用阿司匹林和肝素,必要时联用 ADP 受体拮抗剂、血小板 GPⅡb/Ⅲa 受体阻断药。变异型心绞痛宜选用钙通道阻滞药或硝酸酯类加钙通道阻滞药,不宜使用β受体阻断药,因为β受体阻断药可能使变异型心绞痛加剧和恶化。硝酸酯合并钙通道阻滞药可使约 70% 的患者完全消除心绞痛的发作,另20% 的患者发作频率可被减少,防止冠脉痉挛(不论有无动脉粥样硬化性冠脉病变)是这些药物治疗的药理学基础。

　　2.联合用药　不同种类抗心绞痛药物的作用机制不同,联合用药时可减少用量、增强疗效和降低不良反应。但是,也应注意临床上联合用药较少能完全达到预期目标,并可能伴有严重不良反应。

　　(1)硝酸酯类和β受体阻断药联合用药:β受体阻断药可阻断硝酸酯类引起的反射性心动过速和心肌收缩力增强;硝酸酯类通过扩大静脉容积而减弱β受体阻断药引起的左心室舒张末期容积增加;此外,硝酸酯类还可减弱因阻断β受体而引起的冠状血管阻力增高。但应注意的是,硝酸酯类和β受体阻断药合用时,剂量应减小,以防止体位性低血压。

　　(2)钙通道阻滞药和β受体阻断药联合用药:如果单用一种β受体阻断药不能控制心绞痛,那么加用钙通道阻滞药有时能有缓解效果,特别是有冠脉痉挛时。其中,硝苯地平和β受体阻断药合用较为安全,两者协同降低心肌耗氧量,β受体阻断药可阻断钙通道阻滞药引起的反射性心动过速,钙通道阻滞药可对抗β受体阻断药的收缩血管作用,临床证明对心绞痛伴有高血压患者有效。维拉帕米或地尔硫䓬与β受体阻断药合用可明显抑制心肌收缩力和传导速度,应慎用。

　　(3)钙通道阻滞药和硝酸酯类联合用药:因为硝酸酯类主要降低心脏前负荷,而钙通道阻滞药主要降低心脏后负荷,在降低耗氧量的净效应上两药的作用相加。但是,应注意两药联用可产生显著的血管舒张和血压下降,硝酸酯类和硝苯地平合用可见反射性心动过速和头痛等。此种联用最好选用作用缓和的钙通道阻滞药,如氨氯地平,可取得较好效果。

二、抗血栓药物治疗

临床上用于治疗缺血性心脏病的抗血栓药物主要有抗血小板药物、抗凝血药物和溶栓药物三大类。

(一)抗血小板药物

抗血小板药物具有抑制血小板黏附、聚集和释放以及阻止血栓形成的作用。根据作用机制又分为抑制血小板花生四烯酸代谢药、磷酸二酯酶(phosphodiesteras,PDE)抑制剂、ADP受体拮抗剂和血小板膜糖蛋白Ⅱb/Ⅲa(GPⅡb/Ⅲa)受体阻断药。

1. 抑制血小板花生四烯酸代谢药　有环氧酶抑制药[如阿司匹林(aspirin)]和血栓烷A_2(thromboxane A_2,TXA_2)合酶抑制药[如利多格雷(ridogrel)]等。小剂量阿司匹林能选择性抑制血小板环氧酶,减少TXA_2产生,发挥抗血小板作用。临床应用有:①预防应用:小剂量阿司匹林可用于慢性稳定型心绞痛和心肌梗死的一级和二级预防,脑梗死、脑卒中或短暂性脑缺血发作后脑梗死的二级预防。②治疗应用:用于心绞痛、心肌梗死、短暂性脑血管病(如急性脑卒中)和短暂性脑缺血发作等降低死亡率及减少复发危险。利多格雷为强大的TXA_2合酶抑制药并具有中度的TXA_2受体拮抗作用,从而具有抗血小板聚集作用。

2. PDE抑制剂　主要药物有双嘧达莫(dipyridamole,潘生丁)和西洛他唑(cilostazol)等。双嘧达莫可抑制PDE,激活腺苷酸环化酶,增加血小板内cAMP,增加血管内皮PGI_2的生成和活性,抑制血小板TXA_2生成。临床主要用于防治血栓栓塞性疾病、缺血性心脏病、脑卒中和短暂性脑缺血发作,以及人工心脏瓣膜置换术后,还可用于抑制动脉硬化早期的病变过程。不良反应有胃肠道反应及血管扩张引起的血压下降、头痛、眩晕和晕厥等。

3. ADP受体拮抗剂　ADP是血小板的生理激活剂,通过激活ADP受体诱导血小板活化和聚集。ADP受体拮抗剂可抑制ADP介导的血小板活化和聚集。主要药物有噻氯匹定(ticlopidine)、氯吡格雷(clopidogrel)和替格瑞洛(ticagrelor)等。噻氯匹定能选择性和特异性干扰ADP介导的血小板活化,不可逆地抑制血小板聚集和黏附。药物口服3～5d起效,5～6d作用达高峰,停药后可持续作用10d。其作用机制是抑制ADP诱导的α颗粒分泌,从而抑制血管壁损伤的黏附反应;抑制ADP诱导的血小板膜GPⅡb/Ⅲa受体与纤维蛋白原结合位点的暴露,因而抑制血小板聚集。临床用于预防脑卒中、心肌梗死及外周动脉血栓性疾病的复发,疗效优于阿司匹林。不良反应有血小板减少性紫癜、中性粒细胞减少、腹泻和骨髓抑制等。氯吡格雷的主要优点是抑制血小板聚集作用强,不良反应较噻氯匹定少,但仍然有作用起效慢和个体差异大的缺点。

4. GPⅡb/Ⅲa受体阻断药　GPⅡb/Ⅲa受体激活是血小板聚集过程中最终的共同通路,因此GPⅡb/Ⅲa受体阻断可抑制血小板聚集。阿昔单抗(abciximab)是较早的GPⅡb/Ⅲa受体单克隆抗体,抑制血小板聚集作用明显,对血栓形成、溶栓治疗防止血管再闭塞有明显治疗作用。非肽类GPⅡb/Ⅲa受体阻断药拉米非班(lamifiban)和替罗非班(tirofiban)等及可供口服的珍米罗非班(xemilofiban)、夫雷非班(fradafiban)及西拉非班(sibrafiban)等抑制血小板聚集作用强,应用方便,不良反应较少,用于急性心肌梗死、溶栓治疗、不稳定型心绞痛和血管成形术后再梗死效果良好。

(二)抗凝血药物

血液凝固是由一系列凝血因子参与的复杂的蛋白质水解活化过程。凝血酶使纤维蛋白原转变成纤维蛋白是形成血栓的关键环节,因此抑制凝血酶非常重要。

1. 凝血酶间接抑制剂　肝素(heparin)在体内外具有强大的抗凝作用,可使多种凝血因子灭活。肝素的抗凝作用主要通过激活抗凝血酶Ⅲ(antithrombin Ⅲ,AT Ⅲ),使凝血因子Ⅱa(凝血酶)、Ⅸa、Ⅹa、Ⅺa等灭活。由于普通肝素出血发生率高,近年被低分子肝素(low molecular weight heparin,LMWH)所取代。肝素过量所致自发性出血,可用特殊解毒剂鱼精蛋白拮抗。LMWH 是相对分子质量低于 6500 的肝素。LMWH 的主要优点是药物和 AT Ⅲ形成复合物能选择性结合并抑制Ⅹa 的活性,而对Ⅱa 和其他凝血因子作用较弱。此外,LMWH 抗凝剂量易掌握,个体差异较小,作用时间长。临床常用的制剂有依诺肝素(enoxaparin)、替地肝素(tedelparin)、弗希肝素(fraxiparin)和洛吉肝素(logiparin)等,主要用于深静脉血栓和肺栓塞的预防和治疗,以及外科手术后预防血栓形成、血小板减少症、急性心肌梗死、不稳定型心绞痛、血液透析和体外循环等。

2. 凝血酶直接抑制剂　水蛭素(hirudin)可直接结合凝血酶,抑制凝血酶的活性,临床用于防治冠脉成形术后再狭窄、不稳定型心绞痛、急性心肌梗死溶栓后的辅助治疗。比伐卢定(bivalirudin)是一种人工合成的抗凝血药物,是水蛭素的 20 肽类似物,可用于急诊经皮冠状动脉介入术中的抗凝。

3. 维生素 K 拮抗剂　香豆素类是维生素 K 竞争性拮抗剂,通过抑制维生素 K 的循环再利用,抑制凝血因子Ⅱ、Ⅶ、Ⅸ、Ⅹ的活化。香豆素类体外无抗凝作用,主要药物有双香豆素(dicoumarol)和华法林(warfarin)等,主要口服用于防治血栓栓塞性疾病。应用过量易致自发性出血,最严重者为颅内出血,应密切监测凝血酶原时间。一旦出现出血倾向,应立即停药,给予维生素 K 对抗。

(三)溶栓药物

早期溶栓治疗是急性心肌梗死的主要治疗方法之一。及时使用溶栓药物,激活纤溶酶原,可迅速和较完全地溶解新形成的纤维蛋白凝块,使阻塞的血管重新开放。常用溶栓药物包括第一代溶栓剂纤维蛋白溶解药链激酶(streptokinase,SK)和尿激酶(urokinase,UK)。第二代组织型纤溶酶原激活剂(tissue type plasminogen activator,t-PA)以及重组组织型纤溶酶原激活剂(recombinant tissue type plasminogen activator,rt-PA),即阿替普酶(alteplase)。第三代溶栓剂选择性纤溶酶原激活剂包括孟替普酶(monteplase)和瑞替普酶(reteplase,rPA)等,通过基因重组技术改良天然溶栓药的结构,提高选择性溶栓效果,具有溶栓作用起效快、疗效好、半衰期长、给药简便等特点,主要用于治疗急性心肌梗死、肺栓塞和脑栓塞,常见不良反应有出血、血小板减少症,有出血倾向者慎用。对溶栓药物的选择,与非选择性纤溶酶原激活剂(作用于全身的链激酶和尿激酶)比较,建议优先选用选择性纤溶酶原激活剂。急性心肌梗死的溶栓治疗具有时间依赖性,溶栓距离发病的时间越短,治疗效果越好。溶栓治疗的主要并发症是出血,最严重的是脑出血。

第二节　抗动脉粥样硬化药物

动脉粥样硬化(atherosclerosis)是一组动脉硬化血管病中最常见、最重要的一种。心脑血管疾病的发生发展与动脉粥样硬化密切相关,因此,抗动脉粥样硬化是防治心脑血管疾病的重要措施和方法。临床用于抗动脉粥样硬化药物主要有：

1. 调血脂药

(1)主要降低 TC 和 LDL 的药物

他汀类：洛伐他汀、辛伐他汀等。

胆汁酸结合树脂：考来烯胺、考来替泊等。

胆固醇吸收抑制药：依折麦布等。

(2)主要降低 TG 及 VLDL 的药物

贝特类：非诺贝特、苯扎贝特等。

烟酸类：烟酸等。

2. 抗氧化剂　普罗布考等。

3. 多烯脂肪酸　n-3 型多烯脂肪酸、n-6 型多烯脂肪酸等。

一、调血脂药

血脂是血浆中所有脂类的总称，包括中性脂肪胆固醇（cholesterol，Ch）、甘油三酯（triglyceride，TG）以及类脂（磷脂、糖脂、固醇和类固醇）。胆固醇又分为胆固醇酯和游离胆固醇，两者相加为总胆固醇（total cholesterol，TC）。血浆脂蛋白可分为五类：乳糜微粒（chylomicron，CM）、极低密度脂蛋白（very low density lipoprotein，VLDL）、中间密度脂蛋白（intermediate density lipoprotein，IDL）、低密度脂蛋白（low density lipoprotein，LDL）和高密度脂蛋白（high density lipoprotein，HDL）。在血浆中各种脂蛋白维持基本恒定的浓度，并保持相互间的平衡。

血脂异常（dyslipidemia）是指血浆中脂质量和质的异常，通常指血浆中胆固醇和/或 TG 升高，也包括 HDL 降低。由于脂质不溶于水或微溶于水，在血浆中脂质与蛋白质结合形成血浆脂蛋白，并进行转运和代谢。因此，血脂异常实际上表现为脂蛋白异常血症（dyslipoproteinemia）。WHO 的分型系统将脂蛋白异常血症分为 5 型（表 14-1）。临床上也可简单地将血脂异常分为高胆固醇血症、高 TG 血症、混合型血脂异常和低 HDL 血症（表 14-2）。血脂异常以及与其他心血管危险因素相互作用导致动脉粥样硬化与心脑血管疾病的发生密切相关。调血脂药通过调整血脂和脂蛋白紊乱，治疗血脂异常。

表 14-1　脂蛋白异常血症分型

表型	TC	TG	CM	LDL	VLDL	备注
Ⅰ	↑→	↑↑	↑↑	↑→	↑↑	易患胰腺炎
Ⅱa	↑↑	→	→	↑	→	易患冠心病
Ⅱb	↑↑	↑↑	→	↑	↑	易患冠心病
Ⅲ	↑↑	↑	↑	↓	↑	易患冠心病
Ⅳ	↑→	↑↑	→	→	↑↑	易患冠心病
Ⅴ	↑	↑↑	↑↑	↓→	↑	易患胰腺炎

表 14-2　血脂异常临床分型

分　型	TC	TG	HDL-C	相当于 WHO 表型
高胆固醇血症	↑↑			Ⅱa
高甘油三酯血症		↑↑		Ⅳ，Ⅰ
混合型血脂异常	↑↑	↑↑		Ⅱb，Ⅲ，Ⅳ，Ⅴ
低高密度脂蛋白 胆固醇血症			↓	

（一）主要降低 TC 和 LDL 的药物

1.他汀类　自 1976 年以来，人们从真菌培养液中分离得到羟甲基戊二酰辅酶 A（3-hydroxy-3-methylglutaryl CoA，HMG-CoA），以此还原酶抑制剂他汀类（statins）药物。目前临床常用的药物有洛伐他汀（lovastatin）、辛伐他汀（simvastatin）、普伐他汀（pravastatin）、氟伐他汀（fluvastatin）、阿伐他汀（atorvastatin）和瑞舒伐他汀（rosuvastatin）等。

【体内过程】

洛伐他汀和辛伐他汀是无活性的内酯环前药，吸收后经肝脏代谢为具有药理活性的药物。所有的他汀类药物均有较高的首过效应。大多数药物经肝脏代谢，随胆汁由肠道排出。

【药理作用及作用机制】

（1）调血脂作用：他汀类药物有剂量依赖性的调血脂作用，用药后 2 周出现明显疗效，4~6 周作用达高峰。在治疗剂量下，降低 LDL-C 作用最强，TC 次之，降低 TG 作用较弱，而 HDL-C 则稍升高。HMG-CoA 还原酶是肝细胞合成胆固醇过程中的限速酶，催化 HMG-CoA 生成甲羟戊酸，进一步生成胆固醇。他汀类药物的化学结构与 HMG-CoA 的化学结构相似，对 HMG-CoA 还原酶亲和力高，通过对该酶产生竞争性抑制作用，降低胆固醇合成。由于肝细胞胆固醇合成减少，阻碍了 VLDL 的合成和释放；还通过负反馈调节使肝细胞表面 LDL 受体数量和活性增加，血浆 LDL 降低。各种他汀类药物与 HMG-CoA 还原酶的亲和力不同，调血脂作用亦有差异。

（2）非调血脂作用：他汀类药物还具有下列作用：①提高血管内皮对扩血管物质的反应性，调节血管内皮功能；②抑制血管平滑肌细胞的增殖和迁移，促进其凋亡；③抑制血浆 C 反应蛋白，减轻动脉粥样硬化形成过程的炎症反应；④抑制血小板聚集和提高纤溶活性等；⑤抗氧化作用；⑥减少动脉壁巨噬细胞及泡沫细胞形成，使动脉粥样斑块稳定和缩小；⑦抑制单核细胞黏附，降低单核-巨噬细胞分泌功能等。

（3）肾保护作用：他汀类药物不仅有通过降低胆固醇达到的肾保护作用，同时具有抗细胞增殖、抗炎、免疫抑制和抗骨质疏松等作用，减轻肾损害，保护肾功能。

【临床应用】

（1）调节血脂：主要用于治疗以胆固醇升高为主的高脂蛋白血症，即杂合子家族性或非家族性Ⅱa、Ⅱb、Ⅲ型高脂蛋白血症。也可用于 2 型糖尿病引起的高胆固醇血症。

（2）肾病综合征：他汀类对肾功能有一定的保护和改善作用，除与调整血脂作用相关外，可能还与药物抑制肾小球膜细胞增殖、延缓肾动脉硬化有关。

（3）预防心脑血管急性事件：他汀类可增加动脉粥样斑块的稳定性或使斑块缩小，从而减少缺血性脑卒中、心绞痛和心肌梗死的发作。

（4）抑制血管成形术后再狭窄，缓解器官移植后的排异反应和治疗骨质疏松等。

【不良反应】

短期（4~6月）或长期（2~5年）的临床试验证实，常见的不良反应为胃肠道反应、皮疹、头痛等，可见转氨酶升高，以及肌病、严重时横纹肌溶解症等。在用药期间应定期监测肝功能。活动性肝病、严重肝功能异常或对本药过敏者禁用，不宜用于孕妇或哺乳期妇女。

【药物相互作用】

他汀类与胆汁酸结合树脂（如考来烯胺或考来替泊）合用可以增强降低血浆 TC 和 LDL-C 的效力；但后者可降低本药生物利用度，应间隔一定时间服用。洛伐他汀与香豆素类抗凝药物同时使用，部分患者凝血酶原时间延长。因此，治疗期间必须调整抗凝药剂量和定期监测凝血酶原时间。他汀类与吉非贝齐或烟酸联合应用可以明显降低混合型高脂血症患者的血浆 TG 水平，但有增高肌病和横纹肌溶解症发生的危险性。因此，需要应用以上药物时，必须慎重考虑利弊和危险性。

2.胆汁酸结合树脂　胆汁酸结合树脂为碱性阴离子交换树脂，不溶于水。常用的药物有考来烯胺（cholestyramine，消胆胺）和考来替泊（colestipol，降胆宁）。

【药理作用及临床应用】

胆固醇体内代谢的主要去路是在肝脏转化成胆汁酸经肠道排泄，但其中约 95% 被吸收形成肝肠循环，以满足机体消化脂类食物的需要。胆汁酸结合树脂作为阴离子交换树脂，主要机制是本身不被肠道吸收，在肠道内通过离子交换，与胆汁酸牢固结合成为不被吸收的胆汁酸螯合物，因而阻断了体内胆汁酸的肝肠循环，促进胆汁酸从肠道排出，加速肝内 TC 下降。肝细胞通过反馈调节机制，增加细胞膜 LDL 受体，从而加速血浆 LDL 分解代谢，进一步使血浆总胆固醇和 LDL 水平降低。

胆汁酸结合树脂主要用于治疗以 TC 和 LDL-C 升高为主的疾病，如杂合子家族Ⅱa型高脂血症。但对纯合子家族高脂血症无效。对Ⅱb型高脂血症，应与降 TG 和 VLDL 药物配合使用。

【不良反应】

药物不良反应较多，常见有胃肠道不适、便秘等。树脂含异味而引起消化道不良反应，影响脂溶性维生素如 A、D、K 和镁、铁、锌以及叶酸的吸收，干扰脂肪的吸收，可引起脂肪泻、骨质疏松，增加出血的倾向，因而需要补充维生素和叶酸。

【药物相互作用】

胆汁酸结合树脂影响多种药物的吸收，特别是酸性药物，例如华法林、地高辛、叶酸、青霉素 G、氢化可的松、对乙酰氨基酚、噻嗪类、普萘洛尔、保泰松、万古霉素和巴比妥类等。因此，其他药物应该在服用树脂类药物 1h 前或 3~4h 后服用。考来烯胺与普罗布考联合应用有协同降低血浆 TC 和 LDL-C 水平的作用，以及减轻便秘和腹泻等不良反应；药物与他汀类合用可治疗严重高胆固醇血症，与烟酸类药物联合应用，可提高治疗混合性高脂血症的疗效。

3.胆固醇吸收抑制药

依折麦布

依折麦布（ezetimibe）是第一个上市的胆固醇吸收抑制药，主要阻断胆固醇的外源性吸收途径。依折麦布吸收后进入肝肠循环并被糖脂化,依折麦布及其糖脂化的代谢产物反复作用于胆固醇吸收部位——刷状缘,通过抑制胆固醇吸收所需的 NPC1L1 转运蛋白,从而选择性地降低小肠中的胆固醇向肝脏中转运,使肝脏胆固醇储存减少,从而增加血液中胆固醇的清除。依折麦布主要适用于原发性高胆固醇血症、纯合子家族性高胆固醇血症等。研究表明,依折麦布和 HMG-CoA 还原酶抑制剂联合使用能更显著地降低血脂水平。

(二)主要降低 TG 及 VLDL 的药物

1.贝特类　常用的苯氧芳酸类药物有非诺贝特(fenofibrate,力平脂)、苯扎贝特(bezafibrate)、吉非贝齐(gemfibrozil)等。

【体内过程】

贝特类药物口服吸收快而完全,与血浆蛋白结合率为 $92\%\sim96\%$。各个药物的 $t_{1/2}$ 不完全相同,非诺贝特 $t_{1/2}$ 为 22h。大部分药物在肝脏中与葡萄糖醛酸结合,随尿液排出。

【药理作用及临床应用】

贝特类药物既有调整血脂作用,也有非调整血脂作用。药物能明显降低血浆 TG、VLDL,适度降低 LDL-C 和提高 HDL-C。贝特类药物调整血脂作用的机制尚不清楚,可能与激活过氧化物酶增殖体受体 α(peroxisome proliferators-activated receptor α,PPARα)有关。临床应用于 TG 增高为主的高脂血症,对Ⅲ型高脂血症和混合型高脂血症有较好的疗效,也可用于伴有 2 型糖尿病高脂血症的治疗。

【不良反应及相互作用】

常见不良反应为胃肠道不适,也可出现乏力、头痛、失眠、皮肤瘙痒等,偶有肌痛、尿素氮增加和转氨酶升高。非诺贝特与华法林合用时,华法林的剂量宜减少 1/3,且应根据凝血酶原时间调整剂量,这一过程应坚持到停用非诺贝特 8d 后。非诺贝特不宜与哌克昔林合用,因可能导致急性肝脏毒性。与口服降糖药合用也需慎重。非诺贝特与环孢素合用可能会引起肾脏毒性。贝特类与他汀类联合应用,可能增加疾病发生。肝胆疾病、孕妇、儿童和肾功能不全者禁用。

2.烟酸类

烟　　酸

烟酸(nicotinic acid)口服吸收快而完全,$30\sim60$min 后血药浓度达峰值,$t_{1/2}$ 为 $20\sim45$min。在治疗剂量时药物主要以原形从尿排出。

烟酸属 B 族维生素之一,但大剂量烟酸具有的调血脂作用与其维生素作用无关。研究表明烟酸能抑制脂肪酶,使血浆 FFA 水平降低,减少肝脏合成 TG 和 VLDL,在降低血浆 TG 和 VLDL 的同时亦降低 LDL。烟酸升高 HDL 是由于使 TG 浓度降低导致 HDL 分解代谢减少,HDL 增加有利于胆固醇的逆转运(HDL 的主要功能是将外周组织包括动脉壁在内的胆固醇转运到肝脏进行代谢,这一过程称为胆固醇的逆转运),抑制动脉粥样硬化病变的发展。此外,药物还抑制 TXA_2 合成,增加 PGI_2 合成,对抗血小板聚集并产生扩血管作用。

烟酸为广谱调血脂药,对Ⅱb 和Ⅳ型高脂血症作用最好,适用于混合型高脂血症、高 TG 血症和低 HDL 血症。常见不良反应为皮肤潮红和瘙痒,药物刺激胃黏膜,可加重消化性溃疡;偶有肝功能异常、血尿酸增高和糖耐量降低等。痛风、溃疡病、糖尿病患者及肝功能不全者禁用。

二、抗氧化剂

普罗布考

普罗布考(probucol,丙丁酚)经胃肠道吸收有限且不规则,如与食物同服可增加吸收程度。每日服用普罗布考,血药浓度逐渐增高,3~4个月达稳态水平。口服剂量的 80%~90%从粪便排出,1%~2%从尿中排出。

普罗布考的药理作用:①普罗布考抗氧化作用强,减少脂质过氧化物的产生,减缓动脉粥样硬化病变的系列过程。②药物还有调整血脂作用,能使 TC 和 LDL-C 下降,而 HDL-C 和载脂蛋白 A₁ 同时明显下降。③较长期应用可减缓动脉粥样硬化的发展,减少冠心病的发病率。临床主要与其他调血脂药合用治疗高胆固醇血症。

药物的最常见不良反应为胃肠道不适,包括腹泻、腹胀气、腹痛、恶心和呕吐。部分患者有头痛、头晕、感觉异常、失眠、耳鸣、皮疹、皮肤瘙痒等。严重不良反应有心电图 Q-T 间期延长、室性心动过速、血小板减少等。儿童和孕妇禁用。

三、多烯脂肪酸

多烯脂肪酸又称为多不饱和脂肪酸。

n-3 型多烯脂肪酸有二十碳五烯酸(eicosapentaenoic acid,EPA)、二十二碳六烯酸(docosahexaenoic acid,DHA)等长链多不饱和脂肪酸,两者主要来自海生动物油脂。流行病学调查发现,因纽特(爱斯基摩)人心血管病发生率低主要与食用海生动物有关。n-3 型多烯脂肪酸可能通过抑制肝脏合成 TG 和载脂蛋白 B,并促进 VLDL 分解起作用,主要降低 TG 及 VLDL-TG,并轻度升高 HDL-C。此外,药物还具有抗炎作用。临床适用于高 TG 血脂异常。

n-6 型多烯脂肪酸来源于植物油,包括月见草油(evening primrose oil)和亚油酸(linolic acid)等。有调整血脂和抗动脉粥样硬化作用。

四、血脂异常的药物选择

临床上必须根据血脂异常的分型、药物的作用及机制,合理选用药物(表 14-3)。

表 14-3 血脂异常的药物选择

分　型	药物选择
高胆固醇血症	首选他汀类,如单用他汀类不能达到治疗目标可加用胆固醇吸收抑制药依折麦布或胆汁酸结合树脂,以强化降脂作用。但联合应用的临床证据依然较少
高甘油三酯血症	首选贝特类,也可选用烟酸或 n-3 型多烯脂肪酸。对于重度高 TG 血症患者可联合应用贝特类和 n-3 型多烯脂肪酸
混合型高脂血症	以 TC 和 LDL-C 增高为主的患者首选他汀类;以 TG 增高为主的患者首选贝特类,当血清 TG≥5.65mmol/L,应首先降低 TG 的药物,以避免发生急性胰腺炎的危险。如 TC、LDL-C 和 TG 均显著升高或单药效果不佳,可考虑联合用药
低高密度脂蛋白胆固醇血症	可供选择的药物较少。烟酸为目前升高 HDL-C 水平较为有效的药物,他汀类和贝特类有轻度升高 HDL-C 的作用

(张丽慧)

复习思考题

一、是非题(正确填 A,错误填 B)

1. β受体阻断药可减少室壁肌张力从而降低心肌耗氧量。　　　　　　　　　　(　)

2. 钙通道阻滞药能扩张外周血管,可用于伴有外周血管痉挛性疾病的心绞痛患者。
　　　　　　　　　　　　　　　　　　　　　　　　　　　　　　　　(　)

3. 他汀类可致横纹肌溶解症。　　　　　　　　　　　　　　　　　　　　　(　)

二、单选题

1. 不具有抗血栓作用的药物是　　　　　　　　　　　　　　　　　　　　(　)
A. 阿司匹林　　　　　　　B. 华法林　　　　　　　　C. rPA
D. 氯丙嗪　　　　　　　　E. 双嘧达莫

2. 高胆固醇血症首选　　　　　　　　　　　　　　　　　　　　　　　　(　)
A. 他汀类　　　　　　　　B. 贝特类　　　　　　　　C. 普罗布考
D. 烟酸　　　　　　　　　E. 依折麦布

3. 高甘油三酯血症首选　　　　　　　　　　　　　　　　　　　　　　　(　)
A. 考来烯胺　　　　　　　B. 贝特类　　　　　　　　C. 普罗布考
D. 他汀类　　　　　　　　E. 烟酸

4. 下列关于硝酸甘油的叙述,哪一点是错误的　　　　　　　　　　　　　(　)
A. 用于心绞痛治疗　　　　B. 用于心肌梗死治疗　　　C. 用于心力衰竭治疗
D. 致高铁血红蛋白症　　　E. 可引起心率减慢

5. 辛伐他汀能降低血脂的机制是　　　　　　　　　　　　　　　　　　　(　)
A. 抑制胆固醇吸收　　　　　　　　B. 促进胆固醇分解
C. 促进胆固醇合成　　　　　　　　D. 抑制 HMG-CoA 还原酶
E. 抑制乙酰辅酶 A 羧化酶

6. 通过阻断 ADP 受体而产生抗血小板作用的药物是　　　　　　　　　　(　)
A. 考来替泊　　　　　　　B. 氯吡格雷　　　　　　　C. 阿司匹林
D. LMWH　　　　　　　　E. 肝素

7. 不宜用于变异型心绞痛的药物是　　　　　　　　　　　　　　　　　　(　)
A. 地尔硫䓬　　　　　　　B. 硝苯地平　　　　　　　C. 硝酸甘油
D. 硝酸异山梨酯　　　　　E. 普萘洛尔

8. 高血压合并心绞痛患者应选用　　　　　　　　　　　　　　　　　　　(　)
A. 氢氯噻嗪　　　　　　　B. 硝普钠　　　　　　　　C. 普萘洛尔
D. 甲基多巴　　　　　　　E. 肼屈嗪

三、问答题

1. 简述硝酸甘油抗心绞痛的药理作用、作用机制及临床应用。

2. 简述β受体阻断药和钙通道阻滞药抗心绞痛的临床应用特点。

3. 简述治疗血脂异常的药物选择。

第十五章

心力衰竭的药物治疗

重点内容

1. 心力衰竭治疗药物的分类及代表药物。
2. 强心苷的药理作用、临床应用、常见不良反应及防治。
3. 利尿药治疗心力衰竭的选用原则。
4. 肾素-血管紧张素系统抑制药治疗心力衰竭的作用机制及临床应用特点。
5. 心力衰竭的药物治疗原则。

二维码 15-1
教学 PPT

二维码 15-2
上课实录

心力衰竭(heart failure,HF)是指各种心脏结构或功能性疾病导致心室充盈和(或)射血功能损伤,心排血量减少,不能满足机体组织代谢,以器官和组织血液灌流不足,肺循环和(或)体循环淤血为临床表现的一组综合征。随着人口老龄化问题的加剧和心血管系统疾病发病率的不断增高,心力衰竭的发病率和病死率亦在逐渐增大。心力衰竭的分类:①根据发病过程分为急性心力衰竭和慢性心力衰竭;②根据临床表现分为左心衰竭、右心衰竭和全心力衰竭竭;③根据发病机制分为收缩性心力衰竭和舒张性心力衰竭。

第一节　心力衰竭的病理生理及治疗药物分类

一、心力衰竭的病理生理

心力衰竭时,心脏结构和功能发生明显改变。大多数患者以收缩性心力衰竭为主,表现为心肌收缩力减弱,心排血量减少,射血分数显著下降,组织器官灌流不足。收缩性心力衰竭患者对正性肌力药物反应良好。少部分患者以舒张功能障碍为主,主要是心室充盈异常,心室舒张受限和不协调,心室顺应性降低,心室舒张末期压增高,体循环和肺循环淤血。心力衰竭最重要的病理生理变化有以下四个方面：

1. 代偿机制

（1）Frank-Starling 机制：根据 Frank-Starling 机制，在一定范围内，随着心脏前负荷增加，心室充盈压升高，舒张末期心肌纤维拉长，心排血量可相应增加。但是，当作用达到一定程度时，心排血量不但不增加，还可出现肺循环和（或）体循环淤血的症状。

（2）神经内分泌机制：心力衰竭时全身及局部神经-内分泌调节发生一系列变化，这些改变在心力衰竭早期对维持动脉血压，保证心、脑等脏器正常灌注压有适应和代偿意义，但到后期适应不良或代偿失效时反而会使病情恶化。①交感神经兴奋性增强：心力衰竭时最早且最常见的变化是交感神经系统的激活。心力衰竭时心肌收缩力减弱、心排血量下降，交感神经系统活性反射性增高。上述变化在心力衰竭早期可起到一定的代偿作用，但长期交感神经系统激活可使心脏后负荷及耗氧量增加，促进心肌肥厚，诱发心律失常甚至猝死。②肾素-血管紧张素系统（rennin-angiotensin system，RAS）激活：心力衰竭时，肾素-血管紧张素系统被激活，在早期有一定的代偿作用，但长期的肾素-血管紧张素系统激活使全身小动脉强烈收缩，醛固酮释放而致水钠潴留，增加心脏负担而加重心力衰竭。肾素-血管紧张素系统激活还有促进生长因子产生、促原癌基因表达及增加细胞外基质合成等作用，引起心肌肥厚和心室重构。

（3）心肌肥厚：当心脏后负荷增加时，心肌代偿性肥厚，使心肌收缩力增强，以维持心排血量。但随着疾病的发展，心肌顺应性下降，舒张功能下降，心肌能量供应不足，心肌细胞结构破坏，心功能进一步恶化。

2. 心室重构　在心力衰竭发病过程中，心功能受损，心腔扩大，心肌长期处于超负荷状态，在神经体液因素影响下，出现心肌细胞肥大、细胞外基质堆积、心肌组织纤维化等改变，即心室重构，是心力衰竭发生发展的基本病理机制。心室重构使心功能进一步恶化。

3. 舒张功能不全　心脏舒张功能不全的机制可分为两大类：一是心肌细胞能量生成障碍，心肌细胞内钙超载等引发主动舒张功能障碍。二是有高血压和肥厚性心肌病时，心肌纤维化，导致心室肌顺应性减退及充盈障碍，心室舒张末期压力增高，引起心脏舒张功能不全。

4. 体液因子改变　心力衰竭时可引起一系列复杂的神经体液变化，除了上述两个主要的神经内分泌系统的代偿机制外，其他体液因子也参与心血管功能的调节。

（1）内皮素（endothelin，ET）：心力衰竭时，血液及心肌组织中内皮素含量增加，可通过 G 蛋白激活 PLC 使 IP_3、DAG 增加，细胞内钙增加，产生强烈收缩血管作用和正性肌力作用。内皮素还有明显的促生长作用而引起心室重构。

（2）精氨酸加压素（arginine vasopressin，AVP）：心力衰竭患者血中精氨酸加压素含量增加。精氨酸加压素通过特异受体与 G 蛋白耦联，激活 PLC，使血管平滑肌细胞内钙增加而收缩血管，增加心脏负荷。

（3）利钠肽类：心力衰竭时心房利钠肽（atrial natriuretic peptide，ANP）和脑利钠肽（brain natriuretic peptide，BNP）增加，两者具有扩张血管和减少水钠潴留等作用，对抗肾上腺素、肾素-血管紧张素系统以及精氨酸加压素的效应。心力衰竭时，利钠肽类分泌明显增加，其增高程度与心力衰竭的严重程度呈正相关。

（4）细胞因子：心肌细胞和成纤维细胞等能表达转化生长因子-β，在调节心力衰竭的心肌结构和功能改变中有重要作用。此外，血液中的炎症细胞因子也参与心力衰竭的病理生理过程。

二、心力衰竭治疗药物的分类

根据药物的作用及机制,心力衰竭治疗药物可分为:

1. 利尿药　氢氯噻嗪、呋塞米等。

2. 肾素-血管紧张素系统抑制药

(1)血管紧张素转化酶抑制药:卡托普利等。

(2)AT_1 受体阻断药:氯沙坦等。

(3)醛固酮受体阻断药:螺内酯。

3. β肾上腺素受体阻断药　美托洛尔、卡维地洛等。

4. 正性肌力药物

(1)强心苷类:地高辛、洋地黄毒苷、毛花苷丙和毒毛花苷 K 等。

(2)非强心苷类正性肌力药:多巴酚丁胺、米力农等。

5. 血管扩张药　肼屈嗪、哌唑嗪、硝普钠等。

第二节　心力衰竭的常用治疗药物

一、利尿药

【药理作用】

体内的水钠潴留可加重心力衰竭,两者形成恶性循环。利尿药促进水钠排泄,减少血容量,降低心脏负荷,消除或缓解静脉淤血及其所引发的肺水肿和外周水肿,在心力衰竭的治疗中起着重要的作用。对心力衰竭伴有水肿或有明显淤血者尤为适用。

【临床应用】

利尿药的选择取决于心力衰竭的病情。对轻度心力衰竭,单独应用噻嗪类氢氯噻嗪(hydrochlorothiazide)效果良好;中度心力衰竭患者,袢利尿药或噻嗪类和保钾利尿药联合用药;对于严重心力衰竭、慢性心力衰竭急性发作、急性肺水肿或全身浮肿者,宜静脉注射呋塞米(furosemide)。保钾利尿药作用较弱,多与其他利尿药如袢利尿药等合用,能有效拮抗肾素-血管紧张素系统激活所致的醛固酮水平的升高,增强利尿效果及防止失钾,还可抑制胶原增生和防止纤维化。

【不良反应】

大剂量利尿药可减少有效循环血量,进而降低心排血量,故可加重心力衰竭。大剂量利尿药尚可因减少血容量而导致反射性交感神经兴奋,减少肾血流量,加重组织器官灌流不足,加重肝肾功能障碍,导致心力衰竭恶化。利尿药引起的电解质平衡紊乱,尤其是排钾利尿药引起的低钾血症是心力衰竭时诱发心律失常的常见原因之一,必要时应补钾或合用保钾利尿药。长期大量应用利尿剂还可致糖代谢紊乱、高脂血症。因此,目前推荐使用利尿药的方法为小剂量给药,同时合用小剂量地高辛、ACEI 及 β受体阻断药。

二、肾素-血管紧张素系统抑制药

用于心力衰竭治疗的肾素-血管紧张素系统抑制药包括 ACEI、血管紧张素 II 受体（AT$_1$ 受体）阻断药和醛固酮受体阻断药三大类。

（一）血管紧张素转化酶抑制药（ACEI）

临床常用于治疗心力衰竭的 ACEI 有卡托普利（captopril）、依那普利（enalapril）、西拉普利（cilazapril）、贝那普利（benazapril）、雷米普利（ramipril）、培哚普利（perindopril）及福辛普利（fosinopril）等，它们的作用基本相似。

【药理作用及作用机制】

1. 降低外周阻力和心脏后负荷　药物通过抑制 ACE：①减少血液及组织中血管紧张素 II 含量，从而减弱了血管紧张素 II 的收缩血管等作用，同时使醛固酮释放减少，减轻水钠潴溜；②抑制缓激肽的降解，使血中缓激肽含量增加，后者可促进 NO 和 PGI$_2$ 生成，发挥扩张血管和降低心脏后负荷的作用。

2. 减少醛固酮生成，减轻水钠潴留，降低心脏前负荷。

3. 抑制心肌及血管重构　心力衰竭发病早期就开始出现心肌肥厚及心肌和血管重构。血管紧张素 II 是促进细胞增生的主要因素。血管紧张素 II 可收缩血管、增加心脏后负荷，并可直接刺激心肌导致心肌肥大、心肌及血管胶原含量增加、心肌间质成纤维细胞和血管壁细胞增生，发生心肌和血管重构。重构的心肌纤维化、心室壁僵硬、顺应性降低，心肌舒张功能严重受损。严重的纤维化及肥厚的心肌缺血缺氧与坏死，最终导致心肌收缩功能下降。肾素-血管紧张素系统中醛固酮亦具有显著的促进心肌纤维化的作用。ACEI 可减少血管紧张素 II 及醛固酮的形成，因此能防止和逆转心肌肥厚及心肌和血管重构，改善心功能。

4. 对血流动力学的影响　ACEI 抑制 ACE，使血管紧张素 II 生成减少，通过对上述神经体液调节作用，对血流动力学产生明显影响。ACEI 能降低全身血管阻力，使心排血量增加；扩张冠状动脉，改善心功能；降低肾血管阻力，改善肾功能和肾小球滤过率。

5. 抑制交感神经活性　血管紧张素 II 通过作用于交感神经突触前膜血管紧张素 I 受体（AT$_1$ 受体）促进去甲肾上腺素释放，并可促进交感神经节的神经传递功能；血管紧张素 II 尚可作用于中枢神经系统的 AT$_1$ 受体，促进中枢交感神经的冲动传递，进一步加重心肌负荷及心肌损伤。ACEI 可通过其抗交感作用进一步改善心功能。

【临床应用】

ACEI 对各阶段心力衰竭患者均有作用，既能消除或缓解心力衰竭症状、提高运动耐力、改进生活质量，又能防止和逆转心血管重构、降低病死率，还可延缓尚未出现症状的早期心功能不全的进展，延缓心力衰竭的发生发展，故现已作为治疗心力衰竭的一线药物广泛用于临床，特别对舒张期心力衰竭患者的疗效优于传统药物地高辛。

（二）AT$_1$ 受体阻断药

常用的有氯沙坦（losartan）、厄贝沙坦（irbesartan）、缬沙坦（valsartan）、替米沙坦（telmisartan）、坎地沙坦（candesartan）、奥美沙坦（olmesartan）和依普沙坦（eprosartan）等。本类药物可直接阻断血管紧张素 II 与其受体的结合，发挥拮抗作用。它们对 ACE 途径产生的血管紧张素 II 及对非 ACE 途径如糜蛋白酶途径产生的血管紧张素 II 都有拮抗作用；因具有拮抗血管紧张素 II 的促生长作用，所以也能预防及逆转心血管的重构。

AT$_1$ 受体阻断药对心力衰竭的作用与 ACEI 相似,不良反应较少,不易引起咳嗽、血管神经性水肿等。这可能与沙坦类药物不影响缓激肽代谢有关。AT$_1$ 受体阻断药与 ACEI 合用可增强疗效。

(三)醛固酮受体阻断药

醛固酮受体阻断药螺内酯(spironolacton)可降低心力衰竭的发病率与死亡率,显示了良好的应用前景。心力衰竭时血中醛固酮的浓度可明显增高,大量的醛固酮除了保钠排钾外,尚有明显的促生长作用,特别是促进成纤维细胞的增殖,刺激蛋白质与胶原蛋白的合成,引起心房、心室和血管重构,加速心力衰竭恶化。此外,它还可诱发冠状动脉痉挛和心律失常,增加心力衰竭时室性心律失常和猝死的可能性。临床研究证明,在常规治疗的基础上,加用螺内酯可明显降低心力衰竭病死率,防止左室肥厚时心肌间质纤维化,改善血流动力学和临床症状。心力衰竭时单用螺内酯仅发挥较弱的作用,但与 ACEI 合用则可同时降低血管紧张素 Ⅱ 及醛固酮水平,既能进一步减少患者的病死率,又能降低室性心律失常的发生率,效果更佳。

三、β肾上腺素受体阻断药

【药理作用】

自 1975 年 Wagstein 最先报道 β 受体阻断药对心力衰竭和左室功能不全具有治疗作用以来,改变了以往对 β 受体阻断药具有心脏抑制作用,将其列为心力衰竭禁忌药的认识。β受体阻断药治疗心力衰竭的作用基础是:

1. 拮抗交感神经活性　在心力衰竭患者中,其交感神经系统活性增高,药物可阻断心脏β受体,拮抗交感神经对心脏的作用。阻断过量儿茶酚胺所致的钙内流,减少心肌细胞坏死。β受体阻断药抑制肾素分泌,降低肾素-血管紧张素系统活性,防止高浓度血管紧张素 Ⅱ 对心脏的损伤作用。在心力衰竭进程中,交感神经系统激活使心肌细胞 β 受体下调,β受体对正性肌力药物的反应性下降。β受体阻断药可上调心肌 β 受体,改善 β 受体对儿茶酚胺的敏感性。此外,本类药物通过减慢心率,延长心室充盈时间,改善心肌供氧等。卡维地洛兼有阻断 α 受体,即血管舒张作用,这样在阻断去甲肾上腺素对心肌细胞毒性作用的同时,扩张外周血管,减轻心脏负荷,有效改善重构,同时该类药物有抗氧化等作用。

2. 抗心肌缺血及抗心律失常作用　β受体阻断药具有明显的抗心肌缺血及抗心律失常作用,后者也是其降低心力衰竭病死率和猝死的重要机制。

【临床应用及注意】

目前,临床应用 β 受体阻断药治疗心力衰竭被证实有效的是 α 和 β 受体阻断药卡维地洛(carvedilol)以及选择性 β$_1$ 受体阻断药美托洛尔(metoprolol)和比索洛尔(bisoprolol)。长期应用可以改善心力衰竭症状、提高射血分数、改善患者的生活质量、降低病死率。第一代普萘洛尔等因明显抑制心肌收缩力,增加心脏后负荷而不宜使用。

β受体阻断药治疗心力衰竭时,应注意下列情况:

1. 应正确选择适应证,药物对扩张性心肌病心力衰竭的疗效较好。

2. 应该从小剂量开始,逐渐增至患者既能够耐受又不加重病情的剂量。心功能改善程度与治疗时间呈正相关。

3. 应合并应用其他抗心力衰竭药,如利尿药、ACEI 和地高辛,并以上述药物作为基础治疗措施。

4. 对严重心动过缓、严重左室功能减退、明显房室传导阻滞、低血压及支气管哮喘者慎用或禁用。

5. β受体阻断药在心力衰竭的治疗中还缺乏足够的经验,尚需进一步探索。

四、正性肌力药

(一)强心苷类

强心苷(cardiac glycosides)是一类具有强心作用的苷类化合物。常用药物有地高辛(digoxin)、洋地黄毒苷(digitoxin)、毛花苷丙(cedilanide)和毒毛花苷 K(strophanthin K)。临床上用于治疗心力衰竭及某些心律失常。

【体内过程】

二维码 15-3
抗心力衰竭药物

强心苷类药物化学结构相似,作用性质相同,但由于侧链不同,导致它们药物代谢动力学上的差异。洋地黄毒苷脂溶性高、吸收好、大多经肝代谢后经肾排出,也有相当一部分经胆道排出而形成肝肠循环,$t_{1/2}$ 长达 5～7d,故作用维持时间较长,属长效强心苷。中效类的地高辛口服生物利用度个体差异大,不同厂家、不同批号的相同制剂也可有较大差异,临床应用时应注意调整剂量。地高辛大部分以原形经肾排出,$t_{1/2}$ 为 33～36h,肾功能不良者应适当减量。毛花苷丙及毒毛花苷 K 口服吸收甚少,需静脉用药,绝大部分以原形经肾排出,显效快,作用维持时间短,属短效类。

【药理作用及作用机制】

1. 对心脏的作用

(1)正性肌力作用:强心苷对心脏具有高度的选择性,能显著加强衰竭心脏的收缩力,增加心排血量,从而解除心力衰竭的症状,即正性肌力作用(positive intropic action)。强心苷的正性肌力作用有以下特点:①加快心肌纤维缩短速度,使心肌收缩敏捷,因此舒张期相对延长;②加强衰竭心肌收缩力的同时,并不增加心肌耗氧量,甚至使心肌耗氧量有所降低;③增加衰竭患者心排血量。心力衰竭患者心脏收缩及舒张末期容积都增大,压力上升,心排血量减少、用地高辛后舒张期压力与容积都下降,心排血量增加。

正性肌力作用的机制:强心苷可与心肌细胞膜上的强心苷受体 Na^+-K^+-ATP 酶结合并抑制其活性,进而使心肌细胞内钙增加。治疗量强心苷抑制 Na^+-K^+-ATP 酶活性约 20%,结果是细胞内钠增多,而钾减少。当细胞内钠增多后,又通过钠钙交换机制使钠内流减少、钙外流减少或使钠外流增加,钙内流增加,最终导致细胞内钠减少、钙增加,肌浆网摄取钙也增加,储存钙增多。另有研究证实,细胞内钙增加时,还可增强钙离子流,使动作电位相内流的钙增多,此钙又能促使肌浆网释放出钙,即"以钙释钙"的过程。这样,在强心苷作用下,心肌细胞内可利用的钙增加,心肌的收缩加强。

强心苷的正性肌力作用与 Na^+-K^+-ATP 酶抑制作用间显示了一定的相关性。但当 Na^+-K^+-ATP 酶活性抑制大于 30% 时,可能出现毒性反应,当 Na^+-K^+-ATP 酶的抑制作用达到或超过 60%～80% 时,可产生明显的毒性反应。其特点是心肌细胞内的钙超载。另外,心肌细胞内明显低钾使心肌细胞的自律性增高,产生各种心律失常。

(2)负性频率作用:治疗量的强心苷对正常心率影响小,但对心率加快及伴有房颤的心力衰竭者则可显著减慢心率,称为负性频率作用(negative chronotropic action)。心力衰竭时由于反射性交感神经活性增强,使心率加快。应用强心苷使心排血量增加,敏化颈动脉窦、主动脉弓感受器,提高迷走神经兴奋性,从而使心率减慢。强心苷减慢心率的另一个机制是增加心肌对迷走神经的敏感性,故强心苷过量所引起的心动过缓和传导阻滞可用阿托品对抗。

(3)对心肌电生理特性的影响:强心苷对心肌电生理特性的影响比较复杂,其表现随着药物剂量、心力衰竭病因、病变部位不同而异。强心苷增强心肌收缩力,可反射性兴奋迷走神经,促进钾外流,降低窦房结自律性、减少房室结钙内流而减慢房室传导。强心苷可加快心房的传导速度,缩短心房有效不应期。

此外,强心苷抑制 Na^+-K^+-ATP 酶,浦肯野纤维细胞失钾,最大舒张电位水平抬高(绝对值变小)而接近阈电位,使自律性提高;钾外流减少而使有效不应期缩短,故强心苷中毒时出现室性心动过速或室颤(表 15-1)。

表 15-1　强心苷对心肌的电生理作用

心肌电生理	窦房结	心房	房室结	浦肯野纤维
自律性	↓			↑
传导性		↑	↓	↓
有效不应期		↓		↓

治疗量强心苷对心肌电生理的影响反映在心电图上,表现为 T 波幅度变小,甚至倒置;ST 段降低呈鱼钩状,这与动作电位 2 相缩短有关;P-R 间期延长,反映传导速度减慢;Q-T 间期缩短,说明浦肯野纤维和心室肌动作电位时程缩短;P-P 间期延长,反映心率减慢。中毒剂量可出现各种类型的心律失常。

2.对神经和内分泌系统的作用　治疗量强心苷对中枢神经系统无明显影响。中毒剂量的强心苷可兴奋延髓催吐化学感受区而引起呕吐;还可兴奋交感神经中枢,明显增加交感神经冲动发放,而引起快速型心律失常。强心苷的减慢心率和抑制房室传导作用也与其兴奋脑干副交感神经中枢有关。此外,强心苷能促进心房利钠肽的分泌,恢复心房利钠肽受体的敏感性,从而可对抗肾素-血管紧张素系统而产生利尿作用。

3.对血管和肾脏的作用　强心苷能直接收缩血管平滑肌,使外周阻力上升,这一作用与交感神经系统及心排血量的变化无关。但心力衰竭患者用药后,因交感神经活性降低的作用超过直接收缩血管的效应,因此血管阻力下降,心排血量及组织灌流增加,动脉压不变或略升。

强心苷对心力衰竭患者有明显的利尿作用,主要是心功能改善后增加了肾血流量和肾小球的滤过功能。此外,强心苷可直接抑制肾小管 Na^+-K^+-ATP 酶,减少肾小管对钠的重吸收,促进钠和水排出,发挥利尿作用。

【临床应用】

强心苷主要用于心力衰竭和某些心律失常。

1.治疗心力衰竭　强心苷对多种原因所致的心力衰竭都有一定的疗效,但病情不同,其疗效有一定的差异:对伴有心房纤颤的心力衰竭疗效最佳;对瓣膜病、风湿性心脏病(高度二尖瓣狭窄的病例除外)、冠状动脉粥样硬化性心脏病和高血压性心脏病所导致的心力衰竭疗效较好;对肺源性心脏病、活动性心肌炎(如风湿活动期)或严重心肌损伤引起的心力衰竭疗效较差,且容易发生中毒。对扩张性心肌病、心肌肥厚、舒张性心力衰竭者不应选用强心苷,而应选用 β 受体阻断药和 ACEI。

2.治疗某些心律失常

(1)心房颤动:心房颤动的主要危害是心房过多的冲动下传至心室,引起心室率过快,导致严重循环障碍。强心苷主要是通过兴奋迷走神经或对房室结的直接作用减慢房室传导、增加房室结中隐匿性传导、减慢心室率、增加心排血量,从而改善循环障碍,但对多数患者并不能终止心房颤动。

(2)心房扑动:由于心房扑动的冲动较强而规则,更易于传入心室,所以心室率快而难以控制。强心苷是治疗心房扑动最常用的药物,强心苷可不均一地缩短心房的有效不应期,使扑动变为颤动,强心苷在心房颤动时更易增加房室结隐匿性传导而减慢心室率,另有部分病例在转变为心房颤动后停用强心苷可恢复窦性节律,这是因为停用强心苷后,相当于取消了缩短心房不应期的作用,也就是使心房的有效不应期延长,从而使折返冲动落于不应期而终止折返激动,恢复窦性节律。

(3)阵发性室上性心动过速:强心苷可增强迷走神经功能,降低心房的兴奋性而终止阵发性室上性心动过速的发作。

【不良反应及防治】

强心苷治疗安全范围小,一般治疗量已接近中毒剂量的60%,而且生物利用度及对强心苷敏感性的个体差异较大,故易发生不同程度的毒性反应,特别是当低血钾、高血钙、低血镁、心肌缺氧、酸碱平衡失调、发热、心肌病理状态、高龄及合并用药等因素存在时更易发生。

不良反应如下:

1.胃肠道反应　是最常见的早期中毒症状,主要表现为厌食、恶心、呕吐及腹泻等。剧烈呕吐可导致失钾而加重强心苷中毒,应注意补钾或考虑停药。

2.中枢神经系统反应　主要表现有眩晕、头痛、失眠、疲倦和谵妄等症状及视觉障碍,如黄视、绿视症及视物模糊等。视觉异常通常是强心苷中毒的先兆,可作为停药的指征。

3.心脏毒性反应　是强心苷最严重、最危险的不良反应,约有50%的病例发生各种类型心律失常。

(1)快速型心律失常:这是强心苷中毒最多见和最早见的室性期前收缩,约占心脏毒性发生率的1/3,也可发生二联律、三联律及心动过速,甚至发生室颤。强心苷引起快速型心律失常的机制除因 Na^+-K^+-ATP 酶被高度抑制外,也与强心苷引起的迟后除极有关。据此,近来有人主张应用钙通道阻滞药治疗由强心苷中毒所引起的快速型心律失常。

(2)房室传导阻滞:强心苷引起的房室传导阻滞除与提高迷走神经兴奋性有关外,还与高度抑制 Na^+-K^+-ATP 酶有关。因为细胞失钾,静息膜电位水平抬高(绝对值变少),使 0 相除极速率降低,故发生传导阻滞。

(3)窦性心动过缓:强心苷可因抑制窦房结,降低其自律性而发生窦性心动过缓,有时可使心率降至 60 次/min 以下。一般应作为停药的指征之一。

强心苷中毒时首先应明确中毒先兆,及时停药,包括停用排钾利尿药。测定强心苷血药浓度有助于预防中毒的发生。强心苷中毒的治疗措施有:

1.补钾　氯化钾是治疗由强心苷中毒所致的快速型心律失常的有效药物。钾离子能与强心苷竞争心肌细胞膜上的 Na^+-K^+-ATP 酶,减少强心苷与酶的结合,从而减轻或阻止毒性的发生和发展。钾与心肌的结合比强心苷与心肌的结合疏松,强心苷中毒后补钾只能阻止强心苷继续与心肌细胞的结合,而不能将已与心肌细胞结合的强心苷置换出来,故防止低血钾比治疗补钾更重要。补钾时不可过量,同时还要注意患者的肾功能情况,以防止高血钾的发生,对并发传导阻滞的强心苷中毒不能补钾盐,否则可致心脏停搏。

2.快速型心律失常的治疗 对心律失常严重者还应使用苯妥英钠。苯妥英钠不仅有抗心律失常作用,还能与强心苷竞争 Na^+-K^+-ATP 酶,恢复该酶的活性。利多卡因可用于治疗强心苷中毒所引起的室性心动过速和心室颤动。

3.缓慢型心律失常的治疗 对强心苷中毒引起的心动过缓和房室传导阻滞等缓慢型心律失常,可用 M 受体阻断药阿托品治疗。

4.地高辛抗体 国外应用地高辛抗体治疗严重危及生命的地高辛中毒已获得成功。地高辛抗体的 Fab 片断对强心苷有高度选择性和强大亲和力,能使强心苷自 Na^+-K^+-ATP 酶的结合中解离出来,对严重中毒有明显效果。

【药物相互作用】

排钾利尿药可致低血钾而加重强心苷的毒性。呋塞米还能促进心肌细胞钾外流,所以强心苷与排钾利尿药合用时,应根据患者的肾功能状况适量补钾。奎尼丁能使地高辛的血药浓度增加 1 倍,两药合用时,应减少地高辛用量的 $30\%\sim50\%$,否则易发生中毒,尤其是心脏。其他抗心律失常药胺碘酮、钙通道阻滞药、普罗帕酮等也能提高地高辛血药浓度。地高辛与维拉帕米合用时,可使地高辛的血药浓度升高 70%,引起缓慢型心律失常,因为维拉帕米能抑制地高辛经肾小管分泌,减少消除,故二药合用时,宜减少地高辛用量的 50%。苯妥英钠因能增加地高辛的清除而降低地高辛血药浓度。拟肾上腺素药可提高心肌自律性,使心肌对强心苷的敏感性增高而导致强心苷中毒。

(二)非强心苷类正性肌力药

由于该类药物可能增加心力衰竭患者的病死率,故不宜作为常规治疗用药。

β 肾上腺素受体激动药

多巴胺(dopamine)小剂量激动 D_1、D_2 受体,扩张肾、肠系膜及冠状血管,增加肾血流量和肾小球滤过率,促进排钠;稍大剂量激动 β 受体,并促使 NE 释放,抑制其摄取,故能增加外周血管阻力、加强心肌收缩性、增加心排血量;大剂量激动 α 受体,使血管收缩,心脏后负荷增高。故多巴胺多用于急性心力衰竭,常作静脉滴注给药。

多巴酚丁胺(dobutamine)主要激动心脏 $β_1$ 受体,对 $β_2$ 受体及 $α_1$ 受体作用较弱,能明显增强心肌收缩性,降低血管阻力,提高衰竭心脏的心脏指数,增加心排血量。多巴酚丁胺可用于对强心苷反应不佳的心功能不全患者。剂量过大时可引起血压升高、心率加快,有可能因增加心肌耗氧量而诱发心绞痛和心律失常。

磷酸二酯酶抑制药

磷酸二酯酶Ⅲ(phosphodiesterase-Ⅲ,PDE-Ⅲ)抑制药通过抑制 PDE-Ⅲ 活性,减少 cAMP 灭活,使心肌细胞内 cAMP 含量增加而发挥正性肌力和血管舒张作用,使心排血量增加、心脏负荷降低、心肌氧耗量下降,缓解心力衰竭症状,属正性肌力扩血管药。主要用于心力衰竭时作短时间的支持疗法,尤其适用于对强心苷、利尿药及血管扩张药反应不佳的患者。这类药物是否能降低心力衰竭患者的病死率和延长其寿命,目前尚有争论。

氨力农(amrinone,氨利酮)和米力农(milrinone)为双吡啶类衍生物。氨力农的不良反应较严重,常见的有恶心、呕吐,心律失常的发生率也较高,此外尚有血小板减少和肝损害。米力农为氨力农的替代品,抑酶作用较之强 20 倍,不良反应较氨力农少,但仍有室上性及室性心律失常、低血压、心绞痛样疼痛及头痛等,并有报告其能增加病死率,现仅供短期静脉给药治疗急性心力衰竭。

　　维司力农(vesnarinone)是一种口服有效的正性肌力药物,并兼有中等程度的扩血管作用。维司力农的作用机制是:①选择性地抑制 PDE-Ⅲ,增加心肌细胞内 cAMP 含量而促进钙内流,使细胞内钙量增加,还可增加心肌收缩成分对钙的敏感性;②激活钠通道,促进钠内流;③抑制钾通道,延长动作电位时程;④抑制 TNF-α 和干扰素-γ 等细胞因子的产生和释放。临床应用可缓解心力衰竭患者的症状,提高生活质量。

　　匹莫苯(pimobendan)是苯并咪唑类衍生物。该药除抑制 PDE-Ⅲ 外,还能提高心肌收缩成分对细胞内钙的敏感性,使心肌收缩力加强。该作用机制可在不增加钙量的前提下,就能提高心肌收缩性,避免因细胞内钙过多所引起的心律失常和细胞损伤甚至死亡,属于“钙增敏药”,是开发正性肌力药物的新方向。临床试验表明匹莫苯可增加患者运动耐力,减轻心力衰竭症状,减少发作次数,而且该药不良反应低于双吡啶类药物。

五、血管扩张药

　　应用血管扩张药物治疗心力衰竭的主要机制为:

　　1. 扩张静脉,使静脉回心血量减少,降低心脏前负荷,进而降低肺楔压、左心室舒张末压等,缓解肺淤血症状。

　　2. 扩张小动脉,降低外周阻力,降低心脏后负荷,增加心排血量,增加动脉供血,缓解组织缺血症状,并可弥补或抵消因小动脉扩张而可能发生的血压下降和冠状动脉供血不足等不利影响。

　　哌唑嗪(prazosin)是选择性 α_1 受体阻断药,能扩张动、静脉,降低心脏前、后负荷,增加心排血量。

　　硝酸甘油(nitroglycerin)的主要作用是扩张静脉,使静脉容量增加、右房压力降低,减轻淤血及呼吸困难,另外还能选择性地舒张心外膜的冠状血管,在患缺血性心肌病时增加冠脉血流而提高其心室的收缩和舒张功能,解除心力衰竭症状,提高患者的运动耐力。但这类药物应用时易产生耐受性。

　　肼屈嗪(hydralazine)能扩张小动脉,降低后负荷,增加心排血量,也较明显增加肾血流量。因能反射性激活交感神经及肾素-血管紧张素系统,故长期单独应用疗效难以持续。肼屈嗪主要用于肾功能不全或对 ACEI 不能耐受的心力衰竭患者。

　　硝普钠(nitroprusside sodium)能扩张小静脉和小动脉,降低前、后负荷。产生作用快,静脉给药后 2~5min 见效,故可快速控制危急的心力衰竭患者。硝普钠适用于需迅速降低血压和肺楔压的急性肺水肿、高血压危象等危重病例。仅用于静脉滴注给药。

第三节　心力衰竭的药物治疗原则

　　心力衰竭作为各类心脏疾病的终末阶段,其病理生理过程复杂,预后十分严重,是心血管疾病的治疗难题之一。尽管心力衰竭的药物治疗近来取得很多进展，但病死率仍较高。因此，包括积极控制心血管疾病危险因素在内的预防策略仍然显得非常重要。心力衰竭的临床治疗应遵循如下合理用药原则。

一、综合治疗

采取综合措施，减少患者体力活动和精神应激是减轻衰竭心脏负荷的基本措施。严重心力衰竭者应卧床休息，待心功能改善后，适当下床活动，以逐步增强体质。高血压患者并发心力衰竭时，使用抗高血压药物有效控制血压，也是减轻心脏负荷的有效措施。适当限制日常饮食中钠盐摄入量，是进一步减轻心脏负荷的有效措施。

二、心力衰竭药物的合理应用

1. 强心苷类药物的应用　　心力衰竭患者，经前述综合措施治疗，仍不能有效控制心力衰竭临床症状时，可加用强心苷类药物。此类药物尤适用于心力衰竭伴发心房纤颤的患者。地高辛片剂为最常用制剂，其用法可根据心力衰竭严重程度而定，轻度患者可用地高辛维持量逐日给药法；而重度心力衰竭患者则可按地高辛速给法用药，以实现快速洋地黄化。

2. 利尿药的应用　　心力衰竭出现水肿时，应首选噻嗪类利尿药。通过利尿，增进水钠排出，以降低心室充盈压，可有效减轻肺循环和体循环淤血体征。重度心力衰竭或伴肾功能不全患者可选用袢利尿药，如呋塞米等，以增强利尿效应。利尿排钠的同时，有可能导致血钾水平降低。低血钾症易诱发强心苷类药物的毒性反应，故应重视血钾水平监测，必要时可口服钾盐。噻嗪类利尿药与保钾利尿药如螺内酯合用，可加强利尿并预防低血钾症。

3. ACEI 的应用　　上述治疗尚不能有效控制心力衰竭症状时，应加用 ACEI，以期进一步降低心脏前、后负荷，消除心力衰竭临床症状。而无症状左心功能不全患者，可首选 ACEI 治疗。应用 ACEI 的治疗能明显推迟和减少此类心力衰竭患者临床症状的发生。

三、各类心力衰竭的治疗

1. 左心衰竭和右心衰竭的治疗　　左心衰竭指左心室代偿功能不全而发生的心力衰竭，临床较为常见，以肺淤血和心排血量降低为特征；单纯性右心衰竭主要见于肺源性心脏病及某些先天性心脏病，以体循环淤血为主要表现。因此，左心衰竭和右心衰竭应分别根据其病因、发病机制及临床表现选择相应的抗心力衰竭药物及其他治疗措施。

2. 舒张性心力衰竭的治疗　　舒张性心力衰竭由于心室舒张不良使左室舒张末压（LVEDP）升高而致肺淤血，多见于高血压性心脏病和冠心病。药物治疗包括：①控制高血压，改善心肌缺血以去除诱因；②应用钙通道阻滞药、ACEI 及 β 受体阻断药等药物逆转左室肥厚，改善舒张功能；③降低肺静脉压，肺淤血症状严重者，可适量使用静脉扩张药或利尿药降低心脏前负荷，但不宜过度，以免心排血量减少；④ACEI/AT$_1$ 受体阻断药，可有效控制高血压，从长远来看改善心肌及小血管重构，有利于改善舒张功能，最适合高血压心脏病及冠心病；⑤纠正心律失常，尽量维持窦性心律，保持房室顺序传导，保证心室舒张期充盈的容量。无收缩功能障碍时，禁用正性肌力药物。

3. 急性心力衰竭的治疗　　急性心力衰竭最常见的是急性左心衰竭所致的急性肺水肿，必须立即抢救。

（1）基本处理包括：①患者取坐位，双腿下垂，以减少静脉回流；②立即高流量鼻管给氧，严重者采用无创呼吸机持续加压或双水平气道正压给氧，增加肺泡内压，既可加强气体交换，也可对抗组织液向肺泡内渗透。③吗啡是治疗急性肺水肿的有效药物，有镇静和扩张小血管作用；但应注意禁忌，老年患者慎用或减量应用。④应用袢利尿药呋塞米以迅速减少循环血量，减轻心脏前负荷和肺淤血及水肿。⑤强心苷选用毛花苷丙，最适用于有心房颤动伴快速心室率并已知有心室扩大伴左室收缩功能不全者。对急性心肌梗死 24h 内不宜应用，但如伴有心房颤动可慎用。⑥用硝普钠、硝酸甘油或酚妥拉明等药物扩张血管，用药前后严密观察血压。⑦用氨茶碱解除支气管痉挛，并有正性肌力及扩血管和利尿作用。

（2）血管活性药物：①血管扩张剂治疗，包括硝普钠、硝酸酯类和 α 受体拮抗剂，须密切监测血压变化，小剂量慢速给药。②β 受体激动药多巴酚丁胺、磷酸二酯酶抑制剂等。

（3）机械辅助治疗（主动脉内球囊反搏）和病因治疗。

（张丽慧）

复习思考题

一、是非题（正确填 A，错误填 B）

1. 治疗心力衰竭证实有效的 β 受体阻断药是卡维地洛、美托洛尔和比索洛尔。　　（　　）

2. 强心苷对心脏具有正性肌力作用，使心力衰竭患者心排血量增加，同时耗氧量降低。

（　　）

3. 对并发传导阻滞的强心苷中毒需要补钾盐，否则可致心脏停搏。　　　　　　（　　）

二、单选题

1. 卡托普利治疗心力衰竭的主要机制是　　　　　　　　　　　　　　　　　　（　　）

A. 增加交感张力　　　　　　B. 减少血管紧张素Ⅰ的生成

C. 抑制缓激肽　　　　　　　D. 抑制肾素　　　　　　　E. 抑制血管紧张素转化酶

2. 强心苷中毒引起的室性心动过速首选　　　　　　　　　　　　　　　　　　（　　）

A. 阿托品　　　　　　　　　B. 苯妥英钠　　　　　　　C. 氯化钾

D. 利多卡因　　　　　　　　E. 维拉帕米

3. 不宜用于心力衰竭治疗的药物是　　　　　　　　　　　　　　　　　　　　（　　）

A. 肾上腺素　　　　　　　　B. 地高辛　　　　　　　　C. 硝普钠

D. 卡托普利　　　　　　　　E. 多巴酚丁胺

4. 强心苷临床不适用于　　　　　　　　　　　　　　　　　　　　　　　　　（　　）

A. 心力衰竭　　　　　　　　　　　B. 心房颤动

C. 心房扑动　　　　　　　　　　　D. 阵发性室上性心动过速

E. 阵发性室性心动过速

5. 可用于心力衰竭，抑制心肌肥厚的药物是　　　　　　　　　　　　　　　　（　　）

A. 地高辛　　　　　　　　　B. 呋塞米　　　　　　　　C. 美托洛尔

D. 卡托普利　　　　　　　　E. 多巴酚丁胺

6. 用于抗心力衰竭的血管扩张药物是　　　　　　　　　　　　　　　　　　　（　　）

A. 卡托普利　　　　　　　　B. 哌唑嗪　　　　　　　　C. 硝酸甘油

D. 肼屈嗪   E. 以上均是

7. 强心苷中毒的防治措施是   (   )

A. 补钾   B. 地高辛抗体

C. 快速型心律失常的治疗   D. 缓慢型心律失常的治疗

E. 以上均是

8. 通过抑制 Na^+-K^+-ATP 酶产生抗心力衰竭的药物是   (   )

A. 氢氯噻嗪   B. 地高辛   C. 卡维地洛

D. 美托洛尔   E. 螺内酯

三、问答题

1. 试述强心苷的不良反应。

2. 简述利尿药治疗心力衰竭的选用原则。

3. 试述 ACEI 治疗心力衰竭的药理作用及临床应用。

第十六章

心律失常的药物治疗

心律失常(arrhythmia)是指心脏冲动的频率、节律、起源部位、传导速度或激动次序的异常。根据其发生机制,可分为冲动形成异常和冲动传导异常。根据心律失常发生时心率的快慢,又可分为缓慢型和快速型两类。缓慢型心律失常有窦性心动过缓、传导阻滞等,常用阿托品及异丙肾上腺素治疗。快速型心律失常包括窦性心动过速、房性期前收缩、心房扑动、心房颤动、阵发性室上性心动过速、室性期前收缩、阵发性室性心动过速和心室颤动等。本章讲述的主要是治疗快速型心律失常的药物。抗心律失常药在心律失常的治疗中发挥重要作用,同时药物存在致心律失常的潜在不良反应。因此,掌握心脏电生理特征、心律失常的病理生理机制以及药物的作用及机制是正确使用抗心律失常药的前提和基础。

第一节　心律失常的电生理基础

一、正常心脏电生理特性

心脏功能的维持有赖于其正常的电活动。在正常情况下,心脏窦房结可产生每分钟60~100次有节律的冲动,并通过心房而快速地传导到达房室结。冲动在房室结传导时有一个延搁,然后,冲动沿着浦肯野纤维系统迅速传播到整个心室,使心室肌同步收缩,排出血液。冲动的产生和传导伴随着心肌细胞跨膜离子转运。

1.心肌细胞动作电位与跨膜离子电流　心肌在静息状态时,膜内电位负于膜外,约为－90mV,处在极化状态。当心肌细胞兴奋时,膜电位发生改变,先后发生去极化与复极化而形成动作电位(action potential,AP)。现代分子生物学技术和电生理学已经确认了钠通道、钙通道和钾通道及其亚型。

心肌细胞动作电位(图 16-1)分以下 5 个时相:

0 相(快速去极期)由钠快速内流所致。上升最大速度与兴奋传导速度有关。

1 相(快速复极初期)由钾(I_{to1},I_{to2})短暂外流所致。

2 相(缓慢复极期)由钙及少量钠内流与钾外流所致,此期膜电位维持在较稳定水平形成平台。

3 相(快速复极末期)由钾外流(I_{Kr},I_{Ks},I_{Kur},I_{K1})所致。

4 相(静息期)是非自律细胞的膜电位维持在内负外正的极化状态;自律细胞则由于钠(快反应细胞)或

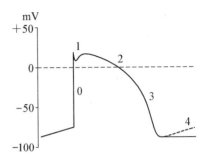

图 16-1　心肌细胞动作电位示意图

钙(慢反应细胞)缓慢内流,发生自发性舒张期去极。当达到阈电位时,将重新发生动作电流,引起再一次兴奋。

0 相至 3 相的时程合称为动作电位时程(action potential duration,APD)。

2.膜反应性　膜反应性是指膜电位水平与其所激发的 0 相最大上升速度(maximum upstroke slope of phase 0,V_{max})之间的关系,是决定传导速度的重要因素。静息电位水平的负值愈大,0 相上升速度愈快,振幅愈大,传导速度亦愈快;反之,则传导速度愈慢。抗心律失常药可增高或降低膜反应性,进而影响传导速度。

3.有效不应期　在复极过程中,只有当膜电位恢复到－60～－50mV 时,细胞才对刺激产生可扩布的动作电位。从去极化开始到发生可扩布的兴奋这一段时间间隔即为有效不应期(effective refractory period,ERP),其时间长短一般与动作电位时程的变化一致,但程度可有不同。抗心律失常药可以延长或相对延长有效不应期,使异常冲动更多地落入有效不应期而中断心律失常。

二、心律失常的发生机制

1.自律性升高　窦房结、房室结和浦肯野纤维都具有自律性,自律性源于动作电位 4 相自动除极。当 4 相舒张期自动除极速度加快、阈电位水平下移或最大舒张电位水平上移时,膜电位与阈电位间的差距减小,膜自动除极到阈电位的时间缩短,使自律性增高。交感神经活性增高、低血钾、心肌细胞受到机械牵张等均可使自律性增高,引起心律失常。

非自律性心肌细胞,如心室肌细胞,在缺血缺氧条件下也会出现异常自律性,这种异常自律性向周围组织扩布会导致心律失常。

2.后除极　在某些情况下,心肌细胞在一个动作电位后产生一个提前的除极化,称为后除极(afterdepolarization)。后除极的扩布即会触发异常节律,称为触发活动(triggeredactivity)。后除极有两种类型:

(1)早后除极(early afterdepolarization,EAD):是一种发生在完全复极之前的后除极,常发生在 2、3 相复极中。诱发早后除极的因素有延长动作电位时程的因素,如药物、低血钾等。早后除极所触发的心律失常以尖端扭转型心律失常（torsades de pointes）常见。

（2）迟后除极（delayed afterdepolarization，DAD）：是细胞内钙超载时发生在动作电位完全或接近完全复极时的一种短暂的振荡性除极。诱发迟后除极的因素有强心苷中毒、心肌缺血和细胞外高钙等。

3. 折返激动　折返激动（reentrant excitation）是指冲动沿着环形通路返回到其起源部位，并可再次激动而继续向前传播的现象（图 16-2），是引发快速型心律失常的重要机制之一。产生折返激动的主要条件：①心肌组织在解剖学和生理学上存在环形传导通路；②其中一条通路存在单相传导阻滞；③折回的冲动落在原已兴奋心肌的有效不应期之外。

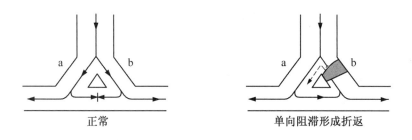

正常　　　　　　　　　单向阻滞形成折返

图 16-2　单向阻滞和折返形成

第二节　抗心律失常药的作用机制和分类

一、抗心律失常药的作用机制

心律失常发生的原因是自律性升高、后除极及折返激动，因此，药物主要通过降低自律性、减少后除极和消除折返实现抗心律失常作用。

1. 降低自律性　抗心律失常药物可通过降低动作电位 4 相斜率（β 肾上腺素受体阻断药）、提高动作电位的发生阈值（钠通道或钙通道阻滞药）、增加静息膜电位绝对值（腺苷和乙酰胆碱）、延长动作电位时程（钾通道阻滞药）等方式降低自律性。

2. 减少后除极　钠通道或钙通道阻滞药（如奎尼丁或维拉帕米）可减少迟后除极，缩短 APD 的药物可减少早后除极的发生。

3. 消除折返　钙通道阻滞药和 β 肾上腺素受体阻断药可减慢房室结的传导性而消除房室结折返所致的室上性心动过速；钠通道阻滞药和钾通道阻滞药可延长快反应细胞的有效不应期，钙通道阻滞药（维拉帕米）可延长慢反应细胞的有效不应期。

二、抗心律失常药分类

自 1914 年奎尼丁作为抗心律失常药物应用于临床以来，经过一百多年的探索与实践，已有数十种抗心律失常药可供临床选用。抗心律失常药物在治疗严重心律失常、提高患者生活质量方面发挥了重要作用。根据药物对心肌电生理特性的影响，将抗心律失常药物分为四类：

Ⅰ类　钠通道阻滞药　本类药物又分为三个亚类：

　　Ⅰa类　以奎尼丁、普鲁卡因胺为代表；

　　Ⅰb类　以利多卡因、苯妥英钠为代表；

　　Ⅰc类　以普罗帕酮为代表。

Ⅱ类　β肾上腺素受体阻断药，代表药物为普萘洛尔。

Ⅲ类　延长动作电位时程药（钾通道阻滞药），代表药物为胺碘酮。

Ⅳ类　钙通道阻滞药，代表药物为维拉帕米。

第三节　常用抗心律失常药物

一、Ⅰ类　钠通道阻滞药

（一）Ⅰa类

适度阻滞钠通道，降低0相上升速度，不同程度地抑制心肌细胞膜钾、钙通透性，延长复极过程，且以延长有效不应期更为显著。本类药物有膜稳定作用，表现出一定的局部麻醉作用。

奎 尼 丁

奎尼丁（quinidine）为金鸡纳树皮所含生物碱，是奎宁的右旋体。奎宁在18和19世纪偶用于心律失常的治疗。20世纪早期，奎尼丁开始被广泛应用。

【体内过程】

奎尼丁口服吸收良好，1～2h血药浓度达高峰，生物利用度为70%～80%。血浆蛋白结合率约为80%，组织中药物浓度较血药浓度高10～20倍。$t_{1/2}$为5～7h。药物主要经肝代谢，其羟化代谢物仍有药理活性，20%以原形经尿液排出。

【药理作用】

奎尼丁低浓度时即可阻滞I_{Na}、I_{Kr}，较高浓度尚具有阻滞I_{Ks}、I_{Kl}、I_{to}及$I_{Ca(L)}$的作用。此外，本药还具有明显的抗胆碱作用和外周血管α受体阻断作用。

1.降低自律性　奎尼丁阻滞钠通道，减低心房肌、心室肌和浦肯野纤维的自律性；对正常窦房结影响较小。

2.减慢传导　奎尼丁能降低心房肌、心室肌和浦肯野纤维的0相上升速度，因而减慢传导速度。但其抗胆碱作用可加快房室结传导，应用奎尼丁治疗心房颤动和心房扑动时，可出现心室率加快，故应用奎尼丁前可先用强心苷类药物，抑制房室结传导，以防止心室率过快。奎尼丁减慢传导作用尚能使单向传导阻滞转变为双向传导阻滞，消除折返激动引起的心律失常。

3.延长有效不应期　奎尼丁抑制心房肌、心室肌和浦肯野纤维3相钾外流，延长动作电位时程和有效不应期。心电图显示Q-T间期延长。该药的抗胆碱作用使延长有效不应期作用更明显。此外，该药还可减少钙内流，具有负性肌力作用。

【临床应用】

为广谱抗心律失常药,用于心房颤动、心房扑动、室上性和室性心动过速以及频发室上性和室性期前收缩的治疗。对心房颤动和心房扑动目前虽多采用电转律法,但奎尼丁在电转律后可维持窦性心律。

【不良反应】

1. 胃肠道反应　用药初期常见胃肠道反应,如恶心、呕吐、腹泻等。

2. 金鸡纳反应　长期用药可出现金鸡纳反应(chichonic reaction),表现为头痛、头晕、耳鸣、腹泻、恶心、视物模糊等症状。

3. 心血管反应　奎尼丁心脏毒性较为严重,中毒浓度可致房室及室内传导阻滞。应用奎尼丁的患者有 $2\%\sim8\%$ 可出现 Q-T 间期延长和尖端扭转型心动过速。奎尼丁的 α 受体阻断作用使血管扩张、心肌收缩力减弱、血压下降。奎尼丁抗胆碱作用可增加窦性频率,加快房室传导,治疗心房扑动时能加快心室率,因此应先给予钙通道阻滞药、β 肾上腺素受体阻断药或地高辛以减慢房室传导、降低心室率。

4. 奎尼丁晕厥　奎尼丁晕厥(quinidine syncopy)的发生率约为 $1\%\sim5\%$,发作时患者意识突然丧失,伴有惊厥,出现阵发性心动过速,甚至室颤而死。

【药物相互作用】

奎尼丁与地高辛合用时,可使后者清除率降低而增加其血药浓度;药物与双香豆素、华法林合用,可竞争与血浆蛋白的结合,使后者抗凝血作用增强;与肝药酶诱导剂苯巴比妥等合用能加速奎尼丁在肝中的代谢,使其血药浓度降低;而与肝药酶抑制剂西咪替丁等合用则应减少本药剂量。

普鲁卡因胺

普鲁卡因胺(procainamide)是局部麻醉药普鲁卡因的酰胺型化合物,自 20 世纪 50 年代起被用于心律失常的治疗。

【体内过程】

口服吸收迅速而完全,1h 血药浓度达高峰。肌内注射后 $0.5\sim1h$、静脉注射后仅 4min 血药浓度即达峰值。生物利用度约为 80%,$t_{1/2}$ 为 $3\sim4h$。本药在肝代谢为仍具活性的 N-乙酰普鲁卡因胺(NAPA),NAPA 具有显著Ⅲ类药物(钾通道阻滞药)的作用。

【药理作用及临床应用】

普鲁卡因胺对心肌的直接作用与奎尼丁相似,但无明显阻断胆碱或 α 受体作用。药物能降低自律性,减慢传导,延长大部分心脏组织的动作电位时程和有效不应期。临床上主要用于室性心律失常治疗,对室上性心律失常也有效。

【不良反应】

过敏反应较常见,如出现皮疹、药热、白细胞减少、肌痛等。可见胃肠道反应,静脉给药可引起低血压,大剂量使用时有心脏抑制作用。中枢不良反应为幻觉、精神失常等。长期应用少数患者出现红斑狼疮综合征。用药时(口服或注射)要连续观察血压和心电图变化,肾功能不全时应减量。

(二)Ⅰb 类

轻度阻滞钠通道,轻度降低 0 相上升速度,抑制 4 相钠内流,降低自律性,促进钾外流,缩短动作电位复极过程,且以缩短动作电位时程更显著,相对延长有效不应期。本类药物有膜稳定和局部麻醉作用。

利多卡因

利多卡因(lidocaine)为局部麻醉药,自1939年开始用于治疗心律失常。

【体内过程】

药物首过消除明显,生物利用度低,只能非肠道用药。本药在血液中有约70%与血浆蛋白结合,体内分布广泛。利多卡因几乎全部在肝中代谢,$t_{1/2}$为2h。

【药理作用】

利多卡因抑制浦肯野纤维和心室肌细胞的钠内流,促进钾外流,对$I_{K(ATP)}$通道也有明显的抑制作用。

1. 降低自律性　利多卡因能减小动作电位4相除极斜率,提高兴奋阈值,降低自律性。

2. 对传导的影响　治疗浓度对浦肯野纤维的传导速度无明显影响,但在心肌缺血时可通过抑制0相钠内流而明显减慢传导。对低血钾或心肌组织牵张而部分除极的浦肯野纤维,则因促进3相钾外流而加速传导,有利于消除折返。高浓度的利多卡因能明显抑制0相上升速度而减慢传导。

3. 相对延长有效不应期　利多卡因缩短浦肯野纤维及心室肌的动作电位时程和有效不应期,且缩短动作电位时程更为明显,故相对延长有效不应期。

【临床应用】

利多卡因临床主要用于室性心律失常,如心脏手术、心导管术、急性心肌梗死或强心苷中毒所致的室性心动过速或心室颤动。

【不良反应】

主要不良反应为中枢神经系统症状,肝功能不良患者若静脉注射过快,可出现头昏、嗜睡或激动不安、感觉异常等。剂量过大可引起心率减慢、房室传导阻滞和低血压。Ⅱ、Ⅲ度房室传导阻滞患者禁用。心力衰竭、肝功能不全者长期滴注后可产生药物蓄积,儿童或老年人应适当减量。

苯妥英钠

苯妥英钠(phenytoin sodium)药理作用与利多卡因相似,抑制钠通道,降低部分除极的浦肯野纤维4相自发除极速度,降低其自律性。药物可与强心苷竞争Na^+-K^+-ATP酶,抑制强心苷中毒所致的迟后除极。

临床主要用于治疗室性心律失常,特别对强心苷中毒引起的室性心律失常有效,亦可用于心肌梗死、心脏手术和心导管术等所引发的室性心律失常。

苯妥英钠快速静脉注射易引起低血压,高浓度可引起心动过缓。常见中枢不良反应有头昏、眩晕、震颤、共济失调等,严重者出现呼吸抑制。

低血压时慎用,窦性心动过缓及Ⅱ、Ⅲ度房室传导阻滞者禁用。孕妇用药可致胎儿畸形。

美 西 律

美西律(mexiletine,慢心律)电生理作用与利多卡因相似。本药口服吸收迅速、完全,口服后 3h 血药浓度达峰值,作用维持 8h,生物利用度为 90%,$t_{1/2}$ 约 12h。美西律主要用于室性心律失常,特别对心肌梗死后急性室性心律失常有效。

不良反应与剂量相关,可出现胃肠道不适,长期口服可出现神经症状,如震颤、共济失调、复视、精神失常等。房室传导阻滞、窦房结功能不全、心室内传导阻滞、有癫痫史、低血压或肝病者慎用。

(三) I c 类

明显阻滞钠通道,抑制 4 相钠内流,降低自律性;显著降低 0 相上升速度和幅度,对传导的抑制作用最明显。

普罗帕酮

普罗帕酮(propafenone,心律平)化学结构与普萘洛尔相似。

【体内过程】

口服吸收良好,由于首过消除明显,生物利用度为 24%。服药后 0.5～1h 起效,2～3h 作用达高峰,药物主要在肝脏代谢,$t_{1/2}$ 约 3～4h。

【药理作用及临床应用】

普罗帕酮明显抑制钠内流,减慢心房、心室和浦肯野纤维的传导;延长动作电位时程和有效不应期;提高心肌细胞阈电位,降低自律性。另有较弱的 β 肾上腺素受体阻断作用。普罗帕酮适用于室上性和室性期前收缩、室上性和室性心动过速、伴发心动过速和心房颤动的预激综合征。

【不良反应】

消化道反应常见恶心、呕吐和味觉改变等。心血管系统不良反应主要有房室传导阻滞、充血性心力衰竭和直立性低血压;其减慢传导作用易致折返,引发心律失常。本药一般不宜与其他抗心律失常药合用,以避免心脏抑制。心电图 QRS 波群延长超过 20% 或 Q-T 间期明显延长者宜减量或停药。肝肾功能不全时应减量。

氟 卡 尼

氟卡尼(flecainide)口服吸收良好,生物利用度达 90%,主要在肝脏代谢,成年健康人 $t_{1/2}$ 为 14h,肾功能不全者 $t_{1/2}$ 超过 20h。

药物抑制钠通道作用强于 I a、I b 类药物,明显减慢心肌细胞 0 相最大上升速度并降低幅度,减慢心脏传导。药物对 I_{Kr}、I_{Ks} 有明显抑制作用,使心房和心室的 APD 明显延长。氟卡尼属广谱抗快速心律失常药,可用于室上性和室性心律失常发生率。

本药致心律失常发生率较高,包括室性心动过速或心室颤动、房室传导阻滞、诱发折返性心律失常和长 Q-T 间期综合征,其致心律失常作用主要与抑制 I_{Na} 及 I_{Kr} 过强有关。其他不良反应有头晕、乏力、恶心等。

二、Ⅱ类　β 肾上腺素受体阻断药

用于抗心律失常的 β 肾上腺素受体阻断药主要有普萘洛尔(propranolol)、美托洛尔(metoprolol)、阿替洛尔(atenolol)、纳多洛尔(nadolol)、醋丁洛尔(acebu-tolol)、噻吗洛尔(timolol)、比索洛尔(bisoprolol)、艾司洛尔(esmolol)等。该类药物的 β 受体阻断作用、阻滞钠通道和缩短复极过程的作用是其抗心律失常的基本机制,表现为减慢 4 相舒张期除极速度而降低自律性,降低动作电位 0 相上升速度而减慢传导。

普萘洛尔

【体内过程】

普萘洛尔(propranolol,心得安)口服吸收完全,肝脏首过效应强,生物利用度为 30%,口服后 2h 血药浓度达峰值,但个体差异大。血浆蛋白结合率达 93%。药物主要在肝脏代谢,$t_{1/2}$ 为 3~4h,90%以上经肾排泄。

【药理作用】

普萘洛尔降低窦房结、心房传导系统及浦肯野纤维自律性,在运动及情绪激动时作用明显。药物减少儿茶酚胺所致的迟后除极,减慢房室结传导,延长房室结有效不应期。

【临床应用】

主要用于室上性心律失常,对于交感神经兴奋性过高、甲状腺功能亢进及嗜铬细胞瘤等引起的窦性心动过速效果良好。与强心苷合用,控制心房扑动、心房颤动及阵发性室上性心动过速时的室性频率过快效果较好。对心肌梗死患者可减少心律失常的发生,缩小心肌梗死范围,降低死亡率。普萘洛尔还可用于运动或情绪变动所引发的室性心律失常,减少肥厚型心肌病所致的心律失常发生率。

【不良反应】

可引起窦性心动过缓和房室传导阻滞,并可能诱发心力衰竭、哮喘、低血压和记忆力减退等。长期应用后,对脂质代谢和糖代谢有不良影响,应慎用于高脂血症、糖尿病患者。突然停药可产生反跳现象,使冠心病患者发生心绞痛加重或心肌梗死。

阿替洛尔

阿替洛尔(atenolol)口服后 2~3h 达峰浓度,$t_{1/2}$ 为 7h。阿替洛尔是选择性肾上腺素受体阻断药,对心脏 β_1 受体选择性强,抑制窦房结及房室结自律性,减慢房室结传导,对希-浦系统也有抑制作用。主要用于室上性心律失常,可减慢心房颤动和减少心房扑动时的心室率。对室性心律失常亦有效。不良反应与普萘洛尔相似,由于选择性作用于 β_1 受体,可用于糖尿病和哮喘患者,但剂量不宜过大。

艾司洛尔

艾司洛尔(esmolol)静脉注射后数秒钟起效,$t_{1/2}$ 为 9min。本药为短效 β_1 肾上腺素受体阻断药,抑制窦房结及房室结的自律性和传导性。主要用于室上性心律失常,可减慢心房扑动,减少心房颤动时的心室率。不良反应主要有低血压、轻度抑制心肌收缩。

三、Ⅲ类　延长动作电位时程药

Ⅲ类抗心律失常药又称为钾通道阻滞药,可减低细胞膜钾电导,减少钾外流,从而延长动作电位时程和有效不应期,但对动作电位幅度和去极化速度影响很小。

胺 碘 酮

【体内过程】

胺碘酮(amiodarone,乙胺碘呋酮,胺律酮)口服吸收缓慢,生物利用度约 40%,血浆蛋白结合率 95%。药物主要在肝脏代谢,$t_{1/2}$ 为 14~26d。本药需连续服用 1 周左右才出现作用,给药 3 周作用达高峰,停药后作用可持续 4~6 周。静脉注射 10min 起效,并维持 1~2h。

【药理作用】

胺碘酮对心脏多种离子通道,如 I_{Na}、$I_{Ca(L)}$、I_K、I_{K1}、I_{to} 等均有抑制作用,降低窦房结和浦肯野纤维的自律性和传导性,明显延长动作电位时程和有效不应期,延长 Q-T 间期和 QRS 波群时间。此外,胺碘酮尚有非竞争性阻断 α、β 肾上腺素受体作用和扩张血管平滑肌作用,能扩张冠状动脉,增强冠脉流量,减少心肌耗氧量。

【临床应用】

本品为广谱心律失常药。治疗心房扑动、心房颤动、室上性心动过速效果好,对预激综合征引起者疗效更佳,适用于传统药物治疗无效的室上性心律失常。对室性心动过速、室性期前收缩亦有效。

【不良反应】

常见心血管反应有窦性心动过缓、房室传导阻滞及 Q-T 间期延长,偶见尖端扭转型室性心动过速。因胺碘酮含有碘,长期应用可见角膜褐色微粒沉着,停药后可逐渐消失。药物还可引起甲状腺功能亢进或减退及肝坏死。个别患者出现间质性肺炎或肺纤维化,长期应用必须定期检查肺功能,进行肺部 X 光检查和监测血清 T_3、T_4。

【禁忌】

有房室传导阻滞及 Q-T 间期延长、甲状腺功能异常及对碘过敏者禁用。

索他洛尔

索他洛尔(sotalol)口服吸收快,生物利用度达 90%~100%,药物以原形经肾排出,$t_{1/2}$ 为 12~15h。老年人和肾功能不全者 $t_{1/2}$ 明显延长。

索他洛尔能阻滞 I_K,延长心房、心室及浦肯野纤维的 APD 和有效不应期,此外,药物可阻断 β 受体,降低自律性,减慢房室结传导。

临床用于各种严重室性心律失常,也可治疗阵发性室上性心动过速和心房颤动。可见β受体阻断的不良反应。少数 Q-T 间期延长者偶可出现尖端扭转型心动过速。

多非利特

多非利特(dofetilide)是新近开发的特异性 I_{Kr} 钾通道阻滞药。本药长期口服可有效维持心房颤动或心房扑动复律后的窦性心律。药物主要以原形经肾排泄,肾功能不良者宜减量。主要毒性反应是尖端扭转型室性心动过速。

四、Ⅳ类　钙通道阻滞药

钙通道阻滞药通过阻滞 L-型钙通道,使钙电流减小。该类药物降低窦房结、房室结细胞的自律性,减慢房室结传导速度,延长房室结细胞膜钙通道复活时间,延长其不应期。

维拉帕米

【体内过程】

维拉帕米(verapamil,异搏定,戊脉胺)口服吸收迅速而完全,2～3h 血药浓度达峰值。由于首过效应明显,生物利用率仅为 10%～35%。维拉帕米在肝脏代谢,其代谢产物去甲维拉帕米仍有活性,$t_{1/2}$ 为 3～7h。

【药理作用】

药物对激活态和失活态的 L-型钙通道均有抑制作用,对于 I_{Kr} 钾通道亦有抑制作用。

1.降低自律性 维拉帕米可降低窦房结自律性,降低缺血时心房、心室和浦肯野纤维的异常自律性,减少或取消后除极所引发的触发活动。

2.减慢传导 减慢房室结传导性,此作用除可终止房室结折返,尚能防止心房扑动、心房颤动引起的心室率加快。

3.延长有效不应期 维拉帕米延长窦房结、房室结的有效不应期,大剂量使用时延长浦肯野纤维的动作电位时程和有效不应期。

【临床应用】

维拉帕米临床用于治疗室上性和房室结折返引起的心律失常效果好,为阵发性室上性心动过速首选药。对急性心肌梗死、心肌缺血及洋地黄中毒引起的室性期前收缩有效。

【不良反应】

常见不良反应有便秘、腹胀、腹泻、头痛和瘙痒等。静脉给药可引起血压降低、暂时窦性停搏。维拉帕米与 β 受体阻断药或奎尼丁合用可增加心脏毒性。

【禁忌】

老年人和肾功能低下者慎用。Ⅱ、Ⅲ度房室传导阻滞、心功能不全及心源性休克患者禁用。

五、其他

腺　苷

腺苷(adenosine)静脉注射后迅速起效,$t_{1/2}$ 约为 10～20s。腺苷可被体内大多数组织细胞所摄取,并被腺苷脱氨酶灭活,使用时需静脉快速注射给药,否则在药物到达心脏前即被灭活。腺苷为内源性嘌呤核苷酸,作用于 G 蛋白耦联的腺苷受体,激活心房、房室结及心室的乙酰胆碱敏感钾通道,缩短动作电位时程,降低自律性。腺苷也抑制 $I_{Ca(L)}$,可延长房室结有效不应期,抑制交感神经兴奋所致的迟后除极。

临床上主要用于迅速控制折返性室上性心律失常。静脉注射速度过快可致短暂心脏停搏。在治疗剂量下,多数患者会出现胸闷、呼吸困难等。

第四节　抗心律失常药的合理应用

抗心律失常药的治疗安全范围较窄,有严重不良反应,甚至引起死亡,故心律失常的治疗应主要针对原发病,去除各种心律失常诱因是最基本的抗心律失常措施。一旦采用抗心律失常药物治疗,应先单独用药,然后联合用药;既考虑缓解症状,亦考虑降低危险;以最小剂量取得满意的临床效果。

一、合理选用药物

1. **窦性心动过速**　窦性心动过速通常由运动、情绪激动等引起,一般不需治疗;但也可以由某些疾病引起,如甲亢、发热等,此时应针对病因治疗,必要时选用β受体阻断药或钙通道阻滞药维拉帕米。

2. **房性期前收缩**　若频繁发生并引起阵发性房性心动过速,可用β受体阻断药、钙通道阻滞药或使用钠通道阻滞药。

3. **心房扑动和心房颤动**　减慢心室率用β受体阻断药、维拉帕米、强心苷类;转律时用奎尼丁(宜先给强心苷)、普鲁卡因胺、胺碘酮,转律后用奎尼丁、丙吡胺防止复发。

4. **阵发性室上性心动过速**　急性发作时宜首选维拉帕米,亦可选用强心苷类、β受体阻断药、腺苷等。慢性或预防发作可选用强心苷类、奎尼丁、普鲁卡因胺等。

5. **室性期前收缩**　选用普鲁卡因胺、丙吡胺、美西律或其他钠通道阻滞药以及胺碘酮。心肌梗死引起的室性期前收缩选用利多卡因、胺碘酮。强心苷中毒者选用苯妥英钠。

6. **室性心动过速**　用利多卡因、丙吡胺、普鲁卡因胺、美西律、胺碘酮、奎尼丁。由强心苷中毒引起的室性心动过速选用苯妥英钠治疗。

二、注意用药禁忌

不同抗心律失常药的药理作用差异,决定它们有着各不相同的临床用药禁忌,为防止发生严重不良反应,需重视临床用药禁忌。如钙通道阻滞药、β受体阻断药延缓房室传导的作用显著,有房室传导阻滞患者禁用;奎尼丁、索他洛尔延长动作电位时程作用明显,则Q-T间期延长综合征患者禁用。此外,一些非心血管疾病亦可能影响抗心律失常药物的选择,如慢性类风湿关节炎患者勿用普鲁卡因胺,以减少发生红斑狼疮的可能性;有慢性肺部疾病的患者勿用胺碘酮,以避免药物所致肺纤维改变而加重病情。

三、治疗方案个体化

抗心律失常药物的多数不良反应与药物用量过大或血药浓度偏高有关。临床患者受不同病理因素的影响,可能改变药物的体内过程,以致在治疗剂量下,亦可能发生血药浓度偏高的现象,故必须强调按患者的具体情况,适时进行血药浓度监测,确定个体化的用药方案。

(张丽慧)

复习思考题

一、是非题(正确填 A,错误填 B)

1. 药物抗心律失常的作用机制包括降低自律性,减少后除极,消除折返。　　　(　　)

2. 窦房结细胞 0 相快速除极是钠快速内流所致。　　　(　　)

3. 利多卡因能延长动作电位时程和有效不应期。　　　(　　)

二、单选题

1. 阵发性室上性心动过速急性发作时宜选用   （   ）

A. 维拉帕米   B. 奎尼丁   C. 硝酸甘油

D. ACEI   E. 氯沙坦

2. 下列关于胺碘酮的叙述，错误的是   （   ）

A. 缩短动作电位时程药   B. 对室上性心动过速效果好

C. 对室性心动过速有效   D. 长期应用可见角膜褐色微粒沉着

E. 甲状腺功能异常患者禁用

3. 对于交感神经兴奋性过高引起的窦性心动过速宜选用   （   ）

B. 奎尼丁   B. 利多卡因   C. β 受体阻断药

D. ACEI   E. 苯妥英钠

三、问答题

1. 简述抗心律失常药物的分类、每类的代表性药物。

2. 简述抗心律失常药的作用机制并举例。

3. 简述利多卡因、普萘洛尔、胺碘酮和维拉帕米的抗心律失常临床应用特点。

第十七章

休克的药物治疗

➡ **重点内容**

1.休克的病因及药物治疗的病理生理学基础。
2.休克的药物治疗原则。
3.临床常用的休克治疗药物。
4.感染中毒性休克、心源性休克及低血容量性休克的药物治疗。

二维码 17-1
教学 PPT

第一节　概　述

　　休克是指因各种原因引起的急性血液循环障碍,造成微循环动脉血灌流量急剧减少,从而导致血液循环系统不能向组织细胞提供代谢所需要的氧及各种营养物质,所呈现的病理综合征。休克是临床各科严重疾病中常见的并发症,其主要临床表现有血压下降、心率增快、脉搏细速、全身无力、皮肤湿冷、面色苍白或发绀、静脉微陷、尿量减少、烦躁不安、反应迟钝、神志模糊、昏迷甚至死亡。对休克的有效治疗首先应正确认识其发病机制,目前随着微循环理论及分子生物学的不断发展,对休克本质的认识也在不断深化。休克的治疗已从单纯的以血管活性物质改善微循环的方法,发展到联合应用血管内皮保护剂、自由基清除剂、抗血小板药、花生四烯酸代谢物拮抗药、细胞能量合剂、细胞膜稳定药以及基因治疗等,并取得一定的疗效,降低了休克的并发症和病死率。

一、休克的病因与分类

　　根据引起休克的原因不同,将休克分为感染性休克、心源性休克、低血容量休克、神经源性休克和过敏性休克五类。

(一)感染性休克

感染性休克又称中毒性休克或败血症性休克,是由于病原微生物及其毒素在人体引起的一种微循环障碍状态,致组织缺氧、代谢紊乱、细胞损害甚至多器官功能衰竭。

(二)心源性休克

心源性休克是指由急性心肌梗死、严重心律失常、心脏压塞、肺动脉栓塞等各种原因所致的心脏泵血功能障碍为特征的急性组织灌注量不足而引起的临床综合征。与其他休克一样,其共同特征是有效循环量不足,从而引起全身组织和脏器的血液灌注不良,导致组织缺氧、微循环淤滞、脏器功能障碍和细胞代谢功能异常等一系列病理生理改变。

(三)低血容量性休克

低血容量性休克是由于失血、创伤、烧伤及严重呕吐、腹泻等各种原因导致血液、体液和电解质的大量丢失,使有效循环血容量不足、回心血量减少,以致心排血量明显减少,血压降低,不能维持正常机体组织血供以及氧和其他营养物质的供给。其严重程度主要取决于体液的损失量和速度。

(四)神经源性休克

神经源性休克是由于剧烈的刺激(如疼痛、外伤等)引起强烈的神经反射性血管扩张,周围阻力锐减,有效循环量相对不足所致。

(五)过敏性休克

过敏性休克是指某些物质和药物、异体蛋白等进入已致敏的机体后,通过免疫机制在短时间内发生的一种强烈的多脏器累及症状群。

二、休克药物治疗的病理生理学基础

血管扩张曾被认为是造成休克时血压下降的主要原因,后来认识到组织器官的微血管痉挛性收缩是导致微循环灌注不良及淤滞乃是休克的主要原因。近年来对休克又提出了一个新论点,即系统炎症反应综合征(systemic inflammatory reaction syndrome),认为炎症反应在休克的病因中起重要作用。引起休克的原因不同,而且其分类各异,但其基本的病理生理学过程则有某些共性。细胞功能障碍,尤其是细胞对氧的利用障碍是各型休克的共性,而细胞功能障碍又可导致各脏器功能衰竭,并激发炎症反应。休克时引起细胞功能障碍的原因很多,如低血容量性休克时,细胞缺血缺氧,使 ATP 生成不足,由于能量缺乏,导致乳酸堆积,酸中毒可使线粒体的各种呼吸酶直接抑制,进而引起线粒体功能紊乱和结构改变而使细胞死亡,同时也使溶酶体膜损伤而引起大量溶酶体酶的释放,造成细胞自溶。中毒性休克时,毒素与细胞受体结合并激活调节蛋白从而促进细胞因子的产生,如肿瘤坏死因子-α(TNF-α)和白介素 1(IL-1)不仅能破坏离子跨膜转运的功能,TNF-α 还能刺激许多其他细胞因子的释放,如血小板激活因子(PAF)、白三烯(LTs)及血栓素 TXA_2 等,这些细胞因子在细胞损伤及各型休克的发生发展中起重要作用。休克时,由于细胞的缺氧或内毒素对线粒体呼吸功能的直接抑制,细胞色素氧化酶系统功能失调,以致进入细胞内的氧经单电子还原而形成氧自由基增多;由于细胞缺血使蛋白水解酶活性增高,可催化黄嘌呤脱氢酶变为黄嘌呤氧化酶,从而使次黄嘌呤变成黄嘌呤和氧自由基。氧自由基能灭活蛋白质,破坏 DNA,使细胞膜发生脂质过氧化,导致细胞溶解。休克时,基因表达的改变在细胞功能紊乱中起重要作用,如黏附分子 ICAM-1 与 ICAM-2 等黏附蛋白和诱导型一氧化氮合成酶(iNOS)等的生成,都说明了基因表达的向上调节,而 NO 是休克时血管扩张和低血压的主要介质,同时还能介导心肌抑制因子的生成。热休克蛋白在休克的基因反应中特别重要,它能干扰细胞的合成并激发细胞的凋亡,这是休克时细胞死亡的重要机制。

三、休克的药物治疗原则

由于休克的病因不同,各型休克的病理生理过程复杂,所以治疗时除遵循总的原则外,必须做到个体化,并采取综合治疗措施。

(一)及早预防

1. 积极防治感染和各种容易引起感染性休克的疾病,如败血症、细菌性痢疾、肺炎、流行性脑脊髓膜炎、腹膜炎等。

2. 急性心肌梗死时的剧痛易诱发加重心源性休克,宜用吗啡、哌替啶等止痛,同时用镇静剂以减轻患者紧张和心脏负担,以免引起迷走神经亢进,使心率减慢或呼吸抑制。

3. 做好外伤的现场处理,如及时止血、镇痛、保温等。

4. 对失血或失液过多(如呕吐、腹泻、咯血、消化道出血、大量出汗等)的患者,应及时酌情补液或输血。

5. 在应用可能引起过敏性休克的药物(如青霉素、链霉素等)或血清制剂(如破伤风、白喉抗毒素)前,务必做皮肤过敏试验,反应阳性者禁用;输血前应严格检查供受者血型是否相符等。

(二)积极治疗

1. 改善微循环、提高组织灌流量　各种休克均有有效循环血量绝对或相对不足,并伴有重要器官灌注不足。恢复血容量是治疗各种休克的共同目标。在补足血容量的基础上,根据休克的不同类型和不同的发展阶段以及不同的表现,合理选用血管活性药物,对于改善微循环、提高组织灌流量有重要意义。

2. 改善细胞代谢,防治细胞损害　目前认为细胞代谢障碍是各型休克的共性。基于这一新观点,主张用 ATP 以纠正休克时的细胞能量代谢障碍;用大剂量糖皮质激素以稳定溶酶体膜;用 GIK(葡萄糖-胰岛素-氯化钾)疗法,补充能源;用人工亚冬眠疗法,使患者较易度过缺氧与缺少能源的休克状态;用大剂量维生素 C 静脉注射,改善心肌代谢。另外,纠正酸中毒也是改善心肌代谢、防止细胞损害和提高抗休克药物疗效的重要措施。

3. 治疗重要器官功能衰竭　休克时如出现器官功能衰竭,则除了采取一般治疗措施外,尚应针对不同的器官衰竭采取不同的治疗措施,如出现心力衰竭时,除停止或减慢补液外,尚应强心、利尿,并适当降低前、后负荷;如出现呼吸衰竭时,则应给氧,改善呼吸功能;如发生急性肾功能衰竭时,则可考虑采用利尿、透析等措施。

第二节　临床常用的休克治疗药物

一、血管活性药

(一)扩血管药物

扩血管药物包括 α 受体阻断药、β 受体激动剂、多巴胺受体激动剂、胆碱受体阻断药、直接松弛血管平滑肌的药物、钙通道阻滞药、磷酸二酯酶抑制药等。

1. α受体阻断药 以酚妥拉明(phentolamine)和酚苄明(phenoxybenzamine)为代表。酚妥拉明属咪唑啉衍生物,对血管平滑肌上的α受体有特异性阻断作用,由于其与α受体结合较为疏松而易于解离,故作用维持时间较短,口服后30min血药浓度达峰值,作用维持约3～6h,肌内注射作用维持30～45min,静脉滴注作用维持约30min。在体内代谢迅速,以原形从尿中排出。酚妥拉明主要药理作用是舒张血管和兴奋心脏。对血管的舒张作用主要是由于本品对血管平滑肌的直接作用和大剂量时的α受体阻断作用,而对静脉和小静脉的α受体阻断作用比对小动脉作用强,因此,酚妥拉明可降低毛细血管静脉压,使前毛细血管括约肌开放,增加营养性毛细血管的血液灌注,改善微循环。对心脏的兴奋作用是由于血管扩张,血压下降,导致交感神经反射引起,部分是由于阻断肾上腺素能神经末梢突触前膜 α_2 受体,从而促进去甲肾上腺素释放,激动心脏 β_1 受体的结果。利用酚妥拉明的舒张血管和兴奋心脏作用,可改善休克状态时的内脏血液灌注状态,解除微循环障碍。本品适用于感染性、心源性和神经源性休克,尤其对休克症状改善不佳而左室充盈压高于15mmHg者,但给药前必须补足血容量。静脉给药有时可引起严重的心率加快、心律失常和心绞痛,因此须缓慢滴注,剂量为5～10mg/次,以5%葡萄糖溶液500～1000ml稀释后静脉滴注。

酚苄明为长效α受体阻断药。静脉注射酚苄明后起效慢,1h后可达最大效应,但作用强大;静脉注射后,12h内排泄约50%,24h内排泄约80%,$t_{1/2}$ 为24h。本品的脂溶性高,可积蓄于脂肪缓慢释放,故作用时间久,可维持3～4d,一周后尚有少量残留于体内。其药理作用与酚妥拉明基本相似,能舒张血管,降低外周阻力,特别是在交感神经活性高的情况下扩血管作用更为明显,如血容量减少或直立时,就会引起显著的血压下降,由于血压下降所引起反射作用,加上突触前膜α受体阻断作用,在用药过程中常有心率加快、心收缩力增强及心排血量增加。此外,酚苄明也能抑制去甲肾上腺素的摄取,这些作用对纠正休克有利,故可用于补足血容量后血压仍不见回升的各种休克患者。因其局部注射刺激性强,注射剂只做静脉给药,一般用量为0.2～1.0mg/kg,溶于5%葡萄糖液200ml后静脉滴注。也有人主张将酚苄明与小量去甲肾上腺素合用,以增加心排血量,或与糖皮质激素合用,以增强疗效。

2. β受体激动剂 典型代表药为异丙肾上腺素(lsoprenaline)。异丙肾上腺素是人工合成的非选择性β肾上腺素受体激动剂,$t_{1/2}$ 约2h,血浆蛋白结合率为65%。口服易在肠黏膜与硫酸基结合而失效;气雾剂吸入给药,吸收较快;舌下含药因能舒张局部血管,少量可从黏膜下的舌下静脉丛迅速吸收。对心脏 β_1 受体具有强大的激动作用,表现为正性肌力和正性心率作用,并加快房室间传导;对血管 β_2 受体的激动作用,表现为外周血管舒张。由于兴奋心脏和降低末梢血管阻力,可增加组织血流和减少出血性休克低灌注所致的损害。近年来研究证明,异丙肾上腺素有明显的抗炎和调节免疫的作用,并证明了异丙肾上腺素能抑制 TNF_α 的产生而有利于休克的防治。本品尤其适用于低血压伴有心动过缓、房室传导阻滞、有长Q-T间期的异型心室过速和心脏骤停者;也适用于在补足血容量的情况下,中心静脉压高和心排血量低的感染性休克,一般从小剂量开始,使收缩压维持在90mmHg,脉压在20mmHg以上,心率在120次/min以下,尿量增加,症状改善为妥;低血容量性休克,如已补足血容量,而外周循环未见改善者,可试用异丙肾上腺素静脉滴注,剂量为0.1～0.2mg/dl,滴速约为成人2～4μg/(kg·min)。如剂量过大易引起心律失常,甚至产生危险的心动过速及心室颤动。

3. 多巴胺受体激动剂　包括多巴胺(dopamine,DA)、多培沙明(dopexamine)、非诺多巴(fenoldopam)。多巴胺是去甲肾上腺素生物合成的前体,药用的多巴胺是人工合成品。口服后易在肠和肝中被破坏而失效。一般用静脉滴注给药,作用时间短暂,$t_{1/2}$约7min。本品在休克的治疗中被广泛使用。多巴胺主要激动心脏、血管的α、β和DA受体及肾脏的D_1受体。其作用的最大特点为剂量依赖性,低剂量[2~5μg/(kg·min)]因激动肾、肠系膜、脑和冠状血管的D_1受体,而扩张上述器官血管,增加血流量。当剂量增加至6~15μg/(kg·min)时,可激动心脏$β_1$受体使心肌收缩力加强,心排血量增加,可增加收缩压和脉压,但对舒张压无明显影响或轻微增加。如剂量超过20μg/(kg·min),则能激动血管的α受体,导致血管收缩,从而使血液由四肢等处重新分布至肾、心、脑等重要器官。多巴胺可用于各种休克,对感染中毒性休克,能增加存活率;对扩容无反应或用其他拟交感胺类无效的心源性休克疗效较好;对出血性休克,多巴胺也能增加肾和内脏血流量,但存活率提高不多。

多巴胺与去甲肾上腺素相比较,最大的优点是能增加肾和肠系膜的血流量,对心脏$β_1$受体的激动作用较强。与异丙肾上腺素相比较,其优点是在相同的增加心收缩力情况下,致心律失常和增加心肌耗氧量的作用较弱。总之,多巴胺对伴有心收缩力减弱、尿量减少而血容量已补足的休克患者疗效较好。应用时注意用量和静脉滴速,常将多巴胺10~20mg加入5%葡萄糖溶液100ml中稀释,初以2~5μg/(kg·min)滴速滴入,继按需要调节滴速,最大滴速为0.5mg/min。如剂量过大或滴注太快可出现心动过速、心律失常和肾血管收缩引致肾功能下降等。用药时还应监测心功能和尿量。如同时合用单胺氧化酶抑制剂或三环类抗抑郁药,多巴胺剂量应酌减。

多培沙明是一种合成的多巴胺受体激动药,可激动D_1、D_2和$β_2$受体,使内脏血管舒张,内脏血流量增加。多培沙明还能降低白细胞在后毛细血管内的黏附从而改善微循环,有利于休克的治疗。多培沙明的$t_{1/2}$约为6~7min,主要经胆汁和肾脏排出。临床上主要用于治疗感染中毒性休克。

非诺多巴是20世纪80年代在国外上市的选择性D_1受体激动剂,$t_{1/2}$为10min,本品主要的优点是能明显增加肾血流量,降低肾血管阻力而不影响肾小球的滤过,此作用与硝普钠对肾脏的影响相反,所以非诺多巴可代替硝普钠试用于严重高血压或心源性休克的治疗;但尚缺乏临床经验。

4. 胆碱受体阻断药　以阿托品(atropine)与山莨菪碱(anisodamine)为代表。阿托品与山莨菪碱都是植物来源的生物碱类药物,阿托品是天然植物中莨菪碱的消旋体,山莨菪碱是从我国产的茄科植物唐古特莨菪中提取的生物碱。20世纪50年代末,我国临床医师采用莨菪碱类药物(阿托品、山莨菪碱、东莨菪碱)治疗感染中毒性休克获得成功,使休克的病死率明显下降。以后对这类药物进行了深入研究,其中研究得最多的是山莨菪碱,并于1965年人工合成了山莨菪碱(商品名654-2),现在临床常用的是山莨菪碱氢溴酸盐。莨菪碱类药物属胆碱受体阻断药,具有以下功能:解除小血管痉挛,改善微循环;阻断M受体,维持细胞内cAMP/cGMP的比值;兴奋呼吸中枢,解除支气管痉挛,抑制腺体分泌,保持通气良好;较大剂量时可解除迷走神经对心脏的抑制作用,从而改善心功能;能降低血液的黏度,使聚集的红细胞解聚、抑制血小板聚集、减轻白细胞的黏附,从而减少微血栓形成,使微循环通畅;具有细胞的保护作用,可通过稳定细胞膜,提高细胞对缺氧、缺血以及毒素的耐受能力;

减轻钙超负荷,抑制脂质过氧化,减少细胞的破坏。此外,对免疫功能有调节作用,能增强网状内皮系统的吞噬功能,有利于机体对毒素和各种有害因子的清除,以保护细胞的完整性不受破坏。但大剂量阿托品可引起烦躁不安、皮肤潮红、瞳孔扩大、视物模糊、心率加快、口干等。由于山莨菪碱在解痉方面具有选择性较高,能改善微循环,而副作用相对较小的优点,临床常用其取代阿托品治疗感染性休克。抗休克时将山莨菪碱5~10mg加于5%葡萄糖溶液200ml静脉滴注;或用10~20mg/次稀释于葡萄糖溶液内作静脉推注,每10~30min注射一次,病情好转后逐渐延长给药间隔直至停药。但剂量过大时也可出现阿托品样中毒症状。中毒解救用1%毛果芸香碱0.25~0.5ml,每隔15~20min皮下注射一次。

5.直接松弛血管平滑肌的药物 包括硝普钠(sodium nitroprusside)和硝酸甘油(sodium nitroprusside)。硝普钠是亚硝基铁氰化钠,属硝基扩张血管药。1929年首次证明了它的扩血管作用。经过几十年的研究,已经证明了它是一个强效、快效、短效的药物,可直接松弛小动脉和静脉平滑肌,降低心脏前、后负荷。其扩血管的主要原理是在体内释放出NO而起作用。本品很少影响局部血流分布,一般不降低冠脉血流、肾血流及肾小球滤过率而有利于抗休克。本品除用于治疗高血压危象外,还可用于治疗心源性休克。最近有研究认为,它也可用于治疗烧伤引起的休克。常用粉针剂,由于本品溶解后遇光易分解,必须现配现用,宜在避光容器中缓慢静脉滴注。剂量为5~10mg,加入5%葡萄糖溶液100ml中静脉滴注,滴速约为20~100μg/min,如滴注太快,易出现急性血压下降导致休克患者症状加剧,如产生恶心、呕吐、出汗、心悸等。长期用药,尤其在肾功能障碍时,易招致蓄积中毒,本品所含的亚铁离子与红细胞的巯基化合物结合形成氰化物,后者在肝内还原成为硫氰酸盐,如血中硫氰酸浓度超过12mg/dl时即当停药,以免中毒。

硝酸甘油的基本作用是松弛平滑肌,对血管平滑肌的作用最显著,主要舒张容量血管,减少回心血量而降低心脏的前负荷,对阻力血管也有一定的舒张作用,从而能有效地改善心功能。此外,硝酸甘油通过产生NO而抑制血小板聚集、黏附,这些均有利于休克的治疗。通常以1mg用5%葡萄糖溶液100ml稀释后静脉滴注,滴速为7~8滴/min。

6.钙通道阻滞药 以硝苯地平(nifedipine)和维拉帕米(verapamil)为代表。血管平滑肌细胞和心肌细胞的收缩有赖于细胞内游离钙,若抑制了钙离子的跨膜转运,则可使细胞内游离钙浓度下降。钙通道阻滞药通过减少细胞内钙离子含量而使血管平滑肌松弛和心肌收缩力减弱。钙通道阻滞药能降低心肌耗氧,提高心肌对缺氧的耐受力,从而能防止中毒性休克时产生的心肌抑制因子对心脏功能的过度抑制,发挥治疗作用。实验证明,钙通道阻滞药对缺血心肌具有保护作用。对心肌梗死和缺血性心肌病的休克患者,静脉注射硝苯地平,能降低总外周血管阻力,还可增加侧支循环而减轻心肌缺血性变化。维拉帕米对肾有保护作用,对肾素-血管紧张素系统也有抑制作用。用维拉帕米时要注意对心脏的抑制。适用于对各种治疗措施无反应的不可逆性休克,交感神经功能亢进的外周血管阻力高而休克状态持续者。维拉帕米静脉注射过量或过快可引起心动过缓、低血压、房室传导阻滞、心力衰竭,甚至心脏停搏。给药前应补足血容量。

7.磷酸二酯酶抑制药 主要有己酮可可碱(pentoxifylline),属茶碱类,是二甲基黄嘌呤衍生物。$t_{1/2}$约为30min,在体内迅速被水解。近年研究证明,己酮可可碱扩张血管的作用机制不仅是由于抑制磷酸二酯酶,而且能使血管内皮细胞释放内皮依赖性松弛因子(EDRF),此外,还可通过抑制PGI_2的失活而发挥作用;具有抑制TNF-α、IL-1β、IL-6和IL-8

的释放；能减少细胞内氧自由基的产生，抑制中性粒细胞的激活，以减少有毒产物对组织的损害。所以，己酮可可碱对各种休克都有一定的治疗作用。

（二）缩血管药物

缩血管药物主要为肾上腺素受体激动药，包括去甲肾上腺素（noradrenaline，NA；norepinephrine，NE）、间羟胺（metaraminol）、肾上腺素（adrenaline，Adr）、去氧肾上腺素（phenylephrine）。以去甲肾上腺素和间羟胺最常用。

1. 去甲肾上腺素　NA 口服在肠内易被碱性肠液破坏，皮下注射易发生局部组织坏死，故一般采用静脉滴注给药。NA 进入体内后大部分被神经末梢囊泡摄取而储存；被摄取入非神经细胞内者，大多被 COMT 和 MAO 代谢成为活性很低的间甲去甲肾上腺素，其中一部分再经 MAO 催化脱氨形成 3-甲氧-4-羟扁桃酸（vanilllyl mandelicacid，VMA），经肾排泄。由于 NA 进入机体后迅速被摄取和代谢，一次剂量的作用仅持续数分钟，NA 在血液中消失极快。NA 对 α 受体具有强大激动作用，对 β_1、β_2 受体作用较弱。激动血管的 α 受体，使血管收缩，主要是使小动脉和小静脉收缩。皮肤黏膜血管收缩最明显，其次是肾脏血管。此外，内脏和肌肉血管也都呈收缩反应，有利于血液分布于心脏和脑等生命重要器官；激动冠脉血管的 β_2 受体，使冠脉血管扩张，冠脉血流增加；激动心脏 β_1 受体而加强心收缩力并增加心排血量。在整体情况下，心率可由于血压升高而反射性减慢。NA 在临床上治疗休克的主要适应证有：①心源性休克经补足血容量后血压仍不能回升者或外周阻力明显降低及心排血量减少者，去甲肾上腺素可使心排血量及冠脉血流量增加。②神经源性休克早期血压骤降时，小剂量去甲肾上腺素短时间静脉滴注，使收缩压维持在 90mmHg 左右时，以保证心、脑等重要器官的血液供应。③感染性休克早期小动脉处于扩张状态，心脏功能低下，此时应用 NA 可使心脏兴奋，血管收缩。④低血容量性休克，NA 可作为扩容疗法的辅助药以维持血液循环。⑤NA 与 α 受体阻断药或其他扩血管药合用，以消除 NA 的 α 受体兴奋作用而保留其 β 受体兴奋作用，从而充分显示心脏兴奋作用，尤适用于伴有心功能不全的休克。

NA 的不良反应较严重，仅适用于短期内小量静脉滴注。如静脉滴注浓度过高或药液漏出血管外，可引起局部组织坏死。如静脉滴注时间过长，剂量过大，则可使动脉血压增至过高，心排血量的增加反而不明显，甚至下降，可扩大心肌梗死范围，并加重微循环障碍，甚至可使肾动脉收缩导致急性肾功能衰竭使休克恶化。所以在用药过程中要监测血压与尿量，要求尿量保持在 25ml/h 以上。剂量与用法：从小剂量开始，根据病情调整剂量，需要时每隔5～10min 增加剂量，以 4～8μg/min 的速度缓慢静脉滴注，最大速度不宜超过10μg/min。

2. 间羟胺　又名阿拉明（aramine），本品不易被 MAO 破坏，故作用较持久。兼有 α 和 β 受体兴奋作用。通过兴奋心脏的 β 受体，使心肌收缩力增强，增加心排血量和冠状动脉血流量。对心率的兴奋不很显著，很少引起心律失常；通过兴奋血管的 α 受体，使小血管收缩，较持久地使血压升高。由于其作用较 NA 缓和而持久，较少引起心悸或尿量减少，也无中枢神经兴奋作用，故临床上可作为 NA 的代用品，适用于各种休克。但短期内反复应用，可使囊泡内 NA 减少，产生快速耐受性。本品可静脉滴注，也可肌内注射。抗休克时每次用 10～20mg 加入 5％葡萄糖溶液 100ml 中静脉滴注，滴速 20～40 滴/min。休克好转时，可用 10～20mg/次，作肌内注射。

3. 肾上腺素　肾上腺素口服后在碱性肠液、肠黏膜及肝内易被氧化破坏而失效；皮下注射因能收缩血管，故吸收缓慢，作用时间长，1h 左右；肌内注射的吸收速度远较皮下注射快，肌内注射作用维持约 10～30min。肾上腺素在体内的摄取和代谢与去甲肾上腺素相似。本品可透过胎盘，不易透过血-脑屏障。肾上腺素对 β 和 α 受体都有相当强的兴奋作用，对这些受体的作用与用量有关。当静脉滴注速度每分钟低于 120 ng/kg 时主要是激活 β_1 受体，使心肌收缩力加强，心率加快，并促进肾素释放。也激活 β_2 受体使支气管平滑肌舒张和肌肉血管舒张，抑制肥大细胞脱颗粒，减少过敏介质释放。如静脉滴注速度每分钟超过 120ng/kg，则可激活 α 受体出现外周血管收缩。肾上腺素主要用于抢救过敏性休克，一旦发生过敏性休克，立即给 0.1% 肾上腺素，先皮下注射 0.3～0.5ml，紧接着静脉注射 0.1～0.2ml，继以 5% 葡萄糖溶液滴注。也可用于感染中毒性休克的治疗，但仅限于常规复苏失败或多巴胺治疗无效的病例。最近的研究证明，肾上腺素能抑制 TNFα 的产生，抑制内毒素释放。这些均有利于休克的治疗。

肾上腺素主要不良反应为心悸、烦躁、头痛和血压升高等，血压剧升有发生脑溢血的危险，故老年人慎用。也能引起心律失常，甚至心室纤颤，故应严格掌握剂量。

4. 去氧肾上腺素　又名新福林或苯肾上腺素。本品可直接和间接地激动 α_1 受体，又称 α_1 受体激动药。其作用与去甲肾上腺素相似但较弱而持久。有明显的血管收缩作用，使血压升高，从而反射性兴奋迷走神经而减慢心率，对中枢神经系统无明显影响。去氧肾上腺素的作用与患者的基础情况有关，在原来血压低时，能升高血压，而对心率无明显影响，并能明显增加尿量。临床上可用于感染中毒性休克及过敏性休克，特别是当休克时液体复苏无效，伴有心动过速而需要其他升压药时，去氧肾上腺素应是一种较好的选择。

二、非强心苷类强心剂

(一)胰高血糖素

胰高血糖素(glucagons)为多肽类物质，由胰腺 α_2 细胞分泌。主要在肝、肾及血浆中迅速灭活，$t_{1/2}$ 为 3～6min。本品可拮抗胰岛素的作用和正性肌力作用，正性肌力作用不被 β 受体阻断药阻断，其主要机制是在心脏激活腺苷酸环化酶系统，而促进 ATP 转变为 cAMP，使心肌细胞内 cAMP 增加，结果使心肌细胞内的游离钙聚集。同时还有降低外周阻力，增加肾血流而使尿量增加。本品不易引起心律失常。可用于治疗心源性休克，尤其是对儿茶酚胺类药物反应不佳的或易引起心律失常的病例。抗休克时通常以 3～5mg 加入 5% 葡萄糖溶液 1000ml 中静脉滴注。当本品剂量超过 24mg/d 时，使华法林的抗凝作用显著增强，应避免两药合用。用药过程中要注意低血钾，以及胃肠道的不良反应。有资料显示，本品能使心肌梗死区扩大，故现已少用。

(二)多巴酚丁胺

多巴酚丁胺(dobutamine，DBA)为人工合成品，口服无效，仅供静脉注射给药。DBA 的 $t_{1/2}$ 仅为 2.8min，V_d 为 0.2L/kg，CL 为 244L/h。本品主要能选择性激动心脏 β_1 受体，兴奋心脏。与异丙肾上腺素比较，本品的正性肌力作用比正性频率作用显著，很少增加心肌耗氧量，也较少引起心动过速。它对血管的 α 与 β_2 受体作用弱，大剂量则有缩血管及扩血管的双重作用，故对外周阻力的影响较少，所以非心源性休克不考虑首先单用 DBA，其主要适应证是治疗心源性休克。一般给药剂量为 2.5～10μg/(kg·min)，可根据具体情况调整剂量，

以不超过 $40\mu g/(kg \cdot min)$ 为宜。偶可发生心律失常,亦可引起心肌梗死患者梗死面积增加,应引起重视。最近临床研究证明,多巴酚丁胺以 $10\mu g/(kg \cdot min)$ 静脉滴注后能明显增加右侧大脑中动脉的血流量,降低大脑动静脉氧差,增加大脑氧的输送,但并不增加其耗氧量。血氧饱和度显著提高,这一点对脑功能的恢复极为有利。

(三)氨力农和米力农

氨力农(amrinone)和米力农(milrinone)两个药物都是磷酸二酯酶Ⅲ的抑制药,具有强心和扩血管作用。磷酸二酯酶有四种亚型(Ⅰ、Ⅱ、Ⅲ、Ⅳ),心肌中磷酸二酯酶Ⅰ与Ⅱ位于胞浆,特异性低,起作用小。结合于细胞膜的只有磷酸二酯酶Ⅲ,而且活性高,是主要降解cAMP 的亚型,氨力农和米力农抑制磷酸二酯酶Ⅲ活性,使细胞内 cAMP 的量提高,促进钙离子内流,增强心肌肌丝对钙的敏感性而达到正性肌力作用。扩血管作用是直接舒张血管,也与平滑肌内 cAMP 浓度的增加有关。

氨力农的作用特点是具有正性肌力作用,但加快心率的作用弱,并具有较强的扩张外周血管的作用。静脉注射后心排血量增加,左室充盈压和外周阻力降低,不引起心率和血压改变。治疗休克伴有心力衰竭者优于强心苷,主要用于对儿茶酚胺类反应欠佳的休克。应在补足血容量的基础上使用,以免引起血压下降。主要副作用是静脉注射或静脉滴注 48h 后可出现心律失常与血小板减少。

米力农是氨力农衍生物,其作用特点是比氨力农的作用强约 20 倍,口服后 1h 内起效,高峰时间为 1~3h,持续 4~6h,$t_{1/2}$ 为 2h,代谢后大部分以原形从尿中排出,肾功损害者应慎用。本品在改善血流动力学的同时,不增加耗氧,不降低动脉压,无氨力农的不良反应。最近国外用本品治疗感染中毒性休克,尤其是儿科,获得了良好的效果。

(四)哒嗪酮

哒嗪酮(pyridazinone)是通过提高心肌蛋白对钙的敏感性而发挥正性肌力作用,与其他正性肌力药相比,其最大的优点是不会引起钙超载,而且具有扩张外周血管、减轻心脏负荷的作用。实验研究证明,哒嗪酮能降低感染中毒性休克和出血性休克的死亡率。但本品尚处于研究阶段。

三、抗炎症介质类药物

(一)抗一氧化氮(NO)的药物

1. 一氧化氮合酶(NOS)抑制剂　主要包括 NOS 非特异性抑制剂:硝基左旋精氨酸甲酯(*N*-nitro-l-arginine methylester, LNAME)、硝基左旋精氨酸(*N*-nitro-l-arginine, LNNA)、单甲基左旋精氨酸(*N*-mono-methyl-l-arginine, LNMMA);NOS 特异性抑制剂:氨基胍(aminoguanidine)、S-甲基异硫脲(*S*-methylisothiourea,SMT)和重组人体红细胞生成素(recombinant human erythropoietin,Rh-EPO)等诱导型 NOS(iNOS)选择性抑制剂。

目前已知存在于体内的有三种 NOS 同工酶,不同的同工酶所起的作用不同。来源于内皮细胞的 eNOS 和来自神经细胞的 bNOS 具有调节血流、血压、血管通透性、细胞黏附和信号转导的功能。如应用一氧化氮合酶抑制剂(NOSI)抑制了 eNOS 和 bNOS,对治疗休克不但无效反而不利,甚至能使之恶化,提高病死率。而由巨噬细胞、肺、肝、脾、肠系膜等重新合成的 iNOS 能产生大量的 NO,使血管舒张,血压下降,使休克加重。因此,目前比较多的人认为,可选用 NOS 特异性抑制剂即选择性抑制 iNOS 的药物治疗休克;但其用药的时间、用量以及适用于何种休克等,有待于进一步研究。

2. NO 清除剂　本类药物能增加脑血流量,并改善脑缺血的症状,提高血压和降低颅内压,能提高组织对氧的利用率,增加氧的摄取,对肾脏有保护作用,而且不具有 NOS 抑制剂因过度抑制 NO 的产生而带来的不良影响。目前所能提供的 NO 清除剂血红蛋白溶液主要有吡醇羟己酯关联的血红蛋白(pyridoxylated cross-linked hemoglobin,PLP-Hb)和二乙酰关联的血红蛋白(diacetylated cross-linked hemoglobin,DCPL-Hb)。血红蛋白溶液不仅对失血性休克的治疗有意义,对感染中毒性休克的治疗也很有价值;但会增加血小板的沉积而出现一过性的血小板减少,用量过大时,可产生血管过度收缩,目前国内尚缺乏使用经验。

(二)白介素 1(IL-1)受体拮抗剂

IL-1 在内毒素性休克的发病中有重要的作用,IL-1 受体拮抗剂能阻断靶细胞受体与相应的细胞因子结合,使信息转录无法启动,有效减弱宿主对感染和炎性损害的反应。经动物实验表明,通过注射外源性 IL-1 受体拮抗剂(IL-ra),能抑制 IL-1 的活性,防止休克的发生和降低死亡率。

(三)抗肿瘤坏死因子(TNF)抗体

这类药物中正在研究和试验的有 TNF 单克隆抗体(TNF-α Mab)。研究发现,采用鼠抗 TNF 单克隆抗体治疗感染性休克时,患者血清 TNF 水平增高者死亡率可降低 10%,但对血清 TNF 水平正常者治疗无效。最近完成的大规模Ⅲ期临床试验却无明显疗效。

(四)自由基清除药和抗氧化药

这类药物主要有 N-乙酰半胱氨酸(N-acetylcysteine,NAC)和 N-2-硫基丙酰甘氨酸(N-2-mercaptopropionyl glycine),前者主要作用是改善器官血流,维持血压,抑制血小板和白细胞聚集,减少 TNF 的产生,有研究认为 NAC 能有效改善感染中毒性休克。将在后者应用于失血性休克的大鼠时,能有效减少所需要的补液量,也能降低全身和肠系膜血浆中的 TNF 和 IL-6 的释放,所以认为本品能减少出血性休克的不良结果。

(五)糖皮质激素

糖皮质激素的作用极其复杂,尤其是对其抗休克作用及其疗效的认识一直有较多的争论。认为糖皮质激素有利于抗休克的主要机制是:大剂量皮质激素能稳定溶酶体膜,减少休克时心肌抑制因子的释放,使心脏兴奋,能降低血管对某些缩血管物质的敏感性,解除血管痉挛,从而改善休克状况。认为糖皮质激素不利于抗休克,甚至是有害的主要原因是继发性感染,不仅不能改善休克患者存活的情况,大剂量使用还能增加死亡率。现在认为,糖皮质激素在某些情况下,如小儿脑膜炎、球菌性脑膜炎或伤寒时,可能有治疗作用,或是败血症发展为急性呼吸窘迫综合征(ARDS)时,用糖皮质激素可以防止纤维增生。不适用于一般的感染中毒性休克。

除上述抗介质类药物可治疗休克外,目前有待于进一步研究和证明的有前列腺素拮抗剂、缓激肽拮抗剂、PAF 拮抗剂、TXA$_2$ 拮抗剂、白三烯受体拮抗剂、抗黏附分子药等。

四、改善能量代谢的药物

(一)三磷酸腺苷-氯化镁(adenosine triphosphate-magnesium chloride,ATP-MgCl$_2$)

ATP-MgCl$_2$ 能增加组织 ATP 含量,为细胞提供能量,改善缺血,恢复受损线粒体的功能;能防止血管对内皮依赖性舒张因子的损害,维持内皮细胞功能,改善各重要器官的微循环,这对防治休克时的多脏器功能衰竭很有意义。因此,ATP-MgCl$_2$能有效地用于治疗失血性、感染中毒性休克。多以静脉缓慢滴注方法给药。本品有明显的扩血管作用,滴入时应监测血压,一旦出现血压下降立即停药。

(二)极化液(GIK 溶液)

极化液能增加细胞内 ATP,改善线粒体功能,清除氧自由基。由于极化液可使细胞内能量代谢得到显著改善,保护细胞基本生理功能,所以对出血性休克、心源性休克及感染性休克均呈现保护作用。极化液由一定比例的葡萄糖、胰岛素和氯化钾所组成,通常可每次缓慢静滴 500～1000ml。切忌静脉推注,以免造成高钾心脏停搏。

五、内啡肽受体调节剂

早在 1978 年 Holoday 和 Faden 就首次报告了纳洛酮对内毒素性休克的有利作用。近年来的研究指出内啡肽在休克发病过程中亦是一个重要的诱因。休克发生时,内毒素等在脑部刺激释放 ACTH 的同时,亦促使内啡肽释出,使血液中内啡肽水平明显升高,作用于阿片 μ、κ 受体,从而抑制心血管,加剧微循环障碍和细胞缺氧状态。阿片受体拮抗剂纳洛酮具有对抗内啡肽作用,能明显地改善休克时的细胞代谢,预防代谢性酸中毒,调节电解质紊乱,改善细胞缺氧状态;能稳定溶酶体膜,降低血液循环中心肌抑制因子的浓度;对内毒素性休克,它能改善白细胞和血小板计数,同时增加存活率。纳洛酮对各种原因的休克都有效,但主要用于感染性休克。也可试用于对其他治疗措施无效的心源性、创伤性、出血性、过敏性休克等。纳洛酮 $t_{1/2}$ 为 1.5h,V_d 为 3L/kg,CL 为 104L/h。静脉注射时宜参考其药代动力学参数和血药浓度及所维持的血压水平选用适当的剂量。

第三节　临床常见休克的药物治疗

一、感染中毒性休克的药物治疗

首先是抗感染治疗,抗感染治疗包括有效抗生素的应用和(或)局部感染灶的处理,尽早确立病原学诊断并选用有效的抗菌药物是治疗感染性休克的重要环节。除积极控制感染外,应针对休克的病理生理给予补充血容量,纠正酸中毒,调整血管收缩功能,消除血细胞聚集以防止微循环淤滞,以及维护重要脏器的功能等。

(一)补充血容量

有效循环血量的不足是感染性休克的主要矛盾,故扩容治疗是抗休克的基本手段。扩容所用液体应包括晶体液和胶体液。

1.胶体液　①低分子右旋糖酐:具有改善血流、疏通微循环和渗透性利尿作用。静注后 2～3h 作用达高峰,4h 后渐消失,故滴速宜较快。每日用量为 10%右旋糖酐 500～1500ml,一般为 1000ml。②血浆、白蛋白和全血:适用于肝硬化和慢性肾炎伴低蛋白血症、急性胰腺炎等病例。③羟乙基淀粉(706 代血浆):能提高胶体渗透压,增加血容量,副作用小,无抗原性,很少引起过敏反应。

2.晶体液　碳酸氢钠林格液和乳酸钠林格液等平衡液所含各种离子浓度较生理盐水更

接近血浆中的水平,可提高功能性细胞外液容量,并可部分纠正酸中毒。

(二)纠正代谢性酸中毒

纠正酸中毒可增强心肌收缩力,恢复血管对血管活性药物的反应性并防止 DIC 的发生。纠正酸中毒的根本措施在于改善组织的低灌注状态。缓冲碱主要起治标作用,且若血容量不足,则缓冲碱难以发挥其效能。首选缓冲碱为 5%碳酸氢钠溶液。

(三)改善微循环

在扩容的基础上适当应用扩血管药物,可改善组织灌注。根据情况可分别选择 β 受体激动剂异丙肾上腺素,α 受体阻断药酚妥拉明、酚苄明,抗胆碱药阿托品或山莨菪碱等。若血压骤降,血容量一时未能补足,可短期内应用小剂量缩血管药,如去甲肾上腺素和间羟胺,以提高血压,加强心肌收缩力,保证心脑血供。如与 α 受体阻断药或其他扩血管药物联合应用以消除 α 受体激动引起的降压作用而保留其 $β_1$ 受体兴奋作用,并可对抗 α 受体阻断药的降压作用,尤适用于伴有心功能不全的休克病例。

(四)维护重要脏器的功能

1. 心脏功能的维护 可预防性运用毒毛花苷 K 或毛花苷丙。当出现心功能不全征象时,应严格控制静脉输液量和滴速。除给予快速强心药外,可给扩血管药,但必须与去甲肾上腺素或多巴胺合用以防止血压骤降。大剂量肾上腺皮质激素有增加心排血量和降低外周血管阻力,提高冠状动脉血流量的作用,可早期短程应用。同时给氧,纠正电解质和酸碱平衡紊乱,并给能量合剂以纠正细胞代谢失衡状态。

2. 呼吸功能的维护 对休克患者均应给氧,经鼻导管(4～6L/min)或面罩间歇加压输入。吸入氧浓度以 40%左右为宜。同时必须保持呼吸道通畅。为减轻肺间质水肿可给 25%白蛋白;如血容量不低可给大剂量呋塞米。己酮可可碱对急性肺损伤有较好的保护作用,早期应用可减少中性粒细胞在肺内积聚,抑制肺毛细血管的渗出,防止肺水肿形成。

3. 肾功能的维护 经抗休克治疗后血压稳定心功能良好,但出现少尿、无尿、氮质血症者,可行快速静滴甘露醇 100～300ml,或静注呋塞米 40mg,如排尿仍无明显增加,提示可能已发生了急性肾功能不全,应给予相应处理。

4. 脑水肿的防治 给予血管解痉剂、抗胆碱类药物、渗透性脱水剂(甘露醇)、呋塞米、头部降温与大剂量肾上腺皮质激素(地塞米松 10～20mg)静注以及高能合剂,以纠正脑缺血、缺氧,防止脑水肿和脑疝的发生。

在抗休克的同时除积极维护上述重要脏器的功能外,还应积极防治弥散性血管内凝血(DIC),临床上一旦确诊 DIC,即用肝素以每 4～6h 静注或静滴 1.0mg/kg(一般为 50mg,相当于 6250u),使凝血时间控制在正常值的 2 倍以内。DIC 控制后方可停药。

(五)抗内毒素治疗和抗炎症介质治疗

细菌内毒素即脂多糖,是革兰阴性菌致病的主要物质,是感染性休克的主要启动子。细菌内毒素的完全清除有利于休克的治疗,所以针对内毒素的治疗是目前最活跃的研究领域。近几年研究了一系列特异性抗内毒素的药物,如脂质 A 生物合成抑制剂、抗内毒素抗体和疫苗、杀菌性/穿透性增强蛋白、重建高密度脂蛋白、内毒素(脂多糖)拮抗剂、抗 CD14 抗体和脂多糖信号转导抑制剂等。近期资料显示,杀菌性/穿透性增强蛋白对细菌内毒素的活性成分有高度亲和力,能有效中和内毒素,临床使用初步结果显示杀菌性/穿透性增强蛋白治疗有效,但有待进一步的临床实验来证实。这一类药物与抗炎症介质的药物不同,其最大的优点就是不损害机体的防御机制。

目前已知炎症反应在休克的病因中起重要作用，所以抗炎症介质治疗休克也日益受到重视，近年来临床上试用了可溶性细胞因子受体-IgG 嵌合体、前列腺素拮抗剂、缓激肽拮抗、PAF 拮抗剂、抗 TNF 抗体等，但临床治疗效果不满意。

二、心源性休克的药物治疗

常见的心源性休克多由急性心肌梗死引起，所以对心源性休克除采取一般抗休克措施外，还应侧重恢复冠脉血流和心脏功能。

(一)补充血容量

休克时，血容量不是绝对减少就是相对减少，所以补充血容量极为必要。应根据中心静脉压监测结果来决定输液量。中心静脉压正常为 $4\sim12cmH_2O$，如低于 $5cmH_2O$，提示存在低血容量；当低于 $10cmH_2O$ 时，即可输液。输液的内容宜根据具体情况选用全血、血浆、人体白蛋白、低分子右旋糖酐或葡萄糖溶液，一般应用低分子右旋糖酐。

(二)维持血压

如血压急剧下降，应立即开始静脉滴注间羟胺，以 $10\sim20mg$ 稀释于 100ml 葡萄糖溶液内，亦可同时加入多巴胺 $20\sim30mg$，使收缩压维持在 $90\sim100mmHg$，保持重要器官的血流灌注。当初次测量中心静脉压其读数即超过 $12cmH_2O$ 或在补充血容量过程中有明显升高而患者仍处于休克状态时，临床上应根据患者皮肤、四肢的血液循环和心功能情况的观察经验，确定休克的情形，考虑选用合适的血管活性药物。

(三)纠正心律失常

心肌梗死常伴有心律失常，而心动过速或心动过缓等心律失常又能使休克加重，所以要应用适当的抗心律失常药物。如室性心动过速可静注利多卡因；心动过缓和房室传导阻滞可静注阿托品；如出现阵发性心动过速或伴有房颤宜选用强心苷。

(四)改善心脏功能

应用正性肌力药物，减轻心脏负荷以保护受损的心肌；应用如 $ATP-MgCl_2$，极化液等改善心脏代谢的药物。但在应用正性肌力药物强心苷时注意，在急性心肌梗死 24h 内应避免使用，以免引起心肌梗死范围扩大和诱发心律失常。

(五)纠正酸碱平衡失调和电解质紊乱

主要是纠正代谢性酸中毒和高钾血症或低钾血症。对于休克较重或用升压药不能很快见效者，可立即静脉滴注 5％碳酸氢钠溶液 $100\sim200ml$，以后根据化验结果做相应处理。注意测定血钾、钠、钙和氯化物，按情况予以补充或限制。对高钾血症者，除限制钾盐摄入外，可静脉滴注 5％碳酸氢钠溶液和葡萄糖加胰岛素。

(六)胰高血糖素和肾上腺皮质激素的应用

胰高血糖素对心源性休克有一定的疗效，静脉注射试用剂量为 $3\sim5mg$，等待 $2\sim3min$，如无反应，必要时可重复注射，继而将 $3\sim5mg$ 加入 5％葡萄糖溶液 1000ml 中静脉滴注，连用 $24\sim48h$。本品能使心肌梗死区扩大，现已少用。目前，关于肾上腺皮质激素的应用尚有较多的争论，其有益的作用主要与细胞膜的作用有关。

心源性休克经内科治疗但效果不佳时，可采用主动脉内气囊反搏术和体外加压反搏术等，以稳定患者血流动力学，为进一步实施外科手术做准备。

三、低血容量性休克的药物治疗

低血容量性休克是体内或血管内大量丢失血液、血浆或体液,引起有效血容量急剧减少所致的血压降低和微循环障碍。治疗原则:①迅速补充血容量;②根据病情决定是否使用升压药;③病因治疗,即迅速查明原因,制止继续出血或失液。

低血容量性休克的诊断一旦明确,应立即给予林格溶液或平衡液,也可选用右旋糖酐、葡萄糖生理盐水、代血浆等。对于大量失血引起的出血性休克,应补液与输血双管齐下。经治疗,血容量基本恢复正常,出血停止;而对于血压仍低者,可酌情使用升压药。血管活性药中,最常作为扩容辅助治疗的是去甲肾上腺素和多巴胺。多巴胺能增加肾血流,增强心脏收缩力,故常以多巴胺取代去甲肾上腺素。另外,对出血性休克患者,为了恢复携氧和凝血系统的功能,有必要应用血液制品,因为无论是晶体物质还是胶体物质都无上述功能。

(胡爱萍)

复习思考题

一、名词解释

休克

二、问答题

1. 休克的药物治疗原则是什么?

2. 血管活性药分哪几类,各类药物的代表药是什么?

第十八章

支气管哮喘的药物治疗

 重点内容

1. 支气管哮喘的发病机制。
2. 支气管哮喘药物的分类和代表药。
3. 糖皮质激素类、β_2 受体激动药、茶碱类常用药物的药理学特点。
4. 支气管哮喘药物治疗的原则。

二维码 18-1
教学 PPT

支气管哮喘(bronchial asthma),简称哮喘,是一种以嗜酸性粒细胞、肥大细胞反应为主的,以气道慢性变态反应性炎症和气道高反应性为特征的疾病。临床上表现为反复发作性,伴有哮鸣音的呼气性呼吸困难、胸闷或咳嗽,常在夜间和(或)清晨发作、加剧,可自行缓解或治疗后缓解。若长期反复发作可使气道重塑,导致气道增厚与狭窄,成为阻塞性肺气肿。

第一节 概 述

一、支气管哮喘的发病情况

支气管哮喘是一种世界范围内最常见的慢性呼吸道疾病,目前支气管哮喘患者仅中国就有 3000 多万人,全球有 3 亿多人。本病可累及不同年龄组的人群,许多患者的病程长达十几年甚至几十年。支气管哮喘已经成为患者家庭和全社会的沉重负担。

支气管哮喘的全球发病率和病死率呈上升趋势,这一现象引起世界卫生组织(WHO)和各国政府的重视,由 WHO 和美国国立卫生院心、肺研究所组织各国专家共同制定了《哮喘防治的全球倡议》(Global Initiative for Asthma, GINA)。我国医务工作者在中华医学会呼吸系病学会哮喘组的倡议下,参考 GINA,根据我国国情,制定了中国的《支气管哮喘防治指南》,并屡次修订。

二、支气管哮喘的发病机制

支气管哮喘是由多种细胞,包括气道的炎性细胞和结构细胞(如嗜酸性粒细胞、肥大细胞、T淋巴细胞、中性粒细胞、平滑肌细胞、气道上皮细胞等)及细胞组分参与的气道慢性炎症性疾病。这种气道持续存在的慢性炎症,使支气管黏膜上皮受到广泛损害,上皮组织内传递感觉的神经末梢被裸露,对外界的刺激特别敏感,导致气道高反应性。存在气道高反应性的患者一旦接触到外界的微弱刺激,例如冷空气、烟雾(包括被动吸烟)、煤气味等刺激,就会发生支气管收缩,甚至持续痉挛,引起哮喘发作。若哮喘长期反复发作,可使气道平滑肌增生、气道基底膜增厚、气道黏膜上皮下纤维化增殖、腺体增生、胶原沉积等,导致气道重塑。气道重塑再诱发气道高反应性和哮喘慢性化,形成恶性循环。

二维码 18-2
哮喘的发病机制

三、支气管哮喘的临床症状和分期

1. 典型哮喘的临床症状

(1)反复发作喘息、气急,伴或不伴胸闷或咳嗽,日轻夜重(下半夜和凌晨易发),常与接触变应原、冷空气、物理、化学性刺激以及上呼吸道感染、运动等有关。

(2)急性发作时,双肺可闻及散在或弥漫性哮鸣音,呼气相延长。

(3)上述症状和体征可经治疗缓解或自行缓解。

2. 不典型哮喘的临床症状　无喘息症状及哮鸣音的不典型哮喘,患者仅表现为发作性胸闷或反复顽固性咳嗽及其他呼吸道症状。

3. 支气管哮喘的分期和分级　支气管哮喘分为急性发作期、慢性持续期和临床缓解期。

(1)哮喘急性发作期:是指喘息、气急、咳嗽、胸闷等症状突然发生,或原有症状加重,并以呼气流量降低为其特征,常因接触变应原、刺激物或呼吸道感染诱发。根据患者急性发作时的病情严重程度,把哮喘急性发作分为轻度、中度、重度、危重 4 个等级。哮喘急性发作时严重程度不一,可在数小时或数天内出现,偶尔可在数分钟内危及生命,故应对病情做出正确评估,以便及时给予有效的紧急治疗。

(2)慢性持续期:是指每周都不同频度和(或)不同程度地出现喘息、气急、胸闷、咳嗽等症状。而根据白天、夜间哮喘症状出现的频率和肺功能检查结果,将慢性持续期哮喘病情严重程度分为 4 个等级:间歇状态(第 1 级)、轻度持续(第 2 级)、中度持续(第 3 级)和重度持续(第 4 级)。

(3)临床缓解期:是指患者无喘息、气急、胸闷、咳嗽等症状,并维持数周以上。肺通气功能基本恢复到发作前水平,但部分患者的小气道功能仍然低于正常水平,气道内仍存在一定程度的变态反应性炎症。

四、常用支气管哮喘药物的分类

1. 抗炎平喘药

(1)糖皮质激素类,如丙酸倍氯米松等。

(2)磷酸二酯酶抑制药,如罗氟司特等。

2.支气管扩张药

(1)肾上腺素受体激动药,如 β_2 受体激动药福莫特罗等。

(2)茶碱类,如氨茶碱等。

(3)M 胆碱受体阻断药,如异丙托溴铵等。

3.抗过敏平喘药

(1)炎症细胞膜稳定药,如色甘酸钠等。

(2)H_1 受体阻断药,如酮替芬等。

(3)白三烯受体阻断药,如扎鲁司特等。

第二节　治疗支气管哮喘的常用药物

二维码 18-3
平喘药的类
型及机制

一、抗炎平喘药类

抗炎平喘药包括糖皮质激素类和磷酸二酯酶抑制药。

(一)糖皮质激素类

糖皮质激素类是目前最强的抗炎药,也是最有效的哮喘控制药物,但不能直接舒张支气管平滑肌,在用药后数小时才能起平喘作用,故对哮喘发作者仍需用 β_2 受体激动药或茶碱类药物来缓解支气管平滑肌痉挛。

【药理作用及作用机制】

糖皮质激素进入靶细胞内与糖皮质激素受体结合成的复合物进入细胞核内调控炎症相关靶基因的转录,抑制炎症反应的多个环节发挥抗炎平喘作用。

1.抑制多种参与哮喘发病的炎性细胞和免疫细胞的功能。

2.抑制细胞因子和炎症介质的产生。糖皮质激素诱导脂皮素-1 的生成而抑制磷脂酶 A_2 的活性,减少花生四烯酸炎性代谢物生成;抑制诱导性 NO 合成酶和环氧酶-2,阻断炎症介质产生,发挥抗炎作用;抑制免疫功能和抗过敏作用而减少组胺、5-羟色胺、缓激肽等过敏介质释放。

3.抑制气道高反应性。抑制炎症和免疫反应而降低哮喘患者吸入抗原、冷空气等及运动后的支气管收缩反应。

4.增强支气管及血管平滑肌对儿茶酚胺的敏感性,有利于缓解支气管和黏膜肿胀。

【临床应用】

1.吸入给药　吸入剂型具有局部作用强、疗效理想、全身副作用小等优点,已成为轻、中度慢性哮喘治疗的首选。临床上常用的吸入激素有二丙酸倍氯米松、丁地去炎松、丙酸氟替卡松、环索奈德等。一般而言,使用干粉吸入装置比普通定量气雾剂方便,利用度高。激素气雾剂只用于慢性哮喘,急性发作时应给予支气管扩张药,并口服或静脉给予激素,待症状控制后再改用气雾剂治疗。使用吸入剂后,应在哮喘控制良好的情况下逐渐停用口服激素,一般在本气雾剂治疗 4～5d 后才慢慢减量停用口服激素。

2.口服给药　适用于中度哮喘发作、慢性持续哮喘应用大剂量吸入激素联合治疗无效的患者,以及作为静脉应用激素治疗后的序贯治疗。一般使用半衰期较短的激素(如泼尼松、泼尼松龙或甲泼尼龙等）。

3.静脉给药　临床上用于中度以上急性哮喘发作、重度慢性哮喘、危重度哮喘伴有呼吸衰竭的治疗。无激素依赖倾向者,可在短期(3~5d)内停药。有激素依赖倾向者,应延长给药时间,控制哮喘症状后改为口服给药,并逐步减少激素用量。

【用法用量】

1.二丙酸倍氯米松(beclometasone dipropionate,倍氯米松)　是地塞米松的衍生物,其局部抗炎作用强度是地塞米松的数倍,是目前应用最广泛、疗效较可靠的强效吸入型糖皮质激素,也是治疗哮喘的首选药物之一。

2.丁地去炎松(budesonide,布地奈德)　气道抗炎作用约为二丙酸倍氯米松的 2 倍,作用强度仅次于丙酸氟替卡松。

3.丙酸氟替卡松(fluticasone propionate)　是目前局部抗炎活性最强、全身副作用最少的吸入性糖皮质激素制剂。

国际上推荐的每天吸入激素剂量,见表 18-1。我国哮喘患者所需吸入激素剂量要根据患者病情,比表 18-1 中推荐的剂量要小一些。

表 18-1　常用吸入型糖皮质激素的每天剂量与互换关系

药　物	低剂量(μg/d)	中剂量(μg/d)	高剂量(μg/d)
丙酸倍氯米松	200~500	500~1000	>1000~2000
布地奈德	200~400	400~800	>800~1600
丙酸氟替卡松	100~250	250~500	>500~1000
环索奈德	80~160	160~320	>320~1280

【不良反应】

1.局部不良反应　声音嘶哑、咽部不适和念珠菌感染。吸药后及时用清水含漱口咽部,选用干粉吸入剂或加用储雾器可减少上述不良反应。目前有证据表明成人哮喘患者每天吸入低至中剂量激素,不会出现明显的全身不良反应。

2.全身不良反应　参考相关章节。需要重视的是,可引起患者致命的疱疹病毒感染。

【禁忌】

对糖皮质激素过敏者禁用。妊娠期妇女及哺乳期妇女慎用。

(二)磷酸二酯酶-4 抑制剂

罗氟司特是目前唯一批准上市可口服治疗呼吸道疾病的磷酸二酯酶-4(PDE-4)抑制剂。

【药理作用及作用机制】

磷酸二酯酶(PDE)家族有 11 个不同的成员,具有水解细胞内环磷酸腺苷(cAMP)的功能,其中磷酸二酯酶-4 是炎症和免疫细胞内特异性的 cAMP 水解酶。磷酸二酯酶-4 抑制剂能抑制 PDE-4 活性,增加细胞内 cAMP 水平,松弛支气管平滑肌,减少炎症介质释放,抑制免疫细胞激活引起的炎症反应。

【临床应用】

治疗轻中度哮喘,但不能作为缓解急性支气管痉挛的用药。对慢性喘息性支气管炎、慢性阻塞性肺疾病伴喘息者有较好疗效。

【不良反应】

最常见不良反应是腹泻、体重减轻、食欲减退、恶心、头晕、头痛等。少数患者会出现失眠、焦虑、抑郁、自杀倾向等精神症状。

【禁忌】

肝功能不良者禁用。妊娠期妇女、哺乳期妇女、18 岁以下未成年人禁用。

【相互作用】

肝药酶诱导剂(如利福平、苯巴比妥、卡马西平、苯妥英钠等)会降低罗氟司特的疗效；肝药酶抑制剂(如红霉素、酮康唑、西咪替丁、依洛沙星、口服避孕药等)会增强罗氟司特的疗效。

二、支气管扩张药

支气管扩张药包括肾上腺素受体激动药、茶碱类、M 胆碱受体阻断药。

(一)肾上腺素受体激动药

最早用于临床治疗哮喘的 β 肾上腺素受体激动药麻黄碱、肾上腺素、异丙肾上腺素由于对肾上腺素受体选择性较差，具有较强的心血管不良反应，目前治疗哮喘已被选择性强、疗效好、不良反应少的选择性 $β_2$ 受体激动药取代。

$β_2$ 受体激动药

二维码 18-4
麻黄碱

【药理作用及作用机制】

1. 松弛气道平滑肌　　选择性激动气道平滑肌细胞膜上的 $β_2$ 受体，引起受体构型改变，激活兴奋性 G 蛋白(Gs)，活化腺苷酸环化酶，催化细胞内 ATP 转变为环磷酸腺苷(cAMP)，增加细胞内 cAMP 浓度，转而激活 cAMP 依赖性蛋白激酶 A(PKA)，再通过降低细胞内游离钙离子浓度，使肌球蛋白轻链激酶失活和钾通道开放等途径，发挥舒张气道平滑肌的强大作用。

2. 稳定肥大细胞膜　　激活肥大细胞膜表面的 $β_2$ 受体，抑制肥大细胞等炎症细胞脱颗粒，释放组胺、白三烯等炎症介质，降低微血管的通透性，减轻气道黏膜水肿，缓解气道炎症。

3. 增加气道上皮纤毛的摆动、促进气道的排痰作用等，有利于缓解或消除哮喘。

【临床应用】

$β_2$ 受体激动药有各种剂型，最常用的是吸入型。用于治疗支气管哮喘、慢性气管炎、喘息型支气管炎、肺气肿等气道阻塞性疾病所引起的呼吸困难。在哮喘急性发作时，首选方式是 $β_2$ 受体激动药静脉给药。

【常用制剂】

根据 $β_2$ 受体激动药作用持续时间不同，可分为短效(作用维持 4～6h)和长效(作用维持 12～24h)；按起效快慢不同，可分为速效(2～15min 起效)和慢效(30min 起效)，见表 18-2。

1. 短效 $β_2$ 受体激动药　　有吸入制剂、口服制剂、注射制剂和贴剂。常用的有沙丁胺醇(salbutamol)、特布他林(terbutaline)。

(1)吸入制剂：可供吸入的短效 $β_2$ 受体激动药包括气雾剂、干粉剂和溶液等。这类药物松弛气道平滑肌作用强，通常在数分钟内起效，疗效可维持数小时，是缓解轻、中度急性哮喘症状的首选药物。

表 18-2　β₂-受体激动药的分类

起效时间	作用维持时间	
	短　效	长　效
速效	沙丁胺醇吸入剂 特布他林吸入剂	福莫特罗吸入剂
慢效	沙丁胺醇口服剂 特布他林口服剂	沙美特罗吸入剂

（2）口服制剂：心悸、骨骼肌震颤等的不良反应比吸入给药明显。控、缓释剂型的平喘作用维持时间可达 8～12h，特布他林的前体药班布特罗的作用可维持 24h，适用于夜间哮喘患者的防治。

（3）注射给药：虽平喘作用迅速，但因全身不良反应的发生率较高，已较少使用。

（4）贴剂给药：为透皮吸收剂型，主要用于预防。

2. 长效 β₂ 受体激动药　与短效 β₂ 受体激动药相比，长效制剂长期使用不会引起气道反应性增高。常用的吸入型长效 β₂ 受体激动药有沙美特罗（salmeterol）和福莫特罗（formoterol）等。前者适用于哮喘（尤其是夜间哮喘和运动诱发哮喘）的预防和治疗；后者吸入剂起效迅速，还可用于哮喘急性发作时的治疗。

β₂ 受体激动药不推荐长期、单独使用，也不宜过量应用，应按需、间歇使用。近年来推荐与吸入糖皮质激素类药物联合使用治疗哮喘。两者具有协同抗炎和平喘作用，可获得相当于（或优于）吸入加倍剂量激素时的疗效，并可增加患者的依从性，减少较大剂量吸入激素引起的不良反应，尤其适用于中、重度哮喘患者的长期治疗。

【不良反应】

β₂ 受体激动药剂量过大或应用不当可产生以下不良反应：

1. 心血管症状　兴奋心脏 β₁ 受体引起心律失常、心肌缺血。伴有心血管疾病的哮喘患者或与氨茶碱合用时更易发生。沙丁胺醇尤其突出。

2. 反应性增高　长期单一使用短效 β₂ 受体激动药可使支气管对各种刺激反应性增高，哮喘加重。因此，不推荐长期单独使用，应合用抗炎平喘药等。

3. β₂ 受体的向下调节（down regulation）　长期、单一使用 β₂ 受体激动药，可使气道平滑肌细胞的 β₂ 受体下调，对 β₂ 受体激动药的反应性降低，亦称为 β₂ 受体激动药低敏感现象。此现象导致药物扩张支气管的作用减弱及药效持续时间缩短而出现耐受性。一般停药一周后可恢复正常。

4. 支气管痉挛　有报道称通过口服、吸入、静脉注射 β₂ 受体激动药均可偶发支气管痉挛，机制不明。

5. 骨骼肌震颤　骨骼肌上的 β 受体激动所致，停药可消失。

6. 引发糖尿病并发症　β₂ 受体激动药增加肌糖原分解，可致血糖升高，并引起血中乳酸、丙酮酸水平升高，产生酮体，诱发糖尿病患者酮症酸中毒或乳酸中毒。

7. 低血钾　β₂ 受体激动药兴奋骨骼肌细胞膜上的 Na^+-K^+-ATP 酶，使 K^+ 进入细胞内而引起低血钾，尤其与糖皮质激素合用时更容易发生。

8. 其他　兴奋中枢神经和消化道不良反应。动物实验显示沙丁胺醇有致畸作用。

【禁忌】

对本品过敏者禁用。心脑血管病、糖尿病、肝肾功能不全者、甲状腺功能亢进、嗜铬细胞瘤、低钾血症患者及妊娠期妇女慎用。

【相互作用】

1. 本品与肾上腺素等儿茶酚胺类药合用时，可引起心律失常、死亡。

2. 本品可增加洋地黄类药所致心律失常的易感性。

3. 糖皮质激素和本品均可引起低血钾、血糖升高，如果两者合用，可加重低血钾的程度，并可能引发糖尿病急性并发症。

4. 本品与利尿药、茶碱类药合用，可增加发生低钾血症的危险性。

5. 本品可增强泮库溴铵、维库溴铵的神经肌肉阻滞作用。

6. 本品与单胺氧化酶抑制药(异烟肼、司来吉兰等)合用，可导致血药浓度升高。

(二)茶碱类

茶碱类(theophylline)具有扩张支气管和减轻气道炎症双重效应，用于临床已数十年。曾因其扩张支气管作用明显弱于 β_2 受体激动药，抑制气道炎症作用不及糖皮质激素，治疗指数小，个体差异大，临床用药剂量难以掌握等原因，临床地位有所下降。近年发现茶碱类具有抑制哮喘病情发展的非支气管扩张作用(抗炎作用和免疫调节作用)，以及茶碱缓、控释剂的问世，使得茶碱类在哮喘治疗中的地位有所上升。代表药有氨茶碱缓释剂等。

氨茶碱(aminophylline)

【体内过程】

茶碱水溶性差且不稳定，与乙烯二胺结合成氨茶碱后水溶性增高 20 倍。口服吸收良好，缓释剂型的生物利用度可达 $80\% \sim 89\%$。

体内消除率个体差异大。影响其代谢的因素较多，如发热性疾病、妊娠、抗结核治疗都可降低氨茶碱的血药浓度；而老年人、肝脏疾患、充血性心力衰竭及合用西咪替丁、喹诺酮类、大环内酯类、苯妥英钠等肝药酶抑制剂都可提高氨茶碱的血药浓度，增加其毒性作用，应引起重视，并酌情调整剂量。

【药理作用及作用机制】

1. 平喘机制

(1)抑制磷酸二酯酶(PDE)的活性，减少环磷酸腺苷的分解，使细胞内 cAMP 浓度增高而松弛气道平滑肌。

(2)拮抗腺苷受体，拮抗腺苷诱发的气道收缩。

(3)增加内源性儿茶酚胺的释放，间接扩张支气管。

(4)低浓度氨茶碱能抑制炎症细胞和免疫细胞，减少炎症介质释放发挥抗炎作用。

(5)增强膈肌收缩力并促进支气管纤毛运动，加速痰液清除，利于哮喘治疗。

(6)干扰气道平滑肌的 Ca^{2+} 转运，减少细胞外 Ca^{2+} 内流和细胞内 Ca^{2+} 释放而松弛平滑肌。

2. 改善心功能　氨茶碱能增强心肌收缩力，增加心排血量，使肾血流量和肾小球滤过率增加，产生微弱的利尿作用。

【临床应用】

1.治疗支气管哮喘　与普通制剂相比,口服氨茶碱缓释制剂的优点是:①半衰期长;②血药浓度平稳,避免了高峰浓度产生的不良反应和低谷浓度时药物疗效的下降;③对胃肠道的刺激性小。适用于各种类型慢性哮喘和喘息型慢性支气管炎的治疗,尤其适合于夜间哮喘的防治。静脉滴注、缓慢静脉推注(注射速度每分钟少于 10mg)可用于重症哮喘或哮喘持续状态;由于该药还具有强心利尿作用,所以适用于伴有肺心病的慢性阻塞性肺疾病患者。

2.治疗慢性阻塞性肺疾病　氨茶碱具有扩张支气管、抗炎、增强膈肌收缩力等作用,可改善患者气促、喘息症状。

【不良反应】

在慢性阻塞性肺疾病、支气管哮喘的治疗中,氨茶碱常与抗菌药物合用。由于氨茶碱代谢的个体差异较大,治疗指数小,有效血药浓度范围为 $10\sim20\mu g/ml$,若高于 $20\mu g/ml$,易出现毒性反应,严重者可致呼吸与心跳停止甚至死亡。

1.消化道症状　本药呈强碱性,会引起恶心、呕吐、食欲不振、胃痛等胃肠道激惹症状,口服制剂宜饭后服用。

2.中枢神经兴奋症状　失眠、烦躁不安、谵妄、精神失常。

3.心脏毒性反应　是本类药最严重的不良反应,患者出现心律失常、血压下降、脱水多尿及休克,有基础心脏病及低氧血症患者会发生死亡。

4.过敏反应　出现荨麻疹、湿疹及多形红斑样药疹等,并常伴有气喘。高度过敏患者有时在静脉输液过程中突发口唇发绀、躁动不安、意识丧失或昏迷,继而呼吸心跳停止。

5.个别患者应用氨茶碱也加重支气管痉挛症状,长期服用氨茶碱的患者可对其产生耐药作用。

注意事项:①应定期监测血清氨茶碱浓度,及时调整浓度和滴速,以保证最大疗效而不发生血药浓度过高的危险。②氨茶碱制剂可致诱发和加重心律失常,患者心率和节律的任何改变都应进行监控。③肾功能或肝功能不全患者,年龄超过 55 岁者,代谢和排泄能力减弱,如果需要服用氨茶碱,应酌情调整用药剂量。

【禁忌】

对本品过敏的患者,休克、心肌梗死、活动性消化溃疡、癫痫患者禁用。

伴有甲状腺功能亢进、高血压患者;孕妇、哺乳妇女慎用;1 岁以内婴儿尽量避免使用或紧急情况下慎用。

【药物相互作用】

1.肝药酶抑制剂喹诺酮类、大环内酯类、林可霉素、甲硝唑、磺胺甲噁唑、异烟肼、氟康唑、H_2 受体阻断药、西咪替丁、氨溴索、沙丁胺醇、口服避孕药、噻咪唑、别嘌醇、大蒜素、钙通道阻滞药(地尔硫䓬、硝苯地平、维拉帕米)、美西律等与氨茶碱联合使用时,能减少茶碱代谢,升高其血药浓度而发生中毒反应。与上述药物合用时,应减少氨茶碱至常用量的 1/3～1/2。

2.利福平、利福喷丁、苯妥英钠、苯巴比妥、卡马西平、咖啡因、两性霉素、泼尼松及异丙肾上腺素等药可加速机体对氨茶碱的清除,降低氨茶碱的血药浓度,在常规剂量下达不到有效治疗水平,应根据情况适当增加氨茶碱用量。

3.氨茶碱注射液为强碱性药物,pH 值为 9.0,遇酸有茶碱沉淀析出,静脉注射避免与酸性药物如维生素 C、肾上腺素、四环素等药配伍。

4.忌与麻黄碱、咖啡因、尼可刹米等有中枢兴奋作用的药物同用。

5.与 β_2 受体激动剂合用应谨慎,减少剂量。

(三)M胆碱受体阻断药

呼吸道内有 M_1、M_2、M_3 受体,阻断 M_1 和 M_3 受体可扩张支气管、减少呼吸道腺体的分泌。阿托品对 M 受体选择性差,不良反应多,不能用于哮喘的治疗。目前常用的抗胆碱药异丙托溴铵等对 M 受体亚型无选择性,但对气道平滑肌有较高的选择性,对心血管系统的影响小,能扩张支气管,也不影响痰液黏稠度和分泌。异丙托溴铵起效慢,对 β_2 受体激动药耐受的哮喘患者有效;对高迷走神经活性的老年哮喘者尤为适用;对于其他类型的哮喘,疗效不及 β_2 受体激动药。

三、抗过敏平喘药

抗过敏平喘药的主要作用是抗过敏和轻度抗炎。其平喘作用起效慢,不宜用于哮喘急性发作期的治疗,临床上主要用于预防哮喘的发作。抗过敏平喘药包括炎症细胞膜稳定药、H_1 受体阻断药和白三烯受体阻断药。

(一)炎症细胞膜稳定药

色甘酸钠(sodium cromoglycate)

【药理作用及作用机制】

1.稳定肥大细胞膜　①通过调控肥大细胞内的结合蛋白与钙调节蛋白阻断钙离子内流,避免酶系统的激活,防止炎症介质释放;②抑制肥大细胞内磷酸二酯酶的活性,使细胞内 cAMP 浓度增加,抑制钙离子内流,防止炎症介质释放;③稳定肥大细胞内的颗粒和溶酶体膜,抑制炎症介质释放。

2.抗炎效应　抑制嗜酸性粒细胞、巨噬细胞、中性粒细胞、血小板的活性,抑制黏附分子的表达,发挥抗炎效应,长期应用可减轻气道高反应性。

3.抑制迷走神经传导,降低气道内感受器的兴奋性。

【临床应用】

需在抗原和刺激物接触前 $7 \sim 10d$ 吸入给药,主要用于预防各型哮喘发作,对过敏性、运动性、非特异性的外源性刺激效果好。也可配合其他平喘药治疗各型慢性哮喘。

(二)H_1 受体阻断药

酮替芬(ketotifen)

酮替芬除了具有色甘酸钠的作用外,还有强大的 H_1 受体阻断作用,并能预防和逆转 β_2 受体的"向下调节",增强 β_2 受体激动药的平喘作用。本品在临床上可单用或和 β_2 受体激动药、茶碱类合用防治轻、中度哮喘。

(三)白三烯受体阻断药

扎鲁司特(zafirlukast)

扎鲁司特能特异性地阻断引起气道超敏反应的白三烯受体,有效预防白三烯所致的血管通透性增加、气道水肿和支气管平滑肌收缩,抑制嗜酸性粒细胞、淋巴细胞的升高,减少因肺泡巨噬细胞刺激所产生的过氧化物,而不影响前列腺素、血栓素、胆碱和组胺受体,从而达到减轻气管收缩和炎症,减轻哮喘症状,减少哮喘发作及夜间憋醒次数,减少 β_2 受体激动药的使用,改善肺功能。扎鲁司特还能抑制各种刺激(如二氧化硫、运动和冷空气)引起的支气管痉挛,降低各种抗原(如花粉、动物毛屑等)引起的速发性及迟发性反应,能预防运动和过敏原引起的哮喘发作。对使用 β_2 受体激动药治疗但未获得理想疗效的哮喘患者,扎鲁司特可用于一线药维持治疗。

第三节　支气管哮喘的用药原则

一、治疗目的

治疗目的:控制症状、减少发作、提高生活质量,避免不良预后,而不是根治。

中国 2016 年版《支气管哮喘防治指南》中强调哮喘的治疗目标是实现"哮喘的总体控制",既要达到当前控制水平又要降低未来风险。

具体来说:①控制哮喘症状并予以维持;②防止哮喘病情的恶化;③尽可能使患者的肺功能维持在正常水平;④保持患者正常的活动能力(包括运动能力);⑤避免平喘药物引起的不良反应;⑥防止形成不可逆气道阻塞;⑦避免哮喘引起的死亡。

二、哮喘急性发作期和缓解期的用药原则

支气管哮喘分为急性发作期和缓解期,这两个阶段的治疗原则是不同的,急性发作期的治疗以缓解支气管痉挛、改善气道通气障碍为主要目的。缓解期即哮喘慢性期治疗以抗炎为重点,通过控制气道炎症,预防和减少哮喘的急性发作。

1. 控制药物　是指需要每天使用并长期维持的药物。这些药物主要通过抗炎作用使哮喘维持临床控制,包括吸入和全身用的糖皮质激素、白三烯受体阻断药、长效 β_2 受体激动药(须与吸入激素联合应用)、缓释茶碱、色甘酸钠、抗 IgE 抗体及其他有助于减少全身激素剂量的药物等。

2. 缓解药物　又称急救药物,这些药物在有症状时按需使用,通过迅速解除支气管痉挛而缓解哮喘症状,包括速效吸入和短效口服 β_2 受体激动药、全身性激素、吸入性 M 胆碱受体阻断药、短效茶碱等。

(温　俊)

复习思考题

一、是非题(正确填 A,错误填 B)

1. 长期规律使用短效 β_2 受体激动药治疗慢性哮喘可使气道反应性增高。　　　　(　　)

2. 吸入型糖皮质激素不容易引起咽部念珠菌感染。　　　　　　　　　　　　(　　)

3. 支气管哮喘是一种气道慢性变态反应性炎症性疾病,以广泛并可逆的支气管狭窄和气道高反应性为特征。　　　　　　　　　　　　　　　　　　　　　　(　　)

二、单选题

1. 下列何种药对已经发作的支气管哮喘无效　　　　　　　　　　　　（　　　）

　A. 吸入色甘酸钠　　　　　B. 吸入异丙肾上腺素　　　　C. 静注氨茶碱

　D. 皮下注射肾上腺素　　　E. 口服小剂量控释茶碱

2. 福莫特罗的作用机制是　　　　　　　　　　　　　　　　　　　　（　　　）

　A. 选择性阻断 M 受体　　　B. 抗炎、抗过敏　　　　　　C. 抑制炎症介质释放

　D. 稳定肥大细胞膜　　　　E. 选择性激动 β_2 受体

3. 下列平喘药中枢兴奋作用明显的是　　　　　　　　　　　　　　　（　　　）

　A. 异丙肾上腺素　　　　　B. 氨茶碱　　　　　　　　　C. 色甘酸钠

　D. 酮替芬　　　　　　　　E. 倍氯米松

三、问答题

1. 茶碱类药物的平喘作用机制是什么?

2. 简述治疗支气管哮喘的药物分类和代表药。

3. 简述糖皮质激素平喘的药理作用和机制。

五、病例讨论

患者,女,25 岁,未婚,从事文秘工作,因呼吸困难,端坐呼吸,伴有大汗,自觉有"呼气不尽"的感觉,呼吸时听到自己喉咙有"咝咝"声,就诊入院。血气分析:氧分压(PO_2)≥60mmHg,二氧化碳分压($PaCO_2$)≤45mmHg,动脉氧饱和度(SaO_2)91%～95%。体格检查:T 36.5℃,R 26 次/min,P 90 次/min,BP 125/80mmHg。神志清楚,呼吸急促,坐位,不能与医生流利对话,口唇轻度发绀,气管居中,无三凹征,双肺叩诊呈清音,听诊呼吸音粗,双肺满布哮鸣音,以呼气相明显,并伴呼吸相延长,未闻及湿啰音。其他检查未见异常。询问患者家属,获知患者家里未养花、未养任何宠物,平时也没有服用阿司匹林等药,发作也与月经、运动、精神因素无明确关系。曾有吃螃蟹皮肤过敏史。两年前 5 月某一天着凉后打喷嚏、流鼻涕,偶有咳嗽,晚上随之出现呼吸困难到当地医院急诊,经静脉注射氨茶碱和地塞米松后很快缓解。以后的 2 年里,类似症状常发作。发作时间以 5、6 月为主,未采取系统治疗。

诊断为"支气管哮喘急性发作,中度"。入院当天给予吸氧,同时使用甲泼尼松龙40mg/次,每日 3 次,静脉推注。沙丁胺醇气雾每次吸入 100～200μg,即 1～2 喷,每日 3 次。2d 后症状明显缓解,减为甲泼尼松龙 40mg/次,每日 2 次,静脉推注。再 2d 后减为每日 1次。静脉注射甲泼尼松龙共 1 周停药。

该患者治疗 1 周明显好转,呼吸困难症状消失,肺部哮鸣音消失,复查肺功能和血气分析指标基本正常,出院。出院后应用沙美特罗氟替卡松气雾剂 250～500μg,每个鼻孔各 2喷,每日 2 次,1 个月后门诊复诊。

问题:

1. 甲泼尼松龙、沙丁胺醇各自的药理学特点是什么?

2. 本案例中使用沙丁胺醇、沙美特罗和氟替卡松是否合适? 说明理由。

第十九章

消化性溃疡的药物治疗

 重点内容

1. 消化性溃疡的发病机制。
2. 治疗消化性溃疡的常用药物及代表药。
3. H_2 受体阻断药、质子泵抑制药的药理学特点。

二维码 19-1
教学 PPT

消化性溃疡(peptic ulcer)主要指发生于胃和十二指肠的慢性溃疡,是一种多发病、常见病。其形成有多种因素,其中酸性胃液对黏膜的消化作用是溃疡形成的基本因素。患者出现反复、周期性上腹疼痛,疼痛性质多呈钝痛、灼痛或饥饿样痛,还可能出现反酸、嗳气、恶心、呕吐等症状。

第一节 概 述

消化性溃疡发病机制未完全被阐明,目前公认的致病因素是"攻击因子"(胃酸、胃蛋白酶、幽门螺杆菌等)作用增强,"防御因子"(胃黏膜保护屏障等)受损。其中,幽门螺杆菌(Hp)慢性感染是导致消化性溃疡发生和复发的最重要因素。

1. 胃酸、胃蛋白酶增多,损伤胃和十二指肠黏膜,引起黏膜糜烂、溃疡。通常十二指肠溃疡患者胃酸分泌增加,而胃溃疡患者胃酸分泌正常或偏低,所以胃酸过多不是发病的唯一因素。

2. 胃与十二指肠内面有一层稠厚的黏液层(厚度约为上皮细胞层的 10～20 倍),可将胃酸、胃蛋白酶与细胞层隔离开来;同时黏膜可分泌碳酸氢根(HCO_3^-),使黏液层呈碱性,中和并防止胃酸的渗透,保护黏膜。在正常情况下,促溃疡因素和黏膜保护因素维持平衡,不会产生溃疡,两者平衡紊乱就会导致消化性溃疡。常见于患者长期服用非甾体抗炎药,致使前列腺素保护黏膜的作用被削弱,引发消化性溃疡。

3.幽门螺杆菌慢性感染削弱了黏膜对胃酸侵蚀的抵抗力,与消化性溃疡的发生和复发密切相关。在明确幽门螺杆菌慢性感染这一病因之前使用各类抑酸药,疗效都不显著,消化性溃疡复发率仍然居高不下。明确这一病因之后,使用根除幽门螺杆菌的药物,消化性溃疡的疗效和预后发生了根本性的好转。控制幽门螺杆菌感染成为主要的治疗手段之一。

4.此外还与遗传、不良饮食习惯和精神刺激有关。

综上所述,抗酸、抑酸、保护胃黏膜和根除幽门螺杆菌是消化性溃疡药物治疗的药理学基础。

第二节　抗消化性溃疡的常用药物

二维码 19-2
发病机制及
常用药物类型

常用的抗溃疡药如下:

1.抗酸药　如碳酸氢钠、三硅酸镁等。

2.胃酸分泌抑制药

(1)组胺 H_2 受体阻断药,如法莫替丁等。

(2)H^+-K^+-ATP 酶抑制药,如奥美拉唑等。

(3)抗胆碱药,如哌仑西平等。

(4)胃泌素受体拮抗药,如丙谷胺等。

3.胃黏膜保护药

(1)前列腺素衍生物,如米索前列醇等。

(2)其他,如硫糖铝、枸橼酸铋钾、替普瑞酮、麦滋林等。

4.抗幽门螺杆菌药

(1)抗菌药物,如克拉霉素、阿莫西林、四环素、甲硝唑等。

(2)其他,如铋盐(枸橼酸铋钾)、第三代 H_2 受体阻断药(法莫替丁)、H^+-K^+-ATP 酶抑制药(奥美拉唑)等。

一、抗酸药

【药理作用及作用机制】

抗酸药为弱碱性物质,在胃内直接中和胃酸、降低胃蛋白酶活性,缓解溃疡引起的疼痛;氢氧化铝、三硅酸镁等还能形成胶状保护膜,覆盖在黏膜溃疡面,发挥保护作用。常用的抗酸药有:

1.碳酸钙(calcium bicarbonate)　抗酸作用强、快、持久,产生 CO_2 可致腹胀、嗳气,还可致便秘,进入小肠的 Ca^{2+} 可增加胃酸分泌。

2.氢氧化铝(aluminum hydroxide)　抗酸作用强、缓慢、持久,在胃内中和胃酸生成 $AlCl_3$,具有很强的收敛、止血和保护溃疡面的作用。铝离子还抑制肠道平滑肌收缩引起便秘,故常与含镁离子的抗酸药合用。

3.碳酸氢钠(sodium bicarbonate)　抗酸作用强、快、短暂,在胃内中和胃酸时产生 CO_2,可致腹胀、嗳气、继发性胃酸分泌增加,口服吸收快,可致碱血症。

4.三硅酸镁(magnesium trisilicate)　抗酸作用弱、缓慢、持久,具有保护溃疡面的作用。

在胃内中和胃酸后生成 $MgCl_2$，具有导泻作用，故常与氢氧化铝合用，减轻后者所致的便秘。

由于抗酸药只能中和已分泌的胃酸而不能调节胃酸分泌，有的抗酸药（如碳酸钙）甚至还可能造成反跳性胃酸分泌增加，所以既不能作为首选药，也不宜单用，多制成复方制剂，如胃舒平（含氢氧化铝、三硅酸镁、颠茄流浸膏等）、胃得乐（含次硝酸铋、碳酸镁、碳酸氢钠、弗朗鼠李皮等）、胃必治（含铝酸铋、甘草浸膏、碳酸镁、碳酸氢钠、弗朗鼠李皮、茴香等）。

二、抑制胃酸分泌药

抑制胃酸分泌药主要有四类：组胺 H_2 受体阻断药、H^+-K^+-ATP 酶抑制药、抗胆碱药、胃泌素受体阻断药。

胃酸由壁细胞分泌，并受中枢神经和外周（内分泌性和旁分泌性）的调节。当迷走神经释放的乙酰胆碱（ACh）递质、旁分泌细胞（肠嗜铬样细胞）释放的组胺、内分泌细胞释放的胃泌素激活壁细胞基底膜上相应的 M 受体、胃泌素 CCK_2 受体、组胺 H_2 受体后，通过一系列细胞内信号转导，最终都能激活面向胃黏膜腔的 H^+-K^+-ATP 酶（质子泵），向胃黏膜腔排出 H^+（质子），使 H^+ 进入胃腔，提高胃内酸度。大量研究证明，旁分泌细胞释放的组胺是促进胃酸分泌最重要的调节途径。因此，H_2 受体阻断药和 H^+-K^+-ATP 酶抑制药成为最有效的抑制胃酸分泌药。

(一)组胺 H_2 受体阻断药

【体内过程】

口服吸收迅速，$1\sim3h$ 后达到血药浓度峰值。血浆蛋白结合率低，体内分布广泛。小部分药物被肝脏代谢，以代谢产物或原形药物从尿中排出。慢性肾功能不全者应减少药量。

【药理作用及作用机制】

组胺 H_2 受体阻断药能特异性地阻断胃壁细胞膜的 H_2 受体，抑制基础胃酸分泌、夜间胃酸分泌，对胃泌素和 M 受体激动药引起的胃酸分泌也有抑制作用。H_2 受体阻断药抑制胃酸分泌作用较抗胆碱药强而持久，疗效好，使用方便，价格适中，是治疗消化性溃疡的首选药物。

【临床应用】

治疗胃和十二指肠溃疡首选药；也可治疗无并发症的胃食管反流综合征；预防应激性溃疡。

【不良反应】

可引起轻微的腹泻、便秘、头晕、肌肉痛、皮疹、皮肤干燥、脱发等。静脉注射后可能会出现中枢神经系统反应，如嗜睡、幻觉、语速加快、定向障碍等。少数患者出现血细胞减少、心动过缓、肝肾损伤；长期大剂量应用西咪替丁，因其拮抗雄激素作用，可引起男性性功能减退、男性乳房发育。还可能影响催乳素分泌，引起女性非生理泌乳等。

【禁忌】

对本类药物过敏者、妊娠和哺乳期妇女、肝肾功能不良、8 岁以下小儿禁用或慎用。

【药物相互作用】

西咪替丁是肝药酶抑制剂，可抑制苯二氮䓬类、华法林、苯妥英钠、普萘洛尔、茶碱、奎尼丁等药物在体内的转化，升高上述药物的血药浓度。

【用法用量】

西咪替丁（cimetidine，甲氰咪胍）为第一代 H_2 受体阻断药。口服每次 $200\sim400mg$，每天 4 次,饭后和睡前各服 1 次。疗程 4～6 周。

雷尼替丁(ranitidine)为第二代 H_2 受体阻断药,抗酸作用较西咪替丁强 4～10 倍。对肝药酶抑制作用较西咪替丁弱,治疗量不影响性激素的分泌。口服每次 150mg,每天 2 次,疗程 4 周。

法莫替丁(famotidine)为第三代长效 H_2 受体阻断药,作用较雷尼替丁强 7～10 倍。不良反应少,不抑制肝药酶,不影响性激素分泌。口服每次 20mg,每天 2 次,疗程 4～6 周。

尼扎替丁(nizatidine)和罗沙替丁(roxatidine)均为新型 H_2 受体阻断药,与雷尼替丁相比,作用强度相似,不抑制肝药酶,不影响性激素分泌,生物利用度更高。

(二)H^+-K^+-ATP 酶抑制药(质子泵抑制药,proton pump inhibitor,PPI)

【体内过程】

口服易吸收,胃内食物充盈时,可减少吸收,故应餐前服药。单次用药生物利用度不高,多次用药生物利用度可增高。主要在肝脏代谢,肝功能不良者宜减量。

【药理作用及作用机制】

胃 H^+-K^+-ATP 酶又称质子泵,位于胃壁细胞的胃黏膜腔侧,其功能是泵出 H^+(质子),使之进入胃腔,生成盐酸,作为交换,把 K^+ 转入胃壁细胞。激活 M 受体、胃泌素 CCK_2 受体、H_2 受体都能影响细胞内信号转导,从而激活 H^+-K^+-ATP 酶,增加胃酸的分泌。因此,抑制 H^+-K^+-ATP 酶是抑制胃酸分泌的最主要靶点。

目前临床常用的 H^+-K^+-ATP 酶抑制药有第一代奥美拉唑(omeprazole)、第二代兰索拉唑(lansoprazole)、第三代泮多拉唑(pantoprazole)和雷贝拉唑(rabeprazole)等。它们亲脂性强,容易穿透细胞膜,由于分子结构中含有吡啶环而呈弱碱性,仅对壁细胞分泌小管的酸性环境具有亲和性;它们与 H^+-K^+-ATP 酶的结合不可逆,而酶的更新需 48～72h,因此抑酸能力强大、持久。它们不仅能抑制胃泌素、组胺、食物、刺激迷走神经等引起的胃酸分泌,而且能抑制不受乙酰胆碱或组胺影响的部分基础胃酸分泌,对 H_2 受体阻断药不能抑制的、由二丁基环腺苷酸刺激引起的胃酸分泌也有强大而持久的抑制作用。同时既能减少胃蛋白酶分泌,保护胃黏膜,又能抑制幽门螺杆菌减少溃疡复发。由于其疗效显著,临床地位已经超过 H_2 受体阻断药,成为各国临床应用最广泛的抑酸药。

【临床应用】

用于消化性溃疡、反流性食管炎、胃酸分泌增多症的治疗和应激性溃疡的预防。

【不良反应】

不良反应发生率低,常见症状有消化系统方面的恶心、胀气、腹胀;头晕、头痛、失眠、外周神经炎等神经系统症状;其他可见皮疹、溶血性贫血、男性乳房发育。

长期服用奥美拉唑者应定期检查胃黏膜有无肿瘤样增生。

【禁忌】

妊娠和哺乳期妇女、小儿禁用;慢性肝病或肝功能不良者用量宜酌减。

【药物相互作用】

奥美拉唑能抑制肝药酶活性,抑制苯二氮䓬类、华法林、苯妥英钠等药在体内的转化,升高上述药物的血药浓度。雷贝拉唑、泮多拉唑对肝药酶的影响小,对其他药物代谢影响小,药物安全性更高。

【用法用量】

每日 1 次,20～40mg/d,疗程为 4 周、6 周、8 周不等。

(三)M 受体阻断药

【药理作用及作用机制】

M 受体阻断药能阻断胃壁细胞上的 M 受体,抑制胃酸分泌;也能阻断乙酰胆碱对胃黏膜中嗜铬细胞的激动作用,减少组胺和胃泌素等物质的释放,间接减少胃酸分泌;同时具有解痉止痛作用。因抑制胃酸作用弱,不良反应多,临床少用。代表药物有哌仑西平、替仑西平等。

(四)胃泌素受体阻断药

【药理作用及作用机制】

胃泌素受体阻断药丙谷胺与胃泌素竞争胃泌素受体,抑制胃酸分泌;同时促进胃黏膜黏液合成,增强胃黏膜的黏液-碳酸氢盐屏障,发挥抗溃疡作用。

三、胃黏膜保护药

【药理作用机制】

此类药物可加强胃黏膜屏障功能。胃黏膜屏障由细胞屏障和黏液-碳酸氢盐屏障组成。细胞屏障由细胞间紧密连接组成,有抵抗胃酸、胃蛋白酶的作用;黏液、碳酸氢盐由胃黏膜层的浅表上皮细胞分泌。黏液-碳酸氢盐屏障的 pH 呈梯度分布,接近腔面的 pH 值为1～2,近黏膜细胞面的 pH 值为 7,防止胃酸、胃蛋白酶损伤胃黏膜。当这种屏障的完整性受到破坏就容易发生消化性溃疡。

胃黏膜浅表上皮细胞上有前列腺素受体,当胃黏膜中的前列腺素激活这些受体就能促进黏液、碳酸氢盐分泌,并增加胃黏膜血流量,促进损伤创面的愈合。长期服用阿司匹林等非甾体抗炎药者,前列腺素生成减少,胃黏膜保护功能大大减弱,容易发生消化性溃疡。

增强胃黏膜屏障功能的药物也称胃黏膜保护药。增强胃黏膜保护功能的药物就是通过增强胃黏膜细胞屏障、黏液-碳酸氢盐屏障,或者增强两者而发挥抗消化性溃疡作用。

米索前列醇(misoprostol)

米索前列醇是前列腺素衍生物,它进入血液后与胃壁细胞和胃黏膜浅表上皮细胞上的前列腺素受体结合,增加黏液、HCO_3^- 分泌,增强黏膜细胞对损伤因子的抵抗力;增加胃黏膜血流量,促进胃黏膜上皮细胞的重建和增殖,发挥强大的细胞保护作用。此外,它还能抑制胃酸、胃蛋白酶的分泌(作用机制尚未阐明,可能与影响腺苷酸环化酶的活性从而降低壁细胞 cAMP 水平有关)。本品对非甾体抗炎药引起的消化性溃疡、胃出血有特效。

不良反应主要有腹痛、腹泻、眩晕、头痛等。本药会引起子宫平滑肌收缩,孕妇禁用。前列腺素过敏者禁用。

硫糖铝(sucralfate,胃溃宁)

硫糖铝药理作用机制为:①其在酸性环境下解离出的硫酸蔗糖复合离子聚合成不溶性带负电荷的胶体,与溃疡或炎症处带正电荷的蛋白质渗出物相结合,形成一层保护膜;②与胃蛋白酶、胆汁酸络合,抑制它们对胃黏膜的损害;③吸附表皮生长因子,使之在溃疡处浓集,有利于黏膜再生;④促进内源性前列腺素 E 的合成,增强黏膜的细胞屏障和黏液-碳酸氢盐屏障;⑤抑制幽门螺杆菌。

本品只能在酸性环境中发挥作用,不宜与碱性药合用;可降低口服抗凝药、地高辛、喹诺酮类药、苯妥英钠、布洛芬、吲哚美辛、氨茶碱、甲状腺素等药物的消化道吸收,应间隔与这些药物的服药时间,必要时间隔 2h 以上;可干扰脂溶性维生素(维生素 A、D、E 和 K)、四环素、阿米替林、甲状腺素的吸收;与多酶片合用时,由于多酶片中含有胃蛋白酶、胰酶和淀粉酶,硫糖铝可与胃蛋白酶络合,降低多酶片的疗效;另一方面,多酶片的药理作用与硫糖铝相拮抗,所含消化酶特别是胃蛋白酶可影响溃疡愈合,故两者不宜合用。

抗胆碱药可缓解硫糖铝所致的便秘和胃部不适等不良反应。

饭前 1h 及睡前空腹嚼碎服用或研成粉末后服下方能发挥最大疗效。

枸橼酸铋钾(colloidal bismuth subcitrate)

在胃液酸性环境下形成氧化铋胶体附着在溃疡表面,形成保护膜,抵御胃酸、酶对溃疡面的侵蚀;能刺激内源性前列腺素释放,促进溃疡组织的修复和愈合;能抗幽门螺杆菌。

服药期间,口中可能带有氨味,并可使舌、粪染成黑色;偶有恶心等消化道症状,但停药后即消失。牛奶和抗酸剂可干扰其作用,不宜同时进服。严重肾病者及孕妇禁用。肝、肾功能不良者应减量或慎用。服药期间不得服用其他含铋制剂,血药浓度超过 $0.1\mu g/ml$ 有发生神经毒性的危险。服药前后半小时须禁食。

麦滋林-S(marzulene-S)

本品水溶性,呈特有的浅蓝色。主要含有 L-谷氨酰胺和洋甘菊花有效成分水溶性薁,具有增加胃黏膜防御因子葡萄糖胺的含量、抗胃蛋白酶、抑组胺释放、促黏膜细胞再生等作用,从而对溃疡、胃炎显示很好的疗效。少数患者用药后会出现恶心、呕吐、便秘、腹痛,个别患者有面部潮红的不良反应。

替普瑞酮(teprenone,施维舒)

替普瑞酮能促进黏液分泌并增加局部内源性前列腺素的生成,提高胃黏膜的防御能力。不良反应偶有便秘、腹胀、转氨酶轻度升高等。孕妇、哺乳期妇女禁用。

四、抗幽门螺杆菌药

幽门螺杆菌与 4 种胃肠道疾病密切相关:①消化性溃疡;②慢性胃炎;③胃癌;④胃黏膜相关性淋巴样组织样恶性淋巴瘤,被世界卫生组织(WHO)列为第一类致癌因子。确认幽门螺杆菌为消化性溃疡的重要病因主要基于两方面的证据:①消化性溃疡患者的幽门螺杆菌检出率显著高于对照组的普通人群,在十二指肠球部溃疡的检出率约为 90%,在胃溃疡的检出率为 70%~80%;②大量临床研究肯定,成功根除幽门螺杆菌后溃疡复发率明显下降,用常规抑酸治疗后愈合的溃疡年复发率为 50%~70%,而根除幽门螺杆菌后可使溃疡复发率降至 5%以下,表明去除病因后消化性溃疡可获治愈。并非感染幽门螺杆菌的人群中都发生消化性溃疡,幽门螺杆菌(不同毒力菌株)、宿主(遗传及机体状态)和环境因素相互作用才会导致溃疡发生。

常用的抗幽门螺杆菌药分为两类:一是抗溃疡的抑酸药和黏膜保护药,如质子泵抑制药、

H_2 受体阻断药、铋制剂。二是抗菌药,如阿莫西林、克拉霉素、甲硝唑、四环素、呋喃唑酮等。单用某一类抗幽门螺杆菌药物疗效差,两类药物常组成三联或四联抗幽门螺杆菌治疗方案。

上述药物均可用于治疗胃酸增高和幽门螺杆菌感染所致消化性溃疡。但是如果是胃酸不高反而偏低,幽门螺杆菌也常为阴性的消化性溃疡,比如因为服用刺激胃黏膜的药物,或在慢性胃炎(尤其是慢性萎缩性胃炎)基础上的胆汁反流等因素引起的胃溃疡,就不宜服用抗酸药(低酸环境有利于胃癌发生),而应该服用黏膜保护药。故胃溃疡治疗前,最好先检测胃酸浓度和有无幽门螺杆菌感染,再决定使用何种药物。如果是幽门螺杆菌阳性,则应抗幽门螺杆菌感染和抑酸治疗。目前,临床上最常用的国际上公认的幽门螺杆菌检查的"金标准"是"胃病检验史上的里程碑"的碳 14 或碳 13 尿素呼气试验。

【知识链接:碳 14 或碳 13 尿素呼气试验】

实验原理:幽门螺杆菌可产生高活性的尿素酶。当患者服用碳 14 或碳 13 标记的尿素后,如患者的胃内存在幽门螺杆菌感染,胃中的尿素酶可将尿素分解为氨和碳 14 标记的 CO_2,碳 14 标记的 CO_2 通过血液经呼气排出,定时收集呼出的气体,通过分析呼气中碳 14 或碳 13 标记的 CO_2 的含量,即可判断患者是否存在幽门螺杆菌感染。

第三节　消化性溃疡药物治疗原则

二维码 19-3
机制及特点

消化性溃疡诊治不难,但复发率很高,十二指肠溃疡 3 个月的复发率为 35%～40%,1 年的复发率为 50%～90%;在胃溃疡的 1 年复发率为 45%～85%。

目前被多数学者所认可的防止复发的有效措施有以下几个方面:

1. 系统、按疗程用药原则。消化性溃疡在正确的治疗下,一般 2～8 周就可愈合。治疗的疗程不得少于 4 周,最好是 6～8 周。

2. 联合用药原则。在抗幽门螺杆菌的基础上,联合使用抑酸、保护胃黏膜等药。数种药物同时服用,加速溃疡愈合。

理想的根除幽门螺杆菌联合治疗方案为:①幽门螺杆菌根除率超过 90%;②疗程 7～15d;③无严重副作用;④耐药性低;⑤价格适宜。三联疗法是目前公认的根除幽门螺杆菌的最佳方案,具有疗效、依从性好、副作用少、疗程短、服药方便等特点。

根除幽门螺杆菌的治疗方案大致分为铋制剂为基础和质子泵抑制药为基础两类方案。一种质子泵抑制药或一种铋制剂加上阿莫西林或四环素等抗菌药中的两种,组成三联疗法。近年来发现幽门螺杆菌对甲硝唑、大环内酯类有耐药现象,对阿莫西林、四环素耐药现象尚不多见,在搭配抗生素时应加以注意。

3. 维持治疗,防止复发。疗程结束,胃镜检查确诊溃疡愈合,幽门螺杆菌根除后,还要进行维持治疗。维持治疗是预防复发的主要措施,它可使溃疡的年复发率降至 20%～25%,显著减少并发症。维持治疗一般多用 H_2 受体阻断药或质子泵抑制药。

4. 杜绝一切可以引起溃疡复发的诱因:戒烟忌酒;保持情绪稳定;避免服用刺激胃黏膜的药物;规律生活起居;讲究饮食卫生等。

(温　俊、潘建春)

复习思考题

一、是非题(正确填 A,错误填 B)

1. 阻断组胺 H_2 受体的抗消化性溃疡药是丙谷胺。　　　　　　　　　　　　(　　)

2. 氢氧化铝治疗胃、十二指肠溃疡病时,可引起便秘。　　　　　　　　　　(　　)

3. 麦滋林-S 既有抗炎作用,又能增强胃黏膜屏障功能,促进溃疡愈合。　　(　　)

二、单选题

1. 用于治疗胃、十二指肠溃疡病,停药后复发率最高的药物是　　　　　　(　　)

A. 兰索拉唑　　　　　　　　B. 雷尼替丁　　　　　　　　C. 奥美拉唑

D. 法莫替丁　　　　　　　　E. 西咪替丁

2. 对非甾体抗炎药引起的消化性溃疡有特效的药物是　　　　　　　　　　(　　)

A. 昂丹司琼　　　　　　　　B. 三硅酸镁　　　　　　　　C. 米索前列醇

D. 硫糖铝　　　　　　　　　E. 多潘立酮

3. 奥美拉唑属于　　　　　　　　　　　　　　　　　　　　　　　　　　(　　)

A. H^+-K^+-ATP 酶抑制剂　　B. H_2 受体阻断药　　　　　C. M 胆碱受体阻断药

D. 胃泌素受体阻断药　　　　E. H_1 受体阻断药

三、问答题

1. 剖析消化性溃疡的发生机制与抗消化性溃疡药之间的关系。

2. 简述治疗消化性溃疡的药物分类和代表药。

3. 防止溃疡病复发的原则是什么?

四、病例分析

患者邹某,男,76 岁,因"上腹部隐痛伴饱胀不适 1 周"就诊。患者于就诊前 1 周无明显诱因出现上腹部隐痛,伴餐后饱胀不适,无反酸、嗳气、厌油及心慌、胸闷等不适,自服"健胃消食片"等治疗后无好转来我院。自起病以来精神、睡眠可,食欲较差,大小便正常,体重稍减轻,既往无特殊疾病史。胃镜检查见十二指肠球腔变形,前壁见一大小约为 2.0cm× 1.0cm溃疡,基底白苔,周围黏膜明显充血水肿,内镜无法通过。碳 14 呼气试验(＋)。

临床诊断为十二指肠球部溃疡,予以兰索拉唑 30mg＋克拉霉素 500mg＋阿莫西林 1g bid×10d 抗幽门螺杆菌治疗,之后继续予以兰索拉唑 30mg qd 治疗,同时应用替普瑞酮(施维舒)50mg tid,总疗程共 6 周。经上述治疗后患者症状消失,抗 Hp 疗程结束后复查胃镜见十二指肠球部溃疡已愈合,局部见一溃疡瘢痕,内镜可顺利进入降部;抗 Hp 疗程结束后 4 周复查碳 14 呼气试验(－)。

问题:

1. 该患者被诊断为十二指肠球部溃疡,病例描述中哪些符合十二指肠球部溃疡的临床表现?

2. 碳 14 呼气试验的目的是什么,阴性和阳性分别提示什么?

3. 分别说明兰索拉唑、克拉霉素、阿莫西林和替普瑞酮的治疗意义。

4. 本例患者结束治疗的依据是什么?

第二十章

糖尿病的药物治疗

糖尿病(diabetes mellitus，DM)是由于遗传和环境两方面因素引起胰岛素分泌缺陷及(或)胰岛素作用缺陷，导致碳水化合物、脂肪及蛋白质代谢异常，以血浆葡萄糖水平升高为特征的代谢性疾病。随着城市化的加快、生活方式的改变以及人口的老龄化，糖尿病的发病率及患病率逐年升高。2007—2008 年按 WHO 标准对我国 14 个省(市)4.6 万人的流行病学调查结果估计，我国 20 岁以上成年人的糖尿病患病率为 9.7%，糖耐量减低(impaired glucose tolerance，IGT)患者占 15.5%。糖尿病是一种终身性疾病，并发症发生率很高。一旦发生并发症，不仅具有致残、致死性，而且还造成社会、家庭沉重的经济负担，因此提高对糖尿病的认识，重视早期诊断，有效预防和治疗并发病是值得重视的问题。

第一节 概 述

一、诊断及临床分型

1. 糖尿病的诊断标准 以下诊断标准是 1999 年 WHO 公布，同年得到中华医学会糖尿病学会的认同，并建议在我国采用的诊断标准。

糖尿病症状＋任意时间血浆葡萄糖水平≥11.1mmol/L(200mg/dl)或空腹血浆葡萄糖(FPG)水平≥7.0mmol/L(126mg/dl)或口服葡萄糖耐量试验(OGTT 试验)中，2h 血浆葡萄糖水平≥11.1mmol/L(200mg/dl)(表 20-1)。一次血糖值达到糖尿病诊断标准者，需在另一日按三个标准之一复核。

表 20-1　糖尿病及其他高血糖的诊断标准

	静脉血浆葡萄糖浓度[mmol/L (mg/dl)]	
	空腹血糖	服糖后 2h 血糖
糖尿病	≥7.0(126)	≥11.1(200)
糖耐量减低(IGT)	<7.0(126)	7.8(140)(含)~<11.1(200)
空腹血糖受损(IFG)	≥6.1(110)	<7.8(140)

2. 糖尿病的临床分型　绝大多数 DM 可以根据其病因与发病机制分为四类。

(1)1 型糖尿病：即胰岛素依赖型糖尿病(insulin-dependent diabetis mellitus，IDDM)。1 型糖尿病常见于儿童及青少年，但也可发生于任何年龄段，主要是胰岛 β 细胞破坏，导致胰岛素绝对缺乏。临床上需要接受胰岛素治疗，否则将出现酮症酸中毒而危及生命。1 型糖尿病又可分为免疫介导的糖尿病、特发性糖尿病。

(2)2 型糖尿病：即非胰岛素依赖型糖尿病(noninsulin dependent diabetis mellitus，NIDDM)。以胰岛素抵抗为主伴胰岛素相对缺乏或胰岛素分泌受损为主伴胰岛素抵抗。

(3)其他特殊类型糖尿病：包括 β 细胞功能基因缺陷、胰岛素受体缺陷、胰腺外分泌腺疾病、内分泌疾病、药物或者化学物质诱发的糖尿病、感染、非常见型免疫调节介导的糖尿病、伴有糖尿病其他遗传病。

(4)妊娠糖尿病(gestational diabetes mellitus，GDM)。

二、临床表现及并发症

糖尿病的临床表现可归纳为代谢紊乱症候群和不同器官并发症及伴发病的功能障碍两方面。通常呈现以下一种或几种表现：

1. 物质代谢紊乱症候群　患者血糖升高后因渗透性利尿而引起多尿、烦渴及多饮。组织糖利用障碍致脂肪及蛋白质分解增加而出现乏力、体重减轻，儿童生长发育受阻。组织能量供应不足可出现易饥及多食。所以，糖尿病的临床表现通常被形象称为"三多一少"，即多尿、多饮、多食和体重减轻。

2. 急性并发症　可因严重物质代谢紊乱而呈现酮症酸中毒或高渗性非酮症糖尿病性昏迷。

3. 慢性并发症　主要表现为由于慢性高血糖引起多脏器长期损害、功能减退和衰竭，可表现为糖尿病心血管病、糖尿病脑血管病、糖尿病眼病、糖尿病肾病、糖尿病足病、糖尿病骨关节病等。

第二节　治疗糖尿病的常用药物

胰　岛　素

胰岛素(insulin，Ins)是治疗本病的特效药，但仅能补充其分泌不足而不能根治本病。

药用胰岛素一般多由猪、牛胰腺提取得到,或用 DNA 重组技术合成人胰岛素。胰岛素是由胰岛 β 细胞分泌的、由两条多肽链组成的酸性蛋白质,含 51 个氨基酸,由 A、B 两条多肽链组成,其间通过两个共价二硫键连接。

【体内过程】

胰岛素易被消化酶破坏,口服无效,必须注射给药,皮下注射吸收快,尤以前臂外侧和腹壁明显。代谢快,$t_{1/2}$ 为 9~10min,但作用可维持数小时。主要在肝、肾灭活。10% 以原形自尿液排出。为延长胰岛素的作用时间,可制成中效及长效制剂。

【药理作用及作用机制】

胰岛素能加速葡萄糖的氧化和酵解,促进葡萄糖的利用,抑制糖原分解和糖异生,降低血糖。同时能促进脂肪合成,抑制其分解,减少游离脂肪酸和酮体的生成。还能促进氨基酸转运,并促进 mRNA 合成,增加蛋白质的合成,抑制蛋白质的分解。还可能引起交感神经兴奋和骨骼肌血管扩张,在伴有相应并发症时应格外小心。

目前认为,胰岛素与胰岛素受体(insulin receptor,InsR)的 α 亚基结合后诱导 β 亚基的自身磷酸化,进而激活 β 亚基上的酪氨酸蛋白激酶,活化的受体激酶又通过 G 蛋白激活特定的磷脂酶 C,导致细胞内活性蛋白的连续磷酸化反应,进而产生降血糖等生物效应。

【临床应用】

1.1 型糖尿病　在饮食控制的基础上,给予胰岛素治疗。

2.2 型糖尿病　2 型糖尿病经饮食控制和口服降糖药治疗控制不良者。

3.有急性代谢性合并症,如酮症酸中毒、乳酸酸中毒和非酮症高渗性昏迷等。

4.糖尿病在应激状态时,如处于严重感染、创伤、手术、心肌梗死等情况下。

【不良反应】

1.低血糖反应　这是最常见的不良反应,为胰岛素过量所致。出现饥饿感、出汗、心跳加快、焦虑、震颤等症状,严重者引起昏迷、惊厥及休克,甚至死亡。一旦出现低血糖反应,轻者进食即可;重者需迅速静脉注入 50% 葡萄糖溶液 20~40ml,继以静脉滴注 10% 葡萄糖溶液。

2.过敏反应　以注射局部疼痛、硬结、皮疹为主,偶有全身性过敏反应,严重者引起休克。大多由制剂纯度不高或制剂中杂质所致。可用高纯度制剂或人用胰岛素。

3.胰岛素抵抗或胰岛素耐受性　发生率为 0.1%~3.6%。糖尿病患者应用超过常用量的胰岛素而没有出现明显的低血糖反应,称为胰岛素抵抗。急性抵抗性常由并发感染、创伤、手术、情绪激动等应激状态所致。此时,需短时间内增加胰岛素剂量达数百或数千单位。慢性抵抗性产生的原因较为复杂,可能是体内产生了抗胰岛素受体抗体(AIRA),对此可用免疫抑制剂控制症状,能使患者对胰岛素的敏感性恢复正常;也可能是胰岛素受体数量的变化,如高胰岛素血症、老年、肥胖及尿毒症时,靶细胞膜上胰岛素受体数目减少;还可能是靶细胞膜上葡萄糖转运系统失常。此时换用其他动物胰岛素或改用高纯度胰岛素,并适当调整剂量常可有效。

4.皮下脂肪萎缩　这是注射部位皮下脂肪营养不良所致。应用高纯度胰岛素制剂后少见。

【药物相互作用】

1.糖皮质激素、胰高血糖素、雌激素、口服避孕药、甲状腺素、肾上腺素、噻嗪类利尿剂、钙通道阻滞药、二氮嗪、β_2 受体激动剂、H_2 受体阻断药、可乐定、苯妥英钠等可升高血糖浓度，合用时应调整药物或胰岛素的剂量。

2. 抗凝血药、水杨酸盐、磺胺类药及抗肿瘤药甲氨蝶呤等可与胰岛素竞争和血浆蛋白结合，从而使血液中游离胰岛素水平增高。

3. β 受体阻断药（如普萘洛尔）与胰岛素合用可掩盖某些低血糖症状，增加低血糖的危险，合用时应注意调整胰岛素剂量。

4. 血管紧张素转化酶抑制剂、溴隐亭、氯贝丁酯、酮康唑、锂、甲苯达唑、茶碱等可通过不同方式影响致血糖降低，合用时应适当减少胰岛素用量。

【制剂、用法与用量】

胰岛素按起效快慢、达峰时间和作用时间长短可分为速效、中效和长效三类。常用制剂及作用时间见表 20-2。

表 20-2　胰岛素制剂及其作用时间

分类	药物	给药途径	作用时间（h）			给药时间和次数
			起始	高峰	维持	
短效	普通胰岛素（RI）	皮下 静脉	1/2～1 立即	2～3 1/2	6～8 2	餐前 30min，3～4 次/d 急救时
	结晶锌胰岛素（CTI）	皮下 静脉	1/3～1/2 立即	2～4 1/2	6～8 2	餐前 30min，3～4 次/d 急救时
中效	低精蛋白锌胰岛素（NPH）	皮下	2～3	8～12	18～24	早或晚餐前 30～60min，1～2 次/d
	珠蛋白锌胰岛素（GZI）	皮下	1～2	8～14	18～24	早或晚餐前 30～60min，1～2 次/d
长效	精蛋白锌胰岛素（PZI）	皮下	3～6	16～18	24～36	早餐前 30～60min，

糖尿病患者的胰岛素需要量受饮食热量和成分、病情轻重、体型胖瘦、运动量、胰岛素抗体和受体的数目等因素影响，用药应个体化。可按患者尿糖多少确定剂量，一般 24h 尿中每 2～4g 糖需注射 1 个单位胰岛素。轻型糖尿病患者每日需要量 5U，中型糖尿病患者每日需要量约为 5～10U，每次餐前 30min 注射，重型患者用量在 40U 以上。对糖尿病性昏迷患者，用量在 100U 左右，与葡萄糖（50～100g）一同静脉注射。

二维码 20-2
胰岛素

口服降血糖药

目前常用的口服降血糖药有磺酰脲类、双胍类、胰岛素增敏剂、α-葡萄糖苷酶抑制药和餐时血糖调节药。

磺酰脲类

磺酰脲类（sulfonylurea，SU）自 20 世纪 50 年代进入临床以来，已研发出三代产品。第一代如甲苯磺丁脲（tolbutamide）和氯磺丙脲（chlorpropamide），因存在肝脏毒性和易发生低血糖而在临床少用。第二代如格列本脲（gliberIclamide，又名优降糖）、格列吡嗪

(glipizide，又名吡磺环己脲)、格列齐特(gliclazide，又名达美康)、格列喹酮(gliquidone)和格列波脲(glibornurid)等。第三代如格列美脲(glimepiride)。

【体内过程】

磺酰脲类药物在胃肠道吸收迅速而完全，与血浆蛋白结合率很高。其中多数药物在肝内氧化成羟基化合物，并迅速从尿中排出。甲苯磺丁脲作用最弱、维持时间最短，而氯磺丙脲 $t_{1/2}$ 最长，每日只需给药一次。第二、三代磺酰脲类作用较强，可维持 24h，每日只需给药 1～2 次。

【药理作用及作用机制】

1. 降血糖作用　本类药物对正常人和胰岛功能尚存的患者都有降血糖作用。药物降糖效应依次为格列本脲＞格列吡嗪＞格列喹酮＞格列齐特。

磺酰脲类药物主要的降血糖机制是刺激胰岛 β 细胞释放胰岛素。当磺酰脲类药物与其受体相结合后，可阻滞与受体相耦联的 ATP 敏感钾通道而阻止钾外流，致使细胞膜去极化，增强电压依赖性钙通道开放，胞外钙内流。胞内游离钙浓度增加后，触发胰岛素的释放。也可能与抑制胰高血糖素的分泌，提高靶细胞对胰岛素的敏感性有关。在长期服用且胰岛素已恢复至给药前水平的情况下，其降血糖作用仍然存在，这可能与增加靶细胞膜上胰岛素受体的数目及亲和力有关。

2. 抗利尿作用　格列本脲、氯磺丙脲能促进抗利尿激素的分泌并增强其作用，发挥抗利尿作用。

3. 影响凝血功能　格列齐特能使血小板黏附力减弱，刺激纤溶酶原的合成，并降低血管对血管活性胺类的敏感性。

【临床应用】

1. 糖尿病　用于胰岛功能尚存的 2 型糖尿病且单用饮食控制无效者。对胰岛素产生耐受的患者可减少胰岛素的用量。

2. 尿崩症　宜选用氯磺丙脲。

【不良反应】

1. 胃肠反应　有胃肠不适、恶心、腹痛、腹泻。大剂量服药后 1～2 个月内，可引起胆汁郁积性黄疸及肝损害，因此需定期检查肝功能。

2. 低血糖反应　因药物过量所致，尤以氯磺丙脲为甚。老人及肝、肾功能不良者较易发生，故老年糖尿病患者不宜用氯磺丙脲。新型磺酰脲类较少引起低血糖。

3. 其他　有过敏反应、中枢神经系统反应和血液系统反应，如粒细胞减少症等。

【药物相互作用】

磺酰脲类的血浆蛋白结合率较高，因此在蛋白结合上能与保泰松、水杨酸钠、吲哚美辛、青霉素、双香豆素等发生竞争，使游离药物浓度上升而引起低血糖反应。此外，氯丙嗪、糖皮质激素、噻嗪类利尿药、口服避孕药均可降低磺酰脲类药物的降血糖作用。

【用法与用量】

临床常用的主要为第二、三代磺酰脲类药物。

格列本脲：一般用量为 5～10mg/d，最大用量不超过 15mg/d。起始小剂量每次2.5mg，早餐前或早餐及午餐前各 1 次，用药 7～14d 后，根据病情调整剂量。

格列吡嗪：一般剂量为 2.5～20mg/d，早餐前 30min 服用。日剂量超过 15mg，宜在早、中、晚分 3 次餐前服用。从 5mg 起逐渐加大剂量,直至产生理想疗效。最大日剂量不超过 30mg。

格列齐特:起始用量每次 40～80mg,每日 1～2 次,以后根据血糖水平调整至每日 80～240mg,分 2～3 次服,待血糖控制后,每日改服维持量。老年患者酌减。

格列美脲:起始剂量为每次 1～2mg,每天 1 次,早餐时或第一次主餐时给药。通常维持剂量是每次 1～4mg,每天 1 次,最大维持量是 6mg/d。

双 胍 类

临床应用的有二甲双胍(metformin,甲福明)、苯乙双胍(phenformine,苯乙福明)。二甲双胍 $t_{1/2}$ 约 1.5h,在体内不与蛋白质结合,大部分以原形从尿中排出。双胍类对糖尿病患者有降血糖作用,对正常人却无作用。它的降血糖机制是促进糖酵解并抑制肝糖异生,抑制胰高血糖素的释放及其他拮抗胰岛素的物质等。二甲双胍常被推荐为 2 型糖尿病患者的一线用药和联合用药的基本药物,尤其适用于肥胖者、单用饮食控制无效者。本类药有乳酸性酸血症、酮血症等严重不良反应,宜严格控制其应用。其他不良反应尚有食欲下降、恶心、腹部不适、腹泻及低血糖等。

二甲双胍开始每次 250mg,每日 2～3 次,餐前或餐中即刻服用,以后根据疗效逐渐加量,一般每日量 1000～1500mg,最多每日不超过 2000mg。

胰岛素增敏剂

此类药物多为噻唑烷酮类化合物(thiazolidinediones,TZD),包括罗格列酮(rosiglitazone)、吡格列酮(pioglitazone)、曲格列酮(troglitazone)、环格列酮(ciglitazone)、恩格列酮(englitazone)等,能改善 β 细胞功能,显著改善胰岛素抵抗及相关代谢紊乱,对 2 型糖尿病及其心血管并发症均有明显疗效。其中,罗格列酮、吡格列酮已在我国上市。

其作用机制可能与竞争性激活过氧化物酶增殖体受体 γ(peroxisomal proliferator activated receptorγ,PPARγ)有关,PPARγ 是基因转录的一部分,被结合后可刺激某些基因的转录,控制血糖的生成、转运和利用。

主要用于治疗胰岛素抵抗和 2 型糖尿病。该类药物低血糖发生率低。副作用主要有嗜睡、肌肉和骨骼痛、头痛、消化道症状等。使用本类药物可能增加骨折和心力衰竭风险。

罗格列酮起始用量为每日 4mg,单次服用。经 12 周治疗后,如需要,本品可加量至每日 8mg,每日 1 次或分 2 次服用。吡格列酮 15～45mg/d,单次服用。

α-葡萄糖苷酶抑制药

α-葡萄糖苷酶抑制剂是一类新型口服降血糖药,有阿卡波糖(acarbose)、米格列醇(migitol)、伏格列波糖(voglibose,保格糖)等。本类药物降血糖的机制是:在小肠上皮刷状缘与碳水化合物竞争水解碳水化合物的酶,从而减慢水解及产生葡萄糖的速度并延缓葡萄糖的吸收,降低血糖峰值。单独应用或与其他降糖药合用,可降低患者的餐后血糖。主要副作用为胃肠道反应。服药期间应增加碳水化合物的比例,并限制单糖的摄入量,以提高药物的疗效。

阿卡波糖每次 50～100mg,每日 3 次,用餐前即刻整片吞服或与前几口食物一起咀嚼服用。

餐时血糖调节药

瑞格列奈(repaglinide)为一种新的非磺酰脲类口服降血糖药。其作用机制可能是通过与胰岛 β 细胞膜上的特异性受体结合,促进 K^+ 通道关闭,抑制 K^+ 外流,使细胞膜去极化,使细胞外 Ca^{2+} 进入细胞内,促进储存的胰岛素分泌。口服吸收迅速,15min 起效,1h 内达峰值浓度,$t_{1/2}$ 约 1h,主要通过肝脏代谢成无降糖作用的代谢物由胆汁排出。由于半衰期短,故三餐前给药使整个进餐期间都有降低血糖的作用,可较好地控制餐后高血糖的出现。该药主要适用于 2 型糖尿病患者,老年糖尿病患者也可服用,且适用于糖尿病肾病患者。

瑞格列奈起始剂量为每次 0.5mg,每日 3 次,进餐时服用。以后如需要可每周或每两周作调整,最大单次剂量为 4mg,最大日剂量不应超过 16mg。

胰高血糖素样肽-1 受体激动剂

胰高血糖素样肽-1(glucagons peptide 1,GLP-1)是一种主要由肠道 L 细胞分泌的肠促胰岛素。GLP-1 受体激动剂以葡萄糖浓度依赖的方式作用于胰岛 β 细胞促进胰岛素分泌,抑制胰岛 A 细胞的胰高血糖素分泌,使胃排空延迟,通过中枢神经系统抑制食欲。目前常用的 GLP-1 受体激动剂有艾塞那肽(exenatide)和利那鲁肽(liraglutide),需皮下注射。该类药物能在不引起低血糖和增加体重风险的基础上治疗 2 型糖尿病。

由于 GLP-1 在血液中易被二肽基肽酶Ⅳ(dipeptidyl peptidase Ⅳ, DPP-Ⅳ)降解,其半衰期仅数分钟,因此常与 DPP-Ⅳ抑制剂联合用药。

艾塞那肽起始剂量为每次 $5\mu g$,每日 2 次,在早餐和晚餐前 1h 皮下注射。根据临床效果,在治疗 1 个月后剂量可增加至 $10\mu g$。

第三节　糖尿病的药物治疗

一、糖尿病的治疗原则

在现有条件下糖尿病基本上是不能根治的,但确是可防可治的。糖尿病的治疗原则是综合治疗,不单是药物治疗,而是包括饮食疗法、运动疗法、药物疗法、糖尿病教育和血糖监测的综合治疗。饮食疗法和运动疗法是糖尿病治疗的基础,1 型糖尿病在饮食控制和运动疗法的基础上经确诊立即用胰岛素治疗并终身替代。宜维持小剂量的胰岛素治疗以维持残存的胰岛 β 细胞功能。若 2 型糖尿病患者经过 8～12 周的正规饮食治疗和运动锻炼,仍然不能达到满意的血糖控制,则应开始药物治疗,可采取口服降糖药,也可使用胰岛素,还可联合使用。其治疗目的是使血糖在全部时间内维持在正常范围,控制代谢紊乱,防止发生严重的急性并发症,预防或延缓慢性并发症的发生,以减少病痛、致残以及早逝概率,延长寿命。

二、2 型糖尿病的治疗方案

1. 非药物治疗　低热量饮食和积极的体育运动构成治疗的一个部分。
2. 药物治疗　当上述治疗不能使血糖达标,则开始药物治疗。

（1）一线治疗：二甲双胍是 2 型糖尿病药物治疗的首选。不适合二甲双胍者可选择胰岛素促泌剂或 α-糖苷酶抑制剂。

（2）二线治疗：单独使用二甲双胍而血糖仍未达标者，可加用胰岛素促泌剂、α-糖苷酶抑制剂、二肽基肽酶Ⅳ抑制剂或胰岛素增敏剂。

（3）三线治疗：两种口服降糖药联合治疗而血糖仍未达标者，加用胰岛素治疗。每天 1 次基础胰岛素或每天 1～2 次预混胰岛素，或三种口服药联合治疗。胰高血糖素样肽-1 受体激动剂可用于三线治疗。如加用胰岛素联合治疗而血糖仍不达标，则改为多次胰岛素治疗，基础胰岛素加餐时胰岛素或每天 3 次预混胰岛素类似物。

（王　萍）

复习思考题

一、是非题(正确填 A,错误填 B)

1. 口服降糖药是治疗 2 型糖尿病的基础。　　　　　　　　　　　　（　　）
2. 妊娠糖尿病首选胰岛素治疗。　　　　　　　　　　　　　　　　（　　）
3. 磺酰脲类降血糖药物的主要作用机制是刺激胰岛 β 细胞释放胰岛素。　（　　）

二、单选题

1. 单用饮食无法控制的肥胖糖尿病患者,可选用　　　　　　　　　　（　　）

A. 胰岛素　　　　　　　B. 二甲双胍　　　　　　　C. 格列喹酮

D. 格列齐特　　　　　　E. 氯磺丙脲

2. 糖尿病酮症酸中毒患者宜选用　　　　　　　　　　　　　　　　（　　）

A. 氯磺丙脲　　　　　　B. 格列本脲　　　　　　　C. 格列齐特

D. 普通胰岛素　　　　　E. 罗格列酮

3. 接受治疗的 1 型糖尿病患者突然出汗、心跳加快、焦虑等可能是由于　（　　）

A. 血压升高　　　　　　B. 低血糖反应　　　　　　C. 胰岛素急性耐受

D. 胰岛素慢性耐受　　　E. 过敏反应

三、问答题

1. 胰岛素有哪些不良反应?

2. 口服降血糖药可分为几类? 请列举每类的代表药物及降糖机制。

3. 简述 2 型糖尿病的药物治疗方案。

第二十一章

甲亢的药物治疗

 重点内容

1. 甲状腺功能亢进的临床表现。
2. 硫脲类药物的分类、药理作用、临床应用及主要不良反应。
3. 碘和碘化物、放射性碘及 β 受体阻断药的药理学特点。
4. 甲状腺功能亢进的药物治疗方案。

二维码 21-1
教学 PPT

二维码 21-2
上课实录

甲状腺功能亢进(hyperthyroidism)简称甲亢,是由多种原因引起的甲状腺功能过强,甲状腺激素合成和分泌过多,释放入血所引起氧化过程加快,代谢率增高的一组常见内分泌疾病。临床上以基础代谢率增高、神经兴奋性增强、相应脏器与组织功能加强为特征,可伴有甲状腺肿大。其中以 Graves 病(弥漫性甲状腺肿伴甲状腺功能亢进,又称突眼性甲状腺肿)最常见,占所有甲亢的 85% 左右,主要是在遗传基础上因精神刺激等应激因素作用而诱发自身免疫反应所致,可发生于任何年龄,但以青年女性最多见。

第一节 甲亢的发病机制与临床表现

一、病因和发病机制

Graves 病主要是在遗传基础上因感染、精神刺激等应激因素作用诱发自身免疫反应所致。Graves 病的甲亢和甲状腺肿大是抗甲状腺刺激性抗体作用于甲状腺的结果,这种刺激性抗体有类似促甲状腺激素刺激激素(thyrotropic stimulating hormone,TSH)的作用,是一种针对甲状腺细胞 TSH 受体的抗体,通过腺苷酸环化酶机制的作用,最终导致甲状腺功能亢进。Graves 病的免疫异常表现,反映在甲状腺和眼球后组织有淋巴细胞和浆细胞浸润;甲状腺组织有抗体 IgG、IgM、IgA 沉着;周围血液循环中淋巴细胞绝对值和百分比增高,常伴有淋巴结、胸腺和脾脏淋巴组织增生;患者或其家属发生其他自身免疫性病者较多见;皮质固醇和免疫抑制剂可缓解 Graves 病的甲亢和眼征。眼征的病因仍不清楚,可能与免疫机制有一定关联。

二、临床症状

Graves 病最多见于 20～40 岁。起病一般缓慢,少数可在精神刺激或感染等诱因作用下呈急性起病。老年患者与小儿患者多呈不典型表现。常见的症状和体征是代谢增高综合征、甲状腺肿和眼征。①临床症状:在机体代谢方面为代谢增高综合征,如怕热多汗、低热、倦怠乏力;胃肠系统为食欲亢进、体重减轻、大便增多、消化不良;神经系统为神经兴奋性增高,如易激动、烦躁易怒、多动、多言、神经过敏、失眠、猜疑等症状;心血管系统为心率增快、心房颤动、收缩压增高、脉压加大;神经肌肉系统为肌无力、肌萎缩、骨质疏松和骨痛等症状。②体征:主要表现为甲状腺肿大。甲状腺肿为弥漫性对称性,质软,久病者较韧,无压痛。甲状腺上下极可以触及震颤,常可听到血管杂音。③眼征:一类为单纯性突眼,表现为凝视,瞬眼滞后,上眼睑后缩,轻度巩膜充血,病因与交感神经兴奋性增高有关;另一类为浸润性突眼,也称为 Graves 眼病,病因与眶周组织的自身免疫炎症反应有关,常随着甲亢治疗成功而缓解。

第二节　常用治疗甲亢的药物及药理学特点

目前常用的抗甲状腺药(antithyroid drugs)有硫脲类、碘和碘化物、放射性碘和 β 受体阻断药等四类。

二维码 21-3
抗甲状腺药

硫脲类

硫脲类可分为两类:①硫氧嘧啶类,包括甲硫氧嘧啶(methylthiouracil,MTU)、丙硫氧嘧啶(propylthiouracil,PTU);②咪唑类,包括甲巯咪唑(thiamazole,他巴唑)、卡比马唑(carbimazole,甲亢平)。

【体内过程】

硫氧嘧啶类药物口服后吸收迅速,2h 血药浓度达峰值,生物利用度约为 80%。血浆蛋白结合率约为 75%,在体内分布较广,甲状腺浓度较高,易进入乳汁和通过胎盘。主要在肝内代谢,$t_{1/2}$ 为 2h。甲巯咪唑的血浆 $t_{1/2}$ 约为 5～7h,但在甲状腺组织中药物浓度可维持 16～24h,其疗效与甲状腺内药物浓度有关,而后者的高低又与每日给药量呈正相关。每日给药 1 次(30mg)与每日给药 3 次(每次 10mg)一样,都可发挥较好的疗效。卡比马唑为甲巯咪唑的衍化物,在体内转化成甲巯咪唑才发挥作用,故起效时间较慢,作用维持时间久。硫脲类药物因能通过胎盘和进入乳汁,妊娠期妇女和哺乳期妇女慎用或不用。

【药理作用及作用机制】

1. 抑制甲状腺激素的合成　硫脲类抑制甲状腺过氧化物酶所介导的酪氨酸的碘化及耦

联,而药物则作为过氧化物酶的底物而被碘化,使氧化碘不能结合到甲状腺球蛋白上,从而抑制甲状腺激素的生物合成。硫脲类药物不能直接对抗甲状腺激素,也不影响其释放,所以对已合成的甲状腺激素无效,须待体内激素被消耗后才能起效。一般用药 2～3 周后甲亢症状开始减轻,1～3 个月基础代谢率才恢复正常。

2.抑制外周组织的 T_4 转化为 T_3 丙硫氧嘧啶能抑制外周组织的 T_4 转化为 T_3,能迅速控制血清中生物活性较强的 T_3 水平,故在发生重症甲亢、甲亢危象时该药可列为首选。

3.免疫抑制作用 硫脲类能减少血液循环中甲状腺刺激性免疫球蛋白(thyroid stimulating immunoglobulin TSI),轻度抑制免疫球蛋白的生成,因此对自体免疫机制异常的甲亢患者有一定的病因治疗作用。

【临床应用】

1.内科药物治疗 适用于轻症和不宜手术或放射性[131]I 治疗者,如儿童、青少年、术后复发及年老体弱的中重度患者等。开始治疗时给予大剂量,当甲状腺大小恢复正常,基础代谢率接近正常时,药量即可递减,直至维持量,疗程 1～2 年。

2.甲亢术前准备 为减少甲状腺次全切除手术患者在麻醉和手术后的合并症,防止术后发生甲状腺危象,在手术前应先服用硫脲类药物,使甲状腺大小恢复正常、甲状腺功能恢复或接近正常,并于术前两周加服碘剂,减少甲状腺肿胀和充血,使腺体变韧,便于手术及减少出血。

3.甲状腺危象的治疗 甲状腺危象是由于感染、手术、外伤、精神因素等诱因,使甲状腺激素突然大量释放入血,使患者出现高热、虚脱、心力衰竭、肺水肿、水和电解质紊乱等,有时可危及生命。此时除对症治疗外,主要应用大剂量碘剂,而大剂量硫脲类可作为辅助治疗,以阻断甲状腺激素的合成。

【不良反应】

1.消化道反应 表现为厌食、腹痛、呕吐和腹泻等。

2.过敏反应 最常见,表现为皮肤瘙痒、药疹等,多数情况下不需停药也可消失。

3.粒细胞缺乏症 最严重的不良反应,多发生在治疗后的 2～3 个月内,应定期检查血象。要注意与甲亢本身所引起的白细胞总数偏低相区别,若发生咽痛、发热、感染等反应,立即停药则可恢复。

4.甲状腺肿及甲状腺功能减退 长期用药可使血中甲状腺激素水平呈显著下降,反馈性增加 TSH 分泌而引起腺体代偿性增生、肿大和充血,若甲状腺功能减退应及时停药,并给予治疗。

【禁忌】

甲状腺癌、结节性甲状腺肿合并甲亢、孕妇和哺乳期妇女禁用。

【药物相互作用】

磺胺类、对氨基水杨酸、保泰松、巴比妥类、酚妥拉明、妥拉唑林、维生素 B_{12}、磺酰脲类等都有抑制甲状腺功能和致甲状腺肿大的作用,故合用本品需注意。碘的摄入可使甲亢病情加重,使抗甲状腺药需要量增加或用药时间延长,故在服用本品前应避免服用碘剂。

【用法与用量】

丙硫氧嘧啶或甲硫氧嘧啶治疗剂量为 300～600mg/d,分 3～4 次服。待症状缓解,基础代谢率正常后改用维持量 50～100mg/d。甲巯咪唑或卡比马唑治疗量为 30mg/d,维持量为 5～10mg/d。

碘及碘化物

碘和碘化物(iodine and iodide)是治疗甲状腺病最古老的药物,目前常用碘化钾或碘化钠和复方碘溶液[compound iodine solution,又称卢戈液(Lugol's solution),含碘 5%,碘化钾 10%]。

【药理作用及作用机制】

不同剂量的碘化物对甲状腺功能产生不同的作用。

小剂量的碘用于防治单纯性甲状腺肿,可在食盐中按 $1/10^5$～$1/10^4$ 的比例加入碘化钾或碘化钠可有效地防止发病。

大剂量碘产生抗甲状腺作用,主要是抑制甲状腺激素的释放,可能是抑制了甲状腺素球蛋白水解所需的谷胱苷肽还原酶,使 T_3、T_4 不能和甲状腺球蛋白解离所致。此外,大剂量碘还可通过抑制过氧化酶而阻断酪氨酸碘化,从而抑制甲状腺激素的合成。大剂量碘的抗甲状腺作用快而强,用药 1～2d 起效,10～15d 作用最强。此时若继续用药,碘的摄取反受抑制,胞内碘离子浓度下降,失去抑制激素合成的效应,甲亢的症状又可复发。这就是碘化物不能单独用于甲亢内科治疗的原因。

【临床应用】

大剂量碘可用于:①甲亢的术前准备,一般在术前两周给予复方碘溶液,使甲状腺组织退化,血管减少,腺体缩小变韧,利于手术进行及减少出血;②甲状腺危象的治疗,可将碘化物加到 10% 葡萄糖溶液中静脉滴注,也可采用复方碘溶液,迅速改善症状,并在两周内逐渐停服,需同时配合服用硫脲类药物。

【不良反应】

1. 急性过敏反应　可于用药后立即或几小时后发生,表现为血管神经性水肿、上呼吸道水肿及严重喉头水肿。一般停药可消退,加服食盐可促进碘排泄。必要时可用抗过敏药。

2. 慢性碘中毒　表现为口腔及咽喉烧灼感,唾液分泌增多,眼刺激症状等。

3. 诱发甲状腺功能紊乱　长期服用碘化物可诱发甲亢。碘还可进入乳汁并通过胎盘引起新生儿甲状腺功能异常,故孕妇及哺乳期妇女应慎用。

【用法与用量】

碘化钾:早期地方性甲状腺肿患者给予 1～10mg/d,疗程约 3～6 个月。

复方碘溶液:甲亢术前用药,术前 10～14d 开始口服,每日 3 次,每次 3～5 滴(约 0.1～0.3ml),应混于食物中服用。甲状腺功能亢进危象,首次服 2～4ml,以后每 4h 1～2ml。治疗地方性甲状腺肿,每日 0.1～0.5ml,2 周为一疗程。

放射性碘

临床应用的放射性碘(radioiodine)是^{131}I,其 $t_{1/2}$ 为 8d。^{131}I 治疗甲亢已有 60 多年的历史,现已是美国和西方国家治疗成人甲亢的首选疗法。此法安全简便,费用低廉,效益高,总有效率达 95%,临床治愈率达 85% 以上,复发率小于 1%。

【药理作用】

利用甲状腺高度摄碘能力,^{131}I 口服后可被甲状腺摄取,并可产生 β 射线(占 99%),因其穿透范围为 0.4～2mm,所以其辐射作用只限于甲状腺内,破坏甲状腺实质,特别是对它敏感的增生细胞,而很少波及周围组织。^{131}I 还产生 γ 射线(占 1‰),可在体外测得,故可用作甲状腺摄碘功能的测定。

【临床应用】

1. 甲亢的治疗　^{131}I 适用于手术后复发或不宜手术及硫脲类无效或过敏者,^{131}I 能使腺泡上皮破坏、萎缩,减少分泌。一般用药后一个月见效,3～4 个月后甲状腺功能恢复正常。

2. 甲状腺功能检查　口服^{131}I 后分别于 1、3 及 24h 测定甲状腺放射性,计算摄碘率。甲亢时 3h 摄碘率超过 30%～50%,24h 摄碘率超过 45%～50%,摄碘高峰时间前移;反之,摄碘率低,摄碘高峰时间后延。

【不良反应】

常见的不良反应为甲状腺功能低下,故应严格掌握剂量和密切观察有无不良反应,一旦发生甲状腺功能低下可补充甲状腺激素。儿童甲状腺组织处于生长期,对辐射效应较敏感;卵巢中碘的浓度也很高,因此我国药典规定,20 岁以下患者、妊娠或哺乳期妇女及肾功能不佳者不宜使用。此外,甲状腺危象、重症浸润性突眼症及甲状腺不能摄碘者禁用。

β 受体阻断药

普萘洛尔(propranolol)等 β 受体阻断药是甲亢及甲状腺危象时有价值的辅助治疗药,也用于不宜用抗甲状腺药、不宜手术及^{131}I 治疗的甲亢患者。主要通过其阻断 β 受体的作用而改善甲亢症状,此外还能抑制外周 T_4 脱碘成为 T_3,因 T_3 是主要的外周激素,故这一作用有助于控制甲亢。

β 受体阻断药不干扰硫脲类药物对甲状腺的作用,且作用迅速,对甲亢所致的心率加快、心收缩力增强等交感神经活动增强的表现很有效;但单用时其控制症状的作用有限。若与硫脲类药物合用则疗效迅速而显著。

普萘洛尔治疗甲亢的剂量为 30～60mg/d,每天 3 次。

第三节　甲亢的治疗

甲亢的一般治疗包括适当休息,补充足够热量和营养,避免精神刺激和过度劳累。目前,治疗的主要方式有:①内科治疗,包括抗甲状腺药物治疗,以硫脲类药物为主,β 受体阻断药普萘洛尔等为辅的对症治疗。②同位素治疗,用放射性碘(^{131}I)破坏甲状腺组织。③手术治疗,手术切除部分甲状腺组织。本病的治疗目的在于控制甲亢症状,使血清中甲状腺激素水平降到正常,促进免疫功能的正常化。

1. 甲亢的药物治疗方案　药物治疗适用于病情轻、甲状腺轻中度肿大的甲亢患者。年龄在 20 岁以下,妊娠甲亢,年老体弱或合并严重心、肝、肾疾病不能耐受手术者均可采用药物治疗。常用的药物为硫脲类药物。治疗的初始阶段,剂量应按病情的轻重决定,丙硫氧嘧啶为 150～450mg/d,甲巯咪唑或卡比马唑为 10～45mg/d,分 2～3 次口服,至症状缓解,基础代谢率降至 20% 以下,或 T_3、T_4 恢复正常可减量,每次甲硫氧嘧啶减 50～100mg,甲巯咪唑或卡比马唑减 5～10mg,每日 2～3 次。症状完全消除,可用最小的剂量继续治疗,甲基或丙基硫氧嘧啶为 50～100mg/d,甲巯咪唑或卡比马唑为 5～10mg/d,至少维持 1.0～1.5 年,甚至可延长至 2 年或 2 年以上,而剂量还可更小。起始剂量、减量速度、维持剂量和疗程均有个体差异,按病情轻重决定剂量。

在减药期开始时,可适当加服小剂量甲状腺制剂,如甲状腺片每次 20～40mg,每日 1 次,以稳定下丘脑-垂体-甲状腺轴的关系,避免甲状腺肿和突眼加重。

抗甲状腺药物作用缓慢,不能迅速控制甲亢的多种症状,在治疗初期,可联合应用 β 受体阻断药普萘洛尔每次 10～20mg,每日 2～3 次,以改善心悸、心动过速、多汗、震颤及精神紧张等症状。

治疗 1～2 年后,如小剂量抗甲状腺药物能维持疗效,甲状腺缩小,血管音消失,突眼减轻,血清 T_3、T_4 正常,甲状腺摄碘率能被甲状腺激素抑制,可试行停药,继续观察。

2. Graves 眼病的治疗　比较安全的治疗方案是用抗甲状腺药物控制甲亢辅以必要的其他治疗措施。控制甲亢是基础性治疗,因为甲亢或甲减可以促进 Graves 眼病进展。轻度 Graves 眼病以局部治疗和控制甲亢为主。中度和重度 Graves 眼病在上述治疗基础上强化治疗。早期可用泼尼松每次 10～40mg,每日 3 次,症状好转后改用维持量,每日 5～20mg,最后停用。还可试用其他免疫抑制剂,如环孢素 A、环磷酰胺、苯丁酸氮芥等。吸烟可加重本病,应当戒烟。

3. 甲状腺危象的治疗　应重于预防,若一旦发生,应紧急处理。注意保证足够热量及液体补充,每日补充液体 3000～6000ml。高热者积极降温,必要时进行人工冬眠。有心力衰竭者使用洋地黄及利尿剂。首先选择丙硫氧嘧啶,首剂 600mg 口服或经胃管注入,应用上述药物后,再加用复方碘溶液,首剂 30～60 滴,以后每 6～8h 5～10 滴,用以降低血液循环中甲状腺激素的浓度;必要时可用氢化可的松或地塞米松拮抗应激,地塞米松 2～5mg,每 6～8h 静脉滴注 1 次,或氢化可的松 50～100mg,每 6～8h 静脉滴注 1 次。无心力衰竭者可使用普萘洛尔 20～40mg,每 6h 一次,有心力衰竭者禁用。当上述常规治疗效果不满意时,可选用腹膜透析、血液透析或血浆置换等措施迅速降低血浆甲状腺激素浓度。

（王　萍）

复习思考题

一、是非题(正确填 A,错误填 B)

1. 大剂量碘剂可使代偿性增生的甲状腺腺体缩小变韧,便于手术。　　　　　（　　）

2. 丙硫氧嘧啶能抑制 T_4 转化为 T_3。　　　　　　　　　　　　　　　（　　）

3. 严重肝肾功能不良者不宜使用放射性碘[131]I 治疗。　　　　　　　　　（　　）

二、单选题

1. 丙硫氧嘧啶的作用机制是　　　　　　　　　　　　　　　　　　　　　（　　）

A. 抑制甲状腺的分泌

B. 抑制甲状腺摄碘

C. 抑制过氧化物酶,使 T_3、T_4 合成受抑

D. 抑制甲状腺激素的释放

E. 抑制甲状腺球蛋白水解酶

2. 硫脲类最严重的不良反应是   （   ）

A. 粒细胞缺乏   B. 药热、药疹   C. 甲状腺肿大

D. 低血糖   E. 甲状腺素缺乏

3. 手术后复发并对硫脲类无效的甲亢患者选用   （   ）

A. 甲硫氧嘧啶   B. 丙硫氧嘧啶   C. 甲状腺激素

D. ^{131}I   E. 甲巯咪唑

三、问答题

1. 简述硫脲类的药理作用及作用机制。

2. 甲亢术前准备使用硫脲类药物和大剂量碘联合用药的临床意义是什么？

3. 简述甲亢的药物治疗方案。

第二十二章

抗炎药与免疫调节药的临床应用

 重点内容

1. 非甾体抗炎药共同的药理作用、作用机制和不良反应。
2. 各类非甾体抗炎药的药理学特点。
3. 糖皮质激素的抗炎、抗免疫、抗休克作用机制、临床应用及不良反应。
4. 影响免疫功能药物的药理学特点。

二维码 22-1
教学 PPT

抗炎免疫药是指对炎症反应具有抑制作用,对免疫反应具有抑制或增强和调节作用的一类药物,主要用于炎症免疫性疾病的治疗。按药物性质将该类药分为非甾体抗炎药(nonsteroidal antiinflammatory drugs,NSAIDs)、甾体抗炎药(steroidal antiinflammatory drugs,SAIDs)和免疫调节药(immunomodulating drugs)三类。临床上治疗慢性炎症性疾病单独应用抗炎药或免疫调节药疗效均不理想,长期应用还可能加重疾病,所以应严格掌握药物的适应证和禁忌,合理用药对此类药物有重要意义。

第一节　非甾体抗炎药

非甾体抗炎药是一类通过抑制体内环氧酶(cyclooxygenase,COX)活性而抑制前列腺素(prostaglandin,PG)的生物合成,产生解热、镇痛、抗炎、抗风湿作用的药物。根据化学结构的不同,可将药物分为水杨酸类、丙酸类、苯乙酸类、吲哚乙酸类、吡唑酮类、烯醇酸类、烷酮类等。根据非甾体抗炎药对 COX 的选择性不同进行分类,可将药物分为 COX 非特异性抑制剂和 COX-2 选择性抑制剂。按照其半衰期长短可分为长效药物(如吡罗昔康、萘丁美酮等)和短效药物(如布洛芬、双氯芬酸钠等)。本类药物具有相似的药理作用、作用机制和不良反应。

一、非甾体抗炎药的作用机制和药理作用

非甾体抗炎药的共同作用机制是抑制体内环氧酶,从而抑制前列腺素的生物合成,产生一系列的药理效应。各种组织的细胞膜磷脂在磷脂酶 A_2 的催化下释放出花生四烯酸 (arachidonic acid,AA),游离的 AA 经环氧酶(COX)催化生成各种 PGs,如 PGI_2、TXA_2、PGD_2、PGE_2 和 PGF_{2a},这些物质参与多种生理和病理过程;通过脂氧酶(lipoxygenase,LOX)作用生成白三烯类(leukotrienes,LTs)、脂氧素(lipoxin)和羟基环氧素(hepoxilin,HX)。

COX 有两种同工酶,即 COX-1 和 COX-2。COX-1 是结构酶,是正常细胞的组成蛋白,存在于血管、胃、肾等组织细胞中,与维持细胞的生理功能有关,如维持肾血流量,调节外周血管阻力及聚集血小板等功能,特别是在正常胃组织中 COX-1 的表达,构成重要的胃黏膜保护机制。COX-2 是诱导酶,在损伤性刺激、细胞因子和有丝分裂原的诱导下表达增加,生成的 PGs 参与炎症反应,可扩张血管,增加血管通透性致组织水肿,与其他炎症介质产生协同作用。因此,可以认为 COX-2 主要与炎症介质的生成等病理反应有关。

非甾体抗炎药虽然种类繁多,但总体来说都具有以下几种药理作用:

1.抗炎作用　非甾体抗炎药绝大多数具有抗炎作用,能有效控制风湿性和类风湿关节炎的症状,但不能根除病因,也不能防止疾病的进展。PGs 在炎症反应中占重要作用。炎症反应发生时,COX-2 活性增加,局部产生大量的 PGs,可导致血管扩张和组织水肿,与其他致炎物质如缓激肽、组胺、白三烯等有协同作用,使炎症进一步加重。非甾体抗炎药可抑制炎症部位 COX-2,使 PGs 合成减少,炎症减轻。此类药物除抑制 PGs 合成外,还可通过抑制致炎物质缓激肽的合成,以及稳定溶酶体膜、抑制溶酶体酶的释放而产生抗炎和抗风湿作用。

2.镇痛作用　该类药物仅有中等程度的镇痛作用,对组织损伤或炎症引起的疼痛有效,主要用于慢性钝痛,如关节痛、肌肉痛、头痛、痛经和癌症骨转移疼痛等。组织损伤或炎症时,释放缓激肽和 PGs 等致炎致痛物质,缓激肽作用于痛觉感受器引起疼痛,而 PGs 则可使痛觉感受器对致痛物质的敏感性提高,对炎性疼痛起到了放大作用,而 PG(E_1、E_2 及 F_{2a})本身也有致痛作用。非甾体抗炎药抑制外周病变部位的 COX,使 PGs 合成减少,缓解疼痛,但对创伤因子直接刺激感觉神经末梢引起的急性锐痛无效。

非甾体抗炎药镇痛作用部位主要在外周,近来研究发现它们也可通过脊髓和其他皮质下中枢发挥镇痛作用。

3.解热作用　下丘脑体温调节中枢通过调节体温调定点,控制产热和散热过程,使体温维持于相对恒定的水平。在感染、组织损伤、炎症等病理因素的刺激下,中性粒细胞或其他细胞产生内热原(IL-1、IL-6、TNF 等细胞因子),而细胞因子的释放使 PGs 合成与释放增加,体温调定点升高,产热增加,散热减少,从而导致发热。NSAIDs 通过阻断下丘脑 PGs 合成使体温调节中枢的体温调定点恢复正常而产生解热作用。

4.抗肿瘤作用　目前研究发现,COX-2 抑制剂与抗恶性肿瘤药联合用药可用于恶性肿瘤的治疗。在大多数癌症患者体内都存在 COX-2 的过度表达。因肿瘤的血管生成是肿瘤生长浸润的关键,而 COX-2 具有上调肿瘤血管生成的作用,故可促进肿瘤生长。此外,COX-2 抑制剂可下调肝细胞癌内生性多药抵抗基因(*mdrl*)的表达,故可降低机体对化疗药物的抵抗作用。NSAIDs 抗肿瘤作用还需大量研究和临床资料的进一步证实。

二、非甾体抗炎药的不良反应

非甾体抗炎药进入临床已有 100 多年的历史,被广泛应用于风湿性疾病、炎性疾病、疼痛的治疗,也可用于心血管疾病及肿瘤的预防。全球每天约有 3000 万人使用 NSAIDs,在国内 NSAIDs 的销量位居第二。但是,在使用 NSAIDs 的人群中,约有 20%～25% 的患者出现不同程度的不良反应,在所有有关药物不良反应的报道中,NSAIDs 占 25%。

1. 消化道反应　消化道反应是非甾体抗炎药最常见的不良反应,主要表现为胃肠道黏膜损伤、胃、十二指肠溃疡、出血甚至穿孔,也可引起上腹疼痛、恶心、呕吐、结肠炎等。PGs 能抑制胃酸,分泌胃黏液,对保护胃肠黏膜有重要的作用。由于 NSAIDs 抑制了 COX-1 使 PGs 合成减少,使胃黏膜失去了保护而造成了胃肠道的损害。在接受 NSAIDs 治疗的患者中,经内镜证实的胃溃疡发生率为 20%～25%。

2. 肾损害　非甾体抗炎药引起的肾损害可表现为急性肾功能衰竭、间质性肾炎、肾病综合征、肾乳头坏死、水钠潴留、高血钾等。由于非甾体抗炎药抑制了肾脏 PGs 的合成,使肾血流量减少,从而造成肾损害。布洛芬、萘普生可致肾病综合征,酮替芬可致膜性肾病,吲哚美辛可致肾衰和水肿。引起肾损害的危险因素有:大剂量长期使用 NSAIDs 或复方 NSAIDs,年老伴心、肾、肝等并发症、使用利尿剂者。

3. 肝损害　非甾体抗炎药所致的肝损害轻度的表现为转氨酶升高,严重的表现为肝细胞变性坏死。几乎所有的非甾体抗炎药都可导致肝损害。如长期大剂量使用对乙酰氨基酚可致严重肝损害,尤以肝坏死多见,其作为使用最多的非处方药之一,应引起注意。大剂量使用保泰松可致肝损害,产生黄疸、肝炎;特异质患者使用水杨酸类可致肝损害。

4. 心血管反应　COX-2 抑制剂是新型的 NSAIDs 药物,几乎没有胃肠道不良反应。但是,随着广泛的应用发现 COX-2 抑制剂可产生心血管事件,即某些患者在使用 COX-2 抑制剂后发生高血压、冠心病和心肌梗死,选择性 COX-2 抑制剂具有潜在的心血管风险。因此,美国 FDA 要求一些产品撤回而停止使用,另外一些产品则被要求在使用说明书上特别标明该药具有产生心血管反应的黑框警示。

5. 血液系统反应　非甾体抗炎药可抑制血小板聚集,使出血时间延长。绝大多数 NSAIDs 对血小板的影响是可逆的,除阿司匹林外。NSAIDs 还可致再生障碍性贫血及粒细胞减少。

6. 变态反应　以皮疹、荨麻疹、瘙痒及光敏、剥脱性皮炎多见。舒林酸、萘普生、双氯芬酸及吡罗昔康等均可致变态反应。

7. 其他不良反应　非甾体抗炎药也可出现中枢神经系统症状,如头痛、头晕、耳鸣、耳聋、视神经炎和味觉异常等。

三、常用的非甾体抗炎药

(一)水杨酸类

阿司匹林

【体内过程】

阿司匹林(aspirin,乙酰水杨酸)口服后迅速在胃和小肠上部吸收,1～2h 达血药浓度高峰。在体内迅速被酯酶水解为水杨酸。水杨酸与血浆蛋白结合率高,可达 80%～90%,水杨酸盐分布至全身组织,也可进入关节腔及脑脊液,并可通过胎盘。大部分在肝内被氧化,与甘氨酸和葡萄糖醛酸结合后,从肾排出。阿司匹林血浆 $t_{1/2}$ 短,约 15min,但肝对水杨酸的代谢能力有限。口服小剂量阿司匹林(1g 以下)时,按一级动力学进行代谢,水杨酸血浆 $t_{1/2}$ 约 2～3h;当阿司匹林剂量≥1g 时,按零级动力学进行代谢,水杨酸血浆 $t_{1/2}$ 延长为 15～30h。阿司匹林为弱酸性药物,当胃、小肠和尿液的 pH 值发生变化时,将影响阿司匹林的吸收与排泄。

【药理作用及临床应用】

1. 解热镇痛及抗炎抗风湿作用　有较强的解热、镇痛作用,用于头痛和肌肉骨骼痛效果好,也常用于牙痛、肌肉痛、神经痛、月经痛及高热患者等;抗炎抗风湿作用也较强,急性风湿热患者大剂量给予阿司匹林后 24～48h 内退热,关节红、肿及剧痛缓解,血沉下降。由于控制急性风湿热的疗效迅速而确实,故也可用于鉴别诊断。对类风湿关节炎也可迅速镇痛,消退关节炎症,减轻关节损伤。

2. 影响血栓形成　阿司匹林抑制 COX 的活性,减少血小板中血栓素(TXA_2)的生成,产生抗血小板聚集及抗血栓形成的作用。但在高浓度时,阿司匹林也能抑制血管壁中 COX 的活性,减少前列环素(prostacyclin,PGI_2)的合成。PGI_2 是 TXA_2 的生理对抗剂,它的合成减少可能促进血栓形成。因为血小板中 COX 对阿司匹林的敏感性远较血管中 COX 为高,所以建议采用小剂量(每日口服 75mg)防止血栓形成。对一过性脑缺血发作者,服用小剂量乙酰水杨酸(30～50mg),可防止脑血栓形成。

【不良反应】

1. 胃肠道反应　最为常见,表现为上腹不适、恶心、呕吐,主要与直接刺激胃黏膜和延脑催吐化学感受区有关。抗风湿治疗时,大剂量口服可引起胃溃疡及不易察觉的胃出血,加重溃疡病。饭后服药,同服抗酸药如碳酸钙,服用肠溶片或合用 PGE_2 的衍生物米索前列醇可减轻或避免以上反应。

2. 血液系统反应　小剂量阿司匹林就可抑制血小板聚集,延长出血时间。大剂量服用还能抑制凝血酶原的形成,引起血小板减少症。可用维生素 K 预防。

3. 水杨酸反应　阿司匹林剂量过大(≥5g/d)时,可出现头痛、头晕、恶心、呕吐、耳鸣、视听减退,严重者出现高热、酸碱平衡失调,甚至精神错乱,上述症状总称为水杨酸反应,是水杨酸类慢性中毒的表现。严重中毒者应立即停药,加服或静脉滴注碳酸氢钠,碱化尿液加速药物排泄。

4. 过敏反应　少数患者可出现过敏反应,表现为荨麻疹、血管神经性水肿,严重的出现过敏性休克。某些哮喘患者服阿司匹林可诱发哮喘,称为"阿司匹林哮喘",与抑制 PG 生物合成有关。因 PG 合成受阻,而由花生四烯酸代谢生成的白三烯以及其他脂氧酶增多,诱发哮喘。慢性荨麻疹、鼻息肉及哮喘患者禁用。

5. 瑞夷(Reye)综合征　据报道,儿童感染病毒性疾病如水痘、流感、流行性腮腺炎时服用阿司匹林,偶可致瑞夷综合征,表现为严重肝功能不良合并脑病,可致死。儿童病毒感染时应慎用,可用对乙酰氨基酚代替。

【禁忌】

活动性溃疡病、其他原因引起的消化道出血、血友病、血小板减少症、对阿司匹林过敏者、哮喘。

【药物相互作用】

当阿司匹林与其他药物合用时,竞争血浆蛋白使其他药物的游离血药浓度提高。与双香豆素合用时,将提高双香豆素血药浓度,易致出血。与甲苯磺丁脲合用,增强其降血糖作用,易致低血糖。与肾上腺皮质激素合用,易诱发溃疡。与甲氨蝶呤、呋塞米、丙戊酸等药物合用时,由于竞争经肾小管的分泌系统,使药物排泄减慢,易蓄积中毒。

【用法与用量】

1. 解热、镇痛　口服每次 0.3～0.6g,3 次/d。

2. 抗炎抗风湿　每日 3～6g,分 4 次口服。

3. 防治血栓应用小剂量　每日 75～300mg,1 次/d。

(二)芳基丙酸类

布洛芬(ibuprofen,异丁苯丙酸)是第一个丙酸类非甾体抗炎药,同类药物还有萘普生(naproxen)、酮洛芬(ketoprofen)、非诺洛芬(fenoprofen)、氟比洛芬(flurbiprofen)等。

布 洛 芬

口服吸收迅速,1～2h 血浆浓度达峰值,血浆 $t_{1/2}$ 为 2h,血浆蛋白结合率为 99%,分布容积 0.15L/kg,可缓慢进入滑膜腔,并在此保持高浓度。主要经肝代谢,90% 以代谢产物形成从尿排泄。布洛芬是非选择性 COX 抑制剂,有较强的抗炎、解热及镇痛作用,主要用于治疗风湿性及类风湿关节炎、强直性关节炎、滑液囊炎等。也可用于一般解热镇痛,疗效与阿司匹林相当,但对胃肠刺激较轻,易耐受。

不良反应有恶心、上腹不适等胃肠反应,长期服用者可致胃出血;少数患者出现过敏、血小板减少、视物模糊及中毒性弱视,出现视力障碍者应立即停药。

抗炎抗风湿,每次 0.4～0.6g,3 次/d,口服;镇痛,每次 0.2～0.4g,每 4～6h 一次,3 次/d。用药最大剂量为每天 2.4g。

萘 普 生

萘普生口服吸收迅速而完全。氢氧化铝或氧化镁可减少其吸收,碳酸氢钠可促进其吸收。血浆蛋白结合率为 99% 以上,$t_{1/2}$ 为 14h。主要经肝脏代谢,以原形及代谢产物自尿中排出。

具有解热、镇痛和抗炎作用,还可抑制血小板聚集。主要用于风湿性和类风湿关节炎、骨关节炎、强直性脊椎炎和各种类型风湿性肌腱炎。对各种疾病引起的疼痛和发热也有良好的缓解作用。其显著特点是毒性低,胃肠道和神经系统的不良反应明显少于阿司匹林和吲哚美辛,但仍多于布洛芬。对阿司匹林过敏者禁用。妊娠期、哺乳期妇女及心肌炎患者禁用。

口服,抗风湿,每次 0.25～0.50g,早晚各 1 次;镇痛,首次 0.50g,以后必要时每 6～8h 一次,每次 0.25g。

(三)芳基乙酸类

双氯芬酸

双氯芬酸(diclofenac,扶他林)为邻氨苯甲酸的衍生物。口服吸收迅速,有明显的首过效应,服药后 1～2h 血药浓度达峰值,$t_{1/2}$ 为 1～2h。药物可在关节滑液中集聚,经肝代谢后与葡萄糖醛酸或硫酸结合排出体外。长期用药无蓄积作用。

双氯芬酸是一种强效抗炎镇痛药,其作用比阿司匹林、吲哚美辛和氟芬那酸强。主要用于类风湿关节炎、粘连性脊椎炎、非炎性关节痛、关节炎、非关节性风湿病、非关节性炎症引起的疼痛,各种神经痛、癌症疼痛、创伤后疼痛及各种炎症所致发热等。特点为药效强,用药剂量小,不良反应少。

服药早期有轻度胃肠刺激症状、轻度眩晕或头痛。大剂量或长期使用,可使极少数患者出现溶血性贫血、骨髓抑制和暂时性肝肾功能异常。连续用药一般不应超过 1 周。

双氯芬酸剂量:25~50mg/次,3 次/d,口服。

(四)吲哚乙酸类

吲哚美辛

吲哚美辛(indomethacin,消炎痛)口服吸收迅速而完全,生物利用度为 98%,3h 达血药浓度峰值,血浆 $t_{1/2}$ 为 2h。吸收后 90% 与血浆蛋白结合。在肝去甲基代谢,代谢物从尿、胆汁、粪便排泄。

吲哚美辛是最强的 PG 合成酶抑制药之一。有显著的抗炎及解热作用,对炎性疼痛有明显的镇痛效果。其抗炎及镇痛作用强于阿司匹林,但不良反应较多,故仅用于其他药物不能耐受或疗效不显著的病例。对急性风湿性及类风湿关节炎,约 2/3 的患者可得到明显改善。对骨关节炎、强直性脊柱炎、癌性发热及其他不易控制的发热也有效。

治疗量吲哚美辛不良反应发生率 35%~50%。大多数反应与剂量过大有关。主要有胃肠反应、中枢神经系统反应(如头痛、头晕及失眠等)、造血系统反应,可引起粒细胞减少、血小板减少、再生障碍性贫血等以及过敏反应。

抗风湿剂量:初始剂量 25~50mg/次,2~3 次/d,一日最大剂量不应超过 150mg。

镇痛剂量:25mg/次,3 次/d。

退热剂量:6.25~12.5mg/次,不超过 3 次/d。

(五)烯醇酸类

吡罗昔康

吡罗昔康(piroxicam,炎痛喜康)口服易吸收,3~5h 血药浓度达峰值,$t_{1/2}$ 为 30~86h。血浆蛋白结合率高达 90% 以上。经肝脏代谢,66% 自肾脏排泄,33% 自粪便排泄。长效抗风湿病药,具有很强的解热、镇痛、抗炎和抗痛风作用。主要用于风湿性和类风湿关节炎,对急性痛风、腰肌劳损、肩周炎、原发性痛经有一定疗效,其疗效与阿司匹林、吲哚美辛及萘普生相似,而不良反应较少,耐受性良好。其主要优点是半衰期长,用药剂量小,每天给药 1 次(20mg)即可。但每日剂量超过 20mg 时,引起消化道溃疡和出血的风险高于其他 NSAIDs。低剂量时,胃肠道反应发生率为 20%,其他偶见头晕、耳鸣、皮疹、粒细胞减少等。

(六)烷酮类

萘丁美酮

萘丁美酮(nabumetone)为非酸性非甾体抗炎药,在肝脏被迅速代谢为 6-甲氧基-2-萘乙酸(6-MNA)而起解热、镇痛、抗炎作用。主要活性物质 6-MNA 的血浆蛋白结合率约为

99%,在体内分布广泛,主要分布在肝、肺、心和肠道,易于扩散在滑膜组织、滑液、纤维囊组织和各种炎性渗出物中,它可进入乳汁和胎盘。$t_{1/2}$为24h。6-MNA经肝脏转化为非活性产物,80%从尿中排泄。主要用于治疗类风湿关节炎、骨关节炎。萘丁美酮是一种非酸性前体药物,在吸收过程中对胃黏膜无明显的影响,因此胃肠黏膜溃疡和出血的发生率较低。

萘丁美酮的常用量为每次1.0g,每日1次。每日最大量为2g,分2次服。

(七)选择性COX-2抑制剂

塞来昔布是全球第一个COX-2抑制剂,这类药物在缓解疼痛的同时,可以避免以往的非甾体抗炎药带来的严重的胃肠道副作用。2001年,辉瑞公司推出其第二个COX-2抑制剂伐地昔布(valdecoxib),应用于骨关节炎和类风湿关节炎。数据显示,自COX-2抑制剂应用以来,因治疗关节炎导致的胃肠道副作用而住院的患者明显减少。但高度选择性COX-2抑制剂罗非昔布因严重心血管不良反应于2004年10月被全球召回,美国FDA近期又要求伐地昔布从市场撤出。因此,对同类药物帕瑞昔布(parecoxib)、依托昔布(etoricoxib)及鲁米昔布(lumiracoxib)等,其作用机制及心血管的不良反应应予以高度重视并深入研究。

塞来昔布

【体内过程】

塞来昔布(celecoxib,西乐葆)空腹给药吸收良好,约2~3h达血药峰浓度,血浆蛋白结合率约为97%。塞来昔布在组织中广泛分布,可通过血-脑脊液屏障。消除半衰期为11h,主要经肝脏CYP2C9代谢,1%的药物以原形从尿中排出。

【药理作用】

塞来昔布是新一代高度选择性COX-2抑制剂,对COX-2的抑制作用比对COX-1的抑制作用强375倍,因此不干扰胃、肠、血小板和肾等组织中与COX-1相关的正常生理过程。塞来昔布通过抑制COX-2阻止炎性前列腺素类物质的产生,达到抗炎、镇痛及退热作用。

【临床应用】

塞来昔布临床用于治疗风湿性关节炎或骨关节炎;也可用于术后疼痛,减轻拔牙后疼痛。与大多数NSAIDs相比,治疗效果相同,引起消化性溃疡病例极少。

【不良反应】

1.胃肠道　常见上腹疼痛、恶心和消化不良。但发生率较其他非选择性非甾体抗炎药低。

2.有肾损害和转氨酶升高的报告。

3.导致心血管疾病的危险性升高　临床研究显示,与服用安慰剂的患者相比,服用塞来昔布的患者发生心肌梗死和心脏休克的危险性增加。

对有血栓形成倾向的患者仍需慎用,对磺胺类过敏的患者禁用。

【药物相互作用】

氟康唑、氟伐他汀和扎鲁司特是CYP2C9的抑制药,合用时可增加塞来昔布的浓度。此外,塞来昔布也能抑制CYP2D6,提高β受体阻断药、抗精神病药和抗抑郁药的浓度。

【用法与用量】

骨关节炎:塞来昔布治疗剂量为每次200mg,每日1次,口服。

类风湿关节炎:塞来昔布治疗剂量为每次100mg或200mg,每日2次。

尼美舒利

尼美舒利(nimesulide)是新一代非甾体抗炎药。它通过高度选择性抑制 COX-2 的活性,抑制并清除自由基,抑制蛋白水解酶,抑制组胺释放而达到抗炎效果。对 COX-1 不产生作用,故不影响胃内保护性前列腺素的合成,大大减少了消化道溃疡和出血副作用,对阿司匹林敏感的支气管哮喘患者亦安全。常用于骨关节炎、类风湿关节炎、手术和急性创伤的疼痛和炎症及痛经的治疗。

尼美舒利用药剂量为 100mg/d,每日 2 次,饭后服用。

第二节 糖皮质激素

糖皮质激素具有强大的抗炎作用和免疫抑制作用,其基本结构为甾体母核,可用于炎症免疫性疾病的治疗。

糖皮质激素类药物(glucocorticosteroids,GCs)主要包括可的松(cortisone)、氢化可的松(hydrocortisone)、泼尼松(prednisone,强的松)、泼尼松龙(prednisolone,强的松龙)、曲安西龙(triamcinolone,去炎松)、地塞米松(dexamethasone,DMX,氟美松)与倍他米松(betamethasone)等。

【体内过程】

口服、注射均可吸收。口服可的松或氢化可的松后吸收迅速而完全,1~2h 血药浓度达峰值,作用维持 8~12h。大多数循环的氢化可的松(大于 90%)是与血浆蛋白结合,其中 80%与皮质激素转运蛋白(transcortin, corticosteroid binding globulin,CBG)结合,另有 10%与白蛋白结合。泼尼松和地塞米松与 CBG 的结合率较低(约 70%)。肝病和肾病患者,由于 CBG 含量减少,应用糖皮质激素后可使血中游离增多。肝、肾功能不全或用量过大,均可使糖皮质激素血浆半衰期延长。甲状腺功能亢进时,肝灭活糖皮质激素加速,使半衰期缩短。可的松和泼尼松须在体内分别转化成氢化可的松和泼尼松龙方生效,故严重肝功能不全患者不宜应用该类前体药物。糖皮质激素主要在肝中代谢失效,大部分与葡萄糖醛酸或硫酸结合后由肾排出。常用糖皮质激素类药物的比较见表 22-1。

表 22-1 常用糖皮质激素类药物的比较

类别	药物	对受体的亲和力	水盐代谢(比值)	糖代谢(比值)	抗炎作用(比值)	等效剂量(mg)	半衰期(min)	一次口服常用量(mg)
短效	氢化可的松	1	1.0	1.0	1.0	20	90	10~20
	可的松	0.01	0.8	0.8	0.8	25	90	12.5~25
中效	泼尼松	0.05	0.6	3.5	3.5	5	>200	2.5~10
	泼尼松龙	2.2	0.6	4.0	4.0	5	>200	2.5~10
	甲泼尼龙	11.9	0.5	5.0	5.0	4	>200	2~8
	曲安西龙(去炎松)	1.9	0	5.0	5.0	4	>200	2~8

续表

类别	药物	对受体的亲和力	水盐代谢（比值）	糖代谢（比值）	抗炎作用（比值）	等效剂量（mg）	半衰期（min）	一次口服常用量（mg）
长效	地塞米松	7.1	0	30	30	0.75	>300	0.75～1.5
	倍他米松	5.4	0	30～35	25～35	0.6	>300	0.6～1.2
外用	氟氢可的松	3.5	75	12	12	4	>200	
	氟轻松	1		17	40	4	>200	

【药理作用及作用机制】

1. 对代谢的影响

(1)糖代谢：糖皮质激素能增加肝糖原、肌糖原含量并升高血糖，其机制为：促进糖原异生；减慢葡萄糖分解为 CO_2 的氧化过程；减少机体组织对葡萄糖的利用。

(2)蛋白质代谢：促进胸腺、肌肉、骨等的蛋白质分解，抑制蛋白质的合成，久用可致生长减慢、消瘦、皮肤变薄、骨质疏松、淋巴组织萎缩和伤口愈合延缓等。

(3)脂肪代谢：促进脂肪分解，抑制其合成。久用能增高血胆固醇含量，并激活四肢皮下脂酶，使四肢脂肪减少，还使脂肪重新分布于面部、胸、背及臀部，形成满月脸和向心性肥胖。

(4)水和电解质代谢：有较弱的盐皮质激素作用，能潴钠排钾。增加肾小球滤过率和拮抗抗利尿素，故可利尿。过多时还可引起低血钙，长期应用可致骨质脱钙。

2. 抗炎作用 糖皮质激素对各种原因引起的炎症和炎症的不同阶段都有强大的抗炎作用。它提高了机体对有害刺激的耐受性，同时减轻了炎症反应，早期可减轻渗出、水肿、毛细血管扩张、白细胞浸润及吞噬反应，后期延缓了肉芽组织和瘢痕的形成。但炎症反应是机体的一种防御功能，炎症后期的反应更是组织修复的重要过程。因此，糖皮质激素在抑制炎症、减轻症状的同时，也降低机体的防御功能，可致感染扩散、阻碍创口愈合。

糖皮质激素抗炎的基本作用机制是影响了基因转录。糖皮质激素可透过细胞膜进入胞质，与胞质内的糖皮质激素受体(glucocorticoid receptor,GR)结合，GR 存在 GRα 和 GRβ 两种亚型，GRα 活化后产生经典的激素效应。未活化的 GRα 与热休克蛋白 90(heat shock protein 90,HSP90)等结合成一种大的复合体，这种复合体与激素结合后构型发生变化，HSP90 等成分与糖皮质激素受体分离，则被活化的糖皮质激素-糖皮质激素受体复合物迅速进入核内，进而与靶基因的启动子(promoter)序列的糖皮质激素反应成分(glucocorticoid response element,GRE)或负性糖皮质激素反应成分(negative glucocorticoid respones element,nGRE)相结合，相应地引起转录增加或减少，继而通过 mRNA 影响介质蛋白合成，进而发挥抗炎作用。

(1)抑制细胞因子和黏附分子介导的炎症。糖皮质激素抑制引起慢性炎症的细胞因子，如肿瘤坏死因子 α(TNFα)、白介素 1(IL-1)、白介素 3(IL-3)、白介素 4(IL-4)、白介素 5(IL-5)、白介素 6(IL-6)及白介素 8(IL-8)等的转录及与炎症相关的黏附分子的表达。

(2)增加脂皮素 1(lipocortin-1)的合成及释放。糖皮质激素诱导脂皮素生成可抑制磷脂酶 A2(PLA2)，使脂质介质白三烯(LT)、前列腺素(PG)及血小板活化因子(PAF)的生成减少，产生抗炎作用。

(3)抑制一氧化氮合酶(NO synthase,NOS)和 COX-2 的表达而发挥抗炎作用，因为各种细胞因子均可诱导 NOS,使 NO 生成增多而增加炎性部位的血浆渗出、水肿形成及组织损伤,加重炎症症状。

(4)促进炎症细胞凋亡。

3.免疫抑制作用 糖皮质激素对免疫过程的多个环节都有抑制作用。使用一般常用治疗剂量时首先抑制细胞免疫,更大剂量才能抑制体液免疫。随动物种属不同抑制作用有很大差异,小鼠、大鼠、家兔等较敏感,能使胸腺缩小,脾脏淋巴结减少,血中淋巴细胞溶解,而豚鼠、猴和人的敏感性则较差。其作用机制主要有:①抑制巨噬细胞对抗原的吞噬和处理;②干扰淋巴组织分裂和增殖,阻断致敏 T 淋巴细胞所诱发的单核细胞和巨噬细胞的聚集;③能抑制敏感动物的抗体反应;④可阻碍一种或多种补体成分附着于细胞表面;⑤可抑制一些炎症因子的生成,如抑制巨噬细胞和淋巴细胞生成 IL-1、IL-2 和 γ-干扰素(γ-IFN)。

4.抗毒作用 提高机体对内毒素的耐受力,但不能保护机体免受细菌外毒素的损害。这与它稳定溶酶体膜、减少内源性致热原的释放和降低下丘脑体温调节中枢对致热原的敏感性等因素有关。

5.抗休克作用 常用于各种类型的严重休克,特别是感染中毒性休克的治疗。大剂量糖皮质激素抗休克作用机制可能是:①抑制某些炎性因子的产生,减轻全身炎症反应综合征及组织损伤,使微循环血流动力学恢复正常,改善休克状态;②稳定溶酶体膜,减少心肌抑制因子(myocar-dial depressant factor,MDF)的形成;③扩张痉挛收缩的血管和兴奋心脏,加强心脏收缩力;④提高机体对细菌内毒素的耐受力。

6.对血液和造血系统的作用 糖皮质激素能刺激骨髓造血功能,使红细胞和血红蛋白含量增加,大剂量可使血小板增多并提高纤维蛋白原浓度,缩短凝血时间;促使中性粒细胞数增多,但降低其游走、吞噬、消化及糖酵解等功能,因而减弱对炎症区的浸润与吞噬活动。对淋巴组织也有明显影响,在肾上腺皮质功能减退时,淋巴组织增生,血中淋巴细胞增多;而在肾上腺皮质功能亢进时,淋巴组织萎缩,血中淋巴细胞减少。

7.其他作用 有良好的退热作用,可用于严重的中毒性感染。能提高中枢神经系统的兴奋性,出现欣快、激动、失眠等,偶可诱发精神失常。大剂量对儿童能致惊厥。长期大量应用本类药物时可出现骨质疏松,特别是脊椎骨,故可有腰背痛,甚至发生压缩性骨折、鱼骨样畸形。

【临床应用】

1.严重感染或炎症

(1)严重急性感染:主要用于中毒性感染或同时伴有休克者,如中毒性菌痢、暴发型流行性脑膜炎及败血症等,在应用有效抗菌药物治疗感染的同时,可用糖皮质激素作辅助治疗。因其能增加机体对有害刺激的耐受性,减轻中毒反应,故有利于争取时间,进行抢救。常选用氢化可的松作静脉滴注,首次剂量 0.2～0.3g,每日量可达 1g 以上,疗程一般不超过 3d。也可用相当剂量的地塞米松。疗程不超过 3～5d 者,可不经减量而停药。

目前缺乏有效抗病毒药物,因此病毒性感染一般不用激素,以免因用后机体防御能力降低而使感染扩散而加剧。

对于多种结核病的急性期,特别是以渗出为主的结核病,如结核性脑膜炎、胸膜炎、心包炎、腹膜炎,在早期应用抗结核药物的同时辅以短程糖皮质激素,可迅速退热,减轻炎症渗出,使积液消退,减少愈合过程中发生的纤维增生及粘连。但剂量宜小,一般为常规剂量的

1/2～2/3。

（2）抗感染治疗及防止某些炎症的后遗症：如果炎症发生在人体重要器官，如结核性脑膜炎、脑炎、心包炎，或由于炎症损害或恢复时产生粘连和瘢痕，将引起严重功能障碍，如风湿性心瓣膜炎、损伤性关节炎、睾丸炎以及烧伤后瘢痕挛缩等，早期应用糖皮质激素可减少炎性渗出，减轻愈合过程中纤维组织过度增生及粘连，防止后遗症的发生。对眼科疾病如虹膜炎、角膜炎、视网膜炎和视神经炎等非特异性眼炎，应用后也可迅速消炎止痛、防止角膜浑浊和瘢痕粘连的发生。有角膜溃疡者禁用。

2. 自身免疫性疾病、过敏性疾病和器官移植排斥反应

（1）自身免疫性疾病：

①风湿热：一般使用大剂量水杨酸类即可奏效。当风湿热累及心脏而出现心脏炎症时，用糖皮质激素能迅速控制心脏炎症的发展。

②类风湿关节炎：糖皮质激素一般不作为首选药或单独使用，仅在其他药物无效时才采用。泼尼松早晨一次服用 10mg 的低剂量。长期服用可采用隔日清晨服一次的疗法，如病变仅为一两个关节，可采用直接注入关节腔的局部疗法，但只有短期疗效，一般仅可维持数周，且需反复用药，多采用混悬液以保证长效。

③全身性红斑狼疮：对于轻症患者，如出现发热、关节炎、轻度浆膜炎等症状时，应首选阿司匹林，无效时可加用泼尼松。对于重症病例，如出现肾病综合征、溶血性贫血、血小板减少症、急性脉管炎、中枢神经受累或胸、腹膜有大量渗出液等症状时，应首选糖皮质激素。一般可用泼尼松 40～100mg/d，对中枢神经系统受累的患者，则宜用氢化可的松，每 12h 一次，静脉滴注或肌内注射，每次 250～500mg，有的病例甚至需长期用药才能控制症状，疗程可达 6～12 个月，症状控制后，亦可采用每日 1 次或隔日 1 次的给药法。

④多发性肌炎或皮肌炎：糖皮质激素为首选药，通常用泼尼松，开始剂量为每日 1g/kg，分次服，直到炎症控制后，逐渐改为维持用药，并将每日总量于清晨一次服用，或两日总量隔日一次于清晨服。

（2）过敏性疾病：糖皮质激素适用于下述疾病的严重病例或经其他药物治疗无效者：①支气管哮喘；②药物性皮炎，开始剂量大，以后逐渐减少。重者如剥脱性皮炎，开始可用氢化可的松静脉滴注，300～400mg/d，病情好转后逐渐减量，并以口服代替。一般药疹可给泼尼松，20～40mg/d，好转后逐渐减量至停药。

（3）器官移植排斥反应：对异体器官移植手术后所产生的免疫性排斥反应，也可使用糖皮质激素预防。术前 1～2d 开始口服泼尼松，每日 100mg，术后第一周改为每日 60mg，以后逐渐减量。若已发生排斥反应，治疗时可采用大剂量氢化可的松静脉滴注，排斥反应控制后再逐步减少剂量至最小维持量，并改为口服。若与环孢霉素 A 等免疫抑制剂合用，疗效更好，并可减少两药的剂量。

3. 抗休克治疗　糖皮质激素可用于治疗各种类型的休克。糖皮质激素用于治疗休克，必须及早、大量、短时间内应用，静脉推注较静脉滴注效果更好。因激素能提高纤维蛋白原浓度，对休克已发生高凝血状态，使用激素反而有害。

（1）感染性休克：早期应用大剂量糖皮质激素抢救治疗，24h 内至少应给予相当于 1～2g 氢化可的松的量或更多，用药 24～48h，最多不超过 72h，待微循环改善，脱离休克状态时停用。尽可能在抗菌药物之后使用，停药则在撤去抗菌药物之前。

（2）过敏性休克：主要用肾上腺素抢救治疗，但病情较重或发展较快者，可同时静脉推注地塞米松 5～10mg 或静脉滴注氢化可的松 200～400mg（稀释于 5％～10％葡萄糖溶液 100～200ml 中），以后视病情决定用量，好转后逐渐减少用量。

（3）心源性休克：由心肌炎引起的完全性房室传导阻滞，可用泼尼松，每次 10～20mg，每日 1 次，必要时以氢化可的松 100～200mg 或地塞米松 10～20mg 加于 5％～10％葡萄糖溶液中静脉滴注，待传导阻滞减轻后，再逐步减至停药。

4. 血液病　多用于治疗儿童急性淋巴细胞性白血病，目前采取与抗肿瘤药物联合的多药并用方案。此外，还可用于再生障碍性贫血、粒细胞减少症、血小板减少症和过敏性紫癜等的治疗。停药后易复发。

5. 局部应用　对湿疹、肛门瘙痒、接触性皮炎、牛皮癣等都有疗效，多采用氢化可的松、泼尼松龙或氟轻松等软膏、霜剂或洗剂局部用药。对天疱疮及剥脱性皮炎等严重病例仍需全身用药。

6. 替代疗法　用于急、慢性肾上腺皮质功能减退症（包括肾上腺危象）、脑垂体前叶功能减退和肾上腺次全切除术后作替代疗法。

二维码 22-2
糖皮质激素
临床应用

【不良反应】

1. 长期大量应用引起的不良反应

（1）医源性肾上腺皮质功能亢进综合征：因过量使用激素引起物质代谢和水盐代谢紊乱所致，表现为满月脸、水牛背、向心性肥胖、皮肤变薄、痤疮、多毛、浮肿、低血钾、高血压、糖尿等。停药后可自行消退，必要时采取降压药、降糖药治疗，并采用低盐、低糖、高蛋白饮食及加用氯化钾等措施。

（2）诱发或加重感染：长期应用常可诱发感染或使体内潜在病灶扩散，特别是在原有疾病已使抵抗力降低的如白血病、再生障碍性贫血、肾病综合征等患者身上更易发生。还可使原来静止的结核病灶扩散、恶化。故结核病患者必要时应并用抗结核药。

（3）消化系统并发症：使胃酸、胃蛋白酶分泌增加，抑制胃黏液分泌，降低胃肠黏膜的抵抗力，故可诱发或加剧胃、十二指肠溃疡，甚至造成消化道出血或穿孔。对少数患者可诱发胰腺炎或脂肪肝。

（4）心血管系统并发症：长期应用由于钠、水潴留和血脂升高可引起高血压和动脉粥样硬化。

（5）肌肉、骨骼并发症：表现为骨质疏松、肌肉萎缩、伤口愈合迟缓等，这与激素促进蛋白质分解、抑制其合成及增加钙、磷排泄有关。骨质疏松多见于儿童、老人和绝经妇女，严重者可有自发性骨折。因药物抑制生长素分泌和造成负氮平衡，还可影响生长发育。对孕妇偶可引起畸胎。防治方法包括补充蛋白质、维生素 D 和钙盐。

（6）神经系统并发症：大剂量可引起行为改变、自杀倾向和精神失常。有精神病或癫痫病史者禁用或慎用。

2. 停药反应

（1）医源性肾上腺皮质功能不全：长期应用尤其是连日给药的患者，减量过快或突然停药时，由于皮质激素的反馈性抑制脑垂体前叶对 ACTH 的分泌，可引起肾上腺皮质萎缩和功能不全。肾上腺皮质功能恢复的时间与剂量、用药期限和个体差异有关。停用激素后垂体分泌 ACTH 的功能需经 3～5 个月才恢复；肾上腺皮质对 ACTH 反应功能的恢复约需 6～9

个月,因此不可骤然停药。停药后也有少数患者遇到严重应激情况如感染、创伤、手术时可发生肾上腺危象,需及时投予足量的激素。这种皮质功能不全需半年甚至 1～2 年才能恢复。

(2)反跳现象:因患者对激素产生了依赖性或病情尚未完全控制,突然停药或减量过快而致原病复发或恶化。常需加大剂量再行治疗,待症状缓解后再逐渐减量、停药。

【禁忌】

严重精神病和癫痫、活动性消化性溃疡、新近胃肠吻合术、骨折、创伤修复期、角膜溃疡、肾上腺皮质功能亢进症、严重高血压、糖尿病、孕妇、抗菌药不能控制的感染(如水痘、真菌感染等)都是糖皮质激素的禁忌证。一般来说,病情危重的适应证,虽有禁忌证存在,但仍不得不用,待危急情况过去后,尽早停药或减量。

二维码 22-3
糖皮质激素
不良反应

【药物相互作用】

1.糖皮质激素可使血糖升高,减弱口服降血糖药或胰岛素的作用。

2.苯巴比妥、苯妥英钠、利福平等肝药酶诱导剂可加快糖皮质激素代谢,合用时需适当增加剂量。

3.糖皮质激素与强心苷、利尿剂或两性霉素 B 合用时,均能促使排钾,故合用时应注意补钾。

4.糖皮质激素可使水杨酸盐的消除加快,降低其疗效,此外,两药合用更易致消化性溃疡。

5.糖皮质激素可使口服抗凝血药效果降低,两药合用时抗凝血药的剂量应适当增加。

【用法及疗程】

宜根据患者、病情、药物的作用和不良反应特点确定制剂、剂量、用药方法及疗程。

1.大剂量突击疗法　用于严重中毒性感染及各种休克。氢化可的松首次剂量可静脉滴注 200～300mg,一日量可超过 1g,以后逐渐减量,疗程 3～5d。大剂量应用时宜并用氢氧化铝凝胶等以防止急性消化道出血。

2.一般剂量长期疗法　用于结缔组织病、肾病综合征等。一般开始时用泼尼松口服每次 10～20mg 或相应剂量的其他糖皮质激素制剂,每日 3 次,产生临床疗效后,逐渐减量,每3～5d 减量 1 次,每次按 20% 左右递减,直到最小维持量,持续数月。

糖皮质激素的分泌具有昼夜节律性,每日上午 8—10 时为分泌高峰,随后逐渐下降,午夜 12 时为低潮,这是由 ACTH 昼夜节律所引起的。临床用药可随这种节律进行,以减小对肾上腺皮质功能的影响。目前维持量用法有两种:①每日晨给药法,即每日晨 7—8 时 1 次给药,用可的松、氢化可的松等;②隔晨给药法,即每隔一日,早晨 7—8 时给药 1 次。此法当用中效的泼尼松、泼尼松龙,而不用长效的糖皮质激素,以免引起对下丘脑-垂体-肾上腺轴的抑制。

3.小剂量替代疗法　用于垂体前叶功能减退、阿狄森病及肾上腺皮质次全切除术后。一般维持量为可的松每日 12.5～25.0mg,或氢化可的松每日 10～20mg。

第三节　免疫调节剂

一、免疫抑制剂

免疫抑制剂(immunosuppressor)是对机体的免疫反应具有抑制作用的药物,能抑制与免疫反应有关的细胞(T淋巴细胞和B淋巴细胞等巨噬细胞)的增殖和功能,能降低抗体免疫反应。免疫抑制剂临床上主要用于器官移植的排斥反应和自身免疫性疾病。

常用的免疫抑制剂可分为五类:①糖皮质激素类,如可的松和泼尼松;②抑制IL-2的生成及活性的药物,如环孢素和他克莫司等;③抗代谢物,如硫唑嘌呤和巯嘌呤等;④多克隆和单克隆抗淋巴细胞抗体,如抗淋巴细胞球蛋白和OKT3等;⑤烷化剂类,如环磷酰胺等。

环 孢 素

环孢素(cyclosporin),又称为环孢素A,是从真菌的代谢产物中提取的环状十一肽化合物。现已能人工合成。

【体内过程】

环孢素可口服和注射给药。口服吸收不规则、不完全,个体差异大,生物利用度仅20%～50%。口服3.5h血浆浓度达峰值。在血中50%被红细胞摄取,30%与血红蛋白结合,血浆中游离药物浓度仅5%。本品由肝脏代谢,经胆道排泄至粪便中排出,仅有6%经肾脏排泄。

【药理作用及作用机制】

环孢素为T淋巴细胞调节剂,能特异性地抑制辅助性T淋巴细胞的活性,但并不抑制T淋巴细胞,反而促进其增殖。辅助性T淋巴细胞被活化后可生成增殖因子白介素2(interleukin 2,IL-2),环孢素可抑制IL-2生成。环孢素还能抑制淋巴细胞生成干扰素。环孢素对网状内皮系统吞噬细胞作用不明显,对B淋巴细胞抑制作用弱。环孢素仅抑制T淋巴细胞介导的细胞免疫而不致显著影响机体的一般防御能力。环孢素和环孢素结合蛋白结合,抑制钙调磷酸酶活性,抑制T辅助细胞(T_H)的活化及相关基因表达。

【临床应用】

环孢素在临床上主要用于防止器官移植时的排异反应,如肾、肝、心、骨髓等器官或组织移植所发生的排斥反应,常与肾上腺皮质激素等免疫抑制剂联合应用,以提高疗效。也可用于自身免疫性疾病,如类风湿关节炎、难治性狼疮肾炎、重型再生障碍性贫血及银屑病等。环孢素对急性炎症无效。

【不良反应】

1.肾毒性　为最常见的不良反应,主要表现为少尿,可出现血清肌酐、尿素氮增高,肾小球滤过率减低等肾功能损害。所引起的肾损害一般是可逆的,减量即减轻,必要时停药。通过监测血药浓度和调整剂量,可减少肾损害的发生。

2.肝毒性　表现为高胆红素血症和血清转氨酶升高,多与剂量大有关。

3.继发感染　多为病毒感染。

4.继发肿瘤　以淋巴瘤和皮肤瘤多见。

5.其他 还有食欲减退、高血压、多毛症、牙龈增生、震颤和过敏反应等。

【用法与用量】

口服常用量:开始剂量按体重每日 $12\sim15mg/kg$,$1\sim2$ 周后逐渐减量,一般每周减少开始用药量的 5%,维持量约为每日 $5\sim10mg/kg$。对做移植术的患者,在移植前 $4\sim12h$ 给药。

他克莫司

他克莫司(tacrolimus,FK506)是从土壤真菌中提取的一种大环内酯类抗生素,抑制 IL-2 基因转录,具有强大的免疫抑制作用,其药物强度是环孢素的 $10\sim100$ 倍,可预防各种器官移植所出现的排斥反应,效果优于环孢素。也可用于类风湿关节炎、肾病综合征等自身免疫性疾病的治疗。他克莫司不良反应与环孢素相似,肾毒性、神经毒性发生率更高。他克莫司单用治疗活动性类风湿关节炎,改善效果与剂量呈正相关。

环磷酰胺

环磷酰胺(cyclophosphamide,CTX)是一种烷化剂,可用于多种自身免疫性疾病的治疗。其免疫抑制作用强而持久,抗炎作用较弱。

口服易吸收,服后 1h 达血药浓度峰值。经肝 CYP 代谢为活性代谢产物,后者经去毒后代谢成无活性代谢物,从尿排出。

环磷酰胺杀伤增殖期淋巴细胞,也影响某些静止细胞,使循环中淋巴细胞数目减少。环磷酰胺对 B 淋巴细胞的杀伤作用较 T 淋巴细胞更明显,亦可明显抑制天然杀伤细胞的功能。

临床常用于防止排斥反应与移植物抗宿主反应和糖皮质激素不能长期缓解的多种自身免疫性疾病,如系统性红斑狼疮、坏死性血管炎、皮肌炎及多发性肌炎、硬皮病。与其他抗肿瘤药物合用治疗恶性肿瘤。尚可用于流行性出血热的治疗。

环磷酰胺的主要不良反应是骨髓抑制,可引起白细胞和血小板减少,均与剂量相关,停药后可以恢复。其他不良反应为胃肠道反应、出血性膀胱炎及脱发等。

环磷酰胺常用量:每次 50mg,每日 $3\sim4$ 次。

抗代谢药

硫唑嘌呤(azathioprine,Aza)、巯嘌呤(6-mercaptopurine,6-MP)与甲氨蝶呤(methotrexate,MTX)是常用的抗代谢药。硫唑嘌呤的毒性较小,故较常用。它们主要抑制 DNA、RNA 和蛋白质合成。本类药物对 T 淋巴细胞的抑制较明显,并可抑制 T 淋巴细胞、B 淋巴细胞,故能抑制细胞免疫和体液免疫反应,但不抑制巨噬细胞的吞噬功能,用于肾移植的排异反应和自身免疫性疾病,如类风湿关节炎和全身性红斑狼疮等。主要的不良反应为骨髓抑制,其他还包括胃肠道反应、口腔食道溃疡、皮疹及肝损害等。

来氟米特

来氟米特(leflunomide)属于异噁唑类免疫抑制药。口服吸收后,在肠道和肝脏内迅速转化为活性代谢产物 A_{771726},A_{771726} 通过抑制二氢乳清酸脱氢酶(DHODH)的活性,阻断嘧啶的从头合成途径,影响 DNA 和 RNA 的合成,使活化的淋巴细胞处于 G_1/S 交界处或 S 期休眠。临床主要用于治疗类风湿关节炎、抗移植排斥反应及其他自身免疫性疾病。不良反应少,主要有腹泻、可逆性转氨酶升高、脱发、皮疹。来氟米特开始治疗的最初三天给予负荷剂量每日 50mg,之后给予维持剂量每日 20mg。在使用本药治疗期间可继续使用非甾体抗炎药或低剂量皮质类固醇激素。

二、免疫增强剂

免疫增强剂(immunopotentiator)是指能增强机体免疫力的一类免疫治疗药物。临床上常用于治疗免疫缺陷病、慢性感染性疾病、也用于肿瘤的辅助治疗。

干 扰 素

干扰素(interferon,IFN)是一类可诱导的分泌糖蛋白,可分为 α 干扰素(IFNα)、β 干扰素(IFNβ)、γ 干扰素(IFNγ)三类。α 干扰素和 β 干扰素又统称为 Ⅰ 型干扰素,可由病毒感染或应用多核苷酸后产生。γ 干扰素亦称为 Ⅱ 型干扰素,由特异性抗原刺激 T 淋巴细胞产生。干扰素也可通过大肠杆菌、酵母菌基因工程重组(recombinant)制得。

【体内过程】

干扰素口服不吸收,肌内或皮下注射,α 干扰素吸收率在 80% 以上,β 干扰素和 γ 干扰素吸收率较低,注射后 4～8h 达血药浓度高峰。$t_{1/2}$ 约为 4～12h。肾脏代谢为干扰素主要代谢途径,也可经胆汁分泌与肝脏代谢。

【药理作用及作用机制】

干扰素具有抗病毒、抑制细胞增殖、调节免疫及抗肿瘤作用。其主要机制为,增强自然杀伤细胞、Tc 细胞的细胞毒杀伤作用;使吞噬细胞的活力增强;诱导外周血液中单核细胞的寡腺苷酸合成酶的活性;增加或诱导细胞表面组织相容复合物抗原的表达。

【临床应用】

1.治疗某些病毒性疾病,如急慢性病毒性肝炎、带状疱疹、尖锐湿疣、感冒。

2.治疗某些肿瘤,如成骨肉瘤、多发性骨髓瘤、非何杰金氏淋巴瘤、恶性黑色素瘤、肾细胞癌、喉乳头状瘤、卵巢癌、表面膀胱癌和各种白血病等。

【不良反应】

常见的不良反应有发热、流感症状、疲乏、头晕、皮疹、肝功能降低等。大剂量可致可逆性白细胞和血小板减少等。5% 患者用后产生抗 INF 抗体,原因不明。严重心、肝、肾功能不良,骨髓抑制者禁用。孕妇、哺乳期妇女慎用。

【用法与用量】

慢性乙型肝炎:皮下或肌内注射,$3 \times 10^6 \sim 6 \times 10^6 U/d$,连用 4 周后改为 3 次/周,连用 16 周以上。

恶性肿瘤:$4 \times 10^6 \sim 8 \times 10^6 U/d$,长疗程。

口含片剂,每日 200U,连续用药半年。药片含于口内逐渐溶化,切勿咀嚼或吞下,完全溶化后含在口中 4min,以便黏膜充分吸收。

白介素 2

白介素 2(interleukin 2,IL-2)是 T 辅助细胞(T_H)产生的细胞因子、相对分子质量为

14500 的糖蛋白。现可通过基因重组技术获得。

白介素 2 与反应细胞 IL-2 受体结合后,可诱导 T_H、杀伤性 T 细胞(T_C)细胞增殖,可使 T 淋巴细胞、自然杀伤细胞和淋巴因子活化的杀伤细胞活性增强,还可以促进淋巴细胞分泌抗体和干扰素,具有抗病毒、抗肿瘤和增强机体免疫功能等作用。临床用于肾癌、黑色素瘤和非霍奇金淋巴瘤的治疗。尚可与抗艾滋病药物合用治疗艾滋病。不良反应较为常见,主要有发热、寒战,个别患者可出现恶心、呕吐、类感冒症状。皮下注射者局部可出现红肿、硬结、疼痛。使用较大剂量时,本品可能会引起毛细血管渗漏综合征,表现为低血压、末梢水肿、暂时性肾功能不全等。

左旋咪唑

左旋咪唑(levamisole,LMS)是一种口服有效的免疫增强剂。左旋咪唑能使免疫缺陷或免疫抑制的患者恢复免疫功能,而对正常人影响很小。其可能增强巨噬细胞的吞噬和趋化功能,可提高机体对细菌和病毒感染的抵抗力。临床上主要用于肿瘤化疗的辅助治疗及自身免疫性疾病,如类风湿关节炎、红斑狼疮的治疗。一般常见的不良反应为头晕、嗜睡、恶心、呕吐、腹泻和消化道出血,偶见粒细胞缺乏及肝功能异常。

左旋咪唑用药剂量:口服,每 2 周用药 3d,每次 50mg,每日 2~3 次。

转移因子

转移因子(transfer factor,TF)是从健康人的淋巴细胞或淋巴组织、脾、扁桃体等提取的小分子肽类物质,可将细胞免疫活性转移给受体以后提高后者的细胞免疫功能,由此获得的免疫力较持久。由于它没有抗原性,所以不存在输注免疫活性细胞的配型和相互排异问题。临床用于先天性和获得性免疫缺陷病的治疗,也试用于某些抗生素难以控制的病毒性或真菌性细胞内感染及肿瘤辅助治疗。转移因子肌内注射,每次 2ml,相当于 10^8 个淋巴细胞(或 1g 扁桃体),1~2 次/周。

胸 腺 素

胸腺素(thymosin)为从胸腺分离的一组小分子活性多肽,现已能通过基因重组技术合成。可诱导 T 淋巴细胞分化成熟,成为具有特殊功能的各亚型群 T 淋巴细胞。临床主要用于细胞免疫缺陷疾病、某些自身免疫缺陷疾病和晚期肿瘤。除少数过敏反应外,一般无严重不良反应。

(王 萍)

复习思考题

一、是非题(正确填 A,错误填 B)

1. COX-1 是诱导酶,与病理状态下炎症介质的生成有关。 ( )

2. 阿司匹林小剂量时抑制血栓形成,但在高浓度时可能促进血栓形成。 ( )

3. 糖皮质激素能升高血糖,促进脂肪和蛋白质合成。 ( )

二、单选题

1. 阿司匹林预防血栓形成的机制是   （   ）

A. 直接对抗血小板聚集   B. 抑制环加氧酶的活性,减少血小板中 TXA_2 生成

C. 加强维生素 K 的作用   D. 降低凝血酶活性   E. 抗凝血酶活性

2. 伴消化性溃疡的发热患者宜选用   （   ）

A. 对乙酰氨基酚   B. 阿司匹林   C. 吲哚美辛

D. 保泰松   E. 羟基保泰松

3. 糖皮质激素一般剂量长期疗法适用于   （   ）

A. 感染中毒性休克   B. 过敏性休克   C. 结缔组织病

D. 结核性脑膜炎   E. 肾上腺皮质功能不全症

4. 糖皮质激素抗炎的基本机制是   （   ）

A. 减轻渗出、水肿、毛细血管扩张等炎症反应

B. 抑制毛细血管和成纤维细胞的增生   C. 影响了参与炎症的基因转录

D. 增加肥大细胞颗粒的稳定性   E. 稳定溶酶体膜

5. 主要用于抑制异体器官移植排斥反应的药物是   （   ）

A. 转移因子   B. 环磷酰胺   C. 干扰素

D. 卡介苗   E. 左旋咪唑

三、问答题

1. 简述解热镇痛抗炎药共同的药理作用、作用机制和特点。

2. 糖皮质激素抗休克作用的机制是什么？

3. 简述免疫抑制药物的分类。

第二十三章

抗菌药物的合理应用

重点内容

1. 抗生素、抗菌谱、化疗指数、最低杀菌浓度、最低抑菌浓度、抗生素后效应和首次接触效应等基本概念。
2. 常用抗菌药物的药理学特点。
3. 抗菌药物应用的基本原则。
4. 抗菌药物联合应用的指征。
5. 常见感染性疾病的药物治疗。

二维码 23-1
教学 PPT

二维码 23-2
上课实录

　　随着磺胺类药物和青霉素的问世,人类进入了研发抗菌药物的新时代。抗菌药物在临床的广泛应用,有效地控制了感染性疾病,使得许多严重传染病的预后改善,死亡率明显下降;但同时也导致了耐药菌株的出现,以及菌群失调、严重不良反应等诸多问题。根据 2011 年的调查数据,我国医疗机构住院患者抗菌药物使用率达 70%,门诊达 20%,远远高于世界平均水平,滥用和不合理使用情况普遍存在。本章主要介绍常见抗菌药物的药理学特点,并在此基础上讨论抗菌药物合理使用的原则。

第一节　基本概念

一、化疗药物、抗菌药物、抗生素

　　应用药物对病原体所致疾病进行预防或治疗称为化学治疗(chemotherapy),简称化疗,化疗所用药物称化疗药物。病原体包括病原微生物(细菌、螺旋体、衣原体、支原体、立克次体、真菌、病毒等)、寄生虫及恶性肿瘤细胞。因此化疗药物根据所作用的病原体不同而分为抗微生物药、抗寄生虫药和抗肿瘤药。其中抗微生物药又可分为抗细菌药(antibacterial drugs)、抗真菌药(antifungal drugs)和抗病毒药(antiviral drugs)。抗细菌药和抗真菌药合称抗菌药物。抗生素(antibiotics)是微生物(细菌、真菌和放线菌属)的代谢产物,能杀灭或抑制其他病原体生长。根据来源和生产方式不同,抗生素分为天然抗生素、半合成抗生素和合成抗生素。

二、抗菌谱、抗菌活性、化疗指数

抗菌谱是指抗菌药抑制或杀灭病原微生物的范围。抗菌范围小的称为窄谱抗菌药;对多数细菌甚至包括衣原体、支原体等病原体有效的药物称为广谱抗菌药。

抗菌活性是指药物抑制或杀灭细菌的能力。仅能抑制细菌生长和繁殖,但不能将之杀灭的药物称为抑菌药;不仅能抑制细菌生长,而且能将之杀灭的药物称为杀菌药。需要注意的是,同一种药物对不同细菌的作用可能不同,例如,青霉素对多数 G^+ 菌具有杀菌作用,对肠球菌却仅发挥抑菌作用;而氯霉素对绝大多数大肠杆菌是抑菌药,对大多数流感嗜血杆菌却是杀菌药。

化疗指数(chemotherapeutic index)一般用动物实验的 LD_{50}/ED_{50} 或 LD_5/ED_{95} 的比值表示,它是衡量化疗药物临床应用价值和安全性评价的重要参数,但不能作为唯一的依据,如尽管青霉素的化疗指数很大,但可引起过敏性休克,甚至死亡。

三、药敏试验

抗菌活性可用体外和体内两种试验方法测定。测定抗菌药物在体外对病原微生物有无抗菌作用的方法,称为药物敏感试验,简称药敏试验。以抑制细菌生长为评定标准时,常用最低抑菌浓度(minimal inhibitory concentration,MIC)表示,即药物能够抑制培养基内细菌生长的最低浓度;以杀灭细菌为评定标准时,常用最低杀菌浓度(minimal bactericidal concentration,MBC)表示,即药物能够杀灭培养基内细菌的最低浓度。药敏试验结果的判断标准通常采用三级划分制,以某种药物常用量时达到的平均血药浓度与该药对细菌的MIC 比较,平均血药浓度超过 MIC 的 5 倍以上,为高度敏感;相当于或略高于 MIC 为中度敏感;低于 MIC 为耐药。

四、抗生素后效应和首次接触效应

将细菌暴露于浓度高于 MIC 的某种抗菌药后,再去除培养基中的抗菌药,去除抗菌药后的一定时间范围内(常以小时计)细菌繁殖不能恢复正常,这种现象称为抗生素后效应(post-antibiotic effect,PAE)。

抗菌药物在初次接触细菌时有强大的抗菌效应,而持续接触效应并不加强,必须间隔一定时间才会再次起效,称为抗菌药物的首次接触效应(first expose effect)。氨基糖苷类的首次接触效应明显。

五、浓度依赖型药物和时间依赖型药物

抗菌药物根据作用的特点分为浓度依赖型和时间依赖型。浓度依赖型药物抗菌作用强度取决于药物的浓度,浓度越高疗效越好,如氨基糖苷类、喹诺酮类、甲硝唑等;时间依赖型药物抗菌作用强度取决于药物在有效浓度持续的时间,浓度达到一定水平后疗效不再跟着

提高,而毒性仍然随浓度增强,如青霉素类、头孢菌素类、碳青霉烯类、大环内酯类等。

第二节　常用抗菌药物及药理学特点

一、β-内酰胺类抗生素（β-lactam antibiotics）

β-内酰胺类抗生素指化学结构中含有 β-内酰胺环的一类抗生素,包括青霉素类、头孢菌素类、非典型 β-内酰胺类和 β-内酰胺酶抑制药。

（一）青霉素类

1. 天然青霉素　以青霉素 G(penicillin G)为代表,不耐酸,口服无效,一般肌内注射或静脉滴注。抗菌谱窄,主要包括大多数 G⁺ 菌、G⁻ 球菌、螺旋体、放线杆菌。目前仍为治疗敏感的 G⁺ 球菌和杆菌、G⁻ 球菌及螺旋体所致感染的首选药。对溶血性链球菌、肺炎链球菌感染疗效较好,包括血流感染、脑膜炎、肺炎、咽炎、扁桃体炎、中耳炎、猩红热、丹毒等;草绿色链球菌引起的心内膜炎,需特大剂量静滴才能有效;脑膜炎时血-脑屏障通透性增加,可用于脑膜炎奈瑟菌引起的流行性脑脊髓膜炎;也可用于放线杆菌病、钩端螺旋体病、梅毒、回归热的治疗。治疗白喉、破伤风、气性坏疽和流产后产气荚膜杆菌所致的败血症必须加用抗毒素血清。最严重的不良反应为过敏性休克,发生率约为 0.4/万～1.0/万,死亡率约为 0.1/万。

二维码 23-3
药物特点

2. 耐酸青霉素　以青霉素 V(penicillin V)为代表。青霉素 V 是广泛使用的口服青霉素类药物,抗菌谱同青霉素 G,抗菌活性稍弱。最大的特点为耐酸,口服吸收好。主要用于轻度敏感菌感染、恢复期的巩固治疗和防止感染复发的预防用药。

3. 耐酶青霉素　包括甲氧西林(methicillin)、苯唑西林(oxacillin)、氯唑西林(cloxacillin)、双氯西林(dicloxacillin)、氟氯西林(flucloxacillin)。

二维码 23-4
不良反应
与防治

甲氧西林为第一个应用于临床的耐酶青霉素,不耐酸,口服吸收差,抗菌活性也不强,现基本上已停止使用。

苯唑西林、氯唑西林、双氯西林和氟氯西林结构上均属于异噁唑类青霉素,对产酶金葡菌的抗菌活性强弱依次为双氯西林、氟氯西林、氯唑西林和苯唑西林。它们共同的特点是耐酶、耐酸,有供口服和注射的制剂,严重感染者需注射给药。其抗菌作用不及青霉素 G,主要用于耐青霉素 G 的金黄色葡萄球菌感染,除与青霉素 G 有交叉过敏反应外,少数患者口服后可出现嗳气、恶心、腹胀、腹痛、口干等胃肠道反应。此类药物中以苯唑西林和氯唑西林最为常用。耐甲氧西林金葡菌(MRSA)的耐药机制是青霉素结合蛋白(PBPs)产生变异,因而对此类药物具有耐药性。

4. 广谱青霉素　以氨苄西林(ampicillin)、阿莫西林(amoxicillin)为代表。本类药物的共同特点是耐酸,可口服;广谱,对 G⁺ 菌和 G⁻ 菌都有杀菌作用,疗效与青霉素 G 相当,但对铜绿假单胞菌无效;不耐酶,对产酶金葡菌感染无效。

氨苄西林口服有效,胆汁浓度高,血浆 $t_{1/2}$ 为 1.0～1.5h。广谱,但对 G⁻ 杆菌作用较强,对铜绿假单胞菌无效,对肠球菌和李斯特菌作用较强。临床用于治疗敏感菌所致的呼吸道感染、尿路感染和胆管感染均有良好疗效。也可与氨基糖苷类抗生素合用治疗肠球菌心内膜炎。

阿莫西林口服吸收比氨苄西林完全，$t_{1/2}$ 为 $1.0 \sim 1.3h$，胆汁浓度高。抗菌谱及抗菌活性与氨苄西林相似，但对肺炎球菌、肠球菌、沙门菌属、幽门螺杆菌的杀菌作用比氨苄西林强。主要用于敏感菌所致的呼吸道、尿路、胆道感染以及伤寒治疗，对慢性支气管炎的疗效优于氨苄西林，也可用于消化性溃疡的治疗。

5.抗铜绿假单胞菌广谱青霉素　以哌拉西林(piperacillin)、阿洛西林(azlocillin)和美洛西林(mezlocillin)为代表。该类药物皆为广谱抗生素，对 G^- 杆菌包括铜绿假单胞菌有效，多数对肠杆菌科细菌有强大作用。

哌拉西林的 $t_{1/2}$ 为 1h，胆汁浓度较高，脑膜炎时约 30% 通过血-脑屏障。抗菌谱广，对 G^+ 和 G^- 菌均有较强活性。对铜绿假单胞菌有很强的抗菌作用；肠杆菌科细菌、脆弱类杆菌和多种厌氧菌均对本品敏感；对肺炎球菌、化脓性链球菌有较高活性，对肠球菌的作用与氨苄西林相似；不耐酶，对产青霉素酶的金黄色葡萄球菌无效。主要用于治疗铜绿假单胞菌、大肠埃希菌、变形杆菌、流感嗜血杆菌、伤寒沙门菌等所致的呼吸道、泌尿道、胆道感染和败血症。该药可出现皮疹、皮肤瘙痒等反应，约 3% 的患者可发生以腹泻为主的胃肠道反应。

6.抗革兰阴性菌青霉素　以美西林(mecillinam)、匹美西林(pivmecillinam)为代表。现已少用。

(二)头孢菌素类(cephalosporins)

头孢菌素类属于半合成抗生素。天然头孢菌所产生的头孢菌素 C 经裂解后获得 7-氨基头孢烷酸，以此为母核而合成头孢菌素类。目前按抗菌谱、耐药性和肾毒性的不同，将头孢菌素类分为四代。

二维码 23-5　　二维码 23-6
头孢菌素的特点　　不良反应

1.第一代头孢菌素　包括头孢唑啉(cefazolin)、头孢拉定(cefradine)和头孢氨苄(cefalexin)等。对 G^+ 菌作用较强，对产酶金葡菌有效，但对 G^- 菌的作用差；可被细菌产生的 β-内酰胺酶所破坏。主要用于治疗敏感菌所致呼吸道和尿路感染、皮肤及软组织感染；大剂量使用时可损害近曲小管细胞而出现肾脏毒性。

2.第二代头孢菌素　包括头孢呋辛(cefuroxime)和头孢克洛(cefaclor)等。对 G^+ 菌的作用略逊于第一代，对 G^- 菌的作用比第一代强，但对铜绿假单胞菌无效；对多种 β-内酰胺酶比较稳定。可用于治疗敏感菌所致肺炎、胆道感染、菌血症、尿路感染和其他组织器官感染等；肾脏毒性减轻。

3.第三代头孢菌素　包括头孢哌酮(cefoperazone)、头孢噻肟(cefotaxime)、头孢他啶(ceftazidime)和头孢曲松(ceftriaxone)等。对 G^+ 菌的作用不及第一、二代，对 G^- 菌包括肠杆菌类、铜绿假单胞菌及厌氧菌有较强的作用；对 β-内酰胺酶有较高的稳定性；多能分布至前列腺、眼房水和胆汁中，并可透过血-脑屏障，在脑脊液中达到有效浓度，头孢曲松的 $t_{1/2}$ 可达 8h；可用于危及生命的败血症、脑膜炎、肺炎、骨髓炎及尿路严重感染的治疗。头孢他啶和头孢哌酮对铜绿假单胞菌感染有效。对肾脏基本无毒，偶见二重感染。

4.第四代头孢菌素　包括头孢匹罗(cefpirome)、头孢吡肟(cefepime)、头孢利定(cefelindin)等。对 G^+ 菌、G^- 菌均有高效，对 β-内酰胺酶高度稳定，可用于治疗对第三代头孢菌素耐药的细菌感染。无肾毒性,偶见二重感染。

注意:多数头孢菌素类可致双硫仑反应,如头孢哌酮、头孢唑啉、头孢曲松等。所有头孢菌素类对耐甲氧西林金葡菌和肠球菌作用弱。

(三)其他 β-内酰胺类

1.碳青霉烯类 有亚胺培南(imipenem)、美罗培南(meropenem)、帕尼培南(panipenem)等。亚胺培南是第一个用于临床的碳青霉烯类,所用的制剂是与脱氢肽酶抑制药西司他丁(cilastatin)等量配比的复方注射剂,称为泰能(tienam)。西司他丁无抗菌作用,主要是抑制亚胺培南在体内被肾脱氢肽酶水解失活,消除其单用可能产生的肾脏毒性。亚胺培南具有抗菌谱广、抗菌作用强、耐酶等特点。多数葡萄球菌属和各种链球菌科细菌对本品敏感,对铜绿假单胞菌、脆弱类杆菌作用极强。其对多种 β-内酰胺酶稳定且可抑制某些对 β-内酰胺酶的活性。与氨基糖苷类合用有协同作用,而与其他 β-内酰胺类合用有拮抗作用。临床主要用于对 G$^+$ 和 G$^-$ 需氧菌和厌氧菌所致的各种严重感染,且为其他常用药物疗效不佳者。美罗培南对肾脱氢肽酶稳定,因此不需要配伍脱氢肽酶抑制药。帕尼培南通常与倍他米隆(betamipron)组成复方制剂,倍他米隆无抗菌作用亦无抑制脱氢肽酶作用,但可抑制帕尼培南在肾皮质的积蓄而减轻其肾毒性。

2.单环 β-内酰胺类(monobactams) 第一个应用于临床的药物是氨曲南(aztrenam),对 G$^-$ 菌有强大的抗菌作用,对 G$^+$ 菌、厌氧菌作用弱。对肠杆菌科细菌、铜绿假单胞菌有良好抗菌作用,并具有耐酶、低毒、不易与青霉素类和头孢菌素类发生交叉反应等特点。临床上用于大肠埃希菌、沙门菌属、克雷伯菌和铜绿假单胞菌等所致的下呼吸道、尿路、软组织感染及脑膜炎、败血症的治疗。

3.头霉素类 包括头孢西丁(cefoxitin)、头孢美唑(cefmetazole)、头孢米诺等(cefminox)。抗菌作用与第二代头孢菌素相仿,但对脆弱拟杆菌等厌氧菌抗菌作用较头孢菌素类强。使用头孢美唑、头孢米诺期间,应避免饮酒以免发生双硫仑样反应。

4.氧头孢烯类 代表药有拉氧头孢(latamoxef)和氟氧头孢(flomoxef)。对肠杆菌科细菌、流感嗜血杆菌、脑膜炎奈瑟菌、链球菌属、甲氧西林敏感葡萄球菌和拟杆菌属等厌氧菌具有良好抗菌活性,但对铜绿假单胞菌活性较弱。

拉氧头孢有 N-甲基四氮唑侧链,可导致凝血酶原缺乏、血小板减少和功能障碍而引起出血,并可出现双硫仑样反应,应用期间应每日补充维生素 K 以减少凝血功能障碍和出血等不良反应,并应在治疗期间及治疗结束后 1 周内禁酒。

(四)β-内酰胺酶抑制药(β-lactamase inhibitors)

β-内酰胺酶抑制药包括克拉维酸(clavulanic acid,棒酸)、舒巴坦(sulbactam)和他唑巴坦(tazobactam)。此类药物本身没有或只有较弱的抗菌活性,但可抑制 β-内酰胺酶活性,与β-内酰胺类抗生素合用或组成复方制剂使用,可增强后者的药效,但对不产酶的细菌则无此效。克拉维酸与阿莫西林合用的口服制剂称为奥格门汀(augmentin),与替卡西林合用的注射剂称替门汀(timentin);舒巴坦与氨苄西林合用的注射剂为优立新(unasyn),与头孢哌酮合用的注射剂为舒普深(sulperazone),与头孢噻肟合用的注射剂为新治菌(newcefotoxin);他唑巴坦抑酶作用强于克拉维酸和舒巴坦,与哌拉西林合用的注射剂为他巴星(tazocin)。

二、大环内酯类(macrolides)

大环内酯类以红霉素(erythromycin)、克拉霉素(clarithromycin)和阿奇霉素

（azithromycin）为代表。

红霉素不耐酸，口服一般用其肠衣片或酯化物，常用制剂有依托红霉素、硬脂酸红霉素和琥乙红霉素。乳糖酸红霉素供静脉滴注用。红霉素在体内分布广泛，组织浓度高且维持时间长，如在肝脏、胆汁、肺组织、前列腺、中耳、扁桃体以及淋巴细胞和中性粒细胞内均有较高浓度，也可通过胎盘屏障进入胎儿，但难以透过血-脑屏障。$t_{1/2}$ 为 1.6～1.7h。其抗菌谱包括 G^+ 菌，流感杆菌、百日咳杆菌、布鲁菌等部分 G^- 菌，军团菌，空肠弯曲菌，除脆弱类杆菌外的多数厌氧菌，以及肺炎支原体、衣原体、脲原体属。主要用于治疗耐青霉素的金葡菌感染和青霉素过敏患者。也用于治疗厌氧菌引起的口腔感染，军团菌引起的军团病和肺炎支原体、肺炎衣原体、溶脲脲原体等非典型病原体所致的呼吸系统、泌尿生殖系统感染。主要的不良反应为胃肠不适，酯化物有肝脏毒性。

克拉霉素对胃酸稳定，吸收完全，但首过消除明显，生物利用度为 55%，在扁桃体、鼻黏膜、肺、皮肤中浓度较高。$t_{1/2}$ 为 3.5～4.9h。对 G^+ 菌、流感杆菌、军团菌、肺炎支原体、衣原体、溶脲脲原体及厌氧菌的作用均比红霉素强。不良反应发生率和对细胞色素 P450 的影响比红霉素低。

阿奇霉素对胃酸稳定，食物可干扰其吸收，血浆浓度较低，主要集中在中性粒细胞、巨噬细胞、肺、痰、皮下组织、胆汁和前列腺等，细胞内浓度高。$t_{1/2}$ 长达 35～48h，大部分以原形自胆汁排泄。抗菌谱比红霉素广，对 G^- 菌、肺炎支原体的作用明显增强。

三、林可霉素类

常用药物包括林可霉素（lincomycin）和克林霉素（clindamycin）。抗菌谱与红霉素相似，主要作用于 G^+ 菌；对厌氧菌有良好抗菌活性；骨组织浓度高，对金葡菌引起的骨髓炎为首选药。严重的不良反应为伪膜性肠炎。克林霉素的吸收、抗菌活性临床疗效均优于林可霉素，毒性低于林可霉素。

四、万古霉素类

常用药物包括万古霉素（vancomycin）、去甲万古霉素（norvancomycin）和替考拉宁（teicoplanin）。本类药对革兰阳性菌产生强大杀菌作用，近年因能够杀灭耐甲氧西林金黄色葡萄球菌（MRSA）和耐甲氧西林表皮葡萄球菌（MRSE）而得到广泛应用，主要用于严重革兰阳性菌感染，特别是 MRSA、MRSE 和肠球菌属所致感染，如败血症、心内膜炎、骨髓炎、呼吸道感染等。万古霉素和去甲万古霉素的 $t_{1/2}$ 约为 6h，替考拉宁长达 47h。万古霉素和去甲万古霉素毒性较大，替考拉宁毒性较小。不良反应包括耳毒性、肾毒性和过敏反应。快速静注万古霉素时，出现极度皮肤潮红、红斑、荨麻疹、心动过速和低血压等特征性症状，称为"红人综合征"（red man syndrome）。去甲万古霉素和替考拉宁很少出现上述不良反应。

五、氨基糖苷类（aminoglycosides）

常用药物有链霉素（streptomycin）、庆大霉素（gentamicin）、妥布霉素（tobramycin）、阿米卡星（amikacin）等。

(一)抗菌作用

氨基糖苷类抗生素对各种需氧革兰阴性杆菌(包括铜绿假单胞菌)具有强大抗菌活性；对甲氧西林敏感的金黄色葡萄球菌和表皮葡萄球菌也有较好抗菌活性；对各组链球菌作用微弱，对肠球菌和厌氧菌不敏感；链霉素、卡那霉素还对结核分枝杆菌有效。

(二)临床应用

氨基糖苷类抗生素主要用于敏感需氧革兰阴性杆菌所致的全身感染。链霉素对土拉菌病和鼠疫有特效，与四环素联合用药已成为目前治疗鼠疫的最有效手段，也用于治疗多重耐药的结核病。庆大霉素是治疗各种革兰阴性杆菌感染的主要抗菌药，尤其对沙雷菌属作用更强，为氨基糖苷类中的首选药。妥布霉素对肺炎杆菌、肠杆菌、变形杆菌的抑菌或杀菌作用分别较庆大霉素强 4 倍和 2 倍；对铜绿假单胞菌的作用是庆大霉素的 2～5 倍，且对耐庆大霉素菌株仍有效，适合治疗铜绿假单胞菌所致的各种感染，通常应与能抗铜绿假单胞菌的青霉素类或头孢菌素类药物合用；对其他革兰阴性杆菌的抗菌活性不如庆大霉素；在革兰阳性菌中仅对葡萄球菌有效。阿米卡星是抗菌谱最广的氨基糖苷类抗生素，对革兰阴性杆菌和金黄色葡萄球菌均有较强的抗菌活性，但作用较庆大霉素弱。其突出优点是对肠道革兰阴性杆菌和铜绿假单胞菌所产生的多种氨基糖苷类灭活酶稳定，故对一些氨基糖苷类耐药菌感染仍能有效控制，常作为首选药。

(三)体内过程

口服很难吸收，主要分布于细胞外液，在肾皮质和内耳内、外淋巴液有高浓度聚集，难以透过血-脑屏障，主要以原形经肾排泄，$t_{1/2}$ 约 2～3h。

(四)不良反应

1.耳毒性　包括前庭神经和耳蜗神经功能损伤。前庭神经功能损伤表现为眩晕、恶心、呕吐和共济失调等，耳蜗神经功能损伤主要表现为耳鸣、听力减退甚至永久性耳聋，能影响子宫内胎儿。耳毒性的发生与内耳淋巴液中药物浓度较高损伤毛细胞有关，早期为可逆的，及时发现亚临床损伤具有重要意义。

2.肾毒性　主要损害近曲小管上皮细胞，表现为蛋白尿、管型尿、血尿等，严重时可导致无尿、氮质血症和肾衰。肝病患者容易发生肾毒性。

3.神经肌肉麻痹　与给药剂量和给药途径有关，最常见于大剂量腹膜内或胸膜内应用后或静脉滴注速度过快，也偶见于肌内注射后。可引起心肌抑制、血压下降、肢体瘫痪和呼吸衰竭。合用肌松药、肾功能减退或重症肌无力患者容易发生不良反应。要注意与过敏性休克鉴别，抢救时应立即静脉注射新斯的明和钙剂，其他措施同抢救休克。

4.过敏反应　皮疹、发热、血管神经性水肿、口周发麻等常见。链霉素可引起过敏性休克，其发生率仅次于青霉素，需做皮试。

六、四环素类(tetracyclines)

这类药物包括四环素(tetracycline)、土霉素(tetramycin)、多西环素(doxycycline)和米诺环素(minocycline)等。对葡萄球菌属、链球菌属、肠杆菌科(大肠埃希菌、克雷伯菌)、不动杆菌属、嗜麦芽窄食单胞菌等具有抗菌活性，对布鲁菌属、立克次体、支原体和衣原体作用较强。主要适应证：①立克次体病，包括斑疹伤寒、恙虫病、立克次体肺炎和 Q 热；②支原体感染，如支原体肺炎、解脲脲原体性尿道炎等；③衣原体感染，包括肺炎衣原体肺炎、鹦鹉热、性病淋巴肉芽肿、宫颈炎及沙眼衣原体感染等；④回归热螺旋体所致的回归热；⑤布氏杆菌病（需与氨基糖苷类联合应用）；⑥霍乱；⑦兔热病；⑧鼠疫；⑨米诺环素可作为治疗多重耐药鲍曼不动杆菌感染的联合用药之一。

抗菌活性依次为米诺环素＞多西环素＞四环素＞土霉素。天然四环素、土霉素临床已很少使用；但土霉素仍可用于治疗肠阿米巴病（阿米巴痢疾），疗效优于其他四环素类药物。多西环素为半合成的四环素类，口服吸收完全，$t_{1/2}$长达 14～22h，抗菌活性比四环素强 2～10 倍，是四环素类药物中的首选药。四环素类药物影响骨牙发育，孕妇和 8 岁以下儿童禁用；米诺环素脑脊液浓度高，可引起前庭反应。

七、氯霉素（chloramphenicols）

氯霉素对 G^+、G^- 菌均有抑制作用，且对 G^- 菌作用较强，其中对伤寒杆菌、流感杆菌、副流感杆菌和百日咳杆菌的作用比其他抗生素强，对立克次体感染如斑疹伤寒也有效，但对 G^+ 菌的作用不及青霉素和四环素。曾广泛用于治疗各种敏感菌感染，后因对造血系统有严重不良反应，故对其临床应用现已做出严格控制。可用于有特效作用的伤寒、副伤寒和立克次体病等及敏感菌所致的严重感染。氯霉素在脑脊液中浓度较高，也常用于治疗其他药物疗效较差的脑膜炎患者。主要不良反应是抑制骨髓造血功能，也可产生胃肠道反应和二重感染。此外，新生儿与早产儿剂量过大可发生循环衰竭（灰婴综合征）。

八、喹诺酮类（quinolones）

这类药物包括诺氟沙星（norfloxacin）、环丙沙星（cipronomeir）、氧氟沙星（onomein）、左氧氟沙星（levoflomein）、洛美沙星（lornefloxacin）、氟罗沙星（heroxacin）、司氟沙星（sparfloxacin）、莫西沙星（rnoxihomein）、吉米沙星（geminomein）等。

二维码 23-8
喹诺酮类药物
作用机制

广谱杀菌药，对大多数革兰阳性菌和革兰阴性菌有良好抗菌活性，尤其是对流感杆菌、肠杆菌科细菌具有强大抗菌作用，部分药物对结核分枝杆菌、军团菌、支原体及衣原体具有一定的作用。20 世纪 90 年代以后研制的药物提高了对结核分枝杆菌、军团菌、支原体及衣原体的杀灭作用，特别是提高了对厌氧菌如脆弱类杆菌、梭杆菌属、消化链球菌属和厌氧芽胞梭菌属等的抗菌活性。其抗菌作用机制主要是抑制 DNA 螺旋酶。

口服吸收良好，Fe^{2+}、Ca^{2+}、Mg^{2+} 可降低药物的生物利用度，V_d 多在 100L 左右。肺、肾、前列腺、尿液、胆汁、粪便、巨噬细胞和中性粒细胞中药物浓度均高于血浆浓度。脑脊液、骨组织中的药物浓度低于血药浓度。培氟沙星（pefloxacin）主要由肝脏代谢并通过胆汁排泄。氧氟沙星、左氧氟沙星和洛美沙星 70% 以上以原形经肾脏排出。其他多数药物，以肝、肾两种途径消除。常用喹诺酮类药物的药代动力学特点见表 23-1。

喹诺酮类临床适应证广，可用于：①泌尿生殖道感染，如单纯性淋病奈瑟菌性尿道炎或宫颈炎、铜绿假单胞菌性尿道炎，对敏感菌所致的急、慢性前列腺炎亦有较好的效果。②呼吸系统感染，如青霉素高度耐药的肺炎链球菌感染，支原体肺炎、衣原体肺炎、嗜肺军团菌引起的军团病。③肠道感染，如志贺菌引起的急、慢性菌痢和中毒性菌痢，沙门菌引起的伤寒或副伤寒，以及鼠伤寒沙门菌、猪霍乱沙门菌、肠炎沙门菌引起的胃肠炎（食物中毒）。

常见不良反应有：①胃肠道反应，常见胃部不适、消化不良、恶心、腹泻等症状。一般不严重,患者可耐受。②中枢神经系统毒性,轻症者表现失眠、头昏、头痛,重症者出现精神异常、抽搐、惊厥等,常在用药剂量过大、有精神病或癫痫病史、与茶碱或 NSAID 合用时出现。③皮肤反应及光敏反应,如皮疹、血管神经性水肿、皮肤瘙痒、光照部位出现红斑、糜烂、脱落。④软骨损害,对多种幼龄动物负重关节的软骨有损伤作用,临床研究发现儿童用药后可出现关节痛和关节水肿。

表 23-1　常用喹诺酮类药物的药代动力学特点

药物（单次剂量）	C_{max}（mg/L）	生物利用度	半衰期(h)	消除和分布
诺氟沙星（400mg）	1.58	35%～45%	3～4	部分经肝代谢,28%～30%经胆汁和粪便排出,30%经肾排泄。尿路、肠道浓度较高,血和组织浓度低
环丙沙星（500mg）	2.56	38%～60%	3.3～4.9	部分经肝代谢,15%～25%经胆汁和粪便排出,29%～44%经肾排泄。静脉给药组织和体液浓度较高
氧氟沙星（400mg）	5.60	89%	5～7	70%～80%经肾排泄。脑脊液、胆汁浓度较高
左氧氟沙星（200mg）	3.06	100%	5～7	80%～86%经肾排泄。吞噬细胞内浓度较高
洛美沙星（400mg）	3.47	98%	7	70%～86%经肾排泄
氟罗沙星（400mg）	6.50	100%	10	部分经肝代谢,50%～77%经肾排泄。血、尿浓度高而持久
培氟沙星（400mg）	3.80	90%～100%	7.5～11	部分经肝代谢。50%以代谢物、11%以原形经肾排泄。脑脊液浓度高

九、磺胺类及磺胺增效剂

口服易吸收,可全身应用的磺胺药有磺胺甲噁唑(SMZ)、磺胺嘧啶(SD)、磺胺多辛;口服不易吸收,可用于肠道炎症的有柳氮磺吡啶(sulfasalazine,SASP);局部应用的有磺胺嘧啶银、磺胺米隆和磺胺醋酰钠等;磺胺增效剂甲氧苄啶(trimethoprim,TMP)与磺胺药合用有增效作用,通常与中效磺胺组成复方制剂:SMZ＋TMP 和 SD＋TMP。

全身应用的磺胺类药主要适用于大肠埃希菌、克雷伯菌属等敏感肠杆菌科细菌引起的尿路感染、敏感伤寒和其他沙门菌属感染、肺孢子菌肺炎的治疗与预防,小肠结肠炎耶尔森菌、嗜麦芽窄食单胞菌、部分耐甲氧西林金黄色葡萄球菌感染以及星形奴卡菌病等。磺胺多辛与乙胺嘧啶等抗疟药联合可用于氯喹耐药虫株所致疟疾的治疗和预防。

局部应用的磺胺嘧啶银主要用于预防或治疗Ⅱ、Ⅲ度烧伤继发创面细菌感染,如肠杆菌科细菌、铜绿假单胞菌、金黄色葡萄球菌、肠球菌属等引起的创面感染;醋酸磺胺米隆适用于烧伤或大面积创伤后的铜绿假单胞菌感染;磺胺醋酰钠则用于治疗结膜炎、沙眼等。

柳氮磺吡啶(SASP)口服很少吸收,大部分集中在小肠远端和结肠,本身无抗菌活性,在肠道碱性条件下和局部微生物作用下分解成磺胺吡啶和 5-氨基水杨酸盐。磺胺吡啶有微弱的抗菌活性,并发挥载体作用阻止 5-氨基水杨酸盐在胃和十二指肠的吸收。5-氨基水杨酸具有抗炎和免疫抑制作用。SASP 口服或灌肠能治疗急性或慢性溃疡性结肠炎、节段性回肠炎,且可防止复发;栓剂用于溃疡性直肠炎。SASP 可影响精子活力而致不育症。

不良反应包括:①泌尿系统遭到损害,磺胺药可在尿液中结晶析出,可产生结晶尿、血尿、疼痛和尿闭等症状。应适当增加饮水量并同服等量碳酸氢钠以碱化尿液;②过敏反应,局部用药或服用长效制剂易发生过敏反应,表现为药热和皮疹;③血液系统反应,长期用药可能抑制骨髓造血功能,导致白细胞减少症、血小板减少症,甚至再生障碍性贫血;④神经系统反应;⑤其他,如胃肠道反应、肝功能损害等。新生儿、早产儿可能使血中游离胆红素增加而出现核黄疸。

十、其他合成抗菌药

(一)呋喃唑酮(furazolidone,痢特灵)

呋喃唑酮属硝基呋喃类药物,口服吸收仅 5% 左右,主要在肠道发挥作用;对沙门菌属、志贺菌属、大肠杆菌、霍乱弧菌、弯曲菌属等均有抗菌作用。临床上主要用于治疗肠炎、痢疾、霍乱等肠道感染性疾病。

(二)甲硝唑(metronidazole,灭滴灵)

甲硝唑属硝基咪唑类药物,具有抗滴虫、抗阿米巴原虫和抗厌氧菌的作用,对脆弱类杆菌尤为敏感。临床主要用于治疗厌氧菌引起的口腔、腹腔、女性生殖器、下呼吸道、骨和关节等部位的感染。对幽门螺杆菌感染的消化性溃疡以及四环素耐药的艰难梭菌所致的假膜性肠炎有特殊疗效。不良反应有胃肠不适、白细胞减少、双硫仑样反应、致畸。

第三节　抗菌药物应用的基本原则

一、基本原则

(一)严格掌握抗菌药物应用指征,避免滥用

抗菌药物仅适用于细菌、真菌感染,单纯病毒感染无应用指征;预防性应用及联合用药需严格掌握指征。

1. 预防性应用

(1)非手术患者:针对 1~2 种最可能细菌,限于某一段特定时间内可能发生的感染;下述情况通常不必预防:普通感冒、麻疹、水痘等病毒性疾病;昏迷、休克、中毒、心力衰竭、肿瘤、应用肾上腺皮质激素等患者;留置导尿管、留置深静脉导管以及建立人工气道(包括气管插管或气管切口)患者。

(2)围手术期患者:应根据手术切口类别、患者状况等综合评估,不可以此取代严格的消毒和无菌操作。清洁手术(Ⅰ类切口)通常不需预防用抗菌药物,以下情况除外:①范围大、时间长、涉及重要脏器;②异物植入;③患者有免疫功能低下等高危因素。

2.联合应用

(1)联合采用抗菌药物必须有明确的指征,如病因未明的严重感染、单一抗菌药物不能控制的严重感染、免疫缺陷者伴发严重感染、多种细菌引起的混合感染、较长期用药细菌有可能产生耐药者、联合后毒性较强药物的用量可以减少者、可以获得协同作用者等。

(2)临床比较常用的联合应用包括:①TMP 与磺胺药合用;②β-内酰胺类与氨基糖苷类合用;③美西林与其他 β-内酰胺类合用;④两性霉素 B 与氟胞嘧啶合用;⑤β-内酰胺类与 β-内酰胺酶抑制剂合用;⑥抗结核药物联合应用等。

二维码 23-9
抗菌药物的
联合应用

(二)根据病原菌和药敏试验结果选用抗菌药物

尽早作出病原学诊断;标本的留取和送检应规范;已经开始经验治疗的应根据检测结果及时调整方案。

(三)根据药物的抗菌作用特点和药代动力学特点选择药物

掌握抗菌药物的适应证和注意事项。

(四)制定适当的给药方案

包括药物品种的选择、剂量、给药次数、给药途径和疗程的确定。

(五)重视综合性治疗措施

(六)加强对常见感染性疾病的病原菌及其耐药性变迁的监督

细菌的耐药性分为天然耐药性与获得耐药性两种。天然耐药性是由于药物作用机制的限制而对一部分细菌不能产生抗菌作用;获得耐药性是细菌通过某种方式而获得耐药基因,从而对抗菌药物产生耐药性。使用抗菌药是形成获得耐药性的重要原因之一,也是抗菌药物临床应用中的一个严重问题。

1.肺炎链球菌 肺炎链球菌目前较少出现耐药性,但耐青霉素的肺炎链球菌(PRP)呈现高度耐药和多重耐药的特点,仅对头孢曲松(头孢三嗪)、头孢噻肟及万古霉素低度敏感。

2.凝固酶阳性葡萄球菌 即金黄色葡萄球菌,对青霉素耐药率极高,已出现耐甲氧西林金黄色葡萄球菌(MRSA),并有对万古霉素敏感性下降的菌株。

3.凝固酶阴性葡萄球菌 如表皮葡萄球菌、溶血葡萄球菌等,在 ICU、免疫抑制患者和植入器材的患者中感染率增加。对甲氧西林和苯唑西林耐药很常见,表现为多重耐药,且已有耐万古霉素的表皮葡萄球菌。

4.肠球菌 感染率和耐药率均升高。对万古霉素耐药的情况也已很常见,而耐万古霉素的肠球菌(VRE)几乎耐所有的抗生素,仅有 20%～30% 的 VRE 对替考拉宁敏感。

5.产超广谱 β-内酰胺酶(ESBL)的革兰阴性菌 革兰阴性菌产生的 ESBL,常见于肺炎克雷伯菌、产酸克雷伯菌、大肠埃希菌及其他肠杆菌科菌属。多重耐药,可能敏感的有亚胺培南、美罗培南、头孢美唑、头孢西丁、头孢替坦、β-内酰胺类/β-内酰胺酶抑制剂及氟喹诺酮类等。

6.产染色体介导Ⅰ型酶的革兰阴性菌(AmpC 阳性株) 如肠杆菌属(阴沟肠杆菌等)、弗劳地枸橼酸杆菌、摩根菌、黏质沙雷菌等。铜绿假单胞菌亦可产生此类酶。仅对亚胺培南、美罗培南及第四代头孢菌素(头孢吡肟和头孢匹罗)敏感。

二维码 23-10
耐药性

7.假单胞菌属 氨基糖苷类中仅阿米卡星相对敏感,环丙沙星的耐药已达23%以上。头孢他啶与亚胺培南目前仍是抗铜绿假单胞菌的最强药物,但耐药率已在10%左右。

(七)对抗菌药物的使用实行分级管理制度

根据抗菌药物的特点、临床疗效、细菌耐药、不良反应以及价格等因素,将抗菌药物分为非限制使用、限制使用与特殊使用三类进行分级管理。

1.非限制使用　经临床长期应用证明安全、有效,对细菌耐药性影响较小,价格相对较低的抗菌药物。

2.限制使用　与非限制使用抗菌药物相比较,这类药物在疗效、安全性、对细菌耐药性影响、药品价格等某方面存在局限性,不宜作为非限制药物使用。

3.特殊使用　不良反应明显,不宜随意使用或临床需要倍加保护以免细菌过快产生耐药而导致严重后果的抗菌药物;新上市的抗菌药物;其疗效或安全性任何一方面的临床资料尚较少,或并不优于现用药物者;药品价格昂贵。

一般对轻度与局部感染患者应首先选用非限制使用抗菌药物进行治疗;严重感染、免疫功能低下者合并感染或病原菌只对限制使用抗菌药物敏感时,可选用限制使用抗菌药物治疗;特殊使用抗菌药物的选用应从严控制。

二、不同生理、病理状态下抗菌药物的应用

(一)新生儿

新生儿具有体内酶系发育不完全、血浆蛋白结合药物的能力较弱、肾小球滤过率较低、细胞外液容量大、免疫功能低下等特点,因此与成年人相比,药物在新生儿体内蛋白结合率低,分布容积大,消除慢而半衰期长,故药物用量比按体重计算者略高,给药间期比成人长,毒性较大的药物、主要经肾排泄的药物应尽量避免使用;出生30d期间,随着新生儿机体发育日臻完善,宜按日龄而调整剂量或给药间期。氯霉素、磺胺药、氨基糖苷类、万古霉素、多黏菌素类、四环素等应尽量避免应用,喹诺酮类不宜使用。

(二)儿童

尽量避免应用氨基糖苷类和万古霉素类抗生素,因有明显的耳毒性和肾毒性。临床有明确应用指征又无其他选择时,应有严密的监测和个体化方案。四环素类可导致牙齿黄染及牙釉质发育不良,不可用于8岁以下小儿;喹诺酮类抗菌药对骨骼发育可能有不良影响,应避免用于18岁以下未成年人。

(三)老年人

老年人对药物的吸收、分布和消除均与成年人不同。由于血浆蛋白减少,肝肾功能减退,致血药浓度偏高,半衰期延长,容易发生中毒。同时,老年人由于免疫功能下降,感染机会增多,临床症状不典型,病情迁延难愈。因此,老年人应用抗菌药物应注意:①选用杀菌药物;②选用毒性低的药物,如β-内酰胺类,而且用量宜偏小,并根据肾功能情况予以调整;③尽量避免使用毒性大的抗菌药物,特别是肾毒性较强的氨基糖苷类、万古霉素等,必须应用时应定期监测血药浓度。

(四)孕妇

孕妇接受抗菌药物治疗必须考虑对母体和胎儿两方面的影响。一般而言,孕妇由于分布容积增大和血流增速,肝肾清除加快,妊娠期间用药量应略高于常用量;妊娠期间肝脏负

荷增加,容易遭受药物的损伤,如四环素类较大量静滴易引起肝脂肪变性,依托红霉素可导致丙氨酸氨基转移酶升高或胆汁淤积性黄疸;抗菌药物还可能进入胎儿体内造成胎儿毒性,因此妊娠期间宜选用毒性低、无致畸作用的药物,如β-内酰胺类、大环内酯类(红霉素酯化物除外)、磷霉素等。四环素类、磺胺类、TMP、乙胺嘧啶、甲硝唑、利福平、金刚烷胺等有致畸作用,妊娠期妇女禁用。

(五)哺乳期

避免选用乳汁浓度高及毒性大的药物,如氨基糖苷类、喹诺酮类、四环素类、氯霉素、磺胺药等,用药期间暂停哺乳。

(六)肾功能减退

患者伴有肾功能减退时应考虑:①药动学特征的改变,如主要以原形经肾排泄的药物容易出现蓄积、水肿致分布容积增大等;②药物及代谢产物的毒性;③肾功能减退的程度以及抗菌药物对肾脏的毒性。通常应避免使用主要经肾排泄而且对肾脏有损害的两性霉素 B、万古霉素、环丝氨酸、氟胞嘧啶、氨基糖苷类和多黏菌素类等抗菌药。必须应用时,可根据肾功能减退的程度调整给药剂量或延长给药间隔时间,最好监测血药浓度。

(七)肝功能减退

患者伴有肝功能减退时应考虑:①肝功能减退对该类药物药动学的影响;②有肝病时该类药物发生毒性反应的可能性。肝功能严重受损时,在肝脏代谢而由肾脏排泄的 β-内酰胺类(哌拉西林、头孢哌酮等)、喹诺酮类、克林霉素、林可霉素等应减量慎用,红霉素酯化物、氨苄西林酯化物、氯霉素、四环素类、磺胺类、利福平、异烟肼、两性霉素 B、酮康唑和咪康唑等应尽量避免使用。

第四节　常见感染性疾病的经验治疗

一、肺炎

肺炎是由病原微生物或其他因素引起的肺实质性炎症,其中细菌性肺炎在我国成人肺炎中占 80%。院外感染以肺炎球菌为主,其次为流感杆菌、肺炎支原体、肺炎衣原体、金葡菌等。院内感染中 G⁻杆菌,如铜绿假单胞菌、肺炎杆菌、大肠杆菌、肠杆菌属等占相当比例,其他尚有耐青霉素及耐甲氧西林金葡菌、表葡菌、肠球菌属、肺炎球菌等。

(一)肺炎球菌肺炎

首选青霉素 G,成年轻症患者 80 万 U 肌注,每日 2 次,稍重者每日 240 万～480 万 U,分次静滴。耐药者可用第一代头孢菌素类,如头孢唑啉、头孢拉定等;高度耐药可用万古霉素,1.0～2.0g/d,分 1～2 次静滴。

(二)葡萄球菌肺炎

主要病原菌为金葡菌和表葡菌。对青霉素耐药者可用耐酶青霉素或头孢菌素类;MRSA 宜选用万古霉素,1.0～2.0g/d,静滴。表葡菌肺炎宜用万古霉素。

(三)肺炎克雷伯杆菌肺炎

多采用头孢菌素类和氨基糖苷类合用,喹诺酮类也有较好疗效,耐药菌感染可用第三代头孢菌素、亚胺培南、氨曲南等。疗程通常为 3～4 周。

(四)铜绿假单胞菌肺炎

首选哌拉西林,每日 4.0～6.0g 肌注,或每日 6.0～16.0g 静滴。

(五)军团菌肺炎

首选大环内酯类,轻症患者口服红霉素每日 1～2g,或克拉霉素每日 0.75g,或罗红霉素每日 0.3g。重症可用红霉素静滴,每日 1.0～2.0g,可联用利福平。喹诺酮类氧氟沙星,环丙沙星口服或静滴也有较好疗效。

(六)肺炎支原体肺炎

指肺炎支原体引起的急性呼吸道感染伴肺炎。大多为自限性,重者可选用大环内酯类、四环素类、喹诺酮类治疗。红霉素口服剂量儿童为 20～40mg/(kg·d);成人为 0.75～1.50g/d,分 3～4 次服用。罗红霉素儿童剂量为 2.5～5.0mg/d,成人为 300mg/d,1 次或分 2 次口服。四环素 2.0g/d。治疗须持续 2～3 周,以免复发。

(七)衣原体肺炎

由鹦鹉热衣原体或肺炎衣原体引起,四环素或红霉素治疗有效。四环素治疗鹦鹉热衣原体肺炎,2～3g/d,分 4～6 次口服,退热后持续用药至少 7d 以上。红霉素治疗肺炎衣原体肺炎,2g/d,分 4 次口服,一个疗程为 10～21d。

二、脑膜炎

细菌性脑膜炎是严重的中枢神经系统感染性疾病,在儿科疾病中病死率高且常留有神经系统后遗症,应强调早诊早治的重要性。常见的致病菌包括:①新生儿:大肠杆菌、B 组溶链菌、沙门菌属、李斯德菌属;②婴幼儿:流感杆菌、脑膜炎球菌、肺炎球菌;③成人:肺炎球菌、脑膜炎球菌、金葡菌、肠杆菌科细菌或铜绿假单胞菌;④其他:厌氧菌、表葡菌、结核杆菌等。

细菌性脑膜炎治疗的关键是尽快检出病原菌,并进行药敏试验,以指导选药。通常宜选用具有杀菌作用、易透过血-脑屏障的药物。

(一)流脑

由脑膜炎球菌引起的化脓性脑膜炎。青霉素首选,成人剂量为 800 万～1200 万 U/(kg·d),儿童为 20 万 U/(kg·d),每 4～6h 静滴或静注。其他有效的药物包括磺胺嘧啶、氯霉素、头孢噻肟、头孢曲松等。

(二)肺炎球菌脑膜炎

宜用大剂量青霉素,成人剂量为 1200 万～2000 万 U/(kg·d),儿童为 20 万～40 万 U/(kg·d),分次静滴,待症状好转,脑脊液接近正常后,成人剂量可改为 800 万 U/(kg·d),疗程在 2 周以上。也可选用氨苄西林或氯霉素,高度耐药者可用头孢曲松或万古霉素。

(三)流感杆菌脑膜炎

绝大部分由 B 组流感杆菌引起,7～12 个月婴儿最易发生,5 岁以后很少发病。首选氨苄西林 150～200mg/(kg·d);或氯霉素 50～75mg/(kg·d)[新生儿应减为 25mg/(kg·d)],疗程不少于 10～14d。耐药者可用头孢呋辛、拉氧头孢、头孢噻肟、头孢曲松等。

(四)金葡菌脑膜炎

一般见于新生儿或免疫力低下的患者,病死率较高。宜选用苯唑西林,成人剂量 8～

12g/d,儿童 150～200mg/(kg·d),分次静滴。耐甲氧西林菌株可用万古霉素,成人剂量2g/d,儿童 50mg/(kg·d),分次静滴。万古霉素不易通过血-脑屏障,通常联用利福平或磷霉素,也有配合庆大霉素鞘内注射。

三、心内膜炎

原发性细菌性心内膜炎常见的致病菌为草绿色链球菌、粪肠球菌、金葡菌等,继发性以金葡菌、表葡菌、需氧 G⁻杆菌为多见。治疗的关键是杀灭心内膜或心瓣膜赘生物中为纤维蛋白和血栓等所掩盖的病原菌,因此一般应选择较大剂量的 β-内酰胺类和氨基糖苷类等杀菌药物,疗程亦要足够长,一般需 4～6 周,以避免复发。

(一)草绿色链球菌心内膜炎

大剂量青霉素与庆大霉素联用,青霉素 1000 万～2000 万 U/d,分 4～6 次。庆大霉素1mg/kg,每 8h 一次。注意:青霉素严重过敏者,如过敏性休克,忌用头孢菌素类。

(二)肠球菌心内膜炎

一般首选氨苄西林与庆大霉素联用,氨苄西林 12～16g/d,分 4～6 次;万古霉素 2g/d,分 2 次;去甲万古霉素 1.6g/d,分 2 次。

(三)金葡菌心内膜炎

产酶株首选耐酶青霉素类或第一代头孢菌素类与氨基糖苷类合用。如为耐甲氧西林菌株,应选用万古霉素联用磷霉素或利福平。磷霉素 16～20g/d,分 2～4 次。

(四)G⁻杆菌心内膜炎

常见致病菌为肠杆菌科或铜绿假单胞菌,首选哌拉西林与氨基糖苷类合用,也可根据药敏选用第三代头孢菌素类。

哌拉西林 16g/d,分 3～4 次;头孢哌酮 4～8g/d;头孢噻肟 6～12g/d;头孢曲松 2～4g/d;头孢他啶 6g/d。

四、伤寒与伤寒带菌者

伤寒杆菌对氯霉素、复方 SMZ-TMP 和氨苄西林的耐药率日益增加,目前首选的药物为喹诺酮类,如氧氟沙星 300mg,每日 2 次口服或 200mg,每 8～12h 静脉滴注;环丙沙星500mg,每日 2 次口服等。疗程为 14d。此类药物可能影响骨骼发育,患儿、孕妇、哺乳期妇女等慎用;第三代头孢菌素头孢噻肟、头孢曲松等对伤寒杆菌有较强的抗菌活性,毒性小,适用于患儿、孕妇、哺乳期妇女以及氯霉素耐药者。

五、败血症

败血症是指病原菌及其毒素侵入血液,并引起严重的全身性炎症反应综合征。常见的临床症状有高热、寒战、心动过速、呼吸急促、皮疹和神志改变等,严重者可引起休克、弥散性血管内凝血(DIC)和多器官功能衰竭。常见的病原菌院内感染者以葡萄球菌属、克雷伯菌属、沙雷菌属、肠杆菌属、不动杆菌属、黄杆菌属和肠球菌属等需氧菌为主,院外感染者以大肠杆菌、肺炎杆菌、沙门菌属、变形杆菌属、肺炎球菌及各型链球菌为主。败血症属全身性严重感染,起病急,病情危重,致病菌的耐药程度高,病死率可达 20～50%。因此临床诊断一旦确立就要及时进行经验治疗,以后再根据病原学种类和药敏试验结果调整给药方案。病原菌不能确定时通常选用广谱青霉素(哌拉西林、替卡西林)或第三代头孢菌素合用氨基糖苷类。

(一)葡萄球菌败血症

首选苯唑西林或氯唑西林,也可用头孢噻吩或头孢唑啉;其他可选用的药物还有红霉素、林可霉素、磷霉素与氨基糖苷类合用。对耐甲氧西林菌株首选去甲万古霉素或万古霉素与磷霉素联合。其他可选用的药物有替考拉宁、夫西地酸、氨基糖苷类等。

(二)G⁻杆菌败血症

大肠杆菌败血症可选用哌拉西林、氨苄西林等与氨基糖苷类联用;肺炎杆菌宜选用头孢菌素类,如头孢唑啉、头孢呋辛、头孢噻肟等,必要时与氨基糖苷类联用;其他肠杆菌科细菌耐药率高,如阴沟杆菌、产气杆菌、枸橼酸杆菌等往往对第三代头孢菌素类亦耐药,可选用喹诺酮类静脉用药,也可用第四代头孢菌素类、碳青霉烯类等,必要时联用氨基糖苷类。

(周红宇)

复习思考题

一、名词解释

1. 抗菌谱
2. 抗生素后效应
3. 首次接触效应
4. 抗菌药物
5. 抗生素

二、是非题(正确填 A,错误填 B)

1. 苯唑西林对青霉素酶稳定,因此对耐甲氧西林金葡菌有效。　　　　　(　　)
2. 阿莫西林口服吸收比氨苄西林完全。　　　　　(　　)
3. 哌拉西林对铜绿假单胞菌、肠杆菌科细菌和脆弱类杆菌有效。　　　　　(　　)
4. 美罗培南对肾脱氢肽酶稳定,不需要配伍脱氢肽酶抑制药。　　　　　(　　)
5. 克拉维酸与替卡西林合用的口服制剂称为奥格门汀。　　　　　(　　)

三、单选题

1. 对产酶金葡菌有效的药物是　　　　　(　　)
A. 氨苄西林　　　B. 阿莫西林　　　C. 羧苄西林
D. 苯唑西林　　　E. 哌拉西林

2. 伤寒、副伤寒首选　　　　　(　　)
A. 复方新诺明　　　B. 氨苄西林　　　C. 庆大霉素
D. 氧氟沙星　　　E. 氯霉素

3. 临床治疗钩端螺旋体病首选　　　　　(　　)
A 红霉素　　　B. 氯霉素　　　C. 四环素
D. 大剂量青霉素 G　　　E. 链霉素

4. 抗绿脓杆菌感染的药物是　　　　　(　　)
A. 哌拉西林　　　B. 阿奇霉素　　　C. 阿莫西林

D. 头孢氨苄　　　　　　　E. 头孢呋辛

5.抗菌作用最强的四环素类药物是　　　　　　　　　　　　　　　　（　　）

A. 四环素　　　　　　B. 土霉素　　　　　　　　C. 多西环素

D. 米诺环素　　　　　　E. 金霉素

四、问答题

1.简述抗菌药物联合应用的原则。

2.试述头孢菌素类药物的特点。

3.细菌性心内膜炎应如何选用抗菌药物？

五、病例讨论

患者，女，45 岁，因胆囊炎入院，手术后查体：T 39.5℃，P 87 次/min，R 25 次/min，BP 135/70mmHg。给予头孢拉定 6g/d，每天 1 次口服，连续治疗 1 周。患者突发呼吸困难，意识模糊，口唇发绀，检查：T 40℃，P 95 次/min，R 30 次/min，BP 70/50mmHg；肌酐 448μmol/L，尿素氮 23.4mmol/L，血清钾 7.3mmol/L。按休克伴急性肾衰进行抢救，无效，患者死亡。

问题：

1.头孢拉定的主要药理学特性是什么？

2.此病例使用头孢拉定的使用是否合理？为什么？

第二十四章

抗病毒药与抗真菌药的临床应用

 重点内容

1. 抗病毒药物的分类、药理学特点与临床应用。
2. 治疗深部真菌感染的药物的药理学特点及不良反应。
3. 治疗艾滋病药物的药理学特点及注意事项。

二维码 24-1
教学 PPT

第一节　抗病毒药

病毒是细胞内寄生的微生物,利用宿主细胞代谢系统进行增殖复制,按病毒基因提供的遗传信息合成病毒的核酸与蛋白质,再进行装配后从细胞内释放出来。病毒不仅引起许多严重的传染性疾病,而且与不少恶性肿瘤和某些严重的慢性疾病密切相关。由病毒感染引起的人类疾病为病毒性疾病,其种类繁多,且严重威胁人类健康。

一、抗流感病毒药物

(一)流感的临床表现及发病机制

流行性感冒简称流感,是由流行性感冒病毒引起的急性呼吸道传染病。流感病毒常分为甲、乙、丙三型,其中甲型流感病毒的致病率最强,常引起大流行,病情较重;乙型和丙型流感病毒引起流行和散发,病情相对较轻。流感临床主要表现为高热、乏力、头痛、全身肌肉酸痛等中毒症状,而呼吸道症状轻微。根据临床表现,流感分为单纯型、胃肠型、肺炎型和中毒型。胃肠型者伴有腹痛、腹胀、呕吐和腹泻等消化道症状,儿童多于成人。肺炎型者表现为肺炎,甚至呼吸衰竭。中毒型者有全身毒血症表现,严重者可致休克、DIC、循环衰竭,直至死亡。

流感发病机制是流感病毒依靠血凝素(hemagglutinin,HA)与呼吸道表面纤毛柱状上皮细胞的特殊受体结合,进入细胞内进行复制。在神经氨酸酶(neuraminidase,NS)的协助下新的病毒颗粒被不断释放并播散继续感染其他细胞,被感染的宿主细胞发生变性、坏死、溶解或脱落,产生炎症反应,出现发热、头痛、肌痛等全身症状。

（二）抗流感病毒的常用药物

金刚烷胺(amantadine)和金刚乙胺(rimantadine)

【体内过程】

金刚烷胺和金刚乙胺口服生物利用度较高,分别是 75% 和 90%。在体内不被代谢,90% 以原形经肾排泄。两药 $t_{1/2}$ 均约为 24h。金刚乙胺脂溶性较低,不易通过血-脑屏障。

【药理作用机制及临床应用】

两药能特异性地抑制甲型流感病毒进入宿主细胞,干扰病毒 RNA 脱壳和病毒核酸到宿主胞质的转移而发挥作用。两药主要预防甲型流感,对乙型流感无效;金刚烷胺还可用于帕金森病的治疗。

【不良反应】

两药的不良反应包括紧张、焦虑、失眠及注意力分散,有时老年患者可出现幻觉、癫痫。金刚乙胺的中枢神经系统副作用较少。

【用法与用量】

金刚烷胺成人剂量为 100～200mg/d,分 2 次口服,疗程 5d。儿童、肾功能受损者酌情减量。金刚乙胺成人剂量 100mg/d,分 2 次口服。

奥斯他韦(oseltamivir,达菲)

【体内过程】

口服吸收迅速,很快被肝脏和肠道酯酶转化成活性化合物磷酸奥斯他韦。

【药理作用机制及临床应用】

本药进入体内后经代谢,活性代谢产物是可选择性强效抑制甲型和乙型流感病毒的NS,抑制病毒生长、复制和从被感染细胞中的释放,减少甲型和乙型流感病毒的传播。可预防、治疗甲型和乙型流感,是目前治疗流感的最好药物之一。

【不良反应】

最常见的不良反应恶心、呕吐,呈一过性,常在首次服用时发生。此外,还有腹泻、头晕、疲劳、鼻塞、咽痛和咳嗽,绝大多数不良反应可以耐受。

【用法与用量】

成人口服剂量每次 75mg,每日 2 次,连服 5d。儿童体重 15kg 者推荐剂量为每次 30mg,体重 24～40kg 者推荐剂量为每次 60mg,体重大于 40kg 者可用每次 75mg,1 岁以下儿童不推荐使用。

扎那米韦(zanamivir)

通过抑制流感病毒的 NS,改变了病毒在感染细胞内的聚集和释放。临床用于成人和12 岁以上的青年患者,治疗甲型和乙型流感。不良反应为头痛、腹泻、恶心、呕吐、眩晕等,发生率低于 2%,多为轻度反应。每次 5mg,每日 2 次,连用 5d。

(三)流感的药物治疗

流感的治疗目的主要是改善症状、缩短病程、减少并发症。轻度无并发症的单纯性流感可自行恢复,无须特殊治疗,注意休息,多饮水,避免受凉和劳累。对确诊或高度疑似存在并发症危险者,应予抗病毒治疗。

对症治疗时,发热、头痛、肌肉酸痛者可选用对乙酰氨基酚、布洛芬、阿司匹林等解热镇痛药;剧烈干咳者可选用低成瘾性中枢性镇咳药,如右美沙芬、可待因或含有镇咳药的复方制剂;对抗鼻塞等症状者可选择缓解鼻黏膜充血药,常用伪麻黄碱;有鼻痒、流泪、流涕等症状者可用抗组胺药,如氯苯那敏、苯海拉明等。

应在发病的48h内使用抗病毒药物。NS抑制药包括奥斯他韦、扎那米韦,能抑制流感病毒的复制,降低致病性,减轻症状,缩短病程,减少并发症。此类药物毒性低,可较少耐药且耐受性好,是目前治疗流感最好的药物。扎那米韦局部用药后在上呼吸道积聚,可抑制病毒复制与释放,无全身不良反应。

金刚烷胺早期应用可减少病毒的排毒量和排毒周期,缩短病程,但只对甲型流感病毒有效。在甲型流感流行期服用该药可防止50%~90%的接触者发病。

并发症的治疗:积极治疗继发性细菌感染,抗休克及治疗呼吸衰竭等并发症。

二、抗肝炎病毒药物

(一)病毒性肝炎的临床分型及发病机制

病毒性肝炎是由多种肝炎病毒引起的、以肝脏损害为主的全身性传染病。已经鉴定的肝炎病毒包括甲、乙、丙、丁和戊等型,其引起的肝炎分别称为甲、乙、丙、丁和戊型肝炎。各型病毒性肝炎临床表现相似,以疲乏、食欲减退、厌油、肝功能异常为主,部分病例出现黄疸。病毒性甲型(甲肝)和戊型肝炎(戊肝)多表现为急性感染,甲肝一般为自限性疾病,重症者积极治疗也可痊愈;戊肝的治疗原则与甲肝基本相同;乙、丙、丁型病毒性肝炎多呈慢性感染。

甲肝发病机制尚未完全阐明,一般认为在感染早期,甲肝病毒(HAV)大量复制对肝细胞轻微破坏。随后HAV抗原性较强,激活特异性CD8+ T淋巴细胞,通过直接作用和分泌细胞因子使肝细胞变性、坏死;在感染后期,抗HAV产生后可通过免疫复合机制使肝细胞破坏。

乙肝发病机制非常复杂,一般认为乙肝病毒(HBV)对肝细胞无直接损害而主要取决于人体对HBV的免疫反应。HBV进入肝细胞后开始复制,不引起肝细胞损害而从肝细胞中逸出,在肝细胞表面形成特异性病毒抗原。肝细胞内逸出的病毒进入血液循环,刺激免疫系统,产生致敏淋巴细胞,进而杀灭肝细胞内的病毒,肝细胞因此也被破坏,导致肝脏产生炎症和坏死。免疫反应强烈者可能发生急性重症肝炎,细胞免疫功能低下者可发展成为慢性肝炎或病毒携带者。

丙肝的发病机制可能有两种情况:丙肝病毒(HCV)直接破坏肝细胞;或者病毒激发细胞毒性T细胞直接识别那些被病毒感染的肝细胞,介导免疫反应攻击靶细胞而清除病毒。

丁肝的发病机制一般认为与丁肝病毒(HDV)对肝细胞的直接损害有关,近年也有研究提示其发病机制与免疫反应有关。

戊肝的发病并非戊肝病毒(HEV)对肝细胞的直接损伤,也可能是细胞免疫反应所介导的肝损伤,肝炎病程多呈急性发展。

(二)抗肝炎病毒的常用药物

干扰素(interferon,IFN)

干扰素是机体受到病毒或其他微生物感染时体内产生的一类抗病毒糖蛋白,有 α、β、γ 三种。干扰素还具有免疫调节及抗肿瘤作用。目前使用的是用基因工程制得的干扰素。 IFNα 与聚乙二醇(Peg)复合,制成 Peg 化干扰素(Peg-IFN),使 IFN 在血液循环内停留时间 明显延长,以提高抗病毒的效果。

【体内过程】

口服后一般被蛋白酶分解。肌内和皮下注射时,其在体内的维持时间及水平比静脉注 射长而高。不能通过血-脑屏障及胎盘,仅少量由尿排出。Peg-IFN 有 2 种,Peg-IFNα-2a 和 Peg-IFNα-2b,它们的 $t_{1/2}$ 分别长达 70～90h 和 36～40h,仅需每周注射 1 次,可达到明显 疗效。

【药理作用及作用机制】

IFN 通过阻止病毒的穿入、脱壳,抑制 mRNA 的合成或甲基化,阻止病毒蛋白的翻译或 病毒装配和释放等而发挥抗病毒作用。此外,IFN 可通过增强自然杀伤(NK)细胞、T 淋巴 细胞的抗病毒活性,激活及促进巨噬细胞的吞噬活力而调节机体免疫功能。

【临床应用】

IFNα 是国际公认的较好的治疗慢性肝炎的抗病毒药物。IFN 主要用于治疗慢性病毒 性肝炎(乙、丙、丁型);亦可用于尖锐湿疣、生殖器疱疹以及人类免疫缺陷病毒(HIV)患者的 卡波济肉瘤。

【不良反应及注意事项】

不良反应有流感样综合征,如发热、寒战、头痛、乏力、关节酸痛等,多见于用药初期,可 逐渐减轻。也可发生骨髓暂时性抑制、皮疹、血压低等。长期应用可引起精神激动、抑郁、失 眠、嗜睡、甲状腺功能异常、自身免疫病等。

【用法与用量】

慢性乙肝,IFNα 每次 3～5MU,推荐剂量为 5MU,每周 3 次,皮下或肌内注射,疗程半 年。Peg-IFN 每周 1 次,疗程 1 年。

慢性丙肝,IFNα 每次 3～5MU 或复合干扰素每次 9～15μg,每周 3 次,或 Peg-IFNα-2a 每次 135～180μg,或 Peg-IFNα-2b 每次 1.0～1.5μg/kg,1 次/周。疗程 6～12 月。联合利 巴韦林(RBV)可增加疗效,利巴韦林用量为每天 10～15mg。

拉米夫定(lamivudine,3TC)

【体内过程】

口服吸收迅速,生物利用度为 80%,$t_{1/2}$ 平均为 9h,70% 以原形从尿中排出。约有 5% 被 代谢为无活性的反式亚砜代谢物。

【药理作用及作用机制】

本品口服吸收后,在外周单核细胞和肝细胞内,经磷酸激酶作用,形成有抗病毒作用活 性的 5'-三磷酸拉米夫定。后者通过抑制 HIV 和 HBV 反转录酶、HBV 聚合酶,终止 DNA 链延长,抑制 HBV 和 HIV 合成。

【临床应用】

适用于成年慢性乙型肝炎患者的治疗；也可用于 HIV 感染的治疗，单用易产生抗药性，与齐多夫定合用有协同作用。

【不良反应及注意事项】

本品耐受性良好，常见上腹不适、头晕、乏力、口干，罕有皮疹。少数患者可有血小板减少，磷酸肌酸激酶增高。

【用法与用量】

用于治疗慢性乙肝时，剂量为 100mg，顿服。用于治疗 HIV 时，用量为每次 150mg，2 次/d。

阿德福韦酯(adefovil dipivoxil)

【体内过程】

单剂口服阿德福韦酯的生物利用度约为 59%，血浆蛋白结合率低(5%)。阿德福韦二磷酸盐在细胞内半衰期长达 5～18h。主要通过肾小球滤过和肾小管主动分泌的形式经肾脏排泄。

【药理作用及作用机制】

阿德福韦酯在体内代谢为阿德福韦，后者是一种单磷酸腺苷的无环核苷类似物，在细胞激酶的作用下进一步被磷酸化为有活性的代谢物，即阿德福韦二磷酸盐，通过与自然底物脱氧腺苷三磷酸竞争，抑制病毒的逆转录酶和 DNA 聚合酶，抑制 HBV 的复制。

【临床应用】

主要用于 HBV 感染的治疗。对单纯性疱疹、巨细胞病毒和乙型肝炎病毒均有抑制活性。对拉米夫定耐药的乙型病毒性肝炎患者有效。

【不良反应及注意事项】

不良反应包括剂量依赖性的肾毒性，如血肌酐升高和血清磷浓度降低。其他不良反应有头痛、腹泻、乏力和腹痛等。临床前研究表明阿德福韦酯具有胚胎毒性和生殖毒性。

【用法与用量】

剂量为每天 10mg，顿服。

利巴韦林(ribavirin, RBV,病毒唑、三唑核苷)

【体内过程】

口服吸收迅速，生物利用度约为 45%，少量可经气雾吸入。口服后 1.5h 血药浓度达峰值，血药峰浓度为 1～2mg/L。药物在呼吸道分泌物中的浓度大多高于血药浓度。长期用药脑脊液内药物浓度可达到同时期血药浓度的 67%。可透过胎盘，也能进入乳汁。在肝内代谢，$t_{1/2}$ 为 0.5～2h，主要经肾脏排泄，72～80h 尿排泄率为 30%～55%，72h 粪便排泄率约为 15%。

【药理作用及作用机制】

体外具有抑制呼吸道合胞病毒、流感病毒、HAV 和腺病毒等多种病毒生长的作用，其机制仍不完全清楚。药物进入被病毒感染的细胞后迅速磷酸化，其产物作为病毒合成酶的竞争性抑制剂，抑制肌苷单磷酸脱氢酶、流感病毒 RNA 多聚酶和 mRNA 尿苷转移酶，从而减少细胞内的鸟苷三磷酸,损害病毒 RNA 和蛋白质的合成,抑制病毒的复制和传播。

【临床应用】

本品具有广谱抗病毒活性,对急性甲型和丙型肝炎有一定疗效,治疗呼吸道合胞病毒性肺炎和支气管炎效果最佳。对代偿性丙型病毒性肝炎患者,应口服利巴韦林并联合应用干扰素,单独使用利巴韦林无效。对流行性出血热或麻疹并发肺炎的患者应静脉给药。

【不良反应及注意事项】

常见不良反应为贫血、乏力等,停药后消失。口服或静脉给药时部分患者可能出现腹泻、头痛,长期用药可致白细胞减少。动物实验有致畸胎或致突变作用,孕妇及婴儿禁用。

【用法与用量】

口服 0.8～1.0g/d,分 3～4 次服用,肌注或静脉滴注每日 10～15mg/kg,分 2 次给予,静滴宜缓慢。滴眼液浓度为 0.1%,滴鼻液浓度为 0.5%。

恩替卡韦(entecavir)

该药在肝细胞内转化为三磷酸恩替卡韦,在细胞内的 $t_{1/2}$ 为 15h,明显抑制 HBV DNA 的聚合酶和逆转录酶,具有较强的抗 HBV 能力,且能抑制肝细胞内的 cccDNA。耐受性好,长期应用,耐药的发生率也较低,可有效治疗慢性乙型病毒性肝炎。

(三)病毒性肝炎的药物治疗

各型肝炎的治疗原则均为足够的休息、合理饮食、辅以适当药物,避免饮酒、过劳和损害肝脏的药物。

急性肝炎以一般治疗及对症治疗为主,急性期应进行隔离,症状明显及有黄疸者应卧床休息,恢复期可逐渐增加活动量,但要避免劳累。避免饮酒和应用损害肝脏药物,辅以药物对症治疗及恢复肝功能,药物不宜太多,以免加重肝脏负担。

慢性肝炎主要采取抗病毒治疗,免疫调节、护肝和抗纤维化等综合治疗,以达到持久抑制病毒复制的主要目标。护肝和抗纤维化可用维生素类、还原型谷胱甘肽等非特异性护肝药;五味子类、甘草提取物等降低转氨酶的降酶药;丹参、茵栀黄等退黄药;胸腺素、转移因子、香菇多糖等免疫调节药。

抗病毒治疗的目的是抑制病毒复制,减少传染性;改善肝功能;减轻肝组织病变;提高生活质量;减少或延缓肝硬化、肝衰竭和肝细胞性肝癌的发生,延长存活时间。

HBeAg 阳性的慢性乙肝患者,采用 IFNα 治疗,如治疗 6 个月仍无应答,可改用或联合其他抗病毒药物。如改用 Peg-IFN$_α$-2a 或 Peg-IFNα-2b 治疗。也可改用 Peg-IFNα-2b 和拉米夫定联合治疗,在患者 HBV DNA 检测阴性,ALT 和 HBeAg 血清学复常 1 年且总疗程至少已达 2 年者,可考虑停药。也可使用阿德福韦酯、恩替卡韦、替比夫定治疗。

HbeAg 阴性的慢性乙肝患者,此类患者复发率高,所用药物与剂量同上,疗程宜长。

慢性丙肝患者治疗方案为:①标准二联疗法:Peg-IFNα＋利巴韦林,用于所有基因型患者;②标准三联疗法:Peg-IFNα＋利巴韦林＋博赛匹韦,仅用于基因 1 型患者;Peg-IFNα＋利巴韦林＋司米匹韦(simeprevir),可以用于基因 1 和 4 型患者。

护肝治疗:甘草酸二铵注射剂、甘草酸单胺、联苯双酯片、水飞蓟素等治疗。

抗纤维化治疗应尽早用药、长程用药。常用秋水仙碱和重组人 IFNγ。

重型肝炎,综合治疗是成功的关键,包括:①防止肝细胞坏死,早期选用大剂量激素短时间使用。②促使肝细胞再生,使用促肝细胞生长素冻干粉针剂、前列腺素 E_1。③保护肝功能。④减退黄疸,可用腺苷蛋氨酸。⑤利尿排水,合并腹水者可用利尿药。⑥防治并发症。消化道出血时可口服凝血酶原复合物、抑酸药(法莫替丁、奥美拉唑等);门脉高压伴胃底食管静脉曲张破裂出血可用生长抑素。并发感染时,常选用喹诺酮类。

淤胆型肝炎,可参考急、慢性肝炎的药物治疗,也可选用糖皮质激素。

三、抗艾滋病病毒药物

(一)艾滋病的临床表现及发病机制

艾滋病即获得性免疫缺陷综合征(AIDS),是由人类免疫缺陷病毒(HIV)通过性接触、输血、母婴或血制品等方式侵入人体,特异性地破坏辅助性 T 淋巴细胞,造成机体细胞免疫功能严重受损而发生的一种致命性慢性传染病。

艾滋病从 HIV 感染至发病可经历不同阶段,临床表现多样。在急性感染时,部分患者出现发热、淋巴结肿大、肌肉关节疼痛、皮疹、食欲缺乏、恶心、腹泻等。艾滋病相关综合征,表现为持续性淋巴结肿大,常伴有间歇性发热、乏力和盗汗,亦可出现原因不明的神经系统症状。艾滋病期为 HIV 感染后的最终阶段,主要表现为持续 1 个月以上的发热、盗汗、腹泻,体重减轻 10% 以上。部分患者表现为神经精神症状,如记忆力减退、精神淡漠、性格改变、头痛、癫痫和痴呆等。另外,还可出现持续性全身淋巴结肿大、各种机会性感染和恶性肿瘤的发生。

人类免疫缺陷病毒分为 HIV-1 和 HIV-2 两型。HIV 进入机体后,借助易感细胞表面的受体进入细胞,病毒进入细胞内并脱去外壳,两条 RNA 在病毒逆转录酶作用下转变为 DNA,并以其为模板,在 DNA 多聚酶的作用下复制 DNA。这些 DNA 部分留在细胞内进行低水平复制,部分与宿主细胞染色质 DNA 整合在一起,形成前病毒感染细胞。经过一段时间的潜伏性感染后,感染细胞被激活,前病毒 DNA 在转录酶的作用下转录为 RNA,继而被翻译为蛋白质,在细胞膜装配成新 HIV 后芽生释出。经过装配形成大量的病毒颗粒,从细胞内释放后继续攻击其他的 $CD4^+$ T 淋巴细胞,导致大量的淋巴细胞被耗竭损伤,造成机体免疫功能严重缺陷,从而继发机体衰竭而死亡。

(二)抗艾滋病的常用药物

1. 核苷类逆转录酶抑制剂(NRTI)　NRTI 为脱氧核苷的类似物,均需在细胞内经不同激酶逐步转化为活性三磷酸衍生物,抑制逆转录酶,阻碍前病毒 DNA 合成。由于在结构上 3′ 位缺乏羟基,当它们结合到前病毒 DNA 链的 3′ 末端时,不能再进行 5′→3′ 磷酸二酯键的结合,终止了病毒 DNA 链的延长。通过上述作用机制,抑制 HIV 复制。

齐多夫定(zidovudine, ZDV)

齐多夫定为脱氧胸苷衍生物,是第一个抗 HIV 感染的药物,是治疗 AIDS 的首选药。

【体内过程】

可口服或静脉注射。口服吸收迅速,生物利用度为 52%~75%,血浆蛋白结合率约为 35%,可分布到大多数组织和体液,在脑脊液可达血清浓度的 60%~65%,在肝脏与葡萄糖醛酸结合,主要经肾脏排泄,血浆 $t_{1/2}$ 为 1h。

【药理作用及作用机制】

齐多夫定经宿主细胞内胸苷激酶和胸苷酸激酶的磷酸化作用,形成活化型齐多夫定三磷酸,后者竞争性抑制 HIV 病毒的逆转录酶,抑制病毒 DNA 的合成、运送和整合至宿主细胞核,抑制病毒复制。

【临床应用】

齐多夫定可降低 HIV 感染患者的发病率,延长其存活期;显著减少 HIV 从感染孕妇到胎儿的子宫转移发生率;治疗 HIV 诱发的痴呆和血栓性血小板减少症。

【不良反应及注意事项】

常见头痛、恶心、呕吐和肌痛;部分患者(25%)出现骨髓抑制,如白细胞减少、血小板减少和贫血等。剂量过大可出现焦虑、精神错乱和震颤。肝功能不全患者服药后更易发生毒性反应。不可与司他夫定合用;不能与对乙酰氨基酚、阿司匹林、西咪替丁、保泰松、吗啡、磺胺药、阿昔洛韦、丙磺舒联合应用,与解热镇痛抗炎药、吗啡、丙磺舒、干扰素和某些抗菌药物合用时应注意药物的相互作用。

【用法与用量】

成人口服每次 200mg,每 4h 1 次。静滴每次 50~200mg,3 次/d。

司他夫定(stavudine,D4T)

【体内过程】

口服生物利用度为 80%,且不受食物影响。血浆蛋白结合率极低,脑脊液浓度约为血清浓度的 55%。主要经肾脏排泄,血浆 $t_{1/2}$ 为 1.2h,细胞内 $t_{1/2}$ 为 3.5h。

【药理作用及作用机制】

在体内经细胞酶的作用转变为三磷酸司他夫定,后者与三磷酸去氧胸腺嘧啶竞争性抑制 HIV 逆转录酶,抑制病毒的复制;终止 DNA 链的延长而抑制病毒 DNA 的合成;抑制宿主细胞的 DNA 多聚酶 β 和 γ,减少线粒体 DNA 的合成。

【临床应用】

常用于不能耐受齐多夫定或齐多夫定治疗无效的 HIV 感染患者。

【不良反应及注意事项】

主要不良反应为外周神经炎,当与扎西他滨和去羟肌苷等其他易引起外周神经炎的药物合用时,此不良反应发生率明显增加。也可见胰腺炎、关节痛和血清转氨酶升高。

去羟肌苷(didanosine,ddI)

【体内过程】

生物利用度为 30%~40%,食物会干扰其吸收,与更昔洛韦同服可增加本药的吸收,却降低更昔洛韦的吸收。血浆蛋白结合率低于 5%,脑脊液浓度约为血清浓度的 20%。主要经肾脏消除,血浆 $t_{1/2}$ 为 0.6~1.5h,细胞内 $t_{1/2}$ 可长达 12~24h。

【药理作用及作用机制】

在体内经细胞酶的作用转变为活性双去氧腺苷,竞争性抑制 HIV 逆转录酶,抑制病毒 DNA 的合成,减少 HIV 对未感染细胞的扩散。

【临床应用】

作为严重 HIV 感染的首选药,特别适合于不能耐受齐多夫定或齐多夫定治疗无效者。与齐多夫定或米多夫定合用,再加上一种蛋白酶抑制剂或一种非核苷类逆转录酶抑制剂,效果最好。

【不良反应及注意事项】

不良反应发生率较高。儿童发生率高于成人,包括外周神经炎、胰腺炎、腹泻、肝炎、心肌炎、消化道和中枢神经反应。

2. 非核苷类逆转录酶抑制剂(NNRTI)　NNRTI 抑制 HIV-1 作用很强,但对 HIV-2 无抑制活性。它们的作用机制是直接与病毒 HIV-1 的逆转录酶催化活性位点的疏水区结合,使酶蛋白构象改变,导致酶失活,抑制病毒复制。NNRTI 对 HIV-2 逆转录酶及人类 DNA 多聚酶无活性。这类药物易产生耐药性,只需一个核苷酸变异,即可产生耐药,且对其他 NNRTI 产生交叉耐药。

奈韦拉平(nevirapine, NVP)

奈韦拉平与其他抗 HIV-1 药物联用以治疗 HIV-1 感染,也可单独用于预防 HIV-1 母婴传播。最常见不良反应为皮疹和肝功能异常。其他常见的不良反应有发热、恶心、头痛和嗜睡。

依法韦仑(efavirenz, EPV)

依法韦仑与其他抗 HIV-1 药物联合适用于治疗 HIV-1 感染。依法韦仑耐受性一般良好,最常见的不良反应为皮疹、神经系统症状和消化道症状。

3. 蛋白酶抑制剂(PI)　HIV-1 蛋白酶为艾滋病病毒复制的关键酶,它可将病毒 *gag* 及 *pol* 基因编码的多蛋白水解成功能蛋白及结构蛋白,促成子代病毒颗粒的成熟。蛋白酶活性被抑制,使病毒 gag-pol 多蛋白前体不能裂解为功能蛋白而形成无感染活性的病毒颗粒,因而抑制病毒复制。PI 与 NRTI 联合用药,治疗效果非常显著,但蛋白酶抑制剂毒副作用较大(脂肪代谢障碍、高脂血症等),患者依从性较差(因服药量大及服药次数多)。

沙奎那韦(saquinavir)

沙奎那韦是用于治疗 HIV 感染的第一个蛋白酶抑制剂,与其他抗 HIV 药物合用,治疗 HIV 感染,延长患者寿命,改善生活质量。常见不良反应为恶心、呕吐、腹泻、腹痛等消化道反应,长期应用可致脂肪代谢障碍。

利托那韦(ritonavir, RTV)

利托那韦与其他抗 HIV 药物合用,用于治疗 HIV 感染。用药后可减少 AIDS 相关并发症的发生率、降低病死率。常见不良反应为全身乏力、不适等全身症状、消化道症状、神经系统症状和皮疹等过敏表现。

茚地那韦(indinavir, IDV)

茚地那韦与其他抗逆转录酶药物联合用于 HIV 感染的治疗。本品须空腹服药,每日饮水大于 2L,以预防肾结石。此外,可见恶心、呕吐、腹泻等消化道反应,头痛、失眠等神经症状,以及皮疹等过敏症状。本品不可与洛伐他汀、西伐他汀等同服,因可能导致横纹肌溶解症等。

(三)艾滋病的药物治疗

抗 HIV 病毒是治疗本病的基本措施,治疗目标是抑制病毒复制,从而达到阻止或延缓发生细胞免疫功能缺陷、防止出现机会性感染和恶性肿瘤的目的。对发生机会性感染的患者,应针对病原进行抗病毒、抗细菌、抗真菌等治疗。采用免疫调节药物如 IL-2、干扰素等可使患者的淋巴细胞数增加,改善人体免疫功能,是艾滋病治疗的基本原则。

1. 抗 HIV 治疗　定期检测病毒含量,确定治疗时机,监测疗效,及时调整治疗方案。当患者的 CD4$^+$ T 淋巴细胞计数为 200~350/mm^3,同时病毒含量>5000copies/ml 时,应进行抗病毒治疗。采用 1 种 NNRTI 和 2 种 NRTI 联合用药,或 2 种 NRTI 联合 1 种蛋白酶抑制剂。增加蛋白酶抑制剂后可使临床和病毒指标都得到改善。当患者的 CD4$^+$ T 淋巴细胞计数>500/mm^3,同时病毒含量>500copies/ml 时,如患者配合可联合使用 2 种 NRTI,如齐多夫定和拉夫米定,一般不联合使用蛋白酶抑制剂或 NNRTI。CD4$^+$ T 淋巴细胞计数>500/mm^3,同时病毒含量在检测水平以下时,定期复查,暂不做抗病毒治疗。

2. 抗机会性感染治疗　应根据感染部位和可能的病原体选用适当的抗感染药物。

(1)合并其他病毒感染的治疗,对巨细胞病毒感染,可用更昔洛韦或膦甲酸治疗;对于单纯疱疹病毒感染,可用阿洛韦口服治疗;对于合并 HBV 患者可采用替诺福韦、恩替卡韦、拉米夫定等抗逆转录酶药。

(2)合并分枝杆菌感染的联合治疗,对鸟分枝杆菌感染可用克林霉素或阿奇霉素加乙胺丁醇口服,重症患者可肌注阿米卡星,疗程为 6 个月。合并结核杆菌感染时,与治疗单纯结核相似,但疗程更长。

(3)合并真菌感染的治疗,如伴有念珠菌感染、口腔感染则首选制霉菌素局部涂抹加碳酸氢钠漱口,如无反应可口服氟康唑;食管念珠菌感染可口服氟康唑,重症患者可增加剂量或延迟疗程;对新型隐球菌感染者,首选静滴两性霉素 B,也可与氟康唑、氟胞嘧啶联合使用。

肺孢子菌感染,复方磺胺甲噁唑(SMZ-TMP)是首选药物,可口服或静脉注射。对该药无效者,可选用克林霉素-伯氨喹治疗,口服或静脉注射克林霉素,或口服伯氨喹。也可选用 TMP-氨苯砜复方制剂。SMZ-TMP 禁忌或治疗失败者,可给予三甲曲沙葡萄糖醛酸治疗。

(4)合并寄生虫感染者,如合并弓形虫感染者,用乙胺嘧啶治疗。不能耐受者和对磺胺过敏者可选用克林霉素,联合乙胺嘧啶。

第二节　抗真菌药

近年来,临床上大量应用广谱抗生素、化疗药物和免疫抑制剂,再加上艾滋病的流行以及放射治疗和器官移植的广泛进行,使得真菌病尤其是深部真菌病发病率大幅上升。深部真菌感染主要侵犯内脏器官和深部组织,病死率高,但长期以来缺乏高效而安全的抗真菌药。

一、常用抗真菌药物

两性霉素 B(amphotericin B)

【体内过程】

口服生物利用度为 5%,肌内注射难吸收,血浆蛋白结合率约为 90%~95%,不易透过血-脑屏障。药物主要在肝脏代谢,约 5% 以原形药物缓慢经尿排出,消除缓慢,停药数周后尿中仍可检出微量药物。

【药理作用及作用机制】

两性霉素 B 为广谱抗真菌药。对本品敏感的真菌有新型隐球菌、白色念珠菌、芽生菌、组织胞浆菌属、球孢子菌属、孢子丝菌属、毛霉属和部分曲霉等。两性毒素 B 与真菌胞膜中的麦角固醇结合,损伤膜的通透性,致细胞内重要物质外漏,导致真菌生长停止或死亡。

【临床应用】

静脉滴注用于治疗深部真菌感染。适用于治疗深部真菌所致的败血症、心内膜炎、脑膜炎、腹腔感染、肺部感染、尿路感染和眼内炎等。在治疗真菌性脑膜炎时除静脉滴注外需合并鞘内给药。口服给药仅用于胃肠道真菌性感染。局部外用治疗眼科、皮肤科和妇科的真菌性感染。

【不良反应及注意事项】

静滴不良反应较多,主要有寒战、高热、头痛、恶心等,在疗程中可出现呼吸困难、血压下降、肾和肝功能损害、贫血、低血钾、心律失常、皮疹等。若事先给予解热镇痛抗炎药、抗组胺药及糖皮质激素,可减少治疗初期寒战、高热反应的发生。使用时,应注意心电图、肝肾功能及血象变化。

为减轻两性霉素 B 的不良反应,已研制出两性霉素 B 脂质体用于临床。已用于临床的含脂制剂有:①传统的两性霉素 B;②脂质体两性霉素 B;③两性霉素 B 脂质复合体;④两性霉素 B 胶体分散体。本类药物进入体内后主要被网状内皮系统吞噬,减少了在肾组织中的分布,因而其肾毒性显著减轻,临床剂量亦可因而增加。目前此类制剂限用于经两性霉素 B 常规制剂治疗无效或不能耐受常规制剂的患者。

【用法与用量】

每日 0.1mg/kg 开始,逐渐增加至每日 1mg/kg 为止,可每日或隔日给药 1 次,药液宜避光缓慢滴入。鞘内注射:首次 0.1~0.2mg,逐渐增至每次 0.5~1.0mg,浓度不超过 0.3mg/ml,应与地塞米松合用。

氟胞嘧啶(flucytosine)

【体内过程】

口服吸收迅速完全,口服后 1~2h 血药浓度达峰值,可透过血-脑屏障。约 90% 以原形经肾脏排泄,肾功能正常者 $t_{1/2}$ 为 3~5h。

【药理作用及作用机制】

药物通过真菌细胞的渗透系统进入细胞内,转变为 5-氟尿嘧啶和 5-氟脱氧尿苷酸,抑制胸苷酸合成酶,阻断敏感真菌的核酸合成。该药还能掺入真菌 RNA,影响蛋白质合成。

【临床应用】

主要与两性霉素 B 合用,治疗隐球菌属、假丝酵母菌引起的脑膜炎;还可用于假丝酵母菌引起的泌尿道感染。

【不良反应及注意事项】

本品不良反应为骨髓抑制,导致白细胞和血小板减少,还有恶心、呕吐、皮疹、肝大及肝功能损害等。

【用法与用量】

每日 100～150mg/kg,分 3～4 次服,疗程自数周至数月。

唑类抗真菌药

唑类抗真菌药包括咪唑类和三唑类。咪唑类包括酮康唑(ketoconazole)、克霉唑(clotrimazole)、咪康唑(miconazole)和益康唑(econazole)等,三唑类中有氟康唑(fluconazole)、伊曲康唑(itraconazole)和伏立康唑(voriconazole)。本类药物有广谱抗真菌作用,对深部、浅部真菌病的病原菌均具抗菌活性。药物通过选择性抑制真菌羊毛固醇 14α-去甲基化酶,使细胞膜麦角固醇的合成受阻,羊毛固醇或其他 14α-甲基化的固醇大量蓄积,使真菌膜通透性和膜上许多酶活性改变,抑制真菌生长。

酮康唑是第一个广谱口服抗真菌药,而克霉唑、益康唑、咪康唑口服吸收差,主要是治疗皮肤癣菌或皮肤、黏膜念珠菌感染时的局部用药。三唑类抗真菌药对人体 CYP 酶亲和力低、对该酶影响小、半衰期长、药动学特性好、抗真菌作用强、毒性低,已逐渐取代咪唑类。伊曲康唑是治疗芽生菌病、组织胞浆菌病感染的首选药,可有效治疗深部、皮下及浅表真菌感染;氟康唑是广谱抗真菌药,对隐球菌属、念珠菌属和球孢子菌属等均有作用,对多数真菌(隐球菌、粗球孢子菌和假丝酵母菌等)性脑膜炎可作为首选药。本品对炎芽生菌病、组织胞浆菌病和孢子丝菌病亦有效,但疗效低于伊曲康唑。伏立康唑抗菌谱广,抗菌效力强,临床用于侵袭性曲霉病、足放线病菌属及镰刀菌属感染的治疗。

卡泊芬净(caspofungin)

【体内过程】

单剂量卡泊芬净静脉注射 1h 后,其血液浓度下降呈多相性,$t_{1/2}$ 为 9～10h。血浆蛋白结合率约为 97%,通过水解和 N-乙酰化作用被缓慢代谢,少量以原形从尿中排出。主要在肝内代谢为非活性产物。

【药理作用及作用机制】

卡泊芬净是棘白菌素类抗真菌药,为广谱杀菌剂。它是葡聚糖合成酶抑制剂,能有效抑制 β-1,3-D-葡聚糖的合成,干扰真菌细胞壁的合成。本品对念珠菌属(包括热带念珠菌和光滑念珠菌)、曲霉属具良好抗菌活性。

【临床应用】

本品应用治疗假丝酵母菌血症和其他假丝酵母菌感染,也用于感染侵袭性曲霉菌且对既往治疗无效或不能耐受的患者。

【不良反应及注意事项】

最主要的不良反应为畏寒、发热、静脉炎、腹泻、恶心、呕吐、头痛,该药还可能出现组胺反应,如出疹、面部浮肿、潮红、支气管缩小、气喘。

【用法与用量】

50～70mg/d,疗程根据病情调节,不得使用右旋糖酐的稀释液溶解。

二、深部真菌病的治疗

深部真菌感染的病原菌主要为念珠菌、曲霉和隐球菌,但近年来白念珠菌减少,非白念珠菌和曲霉的比例升高。用于深部真菌感染的药物主要为多烯类两性毒素 B、氟胞嘧啶、三唑类和棘白素类卡泊芬净。

(一)组织胞浆菌病

原发性轻度感染的组织胞浆菌病几乎都是自限性的,一般不需要抗真菌治疗,只需卧床休息、加强营养等支持疗法即可。对于急性肺组织胞浆菌病、慢性空洞型肺组织胞浆菌病和进行性弥漫性组织胞浆菌病,可使用伊曲康唑治疗。对于重至极重患者、儿童患者可先采用两性霉素 B 脂质体或两性霉素 B 脱氧胆酸盐治疗,之后口服伊曲康唑。当药物治疗临床症状停止发展后,对大的肺部空洞及肉芽性损害可考虑手术切除。为防止手术时病变加剧或播散,可预防使用两性霉素 B。

(二)念珠菌病

念珠菌也称假丝酵母菌,为机会致病菌,大多数是因感染时机体免疫能力低下造成的。治疗皮肤黏膜念珠菌病以局部外用和口服抗真菌药为主。外用药物包括酮康唑、特比萘芬、联苯苄唑、克霉唑等霜剂,或制霉菌素洗剂或粉剂外敷,对口腔黏膜的损害以 1%甲紫或 1%克霉唑溶液含漱;口服氟康唑或伊曲康唑进行治疗。

口腔、食管念珠菌病如无并发症,制霉菌素悬液外敷或含漱,或克霉唑含服,全身治疗可口服氟康唑或伊曲康唑。肺念珠菌病以口服或静脉滴入氟康唑为首选,每日 200～400mg。如由克柔念珠菌或其他耐药菌株感染,改用伊曲康唑,必要时应用两性霉素 B 或其脂质体。对于念珠菌性膀胱炎,可用两性霉素 B 灌注充盈膀胱,并静脉滴注。念珠菌性肾盂肾炎,首选两性霉素 B 或其脂质体治疗,重症患者加用氟胞嘧啶。

念珠菌败血症及血行播散性念珠菌病患者,耐氟康唑且病情极重者,首选两性霉素 B 或其脂质体,并加用氟胞嘧啶。病情较轻者可选用氟康唑或伊曲康唑,疗程为 4～8 周或更长。有脓肿者可外科引流。

念珠菌性心内膜炎和脑膜脑炎患者,选用两性霉素 B 并合用氟胞嘧啶,或单用氟康唑并加大剂量,其中脑膜脑炎患者可用两性霉素 B 做鞘内注射。

对其他少见的深部感染,如骨髓、眼部感染,治疗方法同其他深部念珠菌感染,以氟康唑口服或静脉滴注为主,同时按骨髓炎及眼内炎的常规治疗予以引流或眼内用药。

(三)隐球菌病

隐球菌病治疗依赖于侵犯部位及感染宿主的免疫状态。对于中枢神经系统隐球菌病,采用抗真菌分期联合治疗,同时纠正水、电解质失衡,降低颅内压,配合支持治疗法,必要时手术治疗。其中分期联合治疗分为初期治疗和维持治疗两个阶段,这样有利于治疗转归的判断及调整抗真菌药物的种类和用量。初期治疗一般持续 8～12 周,应用两性霉素 B 与氟胞嘧啶[50～150mg/(kg•d)]或三唑类抗真菌药合用,尽快使脑脊液新生隐球菌转阴,然后口服三唑类抗真菌药维持治疗 3～4 个月,以防复发。三唑类药物包括氟康唑和伊曲康唑。

氟康唑一般首次静脉滴注 400mg,以后改为 200～400mg/d,静脉滴注,当脑脊液新生隐球菌转阴后改为 50～150mg/d,口服。伊曲康唑口服剂量为 200～400mg/d。

对于伴有颅内高压患者,20%甘露醇 250ml 快速静脉滴注,每 6～8h 1 次,必要时 25%白蛋白溶液 20ml 加呋塞米 20～40mg 静脉注射。还可 50%高渗葡萄糖 60ml 静脉注射及 50%甘油糖水口服。如脱水利尿效果不佳,腰椎穿刺缓慢放出脑脊液降压。顽固性颅内压升高可脑室引流减压。

纠正水、电解质紊乱应每天静脉滴注补钾 2～4g 或口服补钾 3～6g。

支持疗法包括鼓励进食高蛋白、高营养食物,增加抵抗力,可输入新鲜血浆或全血,补充各种维生素。

对局限性皮肤隐球菌病、骨及脑部隐球菌肉芽肿等可手术切除,术前和术后根据情况使用全身抗真菌剂治疗。

(李成檀、赵建波)

复习思考题

一、单选题

1. 关于氟康唑,以下说法正确的是　　　　　　　　　　　　　　　( )

A. 抗菌谱窄　　　　　　B. 通过阻断麦角固醇　　　　C. 对隐球菌无效

D. 用于曲霉病　　　　　E. 口服吸收不完全

2. 利巴韦林的抗病毒作用的可能机制是　　　　　　　　　　　　( )

A. 抑制病毒吸附于宿主细胞　　　B. 抑制病毒侵入细胞

C. 抑制病毒的脱壳　　　　　　　D. 干扰病毒的鸟苷三磷酸合成

E. 诱导干扰素的产生

3. 阿昔洛韦在静脉滴注时滴速必须缓慢,否则可能引起的不良反应为　( )

A. 肺部纹理加重　　　　B. 胰腺坏死　　　　　　　C. 急性肾衰竭

D. 心功能不全　　　　　E. 急性肝衰竭

4. 抗乙型肝炎病毒的药品是　　　　　　　　　　　　　　　　　( )

A. 伊曲康唑　　　　　　B. 利巴韦林　　　　　　　C. 奥司他韦

D. 拉米夫定　　　　　　E. 金刚烷胺

5. 下述不属于抗真菌药物的是　　　　　　　　　　　　　　　　( )

A. 两性霉素 B　　　　　B. 西替利嗪　　　　　　　C. 伊曲康唑

D. 卡泊芬净　　　　　　E. 氟胞嘧啶

6. 属于神经氨酸酶抑制剂的抗流感病毒药是　　　　　　　　　　( )

A. 拉夫米定　　　　　　B. 更昔洛韦　　　　　　　C. 利巴韦林

D. 阿德福韦酯　　　　　E. 奥司他韦

7. 治疗侵袭性念珠菌病首选　　　　　　　　　　　　　　　　　( )

A. 伏立康唑　　　　　　B. 氟胞嘧啶　　　　　　　C. 氟康唑

D. 灰黄霉素　　　　　　E. 特比萘芬

8. 治疗侵袭性曲真菌病首选   （   ）

A. 伏立康唑   B. 氟胞嘧啶   C. 氟康唑

D. 灰黄霉素   E. 特比萘芬

9. 制成脂质体以降低药物肾毒性的抗真菌药是   （   ）

A. 两性霉素 B   B. 氟胞嘧啶   C. 卡泊芬净

D. 阿糖胞苷   E. 酮康唑

10. 与其他抗真菌药无交叉耐药性的棘白霉素类抗真菌药是   （   ）

A. 酮康唑   B. 卡泊芬净   C. 氟胞嘧啶

D. 两性霉素 B   E. 阿糖胞苷

二、问答题

1. 简述抗艾滋病的常用药物分类。

2. 简述艾滋病抗机会性感染的药物治疗。

第二十五章

抗肿瘤药的临床应用

 重点内容

1. 抗肿瘤药物的分类及作用机制。
2. 常用抗肿瘤药物的适应证和作用特点。
3. 抗肿瘤药物的毒性及处理。
4. 抗肿瘤药物联合应用的原则。

二维码 25-1
教学 PPT

第一节　概　述

化学治疗(chemotherapy,简称化疗)和外科手术、放射治疗是治疗恶性肿瘤的三大主要手段。化疗强调全身性治疗,目前主要用于以下几种情况:①晚期或播散性癌症的全身性治疗;②手术和放疗的辅助治疗,防止复发转移;③手术前的新辅助化疗,在手术或放疗前使用化疗以减少手术范围。从 20 世纪 40 年代以来,随着细胞增殖动力学的研究,多环节作用的新型抗恶性肿瘤药物的发展,以及综合治疗手段的运用,化疗已从姑息性目的向根治性目标迈进。目前,单用化疗至少有 10 种肿瘤可能得到治愈,20 余种肿瘤得到缓解,化疗已成为临床上不可缺少的重要手段之一。

一、细胞增殖动力学

细胞增殖动力学主要研究细胞增殖的动态规律。细胞从上一次分裂结束到这一次分裂完成为一个细胞增殖周期,历经 4 个时相,即 DNA 合成前期(G_1 期)、DNA 合成期(S 期)、DNA 合成后期(G_2 期)和有丝分裂期(M 期)。细胞周期的运行能否按序完成细胞周期生化事件,受控于精密的细胞周期调控机制。

肿瘤组织中的细胞可分为两类:①增殖细胞:具有不断增殖的能力,对药物比较敏感;

②非增殖细胞:包括无增殖力细胞和静止期细胞,无增殖力细胞不再增殖,静止期细胞(G_0期细胞)暂时停止增殖,适当条件下恢复增殖,对药物不太敏感,是肿瘤复发的根源(图25-1)。肿瘤增殖细胞与全部细胞之比称生长比率(growth fraction,GF)。

图25-1　增殖细胞与非增殖细胞

依据药物作用的周期或时相特异性,可将药物分为两大类。

1. 细胞周期非特异性药物(cell cycle nonspecific agents,CCNSA)　能杀灭处于增殖周期各时相的细胞,甚至包括G_0期细胞的药物,如烷化剂、抗肿瘤抗生素及铂类配合物等。

2. 细胞周期特异性药物(cell cycle specific agents,CCSA)　仅对增殖周期的某些时相敏感而对G_0期细胞不敏感的药物,如作用于S期的抗代谢药物,作用于M期细胞的长春碱类药物。

二、抗恶性肿瘤药的分类及作用机制

抗肿瘤药物种类繁多,分类依据并不统一,可根据化学结构、来源、作用靶点等来命名,习惯性的名称有抗代谢药、烷化剂、抗肿瘤抗生素、抗肿瘤植物药、激素及调节药、酶类、酪氨酸激酶抑制剂、单克隆抗体类抗肿瘤药等。而这些药物根据作用机制的不同可分为细胞毒作用和非细胞毒作用两大类。传统的肿瘤化疗药物多为直接细胞毒作用,作用于生物大分子,影响DNA、RNA和蛋白质的生物合成及功能,从而杀伤肿瘤细胞;非细胞毒类抗肿瘤药则不直接杀伤肿瘤细胞,而是以肿瘤分子病理过程的关键基因和调控分子为靶点,近年来发展迅速。

(一)直接细胞毒作用药物

1. 干扰核酸的生物合成　即抗代谢药。此类药物的化学结构和核酸代谢的必需物质如叶酸、嘌呤、嘧啶等相似,可以在不同环节干扰叶酸、核苷酸、核酸的代谢,阻止DNA的生物合成,从而抑制细胞的分裂和繁殖。各类抗代谢药的作用机制见图25-2。

(1)二氢叶酸还原酶抑制剂:如甲氨蝶呤(amethopterin,methotrexate,MTX)等。

(2)胸苷酸合成酶抑制剂:如氟尿嘧啶(5-fluorouracil,5-FU)、呋氟啶(替加氟,ftorafur,tegafur,FT-207)、双呋氟尿嘧啶(tegadifur,FD-1)、去氧氟尿苷(floxiuridine,FUdR)、优福定(UFT)等。

（3）嘌呤互变抑制剂：如巯嘌呤（6-巯基嘌呤，6-mercatopurine，6-MP）、硫代鸟嘌呤（6-thioguanine，6-TG）等。

（4）核苷酸还原酶抑制剂：如羟基脲（hydrourea，HU）等。

（5）DNA多聚酶抑制剂：如阿糖胞苷（cytarabie，Ara-C）等。

图 25-2　抗代谢药的作用环节

2. 直接影响DNA结构与功能　包括烷化剂、铂类配合物、抗肿瘤抗生素和植物药。此类药物可以直接破坏DNA结构，或者抑制拓扑异构酶活性，影响DNA复制和修复功能。

（1）烷化剂：氮芥（chlormethine hydrochloride，HN_2）、环磷酰胺（安道生，cyclophosphamide，CTX）、噻替哌（thiotepa，TEPA）、卡莫司汀（carmustine，BCNU）、白消安（马利兰，busulfan，myleran，BUS）。

烷化剂是一类高度活泼的化合物，它们具有一个或两个烷基，分别称为单功能或双功能烷化剂，所含烷基能与细胞的DNA、RNA或蛋白质中亲核基团起烷化作用，常可形成交叉联结或引起脱嘌呤，使DNA链断裂，在下一次复制时，又可使碱基配对错码，造成DNA结构和功能的损害，严重时可致细胞死亡。

（2）铂类配合物：顺铂（顺氯氨铂，cisplatin，CDDP）、卡铂（carboplatin，CBDCA）、异丙铂（iproplatin，CHIP）。

铂类配合物在细胞内形成带正电的水化分子，与DNA链上的鸟嘌呤结合，形成交叉联结，也能形成DNA与蛋白质的交联，从而破坏DNA的结构和功能，其作用机制类似于氮芥。

（3）抗肿瘤抗生素：丝裂霉素C（自力霉素，mitomycin C，MMC）、博莱霉素（bleomycin，BLM）。

丝裂霉素结构中有烷化基团，作用机制与烷化剂相同；博来霉素则在细胞内形成氧自由基破坏DNA结构。博莱霉素结构中有两个部位与作用有关：一个是双噻唑环状结构，通过嵌入DNA中；另一个是包括伯胺、嘧啶及咪唑氮在内的复杂结构，作为配基与金属离子铜或铁络合,使氧分子转变成氧自由基,从而使 DNA 单链断裂。

(4)抗肿瘤植物药:

①喜树碱类:喜树碱(camptothecin,CPT)、羟喜树碱(hydroxy-camptothecin,HCPT)。

②鬼臼毒素衍生物:依托泊苷(etoposide,VP-16)、替尼泊苷(teniposide)。

此类药物作用的靶点是 DNA 拓扑异构酶(DNA-topoisomerase,TOPO)。真核细胞 DNA 的拓扑结构由 DNA 拓扑异构酶调节,分为 DNA 拓扑异构酶Ⅰ(TOPO-Ⅰ)和 DNA 拓扑异构酶Ⅱ(TOPO-Ⅱ),这两类酶在 DNA 复制、转录及修复中发挥重要作用,主要介导 DNA 键的断裂,使转录和修复过程顺利进行。喜树碱类为 TOPO-Ⅰ 的抑制剂,可促进 TOPO-Ⅰ介导的 DNA 键断裂,破坏 DNA 结构;鬼臼毒素(podophyllotoxin)本身的作用是 干扰微管蛋白功能,但其衍生物依托泊苷和替尼泊苷为 TOPO-Ⅱ的抑制剂,与 TOPO-Ⅱ及 DNA 形成稳定复合物,影响 DNA 的修复。

3. 干扰转录过程和阻止 RNA 合成　大多数抗肿瘤抗生素可干扰以 DNA 为模板的转录 过程,抑制 mRNA 的合成。通常药物可嵌入 DNA 碱基对之间,因此也称为 DNA 嵌入剂。

(1)蒽环类抗生素:柔红霉素(daunomycin,daunorubicin,DNR)、多柔比星(阿霉素, doxorubicin,ADM,DOX)。

(2)放线菌素类:放线菌素 D(actinomycin D,dactinomycin,DACT)。

4. 干扰蛋白质合成与功能　主要有酶类和植物药,按作用靶点不同可分为:

(1)影响氨基酸供应的酶类:门冬酰胺酶(asparaginase,Asp)。

门冬酰胺是重要的氨基酸,某些肿瘤细胞不能自己合成,需从细胞外摄取。门冬酰胺酶 可将血清门冬酰胺水解而使肿瘤细胞缺乏门冬酰胺供应,因此生长受到抑制。正常细胞能 合成门冬酰胺,受影响较少。

(2)抑制蛋白质合成的植物药:三尖杉酯碱(harringtonine,HRT)。

核蛋白体是细胞内合成蛋白质的场所。三尖杉酯碱作用于核蛋白体,干扰其功能,可影 响蛋白质合成的起始阶段并使新生肽链提前终止释放,从而抑制蛋白质的合成。

(3)抑制微管蛋白活性的植物药:长春碱(vincaleukoblastine,vinblastine,VLB)、长春新 碱(leurocristine,vincristine,VCR);紫杉醇(泰素,paclitaxel,taxol,TAX)、紫杉特尔 (taxotere)。

微管蛋白在细胞有丝分裂时聚合形成纺锤丝,牵引两个染色单体分开并移位分配到子 细胞中。水仙碱类和鬼臼毒素在微管蛋白上有一个结合位点,与微管蛋白结合后抑制微管 聚合;长春碱类在微管蛋白上有两个结合位点,也抑制微管蛋白聚合;紫杉醇类则促进微管 蛋白聚合,抑制解聚。这些药物都可影响细胞有丝分裂的进行。

(二)非细胞毒作用

1. 调节体内激素平衡　部分肿瘤的发生与相应的激素失调有关,且细胞恶变后仍保留 对原来激素的依赖关系。应用激素类药物或其调节药可改变激素平衡失调状态,以抑制某 些激素依赖性肿瘤的生长。此类药物本质上属于内分泌治疗药物而非化疗药物,没有直接 细胞毒作用,不会造成骨髓抑制,但使用不当可能导致内分泌失调。

(1)糖皮质激素类:泼尼松(prednisone,PDN)、泼尼松龙(prednisolone,PDL)。

(2)雌激素及抗雌激素类:己烯雌酚(diethylstilbestrol)、他莫昔芬(tamoxifen,TAM)、 托瑞米芬(toremifen)。

（3）孕激素类：甲羟孕酮酯(medroxyprogesterone acetate)。

（4）雄激素及抗雄激素类：甲睾酮(methyltestosterone)、丙酸睾酮(testosterone propionate)、氟甲睾酮(fluoxymesterone)、氟他胺(Flutamide)。

（5）促黄体激素受体激动剂：亮丙瑞林(leuprolide)、戈舍瑞林(goserelin)。

（6）芳香酶抑制剂：氨鲁米特(氨基导眠能，aminoglutethimide)、来曲唑(letrozole)、阿那曲唑(anastrozole)。

2.调节细胞内信号转导通路　细胞癌变的分子演变过程包括信号蛋白的变异、与配基受体结合异常以及酶的功能改变等。肿瘤分子靶向治疗的靶点和机制包括生长因子受体、细胞膜分化抗原、细胞内信号转导分子、细胞周期蛋白、细胞分化和凋亡的调节因子及抑制肿瘤新生血管生长等。

酪氨酸激酶(protein tyrosine kinase，PTK)作为细胞内重要的信号蛋白，其介导的信号转导与肿瘤发生发展直接相关，近年来成为抗肿瘤治疗的研究热点；肿瘤细胞需要通过肿瘤血管获取营养和氧气，输送转移细胞到机体的其他部位，因此原发肿瘤的生长和转移依赖于新生血管的生成，如能破坏或抑制肿瘤的血管生成，也可有效地阻止肿瘤的生长和转移；药物还可通过干预肿瘤细胞的基因表达，诱导肿瘤细胞分化为正常细胞，或激活其凋亡程序。

作用于特定的靶点，抑制酪氨酸激酶活性或抗肿瘤血管生成，是分子靶向药物研发的重要方向，目前已经进入临床的药物有单克隆抗体类药物和酪氨酸激酶抑制剂等。

（1）单克隆抗体类药物：利妥昔单抗(rituximab)、阿仑珠单抗(alemtuzumab)、替伊莫单抗(ibritumomab)、托西莫单抗(tositumaomab)、曲妥珠单抗(trastuzumab)、西妥昔单抗(cetuximab)、帕尼单抗(panitumumab)、尼妥珠单抗(nimotuzumab)、贝伐珠单抗(bevacizumab)、雷莫芦单抗(ramucirumab)

尼妥珠单抗、帕尼单抗、西妥昔单抗、曲妥珠单抗与人表皮生长因子受体结合，拮抗信息通路生长信号的传递；雷莫芦单抗与血管内皮生长因子受体结合，贝伐珠单抗与人血管内皮生长因子结合，阻止其发挥作用，从而抑制肿瘤血管生长；利妥昔单抗、阿仑珠单抗与特定抗原 CD20 或 CD52 结合，诱导细胞凋亡。

（2）酪氨酸激酶抑制剂：伊马替尼(imatinib)、达沙替尼(dasatinib)、尼罗替尼(nilotinib)、吉非替尼(gefitinib)、厄洛替尼(erlotinib)、索拉菲尼(sorafenib)、舒尼替尼(sunitinib)、帕唑替尼(pazopanib)、范得他尼(vandetanib)、拉帕替尼(lapatinib)。

已知调控细胞生长分化的各种细胞生长因子所作用的受体，大多数为酪氨酸激酶型受体。各种生长因子与其细胞膜表面受体结合后激活酪氨酸激酶，使受体的酪氨酸残基自身磷酸化，提供持续分裂信号到细胞内，引起细胞增殖、分化。这种作用在正常组织中调控细胞生长、分裂、分化等重要生理过程，异常情况下则引起癌变，例如：①表皮生长因子受体(EGPR)在上皮细胞肿瘤中有高表达；②血小板衍生的生长因子受体(PDGFR)家族，在脑肿瘤、血液系统肿瘤中常有高表达；③胰岛素受体家族，包括胰岛素受体、胰岛素样生长因子受体(IGF2R)和胰岛素相关受体(IRR)等在血液细胞肿瘤中常高表达；④纤维细胞生长因子受体(FGFR)家族和血管内皮细胞生长因子受体(VEGFR)在肿瘤的血管生成方面起重要作用。

伊马替尼、达沙替尼、尼罗替尼为 Bcr-Abl 酪氨酸激酶的抑制剂。正常细胞中，位于 22 号染色体的 *Bcr* 基因和位于 9 号染色体的 *Abl* 基因的蛋白质产物具有酪氨酸激酶活性，且参与细胞周期的调节。慢性粒细胞性白血病(chronic myelogenous leukemia，CML)的癌变细胞中,两者易位形成融合基因,即 *Bcr-Abl* 基因,定位于变短了的 9 号染色体上,此染色体称为 Ph1 染色体。因此,Ph1 阳性和 *Bcr-Abl* 融合基因的出现是 CML 的分子基础。*Bcr-Abl* 融合基因编码的蛋白质产物为持续激活的酪氨酸激酶,扰乱了细胞内正常的信号传导途径,并抑制凋亡的发生。*Bcr-Abl* 酪氨酸激酶抑制剂与 ATP 竞争,结合于 Bcr-Abl 酪氨酸激酶的 ATP 位点,抑制其酪氨酸激酶的活性,从而阻止 Bcr-Abl 阳性细胞的增殖,诱导其凋亡。伊马替尼对 *c-Kit* 酪氨酸激酶亦有抑制作用。大部分胃肠道间质瘤(gastrointestinal stromal tumors,GIST)存在 *c-Kit* 基因的突变,其产物 Kit 蛋白活性增强,持续刺激肿瘤细胞增殖并抑制凋亡。因此,伊马替尼也用于 GIST 的治疗。

吉非替尼、厄洛替尼、范得他尼、拉帕替尼均抑制 EGPR 酪氨酸激酶。其中,吉非替尼、厄洛替尼为单靶点抑制,作用于 EGPR(即 ErbB1);范得他尼为多靶点抑制,除了作用于 EGPR 外,还可抑制 VEGFR 等多种酪氨酸激酶以及丝/苏蛋白激酶;拉帕替尼亦为多靶点抑制,表现为对 EGPR 和 ErbB2 的双重抑制,两者同属于 ErbB 受体酪氨酸激酶家族,参与细胞增殖、迁移、分化、凋亡和运动的调节,在多种肿瘤中出现过量表达或突变,目前已成为乳腺癌、非小细胞肺癌等的治疗靶标。

索拉菲尼、舒尼替尼、帕唑替尼主要抑制 PDGFR 和 VEGFR 酪氨酸激酶,为多靶点作用药物,可抑制肿瘤血管生成。

(3)其他:坦罗莫斯(temsirolimus)、依维莫司(everolimus)、硼替佐米(bortezomib)、重组人血管内皮抑制素(endostar)、维 A 酸(retinoic acid)、亚砷酸(arsenious acid)。

坦罗莫斯和依维莫司为丝/苏氨酸蛋白激酶 mTOR 抑制剂,阻断其介导的信号通路,影响细胞周期、新生血管生成和细胞凋亡。

硼替佐米为蛋白酶体抑制剂。蛋白酶体广泛存在于真核细胞的细胞质和核中,也称 26S 蛋白酶体,由一个 20S 蛋白酶体和一个 19S 泛素构成,通过泛素-蛋白酶体通路(UPP)选择性降解某些蛋白质,参与细胞周期、凋亡、DNA 修复、细胞内信号转导、蛋白跨膜定位及膜受体内化等过程。蛋白酶体抑制剂通过阻断 UPP 影响细胞增殖和凋亡。

此外,重组人血管内皮抑制素抑制新生血管生成,维 A 酸诱导早幼粒细胞分化,亚砷酸诱导早幼粒细胞白血病细胞凋亡。

3.免疫治疗　免疫治疗是肿瘤生物治疗的手段之一,即通过调节机体的免疫功能而达到防治肿瘤的目的,具体方法有肿瘤疫苗、单克隆抗体类药物、过继性细胞和非特异性免疫调节剂等。已用于临床的免疫调节剂有肿瘤干扰素、白介素 1、白介素 2、肿瘤坏死因子等,作为化疗的辅助治疗。

第二节　常用抗恶性肿瘤药物

一、抗代谢药

(一)甲氨蝶呤(MTX)

甲氨蝶呤(MTX)主要作用于 S 期细胞,由于可抑制 RNA 和蛋白质的合成,所以延缓了 G_1 期和 S 期细胞进程,使细胞停滞于 G_1 期,有自限现象。

MTX 口服生物利用度相差较大，小剂量时吸收良好。MTX 在体内肝肾组织含量最高，胃肠道及肌肉组织中最少。可进入胸水、腹水中，如胸、腹水量较大，积聚的 MTX 在停止用药后还可持久地释放入血而引起中毒。难以通过血-脑屏障，鞘内注射后可由脑脊液缓慢进入血液，如同时全身给药，易发生毒副作用。存在肝肠循环。主要以原形通过肾排泄，碱化尿液可加速排泄并提高药物在尿中溶解度，减少其析出。

临床上用于治疗儿童急性白血病和绒毛膜上皮癌。MTX 与泼尼松、长春新碱、巯嘌呤合用对儿童急性白血病的缓解率可达 90％；对儿童急性淋巴细胞性白血病疗效较好，部分病例可获完全缓解；鞘内注射可用于中枢神经系统白血病的预防和缓解症状。

不良反应包括消化道反应，如口腔炎、胃炎、腹泻、便血；其中以骨髓抑制最为突出，可致白细胞、血小板减少，严重者可有全血下降；长期大量用药可致肝、肾损害；妊娠早期应用可致畸胎、死胎。

为了减轻 MTX 的骨髓毒性，可先用大剂量 MTX，经过一定时间后，再肌注亚叶酸钙作为救援剂，以保护骨髓正常细胞。大剂量 MTX 易致肾毒性，须在住院并监测其血浓度时才能谨慎使用，肾病史或有肾功能异常者禁用。

(二)氟尿嘧啶(5-FU)及其衍生物

氟尿嘧啶(5-FU)主要作用于 S 期细胞，延缓 G_1 期和 S 期细胞进程，使细胞停滞于 G_1 期，有自限现象。

5-FU 口服吸收不规则，需采用静脉给药。吸收后分布于全身体液，肝和肿瘤组织中浓度较高。易透过血-脑屏障，静注后约 30min 出现于脑脊液中并可维持 3h，在中枢神经系统可代谢为氟枸橼酸盐，具有神经毒性。主要在肝代谢灭活，首先代谢为 5-氟二氢尿嘧啶，再进一步代谢为 α-氟-β-丙氨酸、CO_2 和尿素，分别由呼气和尿排出，$t_{1/2}$ 为 10～20min。

主要用于消化系统癌(食管癌、胃癌、肠癌、胰腺癌、肝癌)和乳腺癌的治疗。对大肠癌疗效好，5-FU 与亚叶酸钙合用是目前较为肯定的方案，临床有效率约 21％～45％。

对骨髓和消化道毒性较大，出现血性腹泻应立即停药，可引起脱发、皮肤色素沉着，偶见肝、肾损害。

针对 5-FU 毒性大、口服吸收不规则的问题，近年来有 5-FU 的一些衍生物问世。替加氟是 5-FU 的前药，体外无活性，在体内转化为 5-FU 而发挥作用。替加氟口服吸收好，毒性较轻，化疗指数是 5-FU 的 2 倍。临床应用同 5-FU，对胃癌疗效较为肯定。优福定(UFT)是替加氟与尿嘧啶以 1：4 比例组成的复方制剂，尿嘧啶可抑制 5-FU 的灭活降解，因而相对提高了体内 5-FU 的浓度，使其抗癌作用加强，但胃肠道反应略重。双呋氟尿嘧啶和去氧氟尿苷亦为 5-FU 的前药，可口服，治疗指数较高。双呋氟尿嘧啶的血浆及组织浓度比替加氟高，维持时间也长，毒性比替加氟小。

(三)巯嘌呤(6-MP)

巯嘌呤(6-MP)口服吸收不完全，脑脊液分布少。在体内的代谢途径之一是被黄嘌呤氧化酶氧化成 6-硫代尿酸。黄嘌呤氧化酶抑制剂别嘌醇可抑制这一途径。6-MP 与别嘌醇合用可防止高尿酸血症并增强其抗肿瘤作用，但毒性亦可能加大，应减量。

6-MP 起效慢，主要用于急性淋巴细胞白血病的维持治疗，大剂量对绒毛膜上皮癌亦有较好疗效。

常见不良反应为骨髓抑制和消化道黏膜损害，长期大剂量给药可能引起肝肾功能损害，少数患者可出现黄疸。孕妇服用可致死胎、畸胎。

(四)羟基脲(HU)

羟基脲(HU)对治疗慢性粒细胞白血病有显著疗效,起效快,毒副作用小,患者生存期长,近年来已成为首选药物。羟基脲对 S 期细胞有选择性杀伤作用,对 G_1/S 边界细胞有延缓作用,使肿瘤细胞集中于 G_1 期,故可用作同步化药物,增加化疗或放疗的敏感性。主要毒性为骨髓抑制,并有轻度消化道反应。肾功能不良者慎用。可致畸胎,故孕妇忌用。

(五)阿糖胞苷(Ara-C)

阿糖胞苷(Ara-C)主要用于成人急性非淋巴细胞性白血病的治疗,常用剂量为每天 $100mg/m^2$,持续静滴 7d,单用的完全缓解率为 $10\%\sim35\%$,与其他药物联合应用可提高到 $50\%\sim79\%$。每 $3\sim5d$ 鞘内注射阿糖胞苷 $50mg/m^2$ 一次,可防治中枢白血病。大中剂量($500\sim2000mg/m^2$)可用于治疗难治性病例,单独应用的有效率为 $30\%\sim70\%$,但缓解期短而毒副反应严重,近年来常与米托蒽醌、依托泊苷、去甲氧柔红霉素等联用。小剂量阿糖胞苷有诱导白血病细胞分化的作用,临床上采用阿糖胞苷 $10\sim20mg/m^2$,每 12h 一次皮下注射,$15\sim21d$ 为一个疗程,适用于老年急性非淋巴细胞性白血病、由骨髓异常增生综合征转化的急性白血病、继发性急性白血病等。

阿糖胞苷有严重的骨髓抑制和胃肠道反应,静脉注射可致静脉炎,对肝功能有一定影响。

二、烷化剂

(一)氮芥(HN₂)

氮芥(HN_2)是最早用于恶性肿瘤治疗的药物,主要用于淋巴瘤,包括霍奇金病、恶性淋巴瘤、淋巴肉瘤等。由于氮芥具有高效、速效的特点,尤其适用于纵隔压迫症状明显的恶性淋巴瘤患者。也可半身化疗用于头颈部肿瘤。最严重的不良反应为骨髓抑制,其他包括恶心、呕吐、脱发、耳鸣、听力丧失、眩晕、黄疸、月经失调及男性不育等。

(二)环磷酰胺(CTX)和异环磷酰胺(IFO)

环磷酰胺(CTX)为氮芥与磷酰胺基结合而成的化合物,体外无活性,在肿瘤细胞内分解出磷酰胺氮芥而发挥作用。CTX 抗瘤谱广,为目前广泛应用的烷化剂。对恶性淋巴瘤疗效显著,对多发性骨髓瘤、急性淋巴细胞白血病、肺癌、乳腺癌、卵巢癌、神经母细胞瘤和睾丸肿瘤等均有一定疗效。常见的不良反应有骨髓抑制、恶心、呕吐、脱发等。大剂量服用可引起出血性膀胱炎,可能与大量代谢物丙烯醛经泌尿道排泄有关,同时应用美司钠可预防此反应发生。

异环磷酰胺(IFO)是 CTX 的同分异构体,在常用肿瘤模型中其疗效优于 CTX 而毒性较低,IFO 的 LD_{50} 是 CTX 的 2.5 倍。抗瘤谱与 CTX 不完全相同,对软组织肉瘤、睾丸肿瘤、肺癌有肯定疗效。骨髓抑制为其剂量限制性毒性。

美司钠可在肾小管中与 IFO 或 CTX 的代谢产物丙烯醛及 4-羟基代谢物反应生成无毒的化合物,从而解除这些代谢产物的泌尿系统毒性;但在一定程度上加重 IFO 的消化道反应和神经毒性。

(三)白消安

白消安对慢性粒细胞性白血病疗效显著,缓解率可达 $85\%\sim90\%$,对放疗失败的患者仍有效,但对急性粒细胞白血病或慢性粒细胞白血病的急性病变无效。

最常见的不良反应为骨髓抑制,严重者可致死,也可引起骨髓纤维化。长期或大剂量用药可致肺纤维化、高尿酸血症、脱发、闭经或睾丸萎缩等。

(四)铂类配合物

顺铂(DDP)为二价铂同两个氯原子和两个氨基结合成的金属配合物,抗瘤谱广,对睾丸癌、卵巢癌、肺癌、膀胱癌有较好疗效,是治疗睾丸肿瘤最有效的药物之一,与博莱霉素、长春碱类合用缓解率可达 80%。主要不良反应有消化道反应、骨髓抑制、周围神经炎、耳毒性,大剂量或连续用药可致严重而持久的肾毒性。DDP 毒性大,恶心、呕吐发生率高达 90%,剂量限制性毒性为肾毒性。

卡铂(CBDCA)为第二代铂类配合物,作用机制类似顺铂,两者有交叉耐药性。卡铂毒性比顺铂低,剂量限制性毒性为骨髓抑制。主要用于治疗小细胞肺癌、头颈部鳞癌、卵巢癌及睾丸肿瘤等。

三、抗肿瘤抗生素

(一)博莱霉素类

博莱霉素(BLM)为含多种糖肽的复合抗生素,属细胞周期非特异性药物,但有同步化作用,可使细胞集中于 G_2 期。BLM 主要用于鳞状上皮癌(头、颈、口腔、食管、阴茎、外阴、宫颈等),也可用于淋巴瘤的联合治疗。常用剂量下 BLM 几乎无骨髓抑制,对胃肠道、肝、肾、中枢神经系统亦无明显毒性作用,肺毒性为最严重不良反应,可引起间质性肺炎或肺纤维化,可致死;其他不良反应有发热、过敏样反应、脱发等。

(二)蒽环类抗生素

柔红霉素(DNR)为最早发现的蒽环类抗生素,仅对白血病有效,心脏和骨髓毒性大。

多柔比星(ADM)为第二代蒽环类抗生素,抗瘤谱广,对白血病及多种实体肿瘤均有效,主要用于对常用抗恶性肿瘤药耐药的急性淋巴细胞白血病或粒细胞白血病、恶性淋巴肉瘤、乳腺癌、卵巢癌、小细胞肺癌、胃癌、肝癌及膀胱癌等。心脏和骨髓毒性比 DNR 轻。最严重的毒性反应是引起心肌炎而导致心力衰竭。

(三)放线菌素 D(DACT)

放线菌素 D 属多肽类结构。对恶性葡萄胎、绒毛膜上皮癌、霍奇金病和恶性淋巴瘤、肾母细胞瘤、骨骼肌肉瘤、神经母细胞瘤等疗效较好;周期非特异性药物,对 G_1 期作用强,阻止 G_1 期向 S 期转变,可提高对放疗的敏感性。常见不良反应为消化道反应和骨髓抑制。

四、抗肿瘤植物药

(一)喜树碱类

喜树碱是从我国特有的植物喜树中提取的一种生物碱。羟喜树碱为喜树碱羟基衍生物。拓扑特肯和依林特肯为正在进行临床试验的新型喜树碱的人工合成衍生物。

喜树碱在胃肠道、胆汁、肝脏中浓度较高,停留时间长。对胃癌、大肠癌、膀胱癌等有较好疗效,对绒毛膜上皮癌、恶性葡萄胎、急性及慢性粒细胞性白血病、肝癌等有一定疗效。喜树碱的脂质体用于胃癌、肝癌的治疗。不良反应较大,主要有泌尿道刺激症状、消化道反应、骨髓抑制及脱发等。

羟喜树碱抗瘤谱比喜树碱广,对原发性肝癌、胃癌、食管癌、直肠癌、膀胱癌等均有效,而毒性反应则较小。

(二)鬼臼毒素衍生物

鬼臼毒素是从小檗科植物鬼臼中提取的木聚糖,作用靶点是微管蛋白,是抗有丝分裂药,但毒性大,临床无应用。依托泊苷、替尼泊苷为鬼臼毒素的衍生物,作用的靶点是 DNA 拓扑异构酶Ⅱ,药物与酶、DNA 三者形成稳定的复合物,干扰 DNA 断裂后的重新连接反应,从而产生细胞毒作用。属细胞周期非特异性药物,主要作用于 S 期和 G_2 期细胞。依托泊苷治疗肺癌、睾丸肿瘤、急性白血病、神经母细胞瘤等有良好效果。替尼泊苷对肺癌、恶性淋巴瘤、急性白血病等有效。不良反应有骨髓抑制及消化道反应等。

(三)长春碱类

长春碱(VLB)及长春新碱(VCR)为夹竹桃科长春花植物所含的生物碱,属细胞周期特异性药物,主要作用于 M 期细胞。VLB 主要用于治疗急性白血病、恶性淋巴瘤及绒毛膜上皮癌。长春新碱对儿童急性淋巴细胞白血病疗效好、起效快,常与泼尼松合用做诱导缓解药。长春碱类毒性反应主要包括骨髓抑制、神经毒性、消化道反应、脱发以及注射局部刺激等。长春新碱骨髓抑制轻,对外周神经系统毒性较大。

(四)紫杉醇(TAX)

紫杉醇(TAX)是由短叶紫杉或我国红豆杉的树皮中提取的有效成分,由于具有独特的作用机制和对耐药细胞也有效,所以成为了近年来受到广泛重视的抗恶性肿瘤新药。

TAX 能促进微管蛋白聚合,同时抑制微管蛋白的解聚,从而使纺锤体失去正常功能,细胞有丝分裂停止。对卵巢癌和乳腺癌有独特的疗效,对肺癌、食管癌、大肠癌、黑色素瘤、头颈部癌、淋巴瘤、脑瘤也有一定疗效。TAX 使细胞阻断在 M 期和 G_2 期,可作为放射增敏剂。

不良反应主要包括骨髓抑制、神经毒性、心脏毒性和过敏反应。紫杉醇的过敏反应可能与赋形剂聚氧乙基蓖麻油有关。

五、激素与激素调节药

(一)性激素类

临床上常用于恶性肿瘤治疗的雌激素是己烯雌酚,可通过抑制下丘脑及脑垂体,减少间质细胞刺激素和黄体生成素的分泌,从而使来源于睾丸间质细胞与肾上腺皮质的雄激素分泌减少,也可直接对抗雄激素促进前列腺癌组织生长发育的作用,故对前列腺癌有效。雌激素还可用于治疗绝经期乳腺癌,机制未明。

雄激素类有甲睾酮、丙酸睾酮和氟羟甲睾酮,可抑制脑垂体前叶分泌促卵泡激素,使卵巢分泌雌激素减少,并可对抗雌激素作用。雄激素对晚期乳腺癌,尤其是骨转移者疗效较佳。

孕激素类药物甲羟孕酮酯用于子宫内膜癌的辅助治疗。

(二)他莫昔芬

他莫昔芬为合成的抗雌激素药物,是雌激素受体的部分激动剂,具有雌激素样作用,但强度仅为雌二醇的 1/2,也有抗雌激素的作用,从而抑制雌激素依赖性肿瘤细胞生长。主要用于乳腺癌,雌激素受体阳性患者疗效较好。

(三)氨鲁米特

氨鲁米特为镇静催眠药格鲁米特的衍生物,能特异性地抑制雄激素转化为雌激素的芳香化酶,从而阻止雄激素转变为雌激素。绝经期妇女的雌激素主要来源是雄激素,这样氨鲁米特(AG)可以完全抑制雌激素的生成。本品还能刺激肝脏混合功能氧化酶系,促进雌激素的体内代谢,加速其在血中的清除。可用于绝经后晚期乳腺癌。具有抑制肾上腺皮质激素合成的作用,也可用于库欣综合征,可代替肾上腺切除术或垂体切除术,对术后无效者仍可能有效。

(四)糖皮质激素类

临床上用于恶性肿瘤治疗的糖皮质激素主要为泼尼松和泼尼松龙等。糖皮质激素能抑制淋巴组织,使淋巴细胞溶解。主要用于急性淋巴细胞白血病、慢性淋巴细胞白血病及恶性淋巴瘤的治疗。对其他恶性肿瘤无效,而且可能因抑制机体免疫功能而助长恶性肿瘤的扩展。仅在恶性肿瘤引起发热不退、毒血症状明显时,可少量短期应用以改善症状等。

六、单克隆抗体类抗肿瘤药

单克隆抗体类抗肿瘤药因能够与肿瘤细胞的相关抗原或受体发生特异性结合而达到靶向给药的目的,其抗肿瘤机制可分为以下三类:

1. 调节细胞信号通路,影响肿瘤细胞增殖、分化和凋亡,抑制新生血管生成等。此类药物上文已有介绍,部分药物的药理学特点见表 25-1。

表 25-1　部分单抗类抗肿瘤药的药理学特点

药名	药动学	适应证	剂量	不良反应
曲妥珠单抗	$CL<0.7ml/(kg \cdot h)$,$t_{1/2}>1$ 周	HER-2 过度表达的转移性乳腺癌	初次负荷量 4mg/kg,90min 内静脉输入;维持量 2mg/(kg·周)	胸痛、腹痛、肌肉痛、心力衰竭
利妥昔单抗	第 1 周 CL 为 45.9ml/h,$t_{1/2}$ 为 68.1h,第 4 周 CL 为 14.5ml/h,$t_{1/2}$ 为 189.9h	B 细胞非何杰金性淋巴瘤、慢性淋巴细胞性白血病	每周 1 次,共 4 次。静脉滴注 375mg/m²	恶心呕吐;皮疹、血管神经性水肿、血压下降、支气管痉挛等;肿瘤性疼痛;心律失常、心绞痛、心力衰竭等原有心脏疾病加重
贝伐单抗	20mg/kg,第 1、2、3 周给予,$t_{1/2}$ 为 20d(11～50d);CL 为 262(男)或 207(女)ml/d;V_d 为 3.25(男)或 2.66(女)L	转移性结肠直肠癌、非鳞型非小细胞肺癌	5mg/kg,每 2 周静注 1 次(术后 28d 伤口愈合后用)	恶心呕吐、头痛、腹痛、无力、高血压等;胃肠穿孔、伤口并发症、高血压危象、心力衰竭、肾病综合征等

续表

药名	药动学	适应证	剂量	不良反应
阿仑珠单抗	复发性多发性硬化症患者 12mg/kg，连续 5d 的药动学评价：$t_{1/2}$ 为 14d，C_m 为 3014ng/ml，中央室 $V_d=14.1$L	慢性淋巴细胞性白血病、复发性多发性硬化症	起始剂量 3mg/d，2h 内静脉输入，逐渐增加至 10mg/d，每周 3 次，持续 12 周	恶心呕吐、发热寒战、感染、失眠等
帕尼单抗	非线性动力学，单剂量给药 0.75～9mg/kg，CL 为 30.6～4.6 ml/(d·kg)。推荐剂量输注稳态后 $t_{1/2}$ 为 3.6～10.9d	结直肠癌	每 14d 给予 6mg/kg，1.0～1.5h 内输注完毕	肺纤维化、感染、严重皮疹及光敏反应、腹痛、恶心、呕吐、便秘、腹泻
雷莫芦单抗	CL 为 15ml/h，$V_d=7.1$L，$t_{1/2}$ 为 23d	胃癌、胃-食道连接腺癌、非小细胞肺癌	每 14d 给予 8mg/kg 输注	高血压、出血、胃肠穿孔；输注反应：震颤、痉挛、胸痛胸闷、脸红、呼吸困难、室上性心动过速、低血压等

2. 单克隆抗体携带放射性同位素、传统化疗药物等细胞毒药物，从而实现定向杀伤肿瘤细胞。如托西莫单抗携带[131]I、替伊莫单抗携带[90]Y 和[111]In，通过与特定抗原 CD20 结合达到靶向分布和杀伤，对复发性、难治性、利妥昔单抗无效的低度滤泡型 B 细胞非霍奇金淋巴瘤有效。

3. 单克隆抗体结合于淋巴细胞的某些特定抗原或受体，激活淋巴系统而达到对肿瘤细胞的杀伤目的。如依匹单抗(ipilimumad)和曲美母单抗(tremelimumad)都是 CTLA-4 的特异性抗体，CTLA-4 即人细胞毒性 T 淋巴细胞相关抗原 4(cytotoxic T lymphocyte-associated antigen 4)，参与免疫负调控，被特异性抗体结合后即解除抑制，增强 T 淋巴细胞活性。依匹单抗和曲美母单抗可用于黑色素瘤的治疗。

七、酪氨酸激酶抑制剂

(一)伊马替尼

伊马替尼的适应证为慢性粒细胞白血病(CML)急变期、加速期或 α-干扰素治疗失败后的慢性期患者，以及不能手术切除或发生转移的恶性胃肠道间质肿瘤(GIST)患者。

口服吸收良好，食物无影响。血浆蛋白结合率为 95%，在肾上腺和性腺分布浓度较高。原形药物 $t_{1/2}$ 为 18h，其活性代谢物 N-去甲基哌嗪衍生物的 $t_{1/2}$ 为 40h。一般给药后 7d 内约可排泄 81%，主要从粪便中排出。尿中排出量少，肾功能不全时蓄积不明显。

推荐剂量为每次 400mg，每日 1 次，口服，通常 1 个月左右出现疗效。

伊马替尼是 CYP3A4 的底物，又是 CYP3A4、CYP2D6、CYP2C9 和 CYP2C19 的抑制剂，可能影响其他药物的代谢。

不良反应有水肿、恶心、腹泻、肌肉痉挛、头痛、呕吐、肿瘤内出血、血小板减少等。

(二)吉非替尼

吉非替尼适应证为晚期局部或转移性非小细胞肺癌,多用于顺铂及紫杉醇类治疗失败的患者。

口服吸收较慢,t_{max}为 3～7h,血浆清除率为 8.2ml/h,CYP3A4 参与其氧化代谢。主要通过粪便排泄。推荐剂量为250mg,每日 1 次口服。

常见的不良反应有腹泻、皮疹、瘙痒、皮肤干燥和痤疮等。

八、其他

(一)维 A 酸

全反式维 A 酸对细胞具有诱导分化作用,已成为治疗急性早幼粒细胞白血病(APL)的标准药物。

APL 细胞中的染色体异位,使维 A 酸受体(RAR$_\alpha$)基因发生断裂,产生了一种异常的维 A 酸受体基因,即 PML-RAR$_\alpha$ 融合蛋白。维 A 酸对此蛋白有明显调变和降解作用。

(二)亚砷酸

亚砷酸具有诱导肿瘤细胞凋亡和分化的作用,对急性早幼粒细胞白血病疗效显著,对于一线药物治疗无效或复发者有效。也可用于治疗多发性骨髓瘤和骨髓增生异常综合征。亚砷酸为剧毒药物,必须在医生监护下使用。常见的不良反应有心电图改变(Q-T 间期延长)、胃肠道反应(恶心、呕吐、腹痛、腹泻)、过敏等。亚砷酸将未成熟的癌性白细胞转化为正常白细胞,可引起白细胞增加伴心肺内膜炎症及水肿,称 APL 分化综合征。

第三节　抗肿瘤药物的合理应用

肿瘤化疗要取得良好的疗效,必须有合理的化疗方案,包括用药的时机、药物的选择与配伍、剂量、疗程、间隔时间等。肿瘤的化疗应注意以下事项:

一、早期治疗

肿瘤细胞呈指数增殖,化疗药物对肿瘤细胞的杀灭遵循一定的比率而非固定数量,因此,越是在肿瘤早期给予有效的根治性治疗,治愈的希望越大。

二、明确治疗目的

应根据不同的治疗目的制定相应的治疗方案。根治性化疗应及时采用最大限度的剂量及疗程,进行强化和巩固治疗,以期达到治愈;而姑息性化疗的主要目的是减轻患者的痛苦,提高生活质量,延长寿命,在制定治疗方案时应注意避免过分化疗带给患者的痛苦。

三、注意化疗药物毒性的监测和防护

目前,抗恶性肿瘤药物对肿瘤细胞和正常细胞尚缺乏理想的选择作用,往往对正常的组织也造成一定的损害,严重者可危及生命。毒性反应成为化疗时限制剂量的关键因素。用药过程中应注意定期监测并采取必要的防护措施。

(一)骨髓抑制

除博莱霉素、长春新碱、泼尼松、L-门冬酰胺酶等少数药物外,绝大多数抗肿瘤药物可抑制骨髓造血功能,以粒细胞减少最常见,亦有引起全血抑制者。在化疗过程中,每周至少检查 1 次,出现粒细胞低于 $3 \times 10^9/L$ 或血小板低于 $50 \times 10^9/L$ 时应暂时停药,给予抗生素以预防继发感染,严重者可用各种集落刺激因子来处理。

重组人粒细胞集落刺激因子(rhG-CSF,非格司亭,filgrastin)主要刺激粒细胞系造血,促进粒细胞增生、分化和成熟,在化疗的间歇期使用可防止白细胞减少。剂量为 $75\mu g/$次,每天 1 次,皮下注射,连用 $8 \sim 14d$。

重组人粒细胞-巨噬细胞集落刺激因子(rhGM-CSF)刺激粒细胞、单核细胞和 T 淋巴细胞增生,促进其分化成熟,诱导集落形成,可以提高机体抗肿瘤和抗感染能力,用于治疗肿瘤化疗引起的白细胞减少。剂量为 $5 \sim 10\mu g/kg$,每天 1 次,皮下注射,连用 $7 \sim 10d$,注意不可与抗肿瘤药同时使用。

(二)消化道反应

表现为恶心、呕吐、腹痛、腹泻,严重者有血性腹泻,可致死。以恶心呕吐最为常见,顺铂、氮芥、大剂量环磷酰胺等致吐作用较为严重,发生率为 $90\% \sim 100\%$。抗代谢药可引起迟发性呕吐,一般在化疗后的 $2 \sim 3d$ 出现。多巴胺受体阻断药甲氧氯普胺,5-HT$_3$ 受体阻断药昂丹司琼、格雷司琼、托烷司琼,以及氯丙嗪、地塞米松、地西泮、四氢大麻酚、抗组胺药等均可用于抗肿瘤药物引起的呕吐。通常甲氧氯普胺与地塞米松合用可使 65% 的化疗患者的呕吐基本得到控制;昂丹司琼止吐比甲氧氯普胺更有效,与地塞米松合用止吐率可提高到 90%,临床常用于预防顺铂引起的呕吐。

(三)皮肤、毛囊反应

毛囊的增殖较为活跃,容易受抗肿瘤药物的影响而引起脱发,以多柔比星、依托泊苷、环磷酰胺最为明显。博莱霉素极易引起皮肤反应,表现为皮疹、瘙痒、色素沉着、手指和掌部过度角化等。白消安、环磷酰胺、放线菌素 D、多柔比星、氟尿嘧啶可引起色素沉着;环磷酰胺、羟基脲、丙卡巴肼等可引起类皮疹;放线菌素 D、多柔比星还可使放射区皮肤出现明显炎症、红斑及色素沉着。

(四)重要系统毒性

1.肝脏毒性　表现为急性坏死、炎症以及慢性脂肪变性、纤维化和肝硬化。如阿糖胞苷可引起短暂转氨酶升高;6-MP 可致中毒性肝炎、胆汁淤积;长期使用 MTX 可引起肝纤维化、肝硬化等。应注意,许多抗肿瘤药物在肝脏代谢,发生肝功能不良时,此类药物的剂量应适当调整。

2.肾脏毒性　环磷酰胺、异环磷酰胺在体内可产生大量代谢产物丙烯醛,引起出血性膀胱炎,与美司钠合用可消除此不良反应。大剂量 MTX 在尿中可结晶析出而损伤肾小管,输液、饮水、利尿并碱化尿液可减轻对肾脏的毒性。DDP 的肾毒性是其剂量限制性毒性,主要表现为肾小管上皮细胞急性坏死、变性,间质水肿,肾小管扩张,严重时可出现肾功能衰竭。在应用 DDP 前后应大量输液水化和利尿。

3.心脏毒性　抗肿瘤药物引起心脏毒性以蒽环类抗生素最为显著,表现为急性心律失常和慢性心肌病变。心律失常一般可在短期内恢复;慢性心肌病变比较严重,死亡率也高。其毒性机制可能与体内形成大量的自由基及脂质过氧化有关,维生素 C、维生素 E、辅酶

Q_{10}、ATP 等有助于清除自由基而减轻心脏毒性。近年来发现的比较有效的药物是离子螯合剂右雷佐生(右丙亚胺,daxrazoxane,ICRF-187),与多柔比星合用可减轻心脏毒性而不影响抗肿瘤作用。

4.肺部毒性　长期大剂量使用 BLM 可致间质性肺炎和肺纤维化,少数患者可发生急性致死性肺炎。其他引起肺损害的药物还有白消安、丝裂霉素、甲氨蝶呤等。肺毒性的处理通常是停药和给药糖皮质激素。

5.神经毒性　长春新碱最易引起外周神经炎,其为剂量限制性毒性;氟尿嘧啶可引起小脑功能失调;甲氨蝶呤有脑膜刺激症状和下肢轻瘫;顺铂诱发的神经病变有癫痫、球后视神经炎和外周神经炎等,发生率高达 50%。

(五)其他

其他包括不育、致畸、致癌等。经烷化剂治疗后获得长期生存的患者发生急性非淋巴细胞性白血病的概率高于正常人。

四、综合治疗

治疗时应有计划地联合应用手术、化疗、放疗、生物治疗等多种手段及其他辅助措施,以提高疗效,并注意提高患者的生活质量。

五、联合用药

为了提高抗肿瘤药物的疗效,降低毒性和延缓耐药性的产生,肿瘤的化疗通常采用联合用药方案。

(一)从细胞增殖动力学考虑

1.序贯性化疗　根据作用特点的不同将抗肿瘤药物分为周期非特异性药物和周期特异性药物。周期非特异性药物作用较强,对各时相(包括 G_0 期)都有效,在机体能够耐受的范围内,作用随剂量的增加而加强;周期特异性药物作用较为缓慢,只对某些时相有效(G_0 期无效),达一定剂量后,作用不能进一步增强。但不论是周期特异性药物还是非特异性药物,在一定剂量时,都只能杀灭一定比例而非一定数量的癌细胞。因此对增长缓慢(GF 不高)的实体瘤,可先用细胞周期非特异性药物杀灭增殖期及部分 G_0 期细胞,使瘤体缩小并驱动 G_0 期细胞进入增殖周期,继而用细胞周期特异性药物杀灭之。对增长快(GF 较高)的肿瘤如急性白血病等,宜先用细胞周期特异性药物(作用于 S 期或 M 期药物),使大量处于增殖周期的恶性肿瘤细胞被杀灭,以后再用细胞周期非特异性药物杀伤其他各时相的细胞,待 G_0 期细胞进入细胞周期时,再重复上述疗法。

2.同步化治疗　先用细胞周期特异性药物,将肿瘤细胞阻滞于某时相,待药物作用消失后,肿瘤细胞即同步进入下一时相,再用作用于后一时相的药物。如羟基脲可使肿瘤细胞集中于 G_1 期,而 G_1 期细胞对放疗比较敏感;长春新碱可使细胞停滞在 M 期,而 M 期细胞对博莱霉素敏感;博莱霉素亦有同步化作用,使 S 期细胞增多从而提高对抗代谢物的敏感性。

(二)从药物作用机制考虑

作用于不同生化环节的抗恶性肿瘤药物合用,可使疗效提高。如 MTX 与 5-FU 合用、Ara-C 与 6-TG 合用、烷化剂和蒽类抗生素合用等。

(三)从药物毒性考虑

1. 减少毒性的重叠 如大多数抗恶性肿瘤药物有抑制骨髓作用,而各药造成骨髓抑制的时间程度有所不同,环磷酰胺表现为近期毒性,长春新碱、甲氨蝶呤为中期毒性,丝裂霉素、洛莫司汀表现为延期毒性,在联合用药时应尽量避免将这三类药物合用。抗肿瘤药物中糖皮质激素和博莱霉素类无明显抑制骨髓作用,常将它们与其他药物合用,以提高疗效并减少骨髓的毒性发生。如治疗晚期霍奇金病有较好疗效的 MOPP 方案(氮芥+长春新碱+丙卡巴肼+泼尼松)中,氮芥的骨髓抑制出现快恢复也快,丙卡巴肼的骨髓抑制出现较迟,长春新碱很少引起骨髓抑制,泼尼松则对骨髓有保护作用,因此这一方案对骨髓的抑制较轻。

2. 降低药物的毒性 如用美司钠可预防环磷酰胺引起的出血性膀胱炎,用亚叶酸钙可减轻甲氨蝶呤的骨髓毒性。

(四)从药物的抗瘤谱考虑

胃肠道癌宜用氟尿嘧啶、环磷酰胺、丝裂霉素、羟基脲等,鳞癌宜用博莱霉素、甲氨蝶呤等,肉瘤宜用环磷酰胺、顺铂、多柔比星等,骨肉瘤以多柔比星及大剂量甲氨蝶呤加救援剂亚叶酸钙为好,脑的原发或转移瘤首选亚硝脲类,亦可用羟基脲等。

(五)与非抗肿瘤药合用

有些非抗肿瘤药物可增强抗肿瘤药的作用,而毒性不一定增加。如双嘧达莫可抑制肿瘤细胞对核苷的摄取,从而阻断核苷酸合成的补救途径,加强抗代谢药的作用;预先给予两性霉素可增加肿瘤细胞对多柔比星的摄取;钙拮抗剂可纠正肿瘤细胞对多柔比星的抗药性等。

六、克服耐药性

肿瘤耐药性的形成有多种机制,如由多药耐药基因 mdr 编码的 P-糖蛋白(P-glycoprotein,P-gp)可使亲脂性化疗药物分子从肿瘤细胞内泵出,一些具有多药耐药性的肿瘤细胞存在 P-gp 高表达的现象;多药耐药基因相关蛋白(multifrug relanted protein,MRP)也是一种能量依赖型具有"药泵"功能的糖蛋白,一些对多柔比星、长春碱类等药物耐药的肿瘤细胞 MRP 表达增高。

肿瘤细胞对化疗药物产生耐药性是导致化疗失败的重要因素。目前已提出采用化疗药物敏感试验及配合使用逆转药物等方法。已有报道称,可以改善肿瘤耐药性的药物有维拉帕米、利血平、环孢素 A、肿瘤坏死因子等,但临床上取得成功的还不多。

第四节 常见恶性肿瘤的药物治疗

一、小细胞肺癌

小细胞肺癌化疗为首选方案,患者存活期可延长到 8～14 个月,联合化疗疗效最好的存活期可超过 5 年。依托泊苷、替尼泊苷、多柔比星、长春新碱、顺铂、卡铂、环磷酰胺及异环磷酰胺等单药的缓解率约为 30%～50%。环磷酰胺+多柔比星+长春新碱组成的 CAV 方案缓解率高达 78.6%,顺铂+依托泊苷组成的 PE 方案具有同样的疗效而毒性更小,也有交替应用 CAV 和 PE 方案。

1. CAV 方案　环磷酰胺 1000mg/m²，静脉滴注，第 1 日；多柔比星 40mg/m²，静脉注射，第 1 日；长春新碱 1mg/m²，静脉注射，第 1 日。每 3 周重复 1 次。

2. PE（即 DDP/VP）方案　VP-16 80mg/m²，静脉滴注，第 1～5 日；DDP 20mg/m²，第 1～5 日静脉滴注。每 3 周重复 1 次。

达到完全缓解后应至少坚持 2 个疗程的巩固性化疗。

生物反应调解剂为小细胞肺癌提供了一种新的治疗手段，如小剂量干扰素、转移因子、左旋咪唑、集落刺激因子在肺癌的治疗中都能增加机体对化疗、放疗的耐受性，提高疗效。

二、急性淋巴细胞性白血病

有效的药物有长春新碱、甲氨蝶呤、泼尼松、巯嘌呤、阿糖胞苷、环磷酰胺、多柔比星、柔红霉素、门冬酰胺酶等。诱导缓解治疗最常用的方案为 VP 方案，即长春新碱＋泼尼松，可使儿童的完全缓解率达 80%～90%，但成人的完全缓解率低于 50%，因此需要在 VP 方案的基础上加用 1～2 种其他药物，如柔红霉素、多柔比星、门冬酰胺酶等。巩固强化治疗建议从完全缓解后第二周开始，共 6 个疗程，每疗程间隔 2～3 周，第 1、4 疗程用原来的诱导缓解方案，第 2、5 疗程用 VP-16 75mg/m² 静脉滴注，第 1 日；阿糖胞苷 100～150g/m² 静脉滴注，第 1～7 日；第 3～6 疗程用大剂量 MTX 1～1.5g/m² 静脉滴注，第 1 日维持 24h；停药 12h 后以亚叶酸钙 1.5mg/m² 解救，每 6h 一次，共 8 次。在此阶段还应注意防治中枢神经系统白血病，可用 MTX 8～12mg/m²，加地塞米松 5mg 鞘内注射。维持治疗一般需要 3 年左右，可用 MP 方案。有条件者建议在第 1 个完全缓解期进行骨髓移植。

1. VP 方案　长春新碱 1.4mg/m² 静脉注射，第 1、8、15、22 天；泼尼松 40～60mg/(m²·d)，分次口服，第 1～21 天，以后逐渐减量。连续用药 4 周为 1 个疗程。如治疗 2 周后无效，应改用其他方案。

2. MP 方案　此方案用于维持治疗。甲氨蝶呤 20mg/m² 口服，每周 1 次，巯嘌呤 75mg/m² 口服，每日 1 次。

三、绒毛膜上皮细胞癌

该肿瘤恶性程度高，对化疗药物敏感，是少数能用化疗治愈的肿瘤。有效的药物包括长春新碱、MTX、多柔比星、长春碱、顺铂、放线菌素 D、氟尿嘧啶等。低危患者可单药治疗，如

1. MTX 0.4mg/(kg·d)，肌内注射，连续 5d，疗程间隔 2 周。

2. MTX 50mg/m²，肌内注射，疗程间隔 1 周。

3. MTX 1mg/(kg·d)，肌内注射，第 1、3、5、7 日；四氢叶酸 0.1mg/(kg·d)，肌内注射，第 2、4、6、8 日。疗程间隔 2 周。

高危患者则采用联合用药方案：MTX＋放线菌素 D＋依托帕苷/长春新碱＋环磷酰胺。

（周红宇）

復习思考题

一、名词解释

1. 生长比率

2.细胞周期特异性药物

3.抗代谢药

二、是非题(正确填 A,错误填 B)

1.小剂量阿糖胞苷有诱导白血病细胞分化的作用。 （　　）

2.佑雷佐生可防止环磷酰胺引起出血性膀胱炎。 （　　）

3.顺铂的剂量限制性毒性为肾毒性,卡铂的剂量限制性毒性为骨髓抑制。 （　　）

三、单选题

1.5-FU 的抗肿瘤作用机制是 （　　）

A. 阻断脱氧尿苷酸甲基化为脱氧胸苷酸　　　B. 阻断肌苷酸转变为鸟苷酸

C. 阻断胞苷酸转变为脱氢胞苷酸　　　　　　D. 阻断叶酸转变为四氢叶酸

E. 阻断肌苷酸转变为腺苷酸

2.5-FU 对下列哪种肿瘤效果最好 （　　）

A. 子宫颈癌　　　　　　　B. 卵巢癌　　　　　　　C. 消化道肿瘤

D. 肺癌　　　　　　　　　E. 膀胱癌

3.周期非特异性抗肿瘤药对下列哪期肿瘤细胞不敏感 （　　）

A. G_0 期　　　　　　　　B. G_1 期　　　　　　　C. S 期

D. G_2 期　　　　　　　　E. M 期

4.6-巯基嘌呤对下列哪种肿瘤疗效好 （　　）

A. 成人急性淋巴细胞白血病　　　B. 儿童急性淋巴细胞白血病

C. 恶性淋巴瘤　　　　　　　　　D. 慢性粒细胞白血病

E. 绒毛膜上皮癌

5.烷化剂中易发生出血性膀胱炎的药物是 （　　）

A. 氮芥　　　　　　　　　B. MTX　　　　　　　　C. 白消安

D. 噻替派　　　　　　　　E. 顺铂

6.为了减轻甲氨蝶呤的中毒反应,可用下列哪种药物作救援剂 （　　）

A. 叶酸　　　　　　　　　B. 亚叶酸钙　　　　　　C. 维生素 B_2

D. 硫酸亚铁　　　　　　　E. 维生素 C

7.主要作用于 M 期的抗癌药是 （　　）

A. 甲氨蝶呤　　　　　　　B. 长春新碱　　　　　　C. 环磷酰胺

D. 博来霉素　　　　　　　E. 放线菌素 D

8.环磷酰胺对下列哪种恶性肿瘤疗效显著 （　　）

A. 恶性淋巴瘤　　　　　　B. 多发性骨髓瘤　　　　C. 急性淋巴细胞白血病

D. 卵巢癌　　　　　　　　E. 乳腺癌

四、问答题

1.下列药物的联合应用是否合理? 并说明理由:①甲氨蝶呤＋甲酰四氢叶酸;②美司钠＋环磷酰胺。

2.对急性淋巴细胞白血病有效的药物有哪些? 举出 5 个药物并简述其特点。

3.抗肿瘤药中酪氨酸激酶抑制剂有哪些? 简述其机制。

第二十六章

中毒及其抢救

重点内容

1. 中毒抢救的一般程序。
2. 农药及灭鼠药中毒的解救。
3. 酒精、金属和类金属、氰化物、生物毒中毒及高铁血红蛋白血症的解救。

二维码 26-1
教学 PPT

　　化学物质(包括药物)进入机体,侵害机体的组织与器官,并在组织与器官内发生化学或物理化学作用,破坏机体正常生理功能,引起机体功能性或器质性病理状态的全身性疾病称为中毒。引起中毒的化学物质称为毒物。中毒在临床上分为急性、亚急性和慢性。短时间内接触大量毒物可引起急性中毒,急性中毒症状严重,变化迅速,常危及生命,因此须及时抢救,包括减少或中止毒物吸收、促进毒物排泄、保持患者基本生理功能稳定、采用解毒药等综合性措施。解毒药分为一般性解毒药和特异性解毒药(对抗药),前者无特异性,可阻止毒物继续吸收或促进排泄,可用于多种毒物中毒,但效能低,如导泻剂、胃黏膜保护剂等;特异性解毒药可特异性地对抗或拮抗药物或毒物的效应,选择性高,如拮抗金属的络合剂、胆碱酯酶复活药等。

第一节　概　述

一、中毒的诊断

　　1. 详尽询问病史　包括起病情况、有无接触毒物、最近患病及用药情况、病前吃过哪些食物及食后反应如何、有无有毒动物咬刺史等。

　　2. 体格检查　重点注意神志、精神状态、呼吸、血压、心律、瞳孔等生命体征和一般临床表现。

3.毒物鉴定　对残留食物、毒物及容器、呕吐物、排泄物、洗胃液或血液等进行毒物化学分析(包括定性和定量分析),并根据中毒原理再进行选择性实验室检查。

二、中毒抢救的一般程序

1.立即终止接触毒物　立即将患者撤离中毒现场,脱去被污染的衣服,清洁接触部位的皮肤。由胃肠道进入的毒物应立即停止服用。如为吸入性中毒还需呼吸新鲜空气、吸氧、及时吸出呼吸道分泌物,保持呼吸道通畅。

2.清除尚未吸收的毒物

(1)清除皮肤、眼睛及伤口处的毒物:脱去被污染的衣物。对水溶性毒物用大量微温水清洗,可适当使用中和剂然后再用清水冲洗;对不溶于水的毒物,可用适当的溶剂(如酚可用10%乙醇或植物油)冲洗;溅入眼内的毒物,立即用清水彻底清洗。局部一般不使用特异拮抗药。

(2)清除胃肠道内尚未被吸收的毒物:可使用催吐、洗胃和导泻的手段使毒物及早排出。

①催吐:清醒患者催吐可在饮温水 300～500ml 后,刺激咽后壁诱发呕吐或使用催吐剂,如皮下注射阿扑吗啡 5mg(不包括麻醉药中毒)、口服 0.2%～1.0%硫酸锌溶液 50～200ml 或 1%硫酸铜溶液 25～50ml,直到胃内容物完全吐出为止。昏迷、惊厥、吞服腐蚀剂,患食道静脉曲张、惊厥、主动脉瘤、严重心脏病、消化性溃疡出血的患者不可催吐;孕妇慎用。呕吐时,患者头部应放低或转向一侧以防呕吐物吸入气管或肺。

②洗胃:洗胃应尽早进行,一般在服毒后 6h 内有效。昏迷、惊厥、吞服腐蚀剂的患者不宜洗胃。对水溶性毒物中毒,洗胃效果较好。洗胃液应根据毒物的种类选用适当的溶液或相应的解毒物质。胃黏膜保护剂如牛奶、蛋清,在吞服腐蚀性毒物后使用,可保护胃黏膜;吸附剂如活性炭 20～30g 加水 200ml 由胃管灌入,可吸附多种毒物;应用中和剂、沉淀剂或溶剂与毒物形成不易吸收的物质。洗胃液可用清水或加适量解毒药,温度宜与室温相似或用凉水,成人灌胃量每次 0.5L,洗胃液总量一般为 20～50L。插胃管时应该避免误入气管。

③导泻:一般用硫酸钠或硫酸镁 15～30g 溶解于 200ml 水中内服导泻。昏迷时不用硫酸镁,毒物引起的严重腹泻不用导泻,腐蚀性毒物中毒或极度衰竭者禁用导泻。

④洗肠:一般用 1%微温盐水、1%肥皂水或清水,或将药用炭加于洗肠液中以吸附毒物加速其排出。

3.促进已吸收毒物的排出　一氧化碳中毒时,吸氧可加速一氧化碳排出。弱酸性毒物如苯巴比妥等中毒可用呋塞米(速尿)或葡萄糖溶液静脉给药以增加尿量,并碱化尿液,加速肾脏对毒物的排泄。也可用人工透析或血液灌流法交换出毒物。

4.支持对症治疗　注意保暖,观察患者神志、呼吸、循环情况。纠正水、电解质、酸碱平衡紊乱,积极防治脑水肿、肺水肿、休克、心律失常和器官功能衰竭等。必要时应选用适当抗生素,预防或治疗合并感染。昏迷患者在保持呼吸道通畅时,可适当使用呼吸兴奋药;反之,中枢兴奋药中毒而惊厥时,可用中枢抑制药,同时注意保护患者,避免受伤。

5.应用特异解毒药(对抗药)　因为目前特异解毒药并不多,且特异解毒药本身亦具有一定毒性,所以不可滥用。对于诊断明确,毒物类别已确定者,使用特异解毒药的同时也应注意:①解毒药非万能药,应同时采取其他措施;②诊断明确后应及早应用特异解毒药,越早越好;③剂量要适当,以免引起严重不良反应。常用的急性中毒解毒药见表 26-1。

表 26-1　常用解救药

毒物	解毒药	解毒机制
铅	依地酸钙钠、二巯丙醇、二巯丁二钠、青霉胺	金属螯合剂
汞、砷	二巯丙醇、青霉胺	金属螯合剂
铁	去铁胺	金属螯合剂
镉	依地酸钙钠	金属螯合剂
锶	二乙烯三胺五醋酸钙钠	金属螯合剂
铜	青霉胺	金属螯合剂
有机磷	阿托品	抗胆碱药
	碘解磷定	磷酰化胆碱酯酶复活药
有机氟	乙酰胺	螯合剂
氰化物	亚硝酸钠、亚硝酸异戊酯	氧化剂
	亚甲蓝	螯合剂
苯类化合物	硫代硫酸钠	还原剂
	亚甲蓝、维生素 C	与苯的氧化物形成无毒物
肼类化合物	葡糖醛内酯	补充缺乏的维生素 B_6
蛇毒	盐酸吡哆辛、蛇毒抗毒素	抗体

第二节　杀虫农药及灭鼠药中毒的抢救

一、有机磷酸酯农药中毒

1.分类　有机磷酸酯类(organophosphates)农药按毒性高低分为三类。

(1)高毒类:久效磷(monocrotophos)、磷胺(phosphamidon)、氧化乐果(omethoate)、甲胺磷(methamidophos)、内吸磷(systox,E1059)、甲拌磷(phorate)、八甲磷(OMPA)、棉安磷(phosfoloan)、乙拌磷(disulfoton)、蚜灭多(vamidothion)、谷硫磷(azinophosmethyl)、对硫磷(parathion,605)、甲基对硫磷(parathion-methyl)、三硫磷(carbophenothion)、水安硫磷(isocarbophos)、特普(TEPP)等。

(2)中毒类:敌敌畏(dichlorvos)、乙硫磷(echothiophate iodide)、二溴磷(bromchlophos)、二嗪农(diazinon)、毒死蜱(chlorpyrifos)、倍硫磷(fenthion)、乐果(rogor)、乙酰甲胺磷(acephate)等。

(3)低毒类:敌百虫(dipterex)、虫螨磷(chlortoluron)、马拉硫磷(malathion)、双硫磷(temephos)、辛硫磷(phoxim)、灭蚜松(menazon)、杀虫畏(tetrachlorvinphose)、三乙磷酸铝(phosethyl-Al)等。

2.有机磷类农药中毒机制和表现　有机磷是指有机磷酸酯类化合物,为常用的农业杀虫药,是一类较强的胆碱酯酶抑制剂,其磷酸酯分子中的磷原子可与胆碱酯酶的酯解部位丝氨酸羟基中的氧原子以共价键结合,生成难以水解的磷酰化胆碱酯酶,从而使胆碱酯酶失去水解乙酰胆碱的能力,造成乙酰胆碱在体内大量积聚,引起一系列中毒症状,轻者以毒蕈碱(M)样症状为主,中度者可同时有 M 样症状和烟碱(N)样症状,严重中毒者除 M 样和 N 样症状外,还出现中枢神经系统症状。

3. 有机磷类农药中毒解救

(1)有机磷农药中毒的一般治疗:包括迅速脱离中毒环境,脱去被污染衣服,用肥皂水或 1%～5%碳酸氢钠溶液反复清洗被污染的皮肤和头皮;用 2%碳酸氢钠(敌百虫忌用)或 1∶2000～1∶5000 高锰酸钾溶液(硫代有机磷忌用)反复洗胃,然后给予硫酸镁导泻。

(2)应用解毒剂:有机磷中毒发病急骤,若不及时抢救,酶活性的消失在几小时或几分钟内就会难以逆转,因而必须尽早抢救,及时使用特异解毒药阿托品及胆碱酯酶复活药。前者对抗已积聚乙酰胆碱引起的毒蕈碱样作用,后者能使磷酰化胆碱酯酶复活。

①胆碱酯酶复活药:常用的有碘解磷定(pralidoxime iodide,PAM,又名派姆)、氯解磷定(PAM-Cl,又名氯化派姆)、双复磷(obidoxime)、双解磷(trimedoxime)。如氯解磷定在解救中,重度有机磷中毒以 0.5～1.5g 加 5%葡萄糖溶液 40ml 静脉注射,1～2h 可重复。复活药对解除烟碱样作用(特别是肌肉纤维颤动)和促使昏迷患者苏醒的作用比较明显。切勿两种和三种药物同时使用,用量不宜过大,注射不能过快、过浓,不能与碱性药物并用(在碱性环境可水解成有剧毒的氰化物)。另外,胆碱酯酶复活药要尽早使用;对不同有机磷农药解毒效果不同,如对内吸磷、乙硫磷、特普、对氧磷等中毒效果良好,对二嗪农、谷硫磷效果不明显。

②阿托品:剂量应根据病情轻重及血胆碱酯酶活性降低程度决定,直到患者出现"阿托品化"或症状明显缓解为止。若两种解毒药合用,阿托品用量应减少,以免发生阿托品中毒。阿托品首剂 5～10mg 静脉注射,每 15～20min 重复注射。

有机磷农药中毒还可选用我国创新的复方制剂苯克磷注射液和 85 号解磷注射液,该两制剂是将具有较强中枢和外周作用的抗胆碱药合用,再加上更有效的胆碱酯酶复活药组成的复方制剂,具有起效快、控制症状全面、疗效显著等优点。

二维码 26-2
有机磷

二、有机氮类农药中毒

有机氮类农药按照化学结构可分为三类,即氨基甲酸酯类(carbamates)、甲脒类、其他(酰胺、脲、胍及苯胺)类等。

1. 氨基甲酸酯类　　是毒扁豆碱类似物,常用的品种有西维因(carbary)、呋喃丹(furadantin)、丙硫克百威(berffuracarb)、乙硫甲威(ethiofencarb)、丁硫威(carbosulfan)、甜菜宁(phenmedipham)等。

氨基甲酸酯类以整个分子与胆碱酯酶结合,抑制胆碱酯酶,为可逆性抑制剂。中毒后主要表现毒蕈碱(M)样症状、烟碱(N)样症状、中枢神经系统症状和皮肤黏膜刺激症状。轻者以 M 样症状为主;中度者可同时出现 M 样和 N 样症状;严重中毒者除 M 样和 N 样症状外,还出现中枢神经系统症状。

中毒解救:①一般治疗,口服中毒者,2%～3%碳酸氢钠溶液洗胃(碱性可促其分解失效),硫酸镁导泻。皮肤及眼部被污染者及时用肥皂水、碳酸氢钠溶液和清水洗净以消除刺激。大量输液,使用强利尿剂等促排。给葡醛内酯可促进代谢物的排泄。②特殊治疗,以阿托品、东莨菪碱等抗胆碱药为首选。使用阿托品原则同有机磷中毒,剂量比有机磷中毒要低。东莨菪碱对中枢神经系统有抑制作用,对呼吸中枢则有兴奋作用,因而可防治呼吸功能衰竭,剂量较大时则有显著催眠作用,对烦躁不安、抽搐病例疗效较佳。解磷定等不仅无效反而使胆碱酯酶活性恢复变慢。

2. 甲脒类(formamidine)　其主要品种有杀虫脒(chlordimeform)、双甲脒(amitraz)、螟蛉畏、去甲杀虫脒等。

中毒表现:以嗜睡、发绀、出血性膀胱炎三大症候群为主。

中毒解救:经皮肤和呼吸道中毒者,须脱离现场,用肥皂水和清水将体表冲洗干净。口服中毒者,应用 1∶2000 高锰酸钾溶液或 4% 碳酸氢钠溶液洗胃后硫酸钠导泻,同时给氧。

解除高铁血红蛋白血症,轻度中毒者静脉注射维生素 C,每天 6～10g,每次 1～2g,加入葡萄糖注射液中;严重中毒伴全身发绀者,立即给予亚甲蓝(methylene blue)注射液,每次 1～2mg/kg,加到 50% 葡萄糖溶液 20ml 缓慢注射,4～6h 后可重复使用,直至发绀消失,呼吸困难改善。亦可将 3% 过氧化氢注射液用 50% 葡萄糖注射液稀释成 0.3% 浓度,静脉推注,每次间隔 30min 以上,最多用 4 次,总量不得超过 240ml。过氧化氢既能将高铁血红蛋白还原成血红蛋白,又能供氧。硫代硫酸钠也有还原作用,但效果不及前两药。

对出血性膀胱炎的处理可用酚磺乙胺(etamsylate)、卡巴克洛(carbazochrome)等。口服或注射碳酸氢钠碱化尿液。

3. 酰胺、脲、胍及苯胺类　多为除草剂,中毒时主要表现为消化系统和神经系统症状。部分品种中毒有发绀,还可出现皮肤、黏膜刺激和过敏。中毒解救,若经口中毒则应及时催吐,用 5% 碳酸氢钠溶液洗胃(同时加入吸附剂)、用 50% 硫酸镁导泻、用强利尿药促排以及采取其他对症支持治疗。有发绀现象可使用亚甲蓝。含氟的苯胺类农药中毒按氟化物中毒抢救。眼睛污染用清水冲洗;皮肤污染用生理盐水或 5% 碳酸氢钠溶液冲洗。

三、有机硫类农药中毒

1. 二硫代氨基甲酸酯类(如代森,methiram)

(1)中毒表现:接触粉尘或雾滴后,可出现皮肤黏膜刺激症状和食欲减退、头痛、头晕、乏力等全身中毒症状;口服中毒者,除上述症状外消化系统急性胃肠炎症状表现突出。严重时,可有心跳加快、血压下降、心肌损伤,甚至发生循环衰竭,重症神经系统症状明显,出现先兴奋后抑制现象,甚至癫症发作和呼吸中枢麻痹。重症晚期可有肝肾功能障碍、呼吸麻痹,甚至死亡。G-6-PD 缺乏者可致硫化血红蛋白症和急性溶血性贫血。

(2)中毒解救:脱离现场,皮肤污染者用大量清水冲洗干净,亦可用 2% 硫代硫酸钠水溶液或 4% 硼酸溶液湿敷。口服中毒者:催吐、洗胃、导泻。注意补充营养,给予能量合剂及维生素、蛋白质。中毒期间禁食油脂类食物及饮酒。

2. 沙蚕毒素类农药中毒　沙蚕毒素类农药是以异足索蚕(沙蚕)体内沙蚕毒素的化学结构为基础、人工合成的仿生农药,主要有杀虫双(单)(dimehypo/molosultap)、杀虫环(thiocyclam)、巴丹(cartap)、杀虫磺(bensultap)等。该类农药进入机体后经水解、氧化生成沙蚕毒素,主要阻滞神经-肌肉接头和兴奋中枢神经系统,还有轻度抑制胆碱酯酶和 M 样作用。中毒时出现恶心呕吐、四肢发麻、胸闷、肌无力,与肌震颤并存;重症出现休克、肺水肿、抽搐、惊厥、昏迷,致死原因多为呼吸麻痹和肺水肿。

中毒解救:除一般治疗外,出现 M 样症状可用阿托品。二巯丙磺钠(sodium dimercaptopropane sulfonate,DMPS)和二巯丁二钠(sodium dimercaptosuccinate,DMS)为本类农药的特效解毒剂,能完全拮抗其神经肌肉阻滞,解除呼吸肌麻痹,恢复自主呼吸,还能部分对抗其惊厥症状。如中枢症状明显,惊厥频繁可合用地西泮或美索巴莫(methocarbamol,又名舒筋灵)治疗。重型中毒者立即静脉注射 DMPS 250mg,以后肌内注射 DMPS 250mg,每 6h 一次,直至神志转清,临床症状消失;中、轻型中毒者每 6h 肌内注射 DMPS 一次,直到临床症状消失。

四、有机氟类农药中毒

氟乙酰胺(fluoroacetamide)是有机氟农药的典型代表。该药侵入机体后脱氨生成氟乙酸,后者与辅酶 A 作用生成氟乙酰辅酶 A,然后与草酸乙酰作用生成氟柠檬酸,抑制乌头酸酶,阻断三羧酸循环,氟柠檬酸富集使细胞正常功能严重障碍。这种阻断代谢的生物合成,称为"致死性合成"。其毒性主要表现在神经系统,对心脏亦有明显损伤。

常用的解毒药有乙酰胺(acetamide),其解毒机制可能是化学结构与氟乙酰胺相似,在体内与氟乙酰胺竞争某些酶(如酰胺酶),使氟乙酰胺不能脱氨变成氟乙酸,干扰氟柠檬酸的生成,从而阻断它对三羧酸循环的影响而起解毒作用。肌内注射给药每次 2.5～5.0g,或 0.1～0.3mg/kg,2～4 次/d,连用 5～7d。应及早足量给药。危重病例一次可给 5～10g。还应配合其他综合措施如解痉药、给氧及能量。

五、拟除虫菊酯类农药中毒

拟除虫菊酯类杀虫药是 20 世纪 70 年代发展起来的杀虫药,属神经性毒物,可影响神经细胞膜的通透性,表现为以神经系统障碍为主的全身中毒症状。中枢性肌肉松弛剂美芬新(mephensin)可选择性抑制脊髓的多突触中间神经元,使本类农药中毒时出现的神经兴奋症状得到抑制。国内已筛选出有解毒作用的中药制剂丹参、葛根素、白芍等,正在临床试用阶段。

六、杂环类农药中毒

1.噻二唑类(如敌枯双) 口服急性中毒可引起口舌麻木、咽痛及食道疼痛等症状。重者可导致口腔糜烂、溃疡、咽部肿痛、吞咽困难及头痛、头昏、恶心、呕吐、食欲不振、乏力等症状。敌枯双最常见的损害为接触性皮炎,发病率高,潜伏期为 10min～8d。口服敌枯双也可发生皮炎。儿童可引起面部色素改变。

中毒救治:口服中毒应立即进行催吐、洗胃、大量输液促进毒物排泄等常规中毒抢救处理。烟酰胺为敌枯双中毒的特效解毒剂,50～200mg/次,静滴,1～2 次/d;亦可口服给药,50～200mg/次,3 次/d。轻度皮炎可局部外用烟酰胺和氟轻松软膏;有皮肤破损者则外用甲紫,同时口服维生素 B_6、维生素 C 等;严重中毒除用烟酰胺对抗外,宜加用地塞米松、抗生素及其他对症处理。

2.联吡啶类(如百草枯) 百草枯经血循环至肺组织后,产生肺水肿及出血,肺泡表面形成酸性透明膜及肺泡间质纤维增生等病变,最终导致呼吸衰竭而死亡。联吡啶类具较强的刺激性,皮肤接触者可发生红肿、水疱。药液污染眼睛可有迟发性结膜炎、眼睑炎,有的可导致葡萄膜炎、白内障。口服中毒者有胃肠刺激症状,数天后,消化道黏膜可出现溃疡。有些病例有中枢神经系统弥漫性损害。

中毒救治:口服中毒者应尽快催吐、洗胃(因其有腐蚀性须小心进行)、导泻。洗胃液中加入 1％皂土液或 3％漂白土液 200ml 作吸附剂。洗胃宜反复进行,中毒后前两天,2 次/d。给予硫酸镁或硫酸钠导泻,1 次/3～5h,持续 2～3d,直至尿中毒物定性试验阴性为止。中毒者不宜吸氧。严重中毒可大量输液以利尿。早期使用糖皮质激素,大量维生素 C、维生素 E 对控制病情发展有效。大剂量维生素 B_1 能对抗吡啶。眼部损伤可使用氯霉素眼药水。

七、灭鼠药中毒

1. 香豆素类(bourinbaiar)和茚满二酮(diphacinone)类　误食后即表现恶心、呕吐、食欲不振及精神不振等,以后出现皮肤、黏膜及全身出血,凝血时间延长,并可有关节疼痛、腹部疼痛、低热、舒张压偏低等。口服中毒者,应及早催吐、洗胃(禁用碳酸氢钠)和导泻。维生素 K_1 为其特效解毒剂。维生素 K_1 10～30mg 加入 5％或 10％葡萄糖注射液中静滴,1～3 次/d;亦可用维生素 K_1 50mg 静注,然后改为 10～20mg 肌注,1～4 次/d。严重出血时每日总量可用至 300mg。维生素 K_3、维生素 K_4 无效。其他措施包括大量使用维生素 C 以降低血管的通透性促进止血,出血严重者可输新鲜全血。

2. 硫脲类　急性中毒时,主要表现为口部灼热感、恶心、呕吐、口渴、头晕、嗜睡等。重症患者可出现呼吸困难、发绀、肺水肿等症状。

中毒解救:用 1：2000 高锰酸钾溶液洗胃,并给硫酸镁 30g 口服导泻。忌用脂肪类和碱性食物,减少毒物的吸收、限制饮水。半胱氨酸(100mg/kg)能降低其毒性。

3. 磷化物　包括磷化锌(zinc phosphide)、磷化铝(aluminium phosphide)、磷化钙(calcium phosphide)等。磷化锌中毒后潜伏期约 24h。轻度中毒以消化道症状多见,严重中毒可出现意识障碍、抽搐、呼吸困难,甚至昏迷、惊厥、肺水肿、呼吸衰竭、心肌及肝损伤。

中毒救治:口服中毒者,立即用 1％硫酸铜溶液催吐(禁用酒石酸锑钾或阿扑吗啡),然后再用 0.5％硫酸铜溶液或 1：2000 高锰酸钾溶液洗胃,直至洗胃液无蒜味为止。洗胃后用 30g 硫酸钠(忌用硫酸镁)导泻。禁用油类泻剂,也不宜用蛋清、牛奶、动植物油类。呼吸困难时给氧,并给氨茶碱 0.25g,加 1％普鲁卡因 1ml 肌注。禁用胆碱酯酶复活药。

4. 毒鼠强(tetremthylene disulfotetramine)　又名没鼠命。人类最低致死量为 5mg/kg,属剧毒杀鼠药,毒鼠强能阻断 GABA 受体,有致惊厥作用。可通过口腔和咽部黏膜迅速吸收,导致惊厥和脑干刺激作用,出现阵挛性惊厥。中毒者头痛、头晕、乏力、意识丧失及抽搐。其临床表现和脑电图类似一般癫痫大发作,严重者可因呼吸衰竭而死亡。致死量中毒者常迅速死亡。

中毒救治:较大剂量接触者即脱离现场至空气新鲜处;口服中毒者用清水洗胃;皮肤及眼污染时用清水冲洗。用大剂量地西泮、苯巴比妥或丙戊酸钠控制抽搐;在此基础上用二巯丙磺钠(DMPS)每次 5mg/kg,肌内或静脉注射,2～4 次/d,有一定疗效。

第三节 其他毒物中毒的抢救

一、酒精中毒

含乙醇(alcohol,俗称酒精)的酒类作为一种日常饮品,一次摄入过量时可引起急性中毒,严重者可导致死亡。乙醇具有脂溶性,可迅速透过神经细胞膜,引起中枢神经系统抑制;或导致代谢异常。轻者表现为头痛、欣快、兴奋,随着程度加重,可出现言语含糊不清、视物模糊、共济失调,严重者出现体温下降、瞳孔散大,甚至昏迷。纯乙醇的致死量为婴儿 6~30ml,儿童 25ml;成人引起中毒的乙醇量个体差异很大,一般致死量约为 250~500ml。血液中乙醇浓度达 0.35%~0.40%时可导致死亡。

轻者无须治疗。饮入大量酒精导致酒类中毒,应迅速刺激咽部催吐,用 1%碳酸氢钠溶液或 0.5%药用炭混悬液洗胃,同时可内服或由胃管注入浓茶或咖啡。

兴奋躁动的患者应加以约束,以免发生外伤。严重中毒患者的解救重点是维持生命功能,使患者自身肝脏清除乙醇,急救措施有:①维持气道通畅,必要时切开气管行人工呼吸;②维持循环功能,注意血压、脉搏变化;③保温,维持正常体温,并采用心电监护;④维持水、电解质、酸碱平衡,可肌内注射维生素 B_1 及烟酸各 100mg 以加速酒精在体内氧化。纳洛酮有助于缩短昏迷时间,用 0.4mg 缓慢静脉注射,必要时可重复给药一次;苯甲酸咖啡因 0.5g 肌内注射也有此效,也可用其他呼吸兴奋剂。另外,在加速乙醇的代谢方面,口服 100mg 果糖可使乙醇消除速率增加 30%~60%。

二、金属或类金属解毒药

某些金属化合物进入体内后,能与细胞酶系统的巯基相结合抑制酶活性,出现一系列金属中毒症状。本类解毒药属于金属螯合剂(chelating agent),具有两个或更多的供电子基团(氮、氧、硫),能与金属或类金属离子结合成环状螯合,从而改变原来的金属特性,生成低毒或无毒的可溶性化合物随尿排出,从而可防止含巯基的酶与金属离子结合使酶免受抑制。常用的药物有二巯丁二钠 (DMS)、二巯丙磺钠(DMPS)、二巯丙醇(dimercaprol,BAL)、依地酸钙钠 (calcium disodium edetate,EDTA Na-Ca)、D-盐酸青霉胺 (D-penicillamine hydrochloride)、去铁胺(deferoxamine)等。

1.急性铅中毒 急性铅中毒常由呼吸道或消化道进入大量铅化合物所致,表现为恶心、呕吐、腹泻、腹绞痛,严重者出现溶血性贫血、肝病、中毒性脑病、中毒性肾病。除一般治疗外,用螯合剂可迅速驱铅而改善症状。可选用 DMS、BAL、EDTA Na-Ca 和 D-盐酸青霉胺。其中,以依地酸钙钠效果最好,但对铅中毒性脑病疗效差,宜与 BAL 合用,加速铅自尿中排出,并减轻脑病后遗症的神经症状。

2.急性汞中毒 汞分为有机汞和无机汞两大类,两者中毒在临床表现和治疗上均有所不同。无机汞中毒常用的螯合剂为二巯丙醇(BAL)和 D-盐酸青霉胺。前者用于症状严重患者,后者用于症状较轻的患者。推荐用药方案为:二巯丙醇肌内注射,初始剂量 5mg/kg,其后 2.5mg/kg,每 12~24h 一次。D-盐酸青霉胺可单用或在二巯丙醇之后用。治疗中毒性脑病用青霉胺的衍生物 N-乙酰-消旋-青霉胺效果更好(N-acetyl-DL-penicillamine)。有机汞如甲基汞中毒不可用二巯丙醇,因动物实验表明可增加甲基汞的脑内浓度。青霉胺的用量也应较无机汞中毒大 2 倍。鉴于甲基汞在体内存在肝肠循环,有专家提出可使用非吸收型甲基汞结合剂巯基树脂,阻断其再吸收。临床试验表明,联合应用青霉胺和树脂可显著降低体内有机汞浓度。

3. 急性铁中毒 急性铁中毒者应用去铁胺作用良好。重症 β 海洋性贫血(β-thalassemia)患者,在输血的同时合用去铁胺,可减轻输血所致铁负荷过度,从而解除铁过度负荷所致心脏功能失调和肝脏损害。不宜使用二巯丙醇,因该螯合剂与铁形成的复合物对肾脏损害较大。

4. 急性砷中毒 急性砷中毒也以胃肠道症状为主,如恶心、呕吐、腹泻,严重者有惊厥、低血压、休克,甚至死亡。除对症治疗外,螯合剂治疗常先用二巯丙磺钠,每 6h 250mg 肌内注射,或二巯丙醇(肝、肾功能严重损害时慎用),每 4h 3mg/kg 肌内注射,直到胃肠道症状缓解,然后改用青霉胺口服 4d,每日 4 次,最大量为一天 1g。

5. 急性镉中毒 急性镉中毒的表现类似于其他金属或类金属中毒。除支持治疗外,有必要使用类固醇激素。螯合剂常用依地酸钙钠,每日 75mg/kg,分 3~6 次使用,共 5d。不可应用二巯丙醇,因其可增加肾毒性。

6. 放射性重金属中毒 放射性重金属主要包括 ^{239}Pu、^{137}Cs、^{144}Ce、^{90}Sr。放射线照射机体,可引起分子代谢、细胞损伤和自主神经功能紊乱。其中,水电离产生的自由基能攻击多种靶细胞,引起细胞膜结构破坏,导致酶释放、代谢紊乱以及细胞死亡,患者常表现为恶心、全身乏力、嗅觉及味觉障碍,严重者有白细胞减少。对于放射性金属所致损害,主要是对症治疗,如造血功能降低可使用造血刺激因子,近年来这方面的研究开展很广泛,粒细胞集落刺激因子和巨噬细胞集落刺激因子已应用于临床,且效果良好;中药提取物小檗胺(berbamine,又名升白胺)和茴香脑(anethole,又名升白宁)也可促进造血功能,增加末梢血白细胞。对摄入体内的放射性金属元素,可选用螯合剂加速其排出,如喷替酸钙钠(calcium trisodium pentetate,又名二乙撑三胺五乙酸三钙钠,促排灵,$CaNa_3DTPA$)1g 溶于生理盐水或 5% 葡萄糖溶液 250ml 中静脉点滴。为减少体内自由基的产生,较为有效的药物为巯乙胺、半胱氨酸(cysteine)等。巯乙胺(mereaptamine,又名半胱胺 cysteamine)能清除自由基,中断自由基引起的连锁反应,且提供氢供自由基修复,从而保护生物大分子,同时可以解除金属离子对体内细胞酶系统的抑制作用。因注射时可能出现呼吸抑制,故应缓慢注射,肝肾功能不全者禁用。用法为首次注射 10~30min 后,静脉注射 10% 盐酸盐溶液 1~2ml,必要时每隔 5~7d 重复注射,在 1 个放射疗程中注射 4~7 次,或口服其水杨酸盐,于照射前 30~60min 服 0.2~0.3g,治疗时每次服巯乙胺水杨酸盐 0.2~0.3g,每日 3 次,5~7d 为 1 个疗程。

三、氰化物中毒的解毒药

氰化物(cyanide compound)分为无机和有机氰化物。氰化物中毒主要是由于氰化物进入机体后释出 CN^-,CN^- 与体内多种酶结合,尤其是与细胞色素氧化酶中的 Fe^{3+} 牢固结合,从而阻断氧化还原过程中的电子传递,使组织细胞不能利用氧而引起细胞内窒息,出现缺氧、发绀,不及时治疗可迅速导致死亡。氰化物中毒的治疗在于迅速恢复细胞色素氧化酶的活性和加速氧化物转变为无毒或低毒物质。

目前,氰化物中毒的解毒药是高铁血红蛋白形成剂和供硫剂。

1. 高铁血红蛋白形成剂   亚硝酸钠(sodium nitrite)、亚硝酸异戊酯(amyl nitrite)、亚甲蓝(methylthioninium chloride, methylene blue,又名美蓝)在体内很易使血红蛋白氧化为高铁血红蛋白,后者与氰离子亲和力强,且结合牢固,能与细胞色素氧化酶中的高铁离子竞争性地与氰离子结合,形成氰化高铁血红蛋白,也能消除血液中游离的氰离子,从而恢复酶的活性,解除氰化物的急性中毒。亚硝酸异戊酯生成高铁血红蛋白的速度快,作用迅速而短促,生成高铁血红蛋白量少,仅应急使用。氰化物急性中毒时,亚硝酸异戊酯、亚硝酸钠或亚甲蓝可先后使用。亚甲蓝应使用高浓度,即 1% 溶液 25~50ml 静脉注射,必要时可重复应用,总量可达 2~3g,并与硫代硫酸钠合用。新型高铁血红蛋白形成剂对二甲基氨基酚(4-DMAP)形成变性血红蛋白的速度较亚硝酸钠快,毒性低,不良反应少,不引起降压作用,使用方便,可供肌内注射,是较理想的氰化物解毒药。

2. 供硫剂   氰化物中毒后用高铁血红蛋白生成剂解毒后,形成的氧化高铁血红蛋白数分钟后又可逐渐释出氰离子,使中毒症状再出现。供硫剂硫代硫酸钠(sodium thiosulfate,又名大苏打)在转硫酶(硫氢酸酶)参与下,能和体内游离的或与高铁血红蛋白结合的氰离子相结合,形成无毒的硫氰酸盐由尿排出而解毒。因此在抢救氰化物中毒者时,先给其作用迅速的亚硝酸钠或亚甲蓝,然后缓慢静脉注射 25%~50% 硫代硫酸钠溶液 50ml。口服中毒者,使用本品 5% 溶液洗胃,并保留适量于胃内。

3. 钴类化合物   钴类化合物能与体内氰离子结合成无毒的氰钴酸盐从尿中排出而起到解毒作用。此类化合物的优点是无毒性反应和其他不良反应,但价格昂贵,性质不稳定。常用的如依地酸二钴(dicobalt edetate Co_2EDTA),用 1.5% 的此溶液 20~40ml(300~600mg),注射速度大于 1min,注射后立即给予 50% 葡萄糖溶液 50ml。必要时可重复注射 1 次;此后如需再次给药,需间隔 5min。

四、高铁血红蛋白血症的解毒药

在正常情况下,体内绝大部分是氧合血红蛋白。血红蛋白被毒物氧化后生成高铁血红蛋白,高铁血红蛋白含三价铁,常与羟基牢固结合,失去携氧能力,引起组织缺氧而导致发绀。苯、伯氨喹、亚硝酸盐、硝酸盐可引起高铁血红蛋白血症。治疗本症可用小剂量亚甲蓝及维生素 C。维生素 C 单用疗效较差,但与亚甲蓝同时应用可提高后者的疗效。亚甲蓝(美蓝)是氧化还原剂,低浓度时通过红细胞糖代谢旁路生成的还原型辅酶Ⅰ脱氢酶(NADPH)催化,生成还原型亚甲蓝,后者可使高铁血红蛋白还原为血红蛋白,本身被氧化成氧化型亚甲蓝,如此循环往复。由于不同浓度亚甲蓝对血红蛋白有两种相反的作用,治疗应用也因而不同,低浓度时生成还原型亚甲蓝,可用于治疗苯胺胶类及亚硝酸盐(包括烂菜、酸菜、腌制品等)中毒;高浓度时大量亚甲蓝进入机体,NADPH 生成过少,不能使亚甲蓝全部转变为还原型亚甲蓝,氧化型亚甲蓝直接使血红蛋白氧化为高铁血红蛋白,用于治疗氧化物中毒。治疗高铁血红蛋白血症时用 1% 亚甲蓝溶液 5~10ml 稀释于 25% 葡萄糖溶液 20~40ml 中静脉注射,或口服本品 0.15~0.25g,每 4h 一次。忌与强碱性药物、氧化剂、还原剂及碘化物合用。宜与大剂量维生素 C(0.5~1.0g/次,每 4h 注射 1 次)和葡萄糖合用,提高亚甲蓝的还原作用。

五、苯类化合物中毒

1.急性苯中毒　苯为有机化合物,短时间内吸入高浓度苯蒸气引起的急性中毒,常影响中枢神经系统,表现为烦躁不安和肌肉抽搐。抢救时可静脉注射维生素 C 2g,同时肌内注射葡醛内酯 0.1g,每日 1～2 次,后者可与苯的氧化物形成无毒物质而达到解毒作用。同时注意对症治疗。

2.苯类化合物中毒　苯类化合物的急性中毒主要引起血红蛋白变性和溶血性贫血。轻度中毒给予 50％葡萄糖溶液 40～60ml 加维生素 C 0.5～1g 静脉注射;中度中毒给予 1％亚甲蓝溶液 5～10ml 与 25％葡萄糖溶液 20～40ml 合用,静脉注射;重度中毒时亚甲蓝用量要加倍。此类药物中毒时禁用非那西丁、亚硝酸盐、磺胺噻唑及 BAL,因为它们可引起高铁血红蛋白血症及硫化血红蛋白而加重缺氧。

六、肼类化合物中毒

肼类(hydrazine)化合物中毒后,可拮抗吡哆醛激酶,阻碍维生素 B_6 转化为具有活性的磷酸吡哆醛,使谷氨酸脱羧形成 γ-氨基丁酸的过程受阻,失去对中枢神经系统的抑制作用;大部分肼与体内磷酸吡哆醛结合成腙,消耗大量维生素 B_6,并促使大量维生素 B_6 自尿中排出。维生素 B_6(磷酸吡哆醇)可防止肼类化合物中毒的成腙反应及药理拮抗作用,制止肼类化合物引起的中毒反应。使用本品治疗急性肼类化合物中毒时,需静脉注射 1～5g,直到惊厥停止发作为止,一日总量不超过 10g。

七、生物毒素中毒

1.毒蕈(muscarinic)　因毒蕈种类繁多,中毒症状表现为神经型、溶血型和肝病型。神经型表现为副交感神经兴奋,可服用阿托品对抗;出现阿托品中毒样症状时应使用地西泮。溶血型患者用糖皮质激素,出现血红蛋白尿须碱化尿液。肝病型患者使用螯合剂二巯丙醇或二巯丁二钠。

2.河豚毒素(tetrodotoxin)　河豚毒素有箭毒样作用,出现呕吐、腹泻、舌尖发麻、四肢和呼吸麻痹。无特异解毒药,主要是促进毒物排出,应用肾上腺皮质激素,必要时进行人工呼吸。

3.蜂毒(bee venon)　被蜂蜇伤后,局部有疼痛、瘙痒、肿胀等症状,全身还可出现低热、恶心、胸闷、心悸、血压下降和溶血。蜂毒含有多种肽类和酶类,对中枢神经系统、血液循环系统和心血管系统产生损害。救治措施主要是针对过敏反应,详见上文叙述的药物过敏反应处置方法。

4.蛇毒(venom)　蛇毒分为神经毒、心脏毒、血液毒和细胞毒。表现为呼吸肌松弛、麻痹、室性期前收缩、完全性房室传导阻滞,甚至心力衰竭、溶血、血液凝固性增加或出血。毒蛇咬伤后,由于蛇毒吸收迅速,因此应及时采用多种治疗手段:结扎伤肢,切开咬伤部位排毒,局部应用2.5％～5％EDTA 及胰蛋白酶 2000～6000U 稀释后浸润注射,以及对症治疗。抗蛇毒素血清疗效肯定,应及早使用,如精制抗蝮蛇毒血清(蝮蛇抗毒素),用前应做皮试,有过敏反应者禁用。用前可先肌内注射 20mg 苯海拉明,或将地塞米松 5mg 加于 25％～50％葡萄糖溶液 20ml 内静脉注射,等 15min 后再注射抗血清,可防止过敏反应的发生。中医在抢救毒蛇咬伤中有丰富的经验,中医药有实际效果,如南通蛇药片(季德胜蛇药片)、上海蛇药、群用蛇药。但各地的蛇药主要针对当地的毒蛇,所以宜选择当地的蛇药。

八、急性一氧化碳中毒

一氧化碳(CO)是含碳物质燃烧不充分的产物,吸入过量 CO 后主要引起组织缺氧,从轻至重,表现为头晕、头痛、恶心、呕吐、意识模糊、反射迟钝或消失、呼吸抑制,常伴脑水肿、心肌梗死、锥体外系损害。急救时,应迅速将患者转移到空气清新的地方,保持呼吸道通畅,纠正缺氧(吸入纯氧或高压氧),促进脑细胞代谢,防治脑水肿及各种并发症。

九、刺激性气体中毒

刺激性气体(irritant gas)对机体作用的共同特点是对眼和呼吸道黏膜有刺激作用,并可致全身中毒;急性毒性作用主要表现为眼结膜和上呼吸道炎症,喉头痉挛、水肿,化学性气管、支气管炎及肺炎,化学性肺水肿,皮肤损害等。积极防治肺水肿是抢救中毒的关键。首先应迅速将患者转移至空气新鲜处,脱去污染衣物,保暖,吸氧解除呼吸道痉挛,保持呼吸道通畅。污染部位先吸掉液体再用大量清水彻底冲洗,还可采用中和剂,可雾化吸入呼吸道中和剂或用地塞米松 5mg 和 0.5% 异丙肾上腺素溶液 0.5ml 加生理盐水 10ml 分次雾化吸入。眼部用生理盐水冲洗或用可的松、抗生素眼药水、1% 丁卡因滴眼,同时用玻璃棒分离结膜囊以防眼球粘连。全身应用糖皮质激素,维持水、电解质、酸碱平衡及对症处理。有肺水肿时及时应用脱水疗法,还可用 20%~25% 乙醇溶液放入氧气湿化瓶内,以降低肺内泡沫的表面张力。

(李军伟、胡国新)

复习思考题

一、是非题(正确填 A,错误填 B)

1.氨基甲酸酯类为可逆性胆碱酯酶抑制剂,中毒时可用阿托品及胆碱酯酶复活药解救。
( )

2.沙蚕毒素类农药重型中毒者致死原因多为呼吸麻痹和肺水肿,可用二巯丙磺钠解救。
( )

3.急性铁中毒不宜使用二巯丙醇,因该药不能与铁形成螯合物。 ( )

二、单选题

1.有机磷酸酯类抗胆碱酯酶药的作用机制是 ( )

A.裂解胆碱酯酶的多肽链　　　　B.使胆碱酯酶的阴离子部位磷酸化

C.使胆碱酯酶的酯解部位磷酸化　　D.使胆碱酯酶的阴离子部位乙酰化

E.使胆碱酯酶的酯解部位乙酰化

2.敌百虫口服中毒时不能用何种溶液洗胃 ( )

A.高锰酸钾溶液　　　　B.碳酸氢钠溶液　　　　C.醋酸溶液

D.生理盐水　　　　E.温水

3. 下列药物中,解救氰化物中毒的特效药是 　　　　　　　　　　　　　（　　）

A. 亚甲蓝　　　　　　　　B. 维生素 K_1　　　　　　　　C. 维生素 C

D. 氟马西尼　　　　　　　E. 硫酸铜溶液

4. 救治误服毒物不久、神志尚清醒的中毒患者的首要措施是 　　　　　　（　　）

A. 吸入氧气　　　　　　　B. 静脉补液　　　　　　　C. 导泻与洗肠

D. 催吐、洗胃　　　　　　E. 清除皮肤、黏膜上的毒物

5. 以下解救中毒措施中,正确的药物拮抗是 　　　　　　　　　　　　　（　　）

A. 二巯丙醇拮抗青霉胺　　　　　　　B. 依地酸钙钠可"驱铅"

C. 阿托品拮抗颠茄碱类中毒　　　　　D. 口服氯化铵促使苯丙胺排泄

E. 毛果芸香碱拮抗有机磷中毒

三、问答题

1. 二巯丙醇救治急性汞中毒有哪些注意事项?

2. 中毒的一般处理方法有哪些?

3. 如何解救沙蚕毒素类农药中毒?

参考答案

第一章　临床药理学与药物治疗学概论

一、名词解释

1. 临床药理学:以人体为对象,研究药物与人体(包括体内病原体)之间的相互作用。

2. 药物治疗学:分析特定的个体和疾病,研究药物防治疾病的理论和方法。

二、是非题

1. A　**2.** B

三、单选题

E

四、问答题

答　临床药理学是把药理学理论知识与研究方法用于临床,建立了在人体内开展药物研究的规范,并提供了人体内药效学和药动学的数据;药物治疗学则以疾病为纲,研究在特定个体、特定疾病合理使用药物的策略。两者存在互相依存、互相促进的关系。临床药理学为药物治疗学提供了理论基础与科学研究方法,而药物治疗学的成功实例,将不断补充和丰富临床药理学的内容。同时临床治疗中所遇到的新问题,也向临床药理学科提出了进一步研究的课题,去探索更好的治疗方案。

第二章　新药研究与新药临床试验设计

一、名词解释

1. 新药:未曾在中国境内上市销售的药品。已上市药品改变剂型、改变给药途径、增加新适应证的,按照新药申请管理。

2. 生物等效性试验:指用生物利用度研究的方法,以药代动力学参数为指标,比较同一种药物的相同或者不同剂型的制剂,在相同的试验条件下,其活性成分吸收程度和速度有无统计学差异的人体试验。

3. 双盲、双模拟法:当 A 药和 B 药明显不同(如 A 药是注射剂,B 药是口服剂)难以盲法试验时,可用 A 药组加 B 药安慰剂,B 药组加 A 药安慰剂,则两组均分别用一真一假两种药,外观与气味均无不同,这就是双盲、双模拟法。

4. GCP:有关临床试验全过程的标准规定,包括方案设计、组织、实施、监察、稽查、记录、分析总结和报告。

5. 安慰剂:由公认不具有药理活性的物质如乳糖、淀粉等制成的外观与要研究的药物相同的制剂,以排除心理因素而导致的"疗效"或"不良反应"。

二、是非题

1. B　**2.** A　**3.** A　**4.** A　**5.** A

三、单选题

1. B **2.** B **3.** D **4.** B **5.** C **6.** E

四、问答题

1.答 新药的临床试验一般分四期进行。Ⅰ期临床试验是新药人体试验的起始期,进行初步的临床药理学及人体安全性评价试验,观察人体对于新药耐受程度并进行初步药物代谢动力学研究;Ⅱ期临床试验是对新药进行随机盲法对照性临床试验,旨在对比性地观察受试药品的临床疗效和用药的安全性;Ⅲ期临床试验属扩大的临床试验,涉及多个临床试验中心,以期在较大范围内,对新药治疗临床适应证的有效性和安全性等进行较全面的评价;Ⅳ期临床试验是指新药批准试产上市后在社会人群大范围内继续进行的受试新药安全性和有效性的评价,对最终确立新药的临床价值有重要意义,属药物上市后监测范畴。

2.答 安慰剂效应(包括"疗效"和"不良反应")的存在,说明临床研究中所观察到的效应,既可能是受试药的效应,也可能是患者心理因素、医师的暗示、疾病自身变化等造成的。为了排除这些因素的干扰,获得确切的药物评价,在某些药物研究中采用安慰剂做阴性对照,其作用可归纳为以下几点:①排除医师、患者精神因素在药物治疗中的干扰;②排除治疗过程中疾病自身变化因素;③作为阴性对照用于随机对照试验,使新药在盲法条件下得到确切评价;④在有阳性对照时,采用安慰剂对照以监控测试方法的灵敏度。但是并非所有的随机对照试验都必须用安慰剂,安慰剂一般用于某些精神神经因素影响较大的新药评价,或专用于治疗慢性疾病药物的阴性对照。使用安慰剂的注意事项如下:①不得用于危、重、急性病人,进行有安慰剂的对照试验时,应严格掌握病例淘汰标准,确保危重病人不被选入试验,并应严格遵照中止试验的标准,以确保受试者安全;②以安慰剂对照时,受试者应随时得到可靠的监护;③必须由经验丰富的医师和临床药理工作者指导试验,参加试验的人员应接受过临床药理学培训,掌握必要的知识。

3.答 新药研究的基本过程有:

(1)临床前研究:包括药学研究、主要药效学研究、一般药理学研究、药动学研究、毒理学研究。

(2)申请临床研究。

(3)临床研究:分为Ⅰ期临床试验,即初步的临床药理学及人体安全性评价试验;Ⅱ期临床试验,即随机盲法对照临床试验;Ⅲ期临床试验,即扩大的多中心临床试验;Ⅳ期临床试验,即新药上市后监测;生物等效性试验,即相对生物利用度检测和随机对照试验。

(4)申请生产和试生产。

4.答 (1)应遵循重复、随机、对照三项统计学原则,设计时应符合四性原则(对象代表性、试验可重复性、随机性、设计合理性)。

(2)对照试验应符合齐同可比的原则,尽量用安慰剂及双盲法。

(3)病例分组应随机化。

(4)采用合理的统计学方法。

第三章 临床药物代谢动力学与给药方案

一、名词解释

1.相对生物利用度:以其他血管外途径给药的制剂为参比制剂获得的药物活性成分吸

收进入体循环的相对量,是同一药物不同制剂之间给药后 AUC 的比值。

2. 累积系数:给药多次后,药物将在体内积累,药物达稳态时的平均血药浓度($\bar{C}$)与一次给药后的平均血药浓度(C_1)之比值称为积累系数。

$$R = \bar{C}/C_1 = 1/(1-e^{-k\tau})$$

3. 非线性动力学过程:某些药物在体内的降解速率受酶活力的限制,通常在高浓度时是零级动力学过程,而在低浓度时是一级动力学过程,称非线性动力学过程。

4. 表观分布容积:体内药量与当时血药浓度的比值。

5. 负荷剂量:凡使首次给药达到稳态水平的剂量称为负荷量。

负荷量 $X^* = X_0/(1-e^{-k\tau}) =$ 维持量×累积系数

二、是非题

1. B　**2.** A　**3.** A　**4.** A　**5.** B

三、单选题

1. A　**2.** D　**3.** C　**4.** B　**5.** E　**6.** B　**7.** B　**8.** C

四、问答题

1. 答　已知 $V_d = 0.18 \times 60 = 10.8L$,$t_{1/2} = 2h$,$k = 0.693/2 = 0.346h^{-1}$,$\bar{C}_{ss} = 400mg/L$,$t = 24h$。

①代入公式 $D_L = \bar{C}_{ss}V_d = k_0/k$,

$D_L = \bar{C}_{ss}V_d = 400 \times 10.8 = 4003.2(mg) \approx 4(g)$。

②代入公式 $k_0 = \bar{C}_{ss}kV_d$,

$k_0 = \bar{C}_{ss}kV_d = 400 \times 0.346 \times 1 = 1384(mg/h)$。

③代入公式 $D = k_0t$,

$D = k_0t = 1384 \times 24 = 33216(mg) \approx 33.2(g)$。

④每分钟应滴入药量为 $1384 \div 60 \approx 23.07(mg)$。

由于该溶液浓度为 $23.07 \div 1 = 23.07(g/L) = 23.07(mg/ml)$,所以每分钟应滴入 $23.07 \div 23.07 = 1(ml)$。

若每毫升以 10 滴计,则每分钟应滴入约 10 滴。

若要立即起效,首剂应静脉注射 33.2g,溶液中应加入药物 23.07g,滴注速率为每小时 1384mg,每分钟应滴入约 10 滴。

2. 答　(1)治疗药物监测(TDM)是以药代动力学原理为指导,应用先进的分析技术,测定血液中或其他体液中的药物浓度,用于药物治疗的指导与评价,以实现临床治疗的个体化给药。

(2)TDM 在临床治疗中的作用如下:

①判断药物治疗的依从性。

②生物利用度的差异。

③药代动力学的差异。

④药物相互作用的影响。

(3)下列情况下需要进行 TDM:

①治疗血药浓度范围狭窄的药物,如强心苷类、锂盐等。

②药代动力学个体差异较大的药物,如普萘洛尔、普鲁卡因胺等。

③药物的中毒反应与自身疾病状态难以区别的药物,如苯妥英钠、普鲁卡因胺等。

④具有非线性药代动力学特征的药物,如苯妥英钠、水杨酸、茶碱等。

⑤肝肾功能不全的患者使用主要经肝代谢消除(利多卡因、茶碱等)或肾排泄(氨基糖苷类抗生素等)的药物时,胃肠道功能不良的患者口服某些药物时。

⑥合并用药产生相互作用影响疗效时。

⑦长期用药的患者依从性差,不按医嘱用药,病情需要时。

⑧各种原因引起的药效变化,如长期用药产生耐药性、诱导或抑制肝药酶活性而引起药效降低或升高,以及原因不明的药效变化。

⑨常规剂量下出现毒性反应,诊断和处理药物过量中毒,以及为医疗事故提供法律依据。

⑩当患者血浆蛋白含量低时,需要测定血中游离药物浓度,如苯妥英钠。

3. 答 将 $t_{1/2}=3h$,$V_d=100L$,$C=0.1mg/L$ 代入以下公式:

$$D=CV_d2^{t\div t_{1/2}}=0.1\times100\times2^{6/3}=40(mg)$$

或将 $k=0.693/3=0.231h^{-1}$,$t=6h$,$C=0.1mg/L=100\mu g/L$ 代入以下公式:

$$\lg C_0=\lg100+\frac{1.386}{2.303}\approx2.60,$$

将 $C_0=398.11\mu g/L$ 代入以下公式:

$$D=C_0V_d=398.11\times100=39.8\approx40(mg)。$$

所以为保持手术者术后 6h 不痛,给药剂量为 40mg。

第四章　药物不良反应与药源性疾病

一、名词解释

1. 药物不良反应:正常剂量的药物用于人体作为预防、诊断、治疗疾病或调节生理功能时出现的有害的和与用药目的无关的反应。该定义排除有意的或意外的过量用药及用药不当引起的反应。

2. 药源性疾病:是指由于应用药物而致的疾病,是人类在预防、治疗或诊断疾病用药中,因药物或药物之间的相互作用而引起的与治疗目的无关的不良反应,致机体某个(或几个)器官或局部组织产生某些病理性变化而出现的一系列临床症状与体征。

二、是非题

1. A　**2.** A　**3.** B　**4.** B　**5.** A　**6.** A　**7.** A　**8.** B　**9.** A　**10.** A

三、单选题

1. B　**2.** D　**3.** C　**4.** E

四、问答题

1. 答 判断药物和不良反应间的因果关系主要根据以下 5 个条件:

(1)开始用药时间与可疑 ADR 出现有无合理的先后关系。

(2)可疑 ADR 是否符合该药物已知的 ADR 类型。

(3)可疑 ADR 能否用并用药物的作用、患者的临床状况或其他治疗方法的影响来解释。

(4)停药或减量后可疑 ADR 是否消失或减轻(撤药反应)。

(5)再次使用同一药物后,同样反应是否重新出现(激发试验)。

根据这些条件分 5 个级别来判断药物与不良事件的因果关系。

(1)肯定:用药与反应有合理的时间顺序;在体液或组织液中测得一定浓度的药物;与已知不良反应类型相符;撤药反应和激发试验阳性。

(2)很可能:用药与反应有合理的时间顺序;与已知不良反应类型相符;撤药反应阳性,但不能排除疾病引起该反应的可能。

(3)可能:用药与反应有合理的时间顺序;与已知不良反应类型相符;无撤药反应资料,不能排除疾病引起该反应的可能。

(4)可疑:用药与反应有合理的时间顺序;与已知不良反应类型不相符;患者所患疾病无法解释。无其他证据。

(5)不可能:不满足上述任何条件。

2. 答　药物不良反应监测方法有:

(1)个例报告(anecdotal reporting)。一些少见的、独特的或严重的不良反应出现后临床工作者在向不良反应监测中心报告的同时,可向杂志投稿。专业杂志对这类不良反应的稿件有一定的要求。

(2)综合分析(intensive event recording)。把不同时期、不同地域所报道的个例综合起来,加以分析,以期总结某个药物不良反应发生的规律,起到预警或预防的作用。也可用 Meta 分析法对具有相同目的的多个研究结果进行系统合并和定量综合评价。

(3)记录联结(record linkage)。人的一生中,发生于个人的事件都有档案并储存于许多地方,如出生、死亡、婚姻、住院情况、处方等。通过一种独特方式把各种信息联结起来,可能会发现与药物有关的事件,即记录联结。

(4)病例对照研究(case-control studies)。在人群中患有拟研究的疾病患者组(病例组)与没有患这种疾病的人群(对照组)相比较,研究前者拥有假说因素是否更高。病例对照研究的最大优点是能迅速进行,且费用不高;但易出现资料偏差,在资料不全时难以选择对照。

(5)队列调查(cohort studies)。将固定人群按假说因素的有无或多少分开,以观察所研究疾病的新发生状况。就药物不良反应监测而言,就是将固定人群分为药物组和对照组,以观察药物引起的不良反应。

3. 答　药源性疾病的预防原则如下:

(1)充分重视药源性疾病的危害性。

(2)加强管理和教育。

(3)用药前对患者进行用药教育,提高患者用药的依从性。

(4)加强医药科普教育。

(5)加强药源性疾病监督。

(6)完善药物不良反应监测报告制度。

(7)加强临床药学工作。

(8)进行治疗药物监测(TDM)。

(9)药物流行病学研究,加强上市后药物检测,开展风险和效益评估,确定特定人群在一定条件下使用某些药物的风险效益比。

第五章　联合用药与药物相互作用

一、名词解释

1. 药物相互作用：广义上是指某一种药物由于其他药物或化学物质的存在，以致该药的药理作用发生改变。从狭义上讲，药物相互作用通常是指两种或两种以上药物在患者体内共同存在时产生的不良影响，可以是药效降低或失效，也可以是毒性增加。

2. 配伍禁忌：指药物在体外发生直接的物理或化学反应导致药物作用改变，即一般所称化学或物理配伍禁忌，也称之为物理化学性相互作用。

二、是非题

1. B　**2.** A　**3.** B　**4.** B　**5.** B　**6.** A

三、问答题

1. 答　拮抗作用指两药联合应用时所产生的效应小于单独应用其中一种药物的效应。按其机制不同可分为：①生理性拮抗作用，这种作用是基于两药具有相反作用，合并用药后作用相互抵消。如噻嗪类利尿药的升血糖作用可以对抗胰岛素或口服降血糖药的降血糖作用，合用时需要调整给药剂量。②药理性拮抗作用，主要是指受体上的阻断作用。如苯海拉明可以阻断组胺的作用。③化学性拮抗作用，是两种药物通过化学反应而相互抵消作用。如肝素是一种黏多糖硫酸酯，带有较多的负电荷，鱼精蛋白带有正电荷，能中和肝素的负电荷，从而对抗其抗凝作用。药物的拮抗作用可用于中毒的治疗，也可用于纠正药物的某些副作用。

2. 答　药物相互作用药动学机制有影响药物的吸收、影响药物的分布、影响药物的代谢、影响药物的排泄。例如，同时服用碳酸氢钠会减少阿司匹林的吸收；去甲肾上腺素减少肝血流量，减少利多卡因在肝中的分布量从而减少其代谢；苯巴比妥钠诱导 CYP 酶使双香豆素的血浆浓度下降；丙磺舒竞争性占据酸性转运系统，影响青霉素的分泌和排泄。

第六章　特殊人群的临床用药

一、名词解释

1. 特殊人群：指孕妇、哺乳期妇女、新生儿、婴幼儿、儿童及老年人。这些人群在用药时，由于机体本身发育不完善或病理生理功能改变，导致药物代谢动力学和药物效应动力学均出现明显改变，或减慢或加速，或减弱或增强。

2. 胎盘屏障：为胎盘绒毛与子宫血窦之间的屏障。胎盘对药物的转运与一般的毛细血管无明显差异，几乎所有药物都能通过胎盘转运到胎儿体内，但有时间上的延迟。

二、是非题

1. A　**2.** A　**3.** A　**4.** A　**5.** A

三、选择题

1. B　**2.** B　**3.** B　**4.** C　**5.** E

四、问答题

1. 答　（1）妊娠妇女生理状态改变，导致药动学发生改变，影响药效。

药动学发生改变，包括药物吸收情况的改变，在不同孕期吸收程度不同；体内水容量增加导致水溶性药物的分布容量增加，降低血浆浓度；体内激素水平发生变化，影响药物代谢和药效,用药时需考虑其可能影响;药物的排泄有所减慢;妊娠妇女用药应适当调整剂量,以获得期望的药效。

(2)妊娠妇女不同阶段用药对胚胎、胎儿的影响。

在孕早期,避免使用致畸的药物和可能致畸的药物。在孕中后期,孕妇用药时需注意药物对胎儿的影响,主要是药物的毒性、药物通过血胎屏障的程度,避免延缓胎儿的生长发育,甚至威胁生命。

2. 答　(1)老年阶段的用药特点如下:

①老年人常患多种疾病,接受多种药物治疗,由于药物相互作用,使药物不良反应发生率增高。

②很多药物的半衰期随年龄增长而延长,这导致血浆药物浓度增高,易产生药物不良反应。

③老年人许多器官系统的功能衰退,生理反应储备能力降低,也即内环境稳定功能减退,易于出现药物不良反应。

④老年人容易发生的不良反应:脑对中枢神经系统药物敏感;作用于胃肠道的药物易引起胃肠道功能障碍;使用洋地黄治疗时易出现异位节律;前列腺肥大者在应用利尿药或抗胆碱药后,常容易出现急性尿潴留;应用利尿药后常诱发痛风;老年女性患者常伴有尿道括约肌的松弛,在应用利尿剂后易引起尿失禁;伴有缺血性心脏病的老年人应用三环类抗抑郁药或噻嗪类利尿药,可引起致命性心律失常;老年人常患老年性耳聋,故老年人对耳毒性药物如氨基糖苷类抗生素、依他尼酸(利尿酸)等更敏感,易致听力损害。

⑤部分老年人具有特殊的心理状态,偏听偏信"神方古方";不遵医嘱,看广告用药。

(2)老年阶段的用药注意事项如下:

①明确诊断,对症选药。

②按药理药性选药物。

③从近期和远期疗效结合上考虑选用药物。

④根据老年人年龄、体重、体质等情况应用安全有效剂量。

⑤用药时间的选择上要尽量简化治疗方案,药物种类尽量少。

⑥合理联合用药:抓住疾病主要矛盾,有针对性少而精用药;根据治疗需要,合理配伍联用,提高疗效,减少毒副作用;注意药物的配伍禁忌;在不了解药物可否联用时,宜分别单独用药;合理应用保健品;重视老年人的依从性。

3. 答　哺乳期用药应注意以下事项:①乳母用药应具有明确指征,在不影响乳母治疗效果的情况下,选用进入乳汁量最少的药物,不要轻易用药;②乳母用药时间宜选在哺乳刚结束后,与下次哺乳时间相隔 4h;③当乳母需大剂量、长时间用药,对婴儿可能产生不良影响时,须及时监测婴儿血药浓度或暂停哺乳;④若乳母需大剂量用药,但又不能证实该药对婴儿是否安全时,可暂停哺乳;⑤慎重考虑,综合各方面因素选择药物。

4. 答　美国食品药品管理局(FDA)根据动物致畸试验和临床经验将用于妊娠期的药物分为 A、B、C、D 和 X 五类。

A 类　妊娠早期应用,未见对胎儿有损害,其危险性相对较低,但仍必须坚持没有充分适应证绝不用药的原则。

B 类　动物试验未证实有致畸作用,但尚缺乏临床对照观察资料,或在动物试验中观察到对胎仔有损害,但临床对照观察未能证实。许多临床常用药物均属此类。

C类 动物试验中观察到对胎仔有损害,但缺乏临床对照观察资料;或动物和临床观察资料皆缺乏。

D类 临床观察资料已说明对胎儿有一定损害,但又非常需要用于孕妇疾病治疗,一般无替代药物。此时,可权衡其危害性和临床适应证的大小,以决定取舍。

X类 动物实验资料和临床观察均证实对胎儿有严重的致畸作用,属妊娠期禁用之列。

5.答 (1)熟悉小儿特点、明确诊断、对症下药,了解儿童的特殊生理状态及其对药物影响,在明确诊断的前提下对症下药。

(2)熟悉感染药物本身的作用和副作用,合理选药、用药。

(3)选择好药物剂型和用药途径。

(4)防止滥用抗生素、糖皮质激素、生物制品和血制品。

(5)注意药物反应性,监察药物不良反应(ADR)。

(6)儿童药物剂量计算。儿童处于生长发育期,不同年龄段儿童的器官、功能不同,存在明显的个体差异。因此,准确计算药物的剂量尤其重要,并采用个体治疗方案。儿童期的剂量计算,有按照每千克体重计算、按体表面积计算等方法。

第七章 遗传因素与临床用药

一、名词解释

1.遗传药理学:研究遗传因素对药物反应影响的学科,阐明遗传在机体对药物治疗效应和不良反应个体变异中的作用。

2.遗传药理学多态性:由同一正常人群中的同一基因位点上的多个等位基因引起,由此导致药物和机体的相互作用出现多种表型。

3.单核苷酸多态性(SNP):主要是指在基因组水平上由单个核苷酸的变异所引起的DNA序列多态性。

二、是非题

1.B **2.**B **3.**A **4.**B **5.**B

三、单选题

1.B **2.**A **3.**E

四、问答题

1.答 N-乙酰基转移酶(NAT)是人类乙酰化反应的代谢酶,具有两种亚型 NAT_1 和 NAT_2。NAT_1 主要代谢对氨基水杨酸和对氨基苯甲酸。NAT_2 则主要代谢异烟肼、磺胺二甲嘧啶和普鲁卡因胺等。NAT_2 的显著多态性在药物代谢及环境致癌物激活或失活过程中表现出相对更为重要的意义。药物的乙酰化能力在人群中表现出多态性,分为慢型、快型和中间型乙酰化代谢者。NAT2 的多态性存在显著的种族和地域差异,快乙酰化者中,白种人占 30%～50%,中国人占 70%～80%,因纽特(爱斯基摩)人可高达 95%以上。由于乙酰化能力的显著差异,药物及其代谢产物血浆浓度在个体间存在显著差别,查明乙酰化多态性分布有助于控制经乙酰化代谢药物的疗效和不良反应。

2.答 受体遗传多态性是指人群中一定数量(>1%)的个体发生受体结构基因或调节基因的突变。由于受体在疾病发生和治疗过程中的重要作用,受体遗传多态性对药物疗效的影响也越来越引起人们的关注。

举例：胰岛素受体基因突变导致胰岛素抵抗。

3. 答　药物基因组学是遗传药理学研究范围的扩充，它和遗传药理学一样，都是应用人类 DNA 序列及其变异开发和应用药物，运用遗传信息预测药物在个体病人或特定人群中的安全性、毒性、效应。药物基因组学更强调整个基因组在药物反应和代谢中的作用。药物基因组学的启动为临床合理的个体化用药、研制符合不同个体的新药、提高疗效、降低不良反应开辟了新的前景。药物基因组学区别于一般意义的基因组学，不是以发现新基因、探明疾病发生机制和预见发病风险为目的，而是以药物效应和安全性为主要目标，利用已知的基因组学理论，研究个人的基因遗传如何影响身体对药物的反应。

第八章　药物依赖性与药物滥用

一、名词解释

1. 药物滥用：人们间断或不间断地自行反复过量使用与医疗目的无关的具有依赖性潜力的物质。

2. 冷火鸡法：就是硬性撤药，让戒断症状自然发展，自然消退。当然，对症处理和身体、心理的支持还是需要的。

二、是非题

1. B　**2.** B　**3.** B　**4.** A

三、单选题

1. B　**2.** C　**3.** D　**4.** B

四、问答题

1. 答　治疗的核心是脱瘾，要在隔离环境中进行。常用的方法如下：

(1)冷火鸡法：硬性撤药，让戒断症状自然发展，自然消退。同时配合必要的对症处理和躯体、心理的支持。

(2)美沙酮替代递减法：用美沙酮作为替代递减的主要药品。由于它不对人的思维和行为产生毒性影响，又称美沙酮维持疗法。

(3)可乐定脱瘾法：选用可乐定作为阿片类药物依赖的脱瘾治疗。但只能用于依赖程度较轻的患者。

2. 答　诊断急性酒中毒的要点如下：

(1)饮酒史：发生症状以前曾经饮酒，饮酒量足够引起相应症状。

(2)适应不良性行为改变：如控制不住性冲动或攻击行为，情绪变化大，判断力受损，社交或职业功能受损。

(3)至少出现以下五项中的一项：说话含糊不清；共济失调；步态不稳；眼球震颤；面色发红或发青。

(4)排除其他躯体疾病或精神疾病。

3. 答　(1)符合以下三条者，诊断为阿片类药物滥用：

①病理性的用药模式：在过去一个月中，几乎每天用药，停不下来，也减不了量。可能还发生过因药物过量而出现呼吸困难或意识模糊。

②因为用阿片类药物的缘故，工作、学习、社会交往、家庭生活受到了不良影响，如旷工、

缺课、正当朋友换成了烟友、干违法犯罪勾当、引起家庭矛盾等。

③时间至少一个月。

有些人达不到以上三条标准,而是在"玩两口",遇到烟友相邀便吸一次,尚无主动求药行为。这种人需要的是心理咨询,让他看到前面就是深渊,要赶紧止步,同时帮助他查明和解决心理困难,调整生活模式。

符合滥用标准的人则要立即戒除,接受相应的治疗康复措施。

(2)符合以下三条者诊断为阿片类药物依赖:

①已经符合阿片类药物滥用标准:即具有病理性的用药模式;工作、学习、社会交往、家庭生活受到了不良影响;时间至少一个月。

②产生了耐受性:原用剂量药效减弱,故明显加大了用药剂量。

③出现了撤药症状:每日用药至少两三次。停药或减量时便出现撤药症状。

诊断为阿片类药物依赖者,应接受治疗康复措施。

第九章　精神分裂症的药物治疗

一、名词解释

锥体外系反应:锥体外系是人体运动系统的组成部分,主要调节肌张力、肌肉的协调运动与平衡,依赖于中枢的神经递质多巴胺和乙酰胆碱的动态平衡。当药物造成两者失衡时,可导致运动失调的不良反应。

二、是非题

1. B　2. A　3. A

三、单选题

1. C　2. D　3. D　4. C

四、问答题

1. 答　药理作用如下:

(1)中枢神经作用:①抗精神病,对各种精神分裂症、躁狂症有效;②镇吐,但对晕动病呕吐无效;③对体温的调节作用,配合物理降温可使体温降低;④引起锥体外系反应。

(2)自主神经作用:可阻断 α 受体及 M 受体。

(3)内分泌作用:影响某些内分泌激素的分泌。

临床应用:①治疗精神病,对急、慢性精神分裂症均有效,但无根治作用;②治疗各种器质性精神病和症状性精神病的幻觉、妄想症状;③止吐,但对晕动病所致呕吐无效;④低温麻醉或人工冬眠;⑤治疗呃逆。

不良反应:①一般不良反应,包括嗜睡、口干等中枢及自主神经系统的副反应及体位性低血压等;②锥体外系反应,表现为帕金森综合征、急性肌张力障碍、静坐不能及迟发性运动障碍或迟发性多动症;③过敏反应。

2. 答　第一代抗精神病药(典型抗精神病药)代表药物为氯丙嗪、氟哌啶醇等,引起药源性锥体外系症状是药物治疗时最常见的不良反应,包括 4 种临床表现,如急性肌张力障碍、静坐不能、类帕金森病和迟发性运动障碍等。其中迟发性运动障碍主要表现为不自主的刻板运动,停药后仍长期不消失,抗胆碱能药物会促进和加重该反应,应避免使用。

3. 答　第一代抗精神病药(典型抗精神病药)代表药物为氯丙嗪、氟哌啶醇等,其主要药理作用是阻断中枢多巴胺 D_2 受体,治疗中可产生锥体外系反应和催乳素水平升高。第二代抗精神病药(非典型抗精神病药)与吩噻嗪类等药物相比,它们具有较高的 5-HT$_2$ 受体阻断作用,称 DA-5-HT 受体拮抗剂,对中脑边缘系统的作用比对黑质纹状体系统作用更具有选择性,包括氯氮平、利培酮、奥氮平、喹硫平、齐拉西酮和阿立哌唑。

五、病例讨论

答 不合理。肾上腺素是通过 α 受体而起升压作用,此时 α 受体已经被氯丙嗪阻断,故无升血压作用,其激动 β 受体的作用不受影响。此时,应用肾上腺素反而会使血压进一步降低。

第十章 心境障碍的药物治疗

一、名词解释

1. 心境障碍:是指由各种原因引起的以显著而持久的心境或情感改变为主要特征的一组临床疾病。

2. 心境稳定剂:是防治躁狂,且不会诱发双相障碍患者躁狂与抑郁转相的一类药物。

二、是非题

1. B **2.** A **3.** B **4.** B

三、单选题

1. C **2.** B **3.** C **4.** A

四、问答题

1. 答 TCAs 常用药物有丙米嗪、氯米帕明、阿米替林、多塞平等。

优点:TCAs 疗效可靠,价格低廉,目前仍为一线药物,特别是对于重度抑郁疗效优于选择性 5-HT 摄取抑制剂。

缺点:不良反应较多,伴有心血管疾病的中老年患者往往难以适应。

2. 答 目前临床常用的 SSRIs 有氟西汀、帕罗西汀、舍曲林、氟伏沙明和西酞普兰,均为一线药物。

氟西汀:强效 5-HT 摄取抑制剂,使突触间隙 5-HT 浓度升高而产生药理作用。选择性高,对 5-HT 的抑制比对 NA 的抑制效果强 200 倍,对肾上腺素受体、组胺受体、GABA 受体、M 受体及 5-HT 受体基本没有影响。

帕罗西汀:最强的 5-HT 摄取抑制剂,在抗抑郁的同时改善焦虑和失眠。

氟伏沙明:对抑郁症患者伴有的焦虑、激动、失眠及精神症状均有改善作用,适用于各种抑郁症、强迫症、社交焦虑症、惊恐性障碍、身体变形障碍等。对自杀企图明显的抑郁症患者改善效果好。对强迫症的疗效是目前 SSRIs 中最好的。在体内经肝脏代谢,90% 从尿中排泄,代谢产物无活性。

舍曲林:主要用于抑郁症和强迫症的治疗,安全性好,适用于老年人、女性、儿童及伴有躯体疾病的患者。

西酞普兰:抗抑郁作用起效快且副作用少,对肝细胞色素 P450 酶系的影响小,对 CYP2D6 几乎没有药物配伍禁忌,安全性较强。比较适合老年性抑郁障碍和躯体疾病伴发抑郁障碍。

3. 答 心境障碍的病理机制包括遗传因素、社会心理因素及神经生化异常。

遗传因素:多基因遗传基础。

社会心理因素:负性生活事件的影响。

神经生化异常:脑内单胺类递质失平衡和神经内分泌功能异常。如在脑内 DA 缺乏的基础上 NA 过多可能导致躁狂,过少则导致抑郁发作;下丘脑-垂体-肾上腺轴、下丘脑-垂体-甲状腺轴以及下丘脑-垂体-生长素轴的昼夜规律消失,抑郁症患者促皮质激素释放激素(CRH)和糖皮质激素释放增加,而甲状腺刺激素(TSH)和3,5,3-三碘甲状腺原氨酸(T_3)释放减少等。

五、病例讨论

答 1. 氟西汀的临床适应证:抑郁症、强迫症和神经性贪食症;碳酸锂的临床适应证:躁狂症、双相障碍。

2. 此病例中发生高血压判断为氟西汀的不良反应,依据有:

合理的时间顺序:加用氟西汀后患者出现血压升高;符合氟西汀的已知不良反应:氟西汀可引起5-HT综合征;无其他解释:调整氯氮平剂量对血压无影响;停药反应:减少和停用氟西汀使血压恢复正常。

3. 5-HT综合征的主要表现是高血压、心动过速和体温升高。

第十一章 癫痫的药物治疗

一、是非题

1. B   2. B   3. A   4. B   5. B

二、单选题

1. C   2. C   3. E   4. D   5. D

三、问答题

1. 答 苯妥英钠具有膜稳定作用(包括神经细胞膜和心肌细胞膜),可降低细胞兴奋性。

(1)抗癫痫作用:苯妥英钠对癫痫病灶的异常高频放电无抑制作用,但可阻止癫痫病灶异常放电的扩散从而达到治疗作用。苯妥英钠是治疗癫痫大发作和局限性发作的首选药,对精神运动性发作也有效,但对小发作(失神发作)无效,有时甚至使病情恶化。

(2)治疗三叉神经痛、舌咽神经痛等疼痛综合征。

(3)抗心律失常。

2. 答 (1)抗癫痫药物的用药基本原则:尽早用药;按照癫痫发作类型选药;坚持服药至最后发作后2~4年;注意药物的毒副作用。

(2)减药、停药原则:患者经2~5年药物治疗,治疗期间完全无发作,可考虑停药;虽然患者在用药期间无癫痫发作,但脑电图显示异常,或有明显的神经系统功能缺陷、存在多种发作类型的患者,停药后复发风险大,应延长用药期,不可过早停药;缓慢停药是减少癫痫再次发作的关键。停药过程需半年至一年,千万不可停药过快,更不可骤然停药,尤其是使用苯巴比妥及苯二氮䓬类药物时,停药过程应在一年左右,方可降低再发率;使用2种或2种以上抗癫痫药,减药或停药必须先从1种药物开始,1~2个月后无发作,方可考虑逐渐撤药或停用另一种药物;一旦撤药或停药过程中出现再次发作,必须停止撤药,维持原有治疗方案。

3. 答 (1)局部刺激:本品碱性较强,对胃肠道有刺激性,口服易引起食欲减退、恶心、呕吐、腹痛等症状,宜饭后服。静脉注射易引起静脉炎。牙龈增生,多见于青年和儿童。按摩牙龈,可防止或减轻。一般停药 3~6 个月后可恢复。

(2)神经系统反应:血药浓度大于 $20\mu g/ml$ 出现眩晕、眼球震颤,大于 $30\mu g/ml$ 出现共济失调等小脑前庭系统功能障碍,大于 $40\mu g/ml$ 可致精神错乱;大于 $50\mu g/ml$ 出现严重昏睡乃至昏迷。

(3)造血系统反应:服药后 1~3 周常出现巨幼红细胞性贫血,少数患者可出现血细胞和血小板减少,偶致再生障碍性贫血。须定期检查血象。

(4)过敏反应:皮疹,可见粒细胞缺乏、血小板减少、再生障碍性贫血,偶见肝损害。应定期做血常规和肝功能检查。

(5)骨骼系统:诱导肝药酶,加速维生素的代谢,长期应用儿童患者发生佝偻病样改变,少数成年患者出现骨软化症。

(6)其他:偶见男性乳房增大、女性多毛、皮疹等。妊娠早期用药偶致畸胎,如腭裂等,孕妇禁用。

4.答 口服吸收不规则,每日给药 0.3~0.6g,连服 6~10d 才达到有效血浆浓度(10~ $20\mu g/ml$)。由于本品呈强碱性(pH=10.4),刺激性大,故不宜肌内注射。癫痫持续状态时可作静脉注射。血浆蛋白结合率约 90%。大部分在肝内质网中代谢为无活性的对羟基苯基衍生物,以原形由尿排出者不足 5%。消除速率与血浆浓度有密切关系,低于 $10\mu g/ml$ 时,按一级动力学消除,血浆 $t_{1/2}$ 约 20h;高于此浓度时,按零级动力学消除,血浆 $t_{1/2}$ 可延长至 20~60h,且血药浓度与剂量不成比例地迅速升高,容易出现毒性反应。由于常用量时血浆浓度有较大个体差异,又受诸多因素影响,故应进行血药浓度监测,指导临床合理用药。苯妥英钠为肝药酶诱导剂,能加速多种药物代谢如皮质类固醇和避孕药,使其疗效下降。苯妥英钠可被肝药酶代谢,故与异烟肼、氯霉素等肝药酶抑制剂合用时,血药浓度升高,疗效增强;与苯巴比妥、卡马西平、乙醇等肝药酶诱导剂合用时,血药浓度降低,疗效减弱。

第十二章　退行性疾病的药物治疗

一、是非题

1.A　**2.**B　**3.**A　**4.**A　**5.**B

二、单选题

1.B　**2.**E

三、问答题

1.答 左旋多巴在脑内转变生成多巴胺,补充纹状体中多巴胺的不足,具有抗帕金森病作用。

特点:(1)疗效与黑质纹状体病损程度相关,轻症和较年轻患者疗效好,重症和年老体弱者疗效较差。

(2)对肌肉僵直和运动困难疗效好,对改善肌肉震颤症状疗效差。

(3)起效慢,一般在用药 2~3 周出现体征改善,1~6 个月以后疗效最强。疗效持久。

(4)左旋多巴对其他原因引起的帕金森综合征也有效,但对抗精神病药如吩噻嗪类引起的锥体外系不良反应无效,这与该类药物阻断多巴胺受体有关。

(5)缓解症状但不能阻止病情发展。

2. 答　左旋多巴的不良反应较多,由其在体内脱羧转变为多巴胺所致。分为早期反应和长期反应两类。早期反应主要有胃肠道反应及心血管反应。

(1)胃肠道反应:治疗初期约80%的患者出现恶心、呕吐和食欲不振等,与多巴胺兴奋延脑催吐化学感受器触发区 D_2 受体有关。还可引起腹胀气、腹痛、腹泻等,饭后服药或剂量递增速度减慢可使上述症状减轻。偶见溃疡出血或穿孔。

(2)心血管反应:治疗初期约30%的患者出现体位性低血压,原因不清。另外,可引起心动过速、心绞痛和心律失常等。

(3)精神症状:出现失眠、焦虑、幻觉、夜间谵妄和精神错乱等。可能与多巴胺作用于大脑边缘叶有关,需减量或更换其他抗震颤麻痹药。

(4)长期反应:高龄患者可出现头颈前后、左右不规则扭动、皱眉、伸舌等多种头面部不自主运动,年轻患者出现舞蹈样异常运动。这与黑质-纹状体变性引起去神经敏化及服药后纹状体内多巴胺浓度过高有关。

(5)"开-关现象"(on-off):大多数发生于持续服药1年以上。突然发生短暂少动(关状态),持续10min至数小时,突然又自然恢复良好状态(开状态),可数天发作1次,也可一日发作数次。一旦发生应减量或停用。

3. 答　(1)药物选择:常用药物分为拟多巴胺类药物和中枢性抗胆碱药物。两类药物合用可增强疗效,恢复多巴胺能和胆碱能神经系统功能的平衡状态。

帕金森病轻症者首选抗胆碱类药物(如苯海索)或金刚烷胺等;对中度和重症者可用复方左旋多巴(左旋多巴加用左旋多巴增效剂),或复方左旋多巴与抗胆碱能药物联合应用。对左旋多巴失效的患者,可应用多巴胺受体激动剂,直接兴奋多巴胺受体。

(2)剂量与药效:最理想的剂量是达到满意疗效的最小剂量。"满意疗效"是指疾病症状消除60%~80%;最小剂量是指平均最低有效剂量(375mg/d的左旋多巴)。遵守这一原则,可减少短期使用复方左旋多巴类药物出现不良反应的可能性,并可避免或推迟长期服用左旋多巴类药物引起的问题,如运动困难、"开-关现象"、药效减退和精神错乱等。

(3)剂量与不良反应:药物治疗只能改善症状,不能治愈,也无法阻止疾病进展。一般用药从小剂量开始,逐渐加量,达到满意疗效即可。若遇不良反应,可以调整剂量,仍应坚持服药,不可随意停药。

(4)长期服药、控制症状:几乎所有患者均需终身服药。晚期的治疗目的是使患者保持生活自理的能力。大多数患者药物治疗可获得良好的症状改善,时间可维持4~5年或更长,一般5~10年后药效将会逐渐减退。酌情加减药物,治疗强调个体化,根据患者年龄、症状类型、严重程度、功能受损的严重程度、所给药物的预期效果和不良反应等选择药物、制定给药方案。力争以最小剂量取得最佳效果,权衡利弊。

(5)治疗并发症。

4. 答　(1)特点:石杉碱甲对皮质、海马、中隔、延髓、小脑和下丘脑乙酰胆碱酯酶的活力均有明显抑制作用,其抑制胆碱酯酶的作用强度和作用时间优于毒扁豆碱、加兰他敏和他克林。

石杉碱甲具有多靶点作用,除抑制乙酰胆碱酯酶活性外,还能上调脑组织 M 受体结合容量,增强脑内胆碱能神经元的功能,明显提高额叶、颞叶、海马等脑区内乙酰胆碱含量。而且可能参与了 γ-氨基丁酸(GABA)能、单胺能系统等多个环节,并通过抗氧化应激和抗细胞凋亡途径对神经元产生保护作用,增强脑细胞活力和增强脑血流量,延缓脑衰老。

(2)临床应用:石杉碱甲可显著改善阿尔茨海默病患者的认知功能、行为和心境障碍、日常生活活动能力和总体功能,可用于各型阿尔茨海默病的治疗。对血管性痴呆智力低下、精神分裂症等患者的学习、记忆障碍以及神经退行性疾病也有一定的治疗作用。

5. 答　阿尔茨海默病的治疗包括对认知功能减退和非认知功能即精神症状的治疗,后者主要用精神药物治疗。目前治疗阿尔茨海默病的药物主要是改善患者的认知功能。

(1)改善胆碱系统功能的药物:乙酰胆碱酯酶前体药物;乙酰胆碱酯酶抑制剂抑制乙酰;激活突触后毒蕈碱型受体及烟碱型受体(M 和 N 受体);增加胆碱酯酶的合成释放等。其中,胆碱酯酶抑制剂是治疗阿尔茨海默病的首选药物,能改善阿尔茨海默病患者的认知功能,适用于轻度和中度患者。

(2)纠正钙稳态失调和抗氧化的药物。神经营养因子如成纤维细胞生长因子(bFGF)、神经生长因子(NGF)、脑源性神经营养因子(BDNF)是存在于哺乳动物体内的一种天然物质,具有促进神经元生长、分化、存活和修复损伤的作用,是突触可塑性的介导剂、修饰剂。它还是纠正钙稳态失调、增强中枢胆碱系统功能的药物,已成为当前治疗神经退行性疾病包括阿尔茨海默病的重要途径。

双氢吡啶类钙通道阻滞药尼莫地平对多种化学性记忆障碍模型均显示出良好的效果。尼莫地平试用于早老性痴呆、血管性痴呆和其他类型痴呆。该药在认知、操作、情感和社会行为等方面均有明显改善作用。

第十三章　高血压的药物治疗

一、是非题

1. B　**2.** A　**3.** A

二、单选题

1. C　**2.** A　**3.** C　**4.** A　**5.** C　**6.** B　**7.** D　**8.** D

三、问答题

1. 答　常用的抗高血压药物分为下列几类:

(1)利尿药:如噻嗪类利尿药氢氯噻嗪等。

(2)β肾上腺素受体阻断药:普萘洛尔、美托洛尔等。

(3)钙通道阻滞药:硝苯地平、尼群地平、氨氯地平等。

(4)肾素-血管紧张素系统抑制药,又分为以下两类:

①血管紧张素转化酶抑制药:卡托普利、依那普利、雷米普利等。

②AT$_1$受体阻断药:氯沙坦、坎替沙坦、缬沙坦等。

2. 答　氢氯噻嗪、普萘洛尔、硝苯地平和卡托普利在治疗高血压中的临床应用分别是:

氢氯噻嗪:可单用或与其他抗高血压药联合应用治疗各型高血压。药物可降低高血压患者心、脑血管并发症(如脑卒中和心力衰竭)的发病率和死亡率,提高生活质量。

普萘洛尔:临床用于治疗各种程度的原发性高血压,与其他抗高血压药合用效果更明显。对伴有心排血量及肾素活性偏高的患者或伴有心绞痛、偏头痛、焦虑症和心律失常的高血压患者疗效较好。

硝苯地平:临床用于治疗轻、中、重度高血压,尤以对低肾素性高血压疗效较好;亦适用于合并有心绞痛或肾脏疾病、糖尿病、哮喘、高脂血症及恶性高血压患者。可单用或与利尿药、β受体阻断药和ACEI合用。目前多推荐使用缓释片剂,以减轻迅速降压造成的反射性交感活性增加。

卡托普利:适用于各型高血压,为高血压治疗的基础药物之一。约60%~70%的患者单用本品能使血压控制在理想水平,与利尿药和β受体阻断药合用对中、重度高血压疗效较好。本品尤其适用于合并糖尿病、左室肥厚、心力衰竭和急性心肌梗死的高血压患者。

3.答 目前,临床常用的抗高血压药物是噻嗪类利尿药、β受体阻断药、二氢吡啶类钙通道阻滞药和肾素-血管紧张素系统抑制药。当一种抗高血压药物降压效果不满意时,两种或两种以上药物联合应用常常是有益的,可有效控制血压升高,防治并发症的发生。血压控制良好的患者中有大部分是通过合理的联合用药而实现的。在常用抗高血压药物中,临床推荐的优化联合治疗方案有β受体阻断药加二氢吡啶类钙通道阻滞药、肾素-血管紧张素系统抑制药(ACEI或ARB)加二氢吡啶类钙通道阻滞药、肾素-血管紧张素系统抑制药(ACEI或ARB)加噻嗪类利尿药、二氢吡啶类钙通道阻滞药加噻嗪类利尿药。三种药物的联合治疗一般应包括利尿药。抗高血压药联合应用应采用不同机制的药物,不同作用机制的药物联合应用多数能起协同作用,使两种药物的用量减少,不良反应减轻。而且,某些药物的副作用可因合理的联合用药而相互抵消。采用合理的治疗方案和患者良好的依从性,可以达到控制血压的目的。

四、病例讨论

答 (1)该病例属于老年单纯收缩期高血压,表现为收缩压≥140mmHg,舒张压<90mmHg,多见于60岁以上老年人。

(2)长期使用β受体阻断药与噻嗪类利尿剂对糖和脂质代谢有不良反应,且β受体阻断药主要用于心率较快的中青年高血压或合并心绞痛患者的治疗,而对老年高血压的疗效相对较差。

(3)钙通道阻滞药对于老年单纯收缩期高血压疗效好,也适用于合并糖尿病和高脂血症的患者。ACEI虽然对于老年低肾素性高血压降压效果欠佳,但有助于改善糖代谢,也适用于老年高血压患者。因此,建议该患者使用长效钙通道阻滞药,如氨氯地平。单药降压效果不佳时可加用ACEI。

(4)对于80岁以上高龄老人,降压的目标为150/90mmHg。老年高血压治疗应强调关注收缩压达标,同时应避免过度和过快降压。

第十四章 缺血性心脏病与动脉粥样硬化的药物治疗

一、是非题

1. B 2. A 3. A

二、单选题

1. D 2. A 3. B 4. E 5. D 6. B 7. E 8. C

三、问答题(共45分)

1.答 硝酸甘油的基本作用是松弛平滑肌,尤其对血管平滑肌的作用最显著。

(1)降低心肌耗氧量。

(2)扩张冠状动脉,增加缺血区血液灌注。

(3)降低左室充盈压,增加心内膜供血,改善左室顺应性。

(4)保护缺血心肌细胞,减轻细胞缺血性损伤。

作用机制:硝酸甘油作为 NO 供体,在平滑肌细胞内经谷胱甘肽转移酶催化释放出 NO。NO 通过激活鸟苷酸环化酶,增加细胞内 cGMP 含量,进而激活 cGMP 依赖性蛋白激酶,减少细胞内钙的释放和细胞外钙内流,细胞内钙减少使肌球蛋白轻链去磷酸化而松弛血管平滑肌。

抗心绞痛应用:硝酸甘油是缓解心绞痛的最常用药物,可用于各型心绞痛的预防和治疗。药物反复连续使用要限制用量,以免血压过度降低引起心、脑等重要器官灌注压过低而加重缺血。

2. 答　β受体阻断药是治疗心绞痛的有效药物,但对不同类型的心绞痛具有不同的疗效。对于硝酸酯类不敏感或疗效差的稳定型心绞痛患者,疗效值得肯定。β受体阻断药可减少心绞痛发作的次数和程度,提高运动耐量,改善生活质量。由于其具有减慢心率和降低血压的作用,特别适用于伴有心率快和高血压的心绞痛患者。与硝酸酯类药物合用可减少硝酸酯类药物的用量,从而减缓硝酸酯类耐受性的产生。不稳定型心绞痛的发病机制是冠脉器质性狭窄和痉挛,应用β受体阻断药可减少心肌耗氧量,改善冠脉血流量,增加缺血心肌供血,在无禁忌证时效果较好,联合用药可提高疗效。变异型心绞痛不宜应用β受体阻断药,因β受体阻断后使α受体作用占优势,易致冠脉痉挛,从而加重心肌缺血症状。

钙通道阻滞药是临床治疗心绞痛的主要药物,可单独应用,也可和硝酸酯类或β受体阻断药合用。钙通道阻滞药有显著解除冠脉痉挛作用,因此对变异型心绞痛疗效显著,对稳定型心绞痛也有效。钙通道阻滞药与β肾上腺素受体阻断药比较,有以下优点:①钙通道阻滞药有强大的扩张冠状血管作用,用于冠状动脉痉挛所致的变异型心绞痛者最为有效。②钙通道阻滞药抑制心肌作用较弱,硝苯地平还具有较强的扩张外周血管、降低外周阻力的作用,且血压下降后反射性地加强心肌收缩力可部分抵消对心肌的抑制作用,因而较少诱发心力衰竭。③心肌缺血伴有外周血管痉挛性疾病患者禁用β受体阻断药;钙通道阻滞药能扩张外周血管,故可用于伴有外周血管痉挛性疾病的心绞痛者。④药物有松弛支气管平滑肌作用,故对伴有哮喘和阻塞性肺疾病患者更为适用。

3. 答　血脂异常的药物选择见下表:

分　型	药物选择
高胆固醇血症	首选他汀类,如单用他汀类不能达到治疗目标可加用胆固醇吸收抑制药依折麦布或胆汁酸结合树脂,以强化降脂作用。但联合应用的临床证据依然较少
高甘油三酯血症	首选贝特类,也可选用烟酸类或 n-3 型多烯脂肪酸。对于重度高 TG 血症患者可联合应用贝特类和 n-3 型多烯脂肪酸
混合型高脂血症	以 TC 和 LDL-C 增高为主的患者首选他汀类;以 TG 增高为主的患者首选贝特类,若血清 TG≥5.65 mmol/L,应首先降低 TG,以避免发生急性胰腺炎的危险。如 TC、LDL-C 和 TG 均显著升高或单药效果不佳,可考虑联合用药
低高密度脂蛋白胆固醇血症	可供选择药物较少。烟酸类为目前升高 HDL-C 水平较为有效的药物,他汀类和贝特类有轻度升高 HDL-C 的作用

第十五章   心力衰竭的药物治疗

一、是非题

1. A   **2.** A   **3.** B

二、单选题

1. E   **2.** B   **3.** A   **4.** E   **5.** D   **6.** E   **7.** E   **8.** B

三、问答题

1. 答   强心苷治疗安全范围小,一般治疗量已接近中毒剂量的 60%,而且生物利用度及对强心苷敏感性的个体差异较大,故易发生不同程度的毒性反应。

(1)胃肠道反应:是最常见的早期中毒症状,主要表现为厌食、恶心、呕吐及腹泻等。剧烈呕吐可导致失钾而加重强心苷中毒,应注意补钾或考虑停药。

(2)中枢神经系统反应:主要表现有眩晕、头痛、失眠、疲倦和谵妄等症状及视觉障碍,如黄视、绿视症及视物模糊等。视觉异常通常是强心苷中毒的先兆,可作为停药的指征。

(3)心脏毒性反应:是强心苷最严重、最危险的不良反应,约有 50% 的病例发生各种类型心律失常。

①快速型心律失常:强心苷中毒最多见和最早见的不良反应是室性期前收缩,约占心脏毒性发生率的 $1/3$,也可发生二联律、三联律及心动过速,甚至发生室颤。强心苷引起快速型心律失常的机制除因 Na^+-K^+-ATP 酶被高度抑制外,也与强心苷引起的迟后除极有关。据此,近来有人主张应用钙通道阻滞药治疗由强心苷中毒所引起的快速型心律失常。

②房室传导阻滞:强心苷引起的房室传导阻滞除与提高迷走神经兴奋性有关外,还与高度抑制 Na^+-K^+-ATP 酶有关。因为细胞失钾,静息膜电位水平抬高(绝对值减小),使 0 相除极速率降低,故发生传导阻滞。

③窦性心动过缓:强心苷可因抑制窦房结,降低其自律性而发生窦性心动过缓,有时可使心率降至 60 次/min 以下。一般应作为停药的指征之一。

2. 答   利尿药的选择取决于心力衰竭的病情。对轻度心力衰竭,单独应用噻嗪类氢氯噻嗪效果良好;中度心力衰竭患者,袢利尿药或噻嗪类和保钾利尿药联合用药;对于严重心力衰竭、慢性心力衰竭急性发作、急性肺水肿或全身浮肿者,宜静脉注射呋塞米。保钾利尿药作用较弱,多与其他利尿药如袢利尿药等合用,能有效拮抗肾素-血管紧张素系统激活所致的醛固酮水平的升高,增强利尿效果及防止失钾,还可抑制胶原增生和防止纤维化。

3. 答   ACEI 治疗心力衰竭的药理作用机制是:

(1)降低外周阻力和心脏后负荷。药物通过抑制 ACE:①减少血液及组织中血管紧张素 Ⅱ 含量,从而减弱了血管紧张素 Ⅱ 的收缩血管等作用,同时,使醛固酮释放减少,减轻水钠潴溜;②抑制缓激肽的降解,使血中缓激肽含量增加,后者可促进 NO 和 PGI_2 生成,发挥扩张血管和降低心脏后负荷的作用。

(2)减少醛固酮生成,减轻水钠潴留,降低心脏前负荷。

(3)抑制心肌及血管重构。心力衰竭发病早期就开始出现心肌肥厚及心肌和血管重构。血管紧张素 Ⅱ 是促进细胞增生的主要因素。血管紧张素 Ⅱ 可收缩血管、增加心脏后负荷,并可直接刺激心肌导致心肌肥大、心肌及血管胶原含量增加、心肌间质成纤维细胞和血管壁细胞增生,发生心肌和血管重构。重构的心肌纤维化、心室壁僵硬、顺应性降低,心肌舒张功能严重受损。严重的纤维化及肥厚的心肌缺血缺氧与坏死,最终导致心肌收缩功能下降。肾素-血管紧张素系统中醛固酮亦具有显著的促进心肌纤维化的作用。ACEI可减少血管紧张素Ⅱ及醛固酮的形成,因此能防止和逆转心肌肥厚及心肌和血管重构,改善心功能。

(4)对血流动力学的影响。ACEI抑制ACE,使血管紧张素Ⅱ生成减少,通过对上述神经体液调节作用,对血流动力学产生明显影响。ACEI能降低全身血管阻力,使心排血量增加;扩张冠状动脉,改善心功能;降低肾血管阻力,改善肾功能和肾小球滤过率。

(5)抑制交感神经活性。血管紧张素Ⅱ通过作用于交感神经突触前膜血管紧张素受体(AT$_1$受体)促进去甲肾上腺素释放,并可促进交感神经节的神经传递功能;血管紧张素Ⅱ尚可作用于中枢神经系统的AT$_1$受体,促进中枢交感神经的冲动传递,进一步加重心肌负荷及心肌损伤。ACEI可通过其抗交感作用进一步改善心功能。

临床应用:ACEI对各阶段心力衰竭患者均有作用,既能消除或缓解心力衰竭症状、提高运动耐力、改进生活质量,又能防止和逆转心血管重构、降低病死率。还可延缓尚未出现症状的早期心功能不全的进展,延缓心力衰竭的发生发展,故现已作为治疗心力衰竭的一线药物广泛应用于临床,特别对舒张期心力衰竭患者的疗效优于传统药物地高辛。

第十六章　心律失常的药物治疗

一、是非题

1. A　2. B　3. B

二、单选题

1. A　2. A　3. C

三、问答题

1. 答　Ⅰ类　钠通道阻滞药。本类药物又分为以下三个亚类:

Ⅰa类,以奎尼丁、普鲁卡因胺为代表。

Ⅰb类,以利多卡因、苯妥英钠为代表。

Ⅰc类,以普罗帕酮为代表。

Ⅱ类　β肾上腺素受体阻断药,代表药物为普萘洛尔。

Ⅲ类　延长动作电位时程药(钾通道阻滞药),代表药物为胺碘酮。

Ⅳ类　钙通道阻滞药,代表药物为维拉帕米。

2. 答　药物主要通过降低自律性、减少后除极和消除折返实现抗心律失常作用。

(1)降低自律性。抗心律失常药物可通过降低动作电位4相斜率(β肾上腺素受体阻断药)、提高动作电位的发生阈值(钠通道或钙通道阻滞药)、增加静息膜电位绝对值(腺苷和乙酰胆碱)、延长动作电位时程(钾通道阻滞药)等方式降低自律性。

(2)减少后除极。钠通道或钙通道阻滞药(如奎尼丁或维拉帕米)可减少迟后除极,缩短APD的药物可减少早后除极的发生。

(3)消除折返。钙通道阻滞药和β肾上腺素受体阻断药可减慢房室结的传导性而消除房室结折返所致的室上性心动过速;钠通道阻滞药和钾通道阻滞药可延长快反应细胞的有效不应期,钙通道阻滞药(维拉帕米)可延长慢反应细胞的有效不应期。

3. 答　利多卡因、普萘洛尔、胺碘酮和维拉帕米的临床应用特点是:

(1)利多卡因:主要用于室性心律失常,如心脏手术、心导管术、急性心肌梗死或强心苷中毒所致的室性心动过速或心室颤动。

（2）普萘洛尔：主要用于室上性心律失常，对于交感神经兴奋性过高、甲状腺功能亢进及嗜铬细胞瘤等引起的窦性心动过速效果良好。与强心苷合用，控制心房扑动、心房颤动及阵发性室上性心动过速时的室性频率过快效果较好。对心肌梗死患者可减少心律失常的发生，缩小心肌梗死范围，降低死亡率。普萘洛尔还可用于运动或情绪变动所引发的室性心律失常，减少肥厚型心肌病所致的心律失常发生率。

（3）胺碘酮：为广谱心律失常药，治疗心房扑动、心房颤动、室上性心动过速效果好，对预激综合征引起者疗效更佳，适用于传统药物治疗无效的室上性心律失常。对室性心动过速、室性期前收缩亦有效。

（4）维拉帕米：用于治疗室上性和房室结折返引起的心律失常效果好，为阵发性室上性心动过速首选药。对急性心肌梗死、心肌缺血及洋地黄中毒引起的室性期前收缩有效。

第十七章　休克的药物治疗

一、名词解释

休克：休克是指因各种原因引起的急性血液循环障碍，微循环动脉血灌流量急剧减少，从而导致血液循环系统不能向组织细胞提供代谢所需要的氧及各种营养物质而呈现的病理综合征。

二、问答题

1. 答　（1）改善微循环：补充血容量；合理使用血管活性药，包括缩、扩血管药物。扩血管药物用于低血容量性休克、休克早期等，缩血管药物用于过敏性休克、神经源性休克等。

（2）改善细胞代谢，防治细胞损害：ATP 纠正休克时的细胞能量代谢障碍；大剂量糖皮质激素稳定溶酶体膜；GIK 疗法补充能源和细胞内补钾；人工亚冬眠疗法提高缺氧耐受力；大剂量维生素 C 改善心肌代谢，纠正酸中毒。

（3）治疗重要器官功能衰竭：休克时如出现器官功能衰竭，除了采取一般治疗措施外，尚应针对不同的器官衰竭采取不同的治疗措施，如出现心力衰竭，除停止或减慢补液外，尚应强心、利尿，并适当降低前、后负荷；如出现呼吸衰竭，则应给氧，改善呼吸功能；如发生急性肾功能衰竭，则可考虑采用利尿、透析等措施。

2. 答　（1）扩血管药物：α 受体阻断药，如酚苄明；β 受体激动药，如异丙肾上腺素；多巴胺受体激动药，如多巴胺；胆碱受体阻断药，如山莨菪碱；直接松弛血管平滑肌的药物，如硝普钠；钙通道阻滞药，如硝苯地平；磷酸二酯酶抑制药，如己酮可可碱。

（2）缩血管药物：主要为肾上腺素受体激动药，如去甲肾上腺素、间羟胺、肾上腺素等。

第十八章　支气管哮喘的药物治疗

一、是非题

1. A　**2.** B　**3.** A

二、单选题

1. A　**2.** E　**3.** B

三、问答题

1. 答　（1）抑制磷酸二酯酶 PDE：使细胞内 cAMP 水平升高而扩张支气管。

(2)阻断腺苷受体:减轻内源性腺苷所致的气道收缩作用。

(3)增加内源性儿茶酚胺类物质释放:间接扩张支气管。

(4)免疫调节作用和抗炎作用,抑制肥大细胞等的功能,减少炎症介质的释放,降低气道炎症反应。

(5)增强膈肌收缩力,并促进纤毛运动而加速纤毛清除痰液,有助于哮喘治疗。

(6)干扰气道平滑肌的 Ca^{2+} 转运,减少细胞外 Ca^{2+} 内流和细胞内 Ca^{2+} 释放而松弛平滑肌。

2.答 (1)抗炎平喘药:以丙酸倍氯米松等为代表的糖皮质激素类。

(2)支气管扩张药:①肾上腺素受体激动药:以选择性 β_2 受体激动药福莫特罗等为代表;②茶碱类:如氨茶碱;③M胆碱受体阻断药:如异丙托溴铵。

(3)抗过敏平喘药:①炎症细胞膜稳定剂,如色甘酸钠等;②H_1 受体阻断药,如酮替芬等;③白三烯受体阻断药,如扎鲁司特。

3.答 糖皮质激素进入靶细胞内与糖皮质激素受体结合成复合物,再进入细胞核内调控炎症相关靶基因的转录,通过抑制哮喘时的炎症反应的多个环节发挥平喘作用。

(1)抑制多种参与哮喘发病的炎性细胞和免疫细胞功能。

(2)糖皮质激素诱导脂皮素-1 的生成而抑制磷脂酶 A_2 的活性,减少花生四烯酸炎性代谢物生成;抑制诱导性 NO 合成酶和环氧酶-2,阻断炎症介质产生,发挥抗炎作用;抑制免疫功能和抗过敏作用而减少组胺、5-羟色胺、缓激肽等过敏介质释放,发挥抗炎作用。

(3)抑制气道高反应性:抑制炎症和免疫反应而降低哮喘患者吸入抗原、冷空气等及运动后的支气管收缩反应。

(4)增强支气管及血管平滑肌对儿茶酚胺的敏感性,有利于缓解支气管和黏膜肿胀。

五、病例讨论

答 1.沙丁胺醇是短效速效 β_2 受体激动药,能迅速松弛支气管平滑肌终止急性发作,是治疗轻中度急性哮喘的首选药。但这类药物不能从根本上消除哮喘患者气道的变应性炎症,只能按需使用,不宜长期、单一、过量应用,中重度哮喘时需要与吸入糖皮质激素类药联合使用。甲泼尼松龙属于糖皮质激素类,此类药是目前最强的抗炎药,也是最有效的哮喘控制药物,但不能直接舒张支气管平滑肌,在用药后数小时才能起平喘作用,故哮喘急性发作者,仍需 β_2 受体激动药或茶碱类药联合应用。

2.沙丁胺醇和沙美特罗都是 β_2 受体激动药,沙丁胺醇吸入气雾剂短效速效,能快速缓解哮喘症状,是轻中度哮喘急性发作的首选药。沙美特罗氟替卡松是沙美特罗和丙酸氟替卡松的复方制剂,沙美特罗是慢效长效 β_2 受体激动药,丙酸氟替卡松是目前局部抗炎活性最强、全身副作用最少的吸入性糖皮质激素制剂,是哮喘治疗中控制炎症最有效的药物,两者合用一个扩张支气管,一个抗炎,主要用于维持临床控制。

第十九章 消化性溃疡的药物治疗

一、是非题

1. B **2.** A **3.** A

二、单选题

1. E **2.** C **3.** A

三、问答题

1. 答 (1)胃酸、胃蛋白酶浓度增高破坏胃和十二指肠黏膜,引起黏膜糜烂、溃疡。通常十二指肠溃疡患者的胃酸分泌增加,而胃溃疡患者胃酸分泌正常或偏低,所以胃酸过多不是发病的唯一因素。

(2)胃与十二指肠内面有一层稠厚的黏液层(厚度约为上皮细胞层的 $10\sim20$ 倍),可将胃酸、胃蛋白酶与细胞层隔离开来;同时黏膜可分泌碳酸氢根(HCO_3^-),使黏液层呈碱性,中和并防止胃酸的渗透,保护黏膜。在正常情况下,促溃疡因素和黏膜保护因素维持平衡,不会产生溃疡,若两者平衡被打乱就会发生消化性溃疡。常见于患者长期服用非甾体抗炎药,致使前列腺素保护黏膜的作用被削弱。

(3)幽门螺杆菌慢性感染削弱了黏膜对胃酸侵蚀的抵抗力,增加了胃酸分泌,与消化性溃疡的发生和复发有密切关系。在明确这一病因之前虽然使用各类抑酸药,但复发率高,明确之后,控制幽门螺杆菌感染使疗效和预后发生了根本性的变化。控制幽门螺杆菌感染成为主要的治疗手段之一。

(4)此外还与遗传、不良饮食习惯和精神刺激有密切关系。

因此,抗酸、保护胃黏膜和根除幽门螺杆菌是消化性溃疡药物治疗的药理学基础。抗消化性溃疡药主要分四类:(1)抗酸药;(2)胃酸分泌抑制药:①H_2 受体阻断药、②H^+-K^+-ATP 酶抑制药、③M 受体阻断药、④胃泌素受体阻断药;(3)胃黏膜保护药;(4)抗幽门螺杆菌药。

2. 答 (1)抗酸药:氢氧化铝、三硅酸镁;

(2)抑制胃酸分泌:①H_2 受体阻断药,如莫替丁等;②H^+-K^+-ATP 酶抑制药,如奥美拉唑;③M 受体阻断药,如哌仑西平和胃泌素受体阻断药,如丙谷胺。

(3)胃黏膜保护药:①前列腺素衍生物,如米索前列醇;②硫糖铝、枸橼酸铋钾。

(4)抗幽门螺杆菌药:抗菌药物,如克拉霉素、阿莫西林、四环素、甲硝唑;枸橼酸铋钾;第三代 H_2 受体阻断药和 H^+-K^+-ATP 酶抑制药。

3. 答 (1)系统、按疗程用药原则:疗程不得少于 4 周,最好是 $6\sim8$ 周。

(2)联合用药原则:数种药物同时服用,可以加速溃疡愈合,提高愈合质量。在抗幽门螺杆菌的基础上,联合使用抑酸、保护胃黏膜等药。

理想的根除 Hp 联合治疗方案为:①Hp 根除率超过 90%;②疗程 $7\sim15d$;③无严重副作用;④耐药性低;⑤价格适宜。三联疗法是目前公认的根除 Hp 的最佳方案,具有疗效、依从性好、副作用少、疗程短、服药方便等特点。

Hp 的治疗方案大致分为铋制剂为基础和质子泵抑制药为基础的两类方案。一种质子泵抑制药或一种铋制剂加上阿莫西林或四环素等抗菌药中的两种,组成三联疗法。

(3)维持治疗,防止复发:疗程结束,胃镜检查确诊溃疡愈合,幽门螺杆菌根除后,还要进行维持治疗。维持治疗是预防复发的主要措施,它可使溃疡的年复发率降至 20%~25%,显著减少并发症。维持治疗一般多用 H_2 受体阻断药或质子泵抑制药。

(4)杜绝一切可以引起溃疡复发的诱因:戒烟忌酒;保持情绪稳定;避免服用刺激胃黏膜的药物;规律生活起居,讲究饮食卫生等。

四、病例分析

答 **1.** 上腹部隐痛,伴餐后饱胀不适,无反酸、嗳气、厌油及心慌、胸闷等不适。

2. 临床上最常用的国际上公认的幽门螺杆菌检查的"金标准","胃病检验史上的里程碑"就是碳 14 或碳 13 尿素呼气试验,检测有无幽门螺杆菌感染,阴性表示无幽门螺杆菌;阳性表示有幽门螺杆菌。

3. 兰索拉唑为质子泵抑制剂,抑制 H^+ 分泌;克林霉素和阿莫西林抑制幽门螺杆菌生长;替普瑞酮有黏膜保护作用。

4. 胃镜见十二指肠球部溃疡已愈合;碳 14 呼气试验(一)。

第二十章　糖尿病的药物治疗

一、是非题

1. B　**2.** A　**3.** A

二、单选题

1. B　**2.** D　**3.** B

三、问答题

1. 答　胰岛素的不良反应:(1)低血糖症是最常见的不良反应。

(2)过敏反应,较多见,一般反应轻微,偶可引起过敏性休克。

(3)胰岛素抵抗或胰岛素耐受性,可分为急性抵抗性和慢性抵抗性。

(4)皮下脂肪萎缩,见于注射部位。应用高纯胰岛素制剂后已较少见。

2. 答　口服降血糖药可分为五类。

(1)双胍类:代表药物为二甲双胍。

降糖机制:促进糖酵解并抑制肝糖异生,抑制胰高血糖素的释放及其他拮抗胰岛素的物质。

(2)磺酰脲类:代表药物为格列本脲、格列吡嗪、格列美脲、格列齐特。

降糖机制:刺激胰岛 β 细胞释放胰岛素或抑制胰高血糖素的分泌,提高靶细胞对胰岛素的敏感性。

(3)胰岛素增敏剂:代表药物为罗格列酮、吡格列酮、曲格列酮、环格列酮、恩格列酮等。

降糖机制:改善胰岛素抵抗、降低高血糖;改善脂肪代谢紊乱;对 2 型糖尿病血管并发症的防治作用;改善胰岛 β 细胞功能。

(4)α-葡萄糖苷酶抑制剂:代表药物为阿卡波糖。

降糖机制:在小肠上皮刷状缘与碳水化合物竞争水解碳水化合物的酶,从而减慢水解及产生葡萄糖的速度并延缓葡萄糖的吸收。

(5)餐时血糖调节药:代表药物为瑞格列奈。

降糖机制:促进胰岛素分泌。

3. 答　(1)非药物治疗:低热量饮食和积极的体育运动构成治疗的一个部分。

(2)药物治疗:当上述治疗不能使血糖达标,则开始药物治疗。

①一线治疗:二甲双胍是 2 型糖尿病药物治疗的首选。不适合二甲双胍者可选择胰岛素促泌剂或 α-葡萄糖苷酶抑制剂。

②二线治疗:单独使用二甲双胍而血糖仍未达标者,可加用胰岛素促泌剂、α-葡萄糖苷酶抑制剂、二肽基肽酶Ⅳ抑制剂或胰岛素增敏剂。

③三线治疗:两种口服降糖药联合治疗而血糖仍未达标者,加用胰岛素治疗。每天 1 次

基础胰岛素或每天1～2次预混胰岛素;或三种口服药联合治疗。胰高血糖素样肽-1激动剂可用于三线治疗。如加用胰岛素联合治疗而血糖仍不达标,则改为多次胰岛素治疗,基础胰岛素加餐时胰岛素或每天3次预混胰岛素类似物。

第二十一章　甲亢的药物治疗

一、是非题

1. A　**2.** A　**3.** A

二、单选题

1. C　**2.** A　**3.** D

三、问答题

1. 答　硫脲类的基本作用机制是抑制甲状腺过氧化酶所中介的酪氨酸的碘化及耦联,而药物则作为过氧化物酶的底物而被碘化,使氧化碘不能结合到甲状腺球蛋白上,从而抑制甲状腺激素的合成;丙硫氧嘧啶还能抑制外周组织的 T_4 转化为 T_3;还有抑制甲状腺刺激性免疫球蛋白的生成,达到对因治疗目的。

2. 答　①硫脲类:术前用硫脲类药物,因硫脲类抑制过氧化物酶而抑制碘的活化、酪氨酸碘化、MIT 和 DIT 的缩合反应,使 T_3、T_4 合成减少,从而将甲状腺功能控制到正常或接近正常,以减少麻醉或手术合并症及甲状腺危象的发生。②术前 2 周加服碘剂:由于用硫脲类后 TSH 分泌增加,甲状腺增生充血,不利于手术进行,故须在术前 2 周左右加服大剂量碘剂。因大剂量碘能抑制甲状腺蛋白水解酶,使 T_3、T_4 释放减少,还能影响酪氨酸碘化和碘化酪氨酸的缩合,减少甲状腺激素的合成,最重要的还因为大剂量碘具有拮抗 TSH 促进腺体增生的作用,使腺体缩小、血管增生减轻、质地变韧,有利于甲状腺手术的进行。

3. 答　药物治疗适用于病情轻、甲状腺轻中度肿大的甲亢患者。年龄在 20 岁以下、妊娠甲亢、年老体弱或合并严重心、肝、肾疾病不能耐受手术者均可采用药物治疗。常用的药物为硫脲类药物。治疗的初始阶段,剂量应按病情的轻重决定,丙硫氧嘧啶为 150～450mg/d,甲巯咪唑或卡比马唑为 10～45mg/d,分 2～3 次口服,至症状缓解,基础代谢率降至20％以下,或 T_3、T_4 恢复正常可减量,每次甲硫氧嘧啶减 50～100mg,甲巯咪唑或卡比马唑减 5～10mg,每日 2～3 次。症状完全消除,可用最小的剂量继续治疗,甲基或丙基硫氧嘧啶为 50～100mg/d,甲巯咪唑或卡比马唑为 5～10mg/d,至少维持 1.0～1.5 年,甚至可延长至 2 年或 2 年以上,而剂量还可更小。起始剂量、减量速度、维持剂量和疗程均有个体差异,按病情轻重决定剂量。

第二十二章　抗炎药与免疫调节药的临床应用

一、是非题

1. B　**2.** A　**3.** B

二、单选题

1. B　**2.** A　**3.** C　**4.** C　**5.** B

四、问答题

1. 答　(1)解热作用:通过抑制环氧酶,减少中枢 PG 的合成,阻断内热原对体温调节中枢的作用,使体温调定点恢复正常。主要是通过增加散热量来降温。对发热患者有效,对体温正常者无作用。

(2)镇痛作用:在组织损伤或炎症时局部产生并释放致痛致炎物质,如缓激肽、PG 和组胺。缓激肽作用于痛觉感受器引起疼痛;PG 本身除有致痛作用外,还能提高痛觉感受器对其他致痛物质的敏感性,故 PG 在炎症过程中对炎性疼痛起到放大作用。解热镇痛抗炎药抑制 PG 合成,发挥镇痛作用。该类药对创伤性剧烈、锐痛无效,对炎症所致中等、慢性钝痛有良效。镇痛作用部位主要在外周,也可能有部分中枢作用参与。

(3)抗炎抗风湿作用:PG 与缓激肽、组胺等协同作用,使病变部位血管扩张,通透性增加,引起局部充血、水肿和疼痛。解热镇痛药能抑制炎性部位 PG 的合成和释放而缓解炎症反应;但无病因治疗作用(不能根治),也不能防止疾病的发展及合并症的发生。

2. 答　其机制可能是:

(1)稳定溶酶体膜,减少心肌抑制因子的形成。

(2)抑制某些炎性因子的产生,减轻全身炎症反应综合征及组织损伤,改善微循环,改善休克状态。

(3)提高机体对细菌内毒素的耐受力。

(4)兴奋心脏、加强心脏收缩力和扩张痉挛收缩的血管。

3. 答　免疫抑制药物可大致分为以下几种:

常用的免疫抑制剂可分为五类:①糖皮质激素类,如可的松和泼尼松;②抑制 IL-2 的生成及活性的药物,如环孢素和他克莫司等;③抗代谢药,如硫唑嘌呤和巯嘌呤等;④多克隆和单克隆抗淋巴细胞抗体,如抗淋巴细胞球蛋白和 OKT3 等;⑤烷化剂类,如环磷酰胺等。

第二十三章　抗菌药物的合理应用

一、名词解释

1. 抗菌谱:是指抗菌药抑制或杀灭病原微生物的范围。

2. 抗生素后效应:将细菌暴露于浓度高于 MIC 的某种抗菌药后,再去除培养基中的抗菌药,去除抗菌药后的一定时间范围内(常以小时计)细菌繁殖不能恢复正常。

3. 首次接触效应:抗菌药物在初次接触细菌时有强大的抗菌效应,而持续接触效应并不加强,必须间隔一定的时间才会再次起效。

4. 抗菌药物:是指能抑制或杀灭细菌或真菌,用于预防和治疗细菌或真菌感染的药物。

5. 抗生素:是微生物(细菌、真菌和放线菌属)的代谢产物,能杀灭或抑制其他病原微生物、肿瘤或寄生虫,包括天然抗生素、抗生素的半合成衍生物以及化学方法合成的仿制品。

二、是非题

1. B　**2.** A　**3.** A　**4.** A　**5.** B

三、单选题

1. D　**2.** D　**3.** D　**4.** A　**5.** D

四、问答题

1. 答　联合应用抗菌药物必须有明确的指征,如病因未明的严重感染、单一抗菌药物不能控制的严重感染、免疫缺陷者伴发严重感染、多种细菌引起的混合感染、较长期用药细菌有可能产生耐药者、联合后毒性较强药物的用量可以减少者、可以获得协同作用者等。

2. 答　头孢菌素类属于半合成抗生素。天然的头孢菌所产生的头孢菌素 C 经裂解后获得 7-氨基头孢烷酸,以此为母核而合成头孢菌素类。目前按抗菌谱、耐药性和肾毒性的不同,将头孢菌素类分为四代。

第一代头孢菌素对 G^+ 菌作用较强,对产酶金葡菌有效,但对 G^- 菌的作用差;可被细菌产生的 β-内酰胺酶所破坏;主要用于治疗敏感菌所致呼吸道和尿路感染、皮肤及软组织感染;大剂量使用时可损害近曲小管细胞而出现肾毒性。

第二代头孢菌素对 G^- 菌的作用比第一代强,但对铜绿假单胞菌无效;对多种 β-内酰胺酶比较稳定;可用于治疗敏感菌所致肺炎、胆道感染、菌血症、尿路感染和其他组织器官感染等;肾毒性减轻。

第三代头孢菌素对 G^+ 菌的作用不及第一、二代,对 G^- 菌包括肠杆菌类、铜绿假单胞菌及厌氧菌有较强的作用;对 β-内酰胺酶有较高的稳定性;多能分布至前列腺、眼房水和胆汁中,并可透过血-脑屏障,在脑脊液中达到有效浓度,头孢曲松的 $t_{1/2}$ 可达 8h;可用于危及生命的败血症、脑膜炎、肺炎、骨髓炎及尿路严重感染的治疗,能有效控制严重的铜绿假单胞菌感染。对肾基本无毒,偶见二重感染。

第四代头孢菌素对 G^+ 菌、G^- 菌均有高效,对 β-内酰胺酶高度稳定,可用于治疗对第三代头孢菌素耐药的细菌感染。无肾毒性,偶见二重感染。

3. 答　原发性细菌性心内膜炎常见的致病菌为草绿色链球菌、粪肠球菌、金葡菌等,继发性以金葡菌、表葡菌、需氧 G^- 杆菌多见。治疗的关键是杀灭心内膜或心瓣膜赘生物中为纤维蛋白和血栓等所掩盖的病原菌,因此一般应选择较大剂量的 β-内酰胺类和氨基糖苷类等杀菌药物,疗程亦要足够长,一般需 4～6 周,以避免复发。

草绿色链球菌心内膜炎可用大剂量青霉素与庆大霉素联用;肠球菌心内膜炎一般首选氨苄西林与庆大霉素联用;金葡菌心内膜炎若非产酶株,可用青霉素和庆大霉素合用,产酶株首选耐酶青霉素类或第一代头孢菌素与氨基糖苷类合用,如为耐甲氧西林菌株,应选用万古霉素联用磷霉素或利福平;表葡菌心内膜炎多为耐药菌株,应选用万古霉素联用磷霉素或利福平;G^- 杆菌心内膜炎常见致病菌为肠杆菌科或铜绿假单胞菌,首选哌拉西林与氨基糖苷类合用。

五、病例讨论

答　**1.** 头孢拉定为第一代头孢菌素类药物,广谱,但对 G^+ 菌作用较强,对 G^- 菌的作用差,对厌氧菌无效,对酶稳定性差,易产生耐药性,大剂量使用时可损害近曲小管细胞而出现肾毒性。

2. 本例药物的选择和方案均不合理:胆道继发感染以肠杆菌科为主,头孢拉定的作用弱,对厌氧菌无效;头孢拉定的作用特点是时间依赖性,PAE 短,1 天 1 次不合理;有肾毒性,没有监测,但本例中发生在休克之后,不能肯定是药物不良反应。

第二十四章　抗病毒药与抗真菌药的临床应用

一、单选题

1. B　**2.** D　**3.** C　**4.** D　**5.** B　**6.** E　**7.** C　**8.** A　**9.** A　**10.** B

二、问答题

1. 答　抗艾滋病的常用药物分为:

(1)核苷类逆转录酶抑制剂(NRTI):NRTI 为脱氧核苷的类似物,均需在细胞内经不同激酶逐步转化为活性三磷酸衍生物,发挥抑制逆转录酶作用,阻碍前病毒 DNA 合成。代表药物有齐多夫定、司他夫定和去羟肌苷。

(2)非核苷类逆转录酶抑制剂(NNRTI):直接与病毒 HIV-1 的逆转录酶催化活性位点的疏水区结合,使酶蛋白构象改变,导致酶失活,抑制病毒复制。代表药物有奈韦拉平、依法韦仑。

(3)蛋白酶抑制剂(PI):抑制蛋白酶活性,使病毒 gag-pol 多蛋白前体不能裂解为功能蛋白而形成无感染活性的病毒颗粒,因而抑制病毒复制。代表药物有沙奎那韦等。

2. 答 抗机会性感染的药物治疗简述如下:

(1)合并其他病毒感染的治疗,对巨细胞病毒感染,可用更昔洛韦或膦甲酸治疗;对于单纯疱疹病毒感染,可用阿洛韦口服治疗;对于合并 HBV 患者可采用替诺福韦、恩替卡韦、拉米夫定在内的抗逆转录酶药。

(2)合并分枝杆菌感染的治疗,对鸟分枝杆菌感染可用克林霉素或阿奇霉素加乙胺丁醇口服,重症患者可肌注阿米卡星。合并结核杆菌感染时,与治疗单纯结核相似,但疗程更长。

(3)合并真菌感染的治疗,如伴有念珠菌感染、口腔感染则首选制霉菌素局部涂抹加碳酸氢钠漱口,如无反应可口服氟康唑;食管念珠菌感染可口服氟康唑,重症患者可增加剂量或延长疗程;对新生隐球菌感染者,首选静滴两性霉素 B,也可与氟康唑、氟胞嘧啶联合使用。

(4)合并寄生虫感染者,如肺孢子虫感染,复方磺胺甲噁唑(SMZ-TMP)是首选药物,可口服或静脉注射。对该药无效者,可选用克林霉素-伯氨喹治疗,口服或静脉注射克林霉素,也可选用 TMP-氨苯砜复方制剂。SMZ-TMP 禁忌或治疗失败者,可给予三甲曲沙葡萄糖醛酸治疗。

(5)合并弓形虫感染者,使用乙胺嘧啶+磺胺嘧啶。不能耐受者和对磺胺过敏者可选用克林霉素,联合乙胺嘧啶。

第二十五章　抗肿瘤药的临床应用

一、名词解释

1. 生长比率:肿瘤增殖细胞群与全部肿瘤细胞群之比。

2. 细胞周期特异性药物:仅对增殖周期的某些时相敏感而对 G_0 期细胞不敏感的药物,如作用于 S 期的抗代谢药物、作用于 M 期细胞的长春碱类药物。

3. 抗代谢药:体内叶酸、嘌呤、嘧啶等的类似物,可以在不同环节干扰叶酸、核苷酸、核酸的代谢,阻止 DNA 的生物合成,从而抑制细胞的分裂和繁殖。

二、是非题

1. A　**2.** B　**3.** A

三、单选题

1. A　**2.** C　**3.** A　**4.** B　**5.** B　**6.** B　**7.** B　**8.** A

四、问答题

1. 答 ①合理。甲氨蝶呤为二氢叶酸还原酶抑制剂,会造成细胞内四氢叶酸缺乏,从而杀伤肿瘤细胞,同时也影响正常细胞核酸合成,产生毒性,如骨髓抑制、消化道毒性等。甲酰四氢叶酸为甲氨蝶呤的救援剂,可以减轻细胞毒性。由于肿瘤细胞增殖快,对甲氨蝶呤毒性更为敏感,而对甲酰四氢叶酸的转运能力不如正常细胞,因此补充外源性甲酰四氢叶酸时正常细胞先于肿瘤细胞得到救援。两者合用可提高化疗的治疗指数。

②合理。环磷酰胺为烷化剂,对膀胱上皮有毒性,可造成出血性膀胱炎,美司钠有还原性巯基,对膀胱上皮有保护作用,两者合用可减轻膀胱毒性。

2. 答 有效的药物有:

甲氨蝶呤:二氢叶酸合成酶抑制剂,为抗代谢药,周期特异性药物,对 S 期有效;对儿童急性淋巴细胞白血病有效,可用于诱导缓解、巩固强化及维持治疗,强化治疗后可配合用甲酰四氢叶酸解救其毒性。

巯嘌呤:抗代谢药,干扰嘌呤核苷酸合成,周期特异性药物,对 S 期有效;起效慢,用于急性淋巴细胞白血病维持治疗。

长春新碱,抗有丝分裂药,周期特异性药物,对 M 期有效,可用于诱导缓解,对骨髓抑制轻,但可能致神经毒性。

多柔比星,第二代蒽环类抗生素,骨髓抑制和心脏毒性均比第一代药物轻。抗瘤谱广,对耐其他抗肿瘤药的急性淋巴细胞白血病有效。最严重的毒性反应是引起心肌炎而导致心力衰竭。

泼尼松:能抑制淋巴组织,使淋巴细胞溶解。对急性淋巴细胞白血病、慢性淋巴细胞白血病及恶性淋巴瘤有效。对其他恶性肿瘤无效,而且可能因抑制机体免疫功能而助长恶性肿瘤的扩展。无骨髓抑制。

3. 答 伊马替尼、达沙替尼、尼罗替尼为 Bcr-Abl 酪氨酸激酶的抑制剂,吉非替尼、厄洛替尼、范得他尼、拉帕替尼均抑制 EGPR 酪氨酸激酶,索拉菲尼、舒尼替尼、帕唑替尼主要抑制 PDGFR 和 VEGFR 酪氨酸激酶。各种生长因子与其细胞膜表面受体结合后激活酪氨酸激酶,使受体的酪氨酸残基自身磷酸化,提供持续分裂信号到细胞内,引起细胞增殖、分化。这种作用在正常组织中调控细胞生长、分裂、分化等重要生理过程。已知多种肿瘤有多种生长因子受体的过度表达和酪氨酸激酶的过度激活,而酪氨酸激酶抑制剂则可调节肿瘤细胞中酪氨酸激酶介导的信息通路而达到靶向治疗。

第二十六章 中毒及其解救

一、是非题

1. B **2.** A **3.** A

三、单选题

1. C **2.** B **3.** A **4.** D **5.** B

四、问答题

1. 答 注射部位要交替,两次给药间隔 4h 以上,应用前后测量血压和心率,对花生或花生制品过敏者禁用。

2. 答 (1)立即终止接触毒物。立即将患者撤离中毒现场,脱去污染的衣服,清洁接触部位的皮肤。由胃肠道进入的毒物应立即停止服用。如为吸入性中毒还需呼吸新鲜空气、吸氧、及时吸出呼吸道分泌物,保持呼吸道通畅。

(2)清除尚未吸收的毒物。

①清除皮肤、眼睛及伤口处的毒物:脱去被污染的衣物。对水溶性毒物用大量微温水清洗,可适当使用中和剂然后再用清水冲洗;对不溶解水的毒物,可用适当的溶剂(如酚可用

10%的乙醇或植物油)冲洗;溅入眼内的毒物,立即用清水彻底清洗。局部一般不使用特异拮抗药。

②清除胃肠道内尚未被吸收的毒物:可使用催吐、洗胃和导泻的手段使毒物及早排出。

1)催吐:清醒患者催吐可在饮温水 300~500ml 后,刺激咽后壁诱发呕吐或使用催吐剂,如皮下注射阿扑吗啡 5mg(不包括麻醉药中毒)。口服 0.2%~1.0%硫酸锌溶液 50~200ml 或 1%硫酸铜溶液 25~50ml,直到胃内容物完全吐出为止。患食道静脉曲张、惊厥、主动脉瘤、严重心脏病、消化性溃疡出血的患者不可催吐;孕妇慎用。呕吐时,患者头部应放低或转向一侧以防呕吐物吸入气管或肺。

2)洗胃:洗胃应尽早进行,一般在服毒后 6h 内有效。昏迷、惊厥、吞服腐蚀剂的患者不宜洗胃。对水溶性毒物中毒,洗胃效果较好。应根据毒物的种类选用适当的溶液或相应的解毒物质。胃黏膜保护剂如牛奶、蛋清,在吞服腐蚀性毒物后使用,可保护胃黏膜;吸附剂如活性炭 20~30g 加水 200ml 由胃管灌入,可吸附多种毒物;中和剂、沉淀剂或溶剂与毒物形成不易吸收的物质。洗胃液可用清水或加适量解毒药,温度宜与室温相似或用凉水,成人灌胃量每次 0.5L,总的洗胃液量一般为 20~50L。插胃管时应该避免误入气管。

3)导泻:一般用硫酸钠或硫酸镁 15~30g 溶解于 200ml 水中内服导泻。昏迷时不用硫酸镁,毒物引起的严重腹泻不用导泻,腐蚀性毒物中毒或极度衰竭者禁用导泻。

4)洗肠:一般用 1%微温盐水、1%肥皂水或清水,或将药用炭加于洗肠液中以吸附毒物加速其排出。

(3)促进已吸收毒物的排出。一氧化碳中毒时,吸氧可加速一氧化碳排出。弱酸性毒物如苯巴比妥等中毒可用呋塞米(速尿)或葡萄糖溶液静脉给药以增加尿量,并碱化尿液,加速肾脏对毒物的排泄。也可用人工透析或血液灌流法交换出毒物。

(4)支持对症治疗。注意保暖,观察患者神志、呼吸、循环情况。纠正水、电解质、酸碱平衡紊乱,积极防治脑水肿、肺水肿、休克、心律失常和器官功能衰竭等。必要时应选用适当抗生素,预防或治疗合并感染。昏迷患者在保持呼吸道通畅时,可适当使用呼吸兴奋药;反之,中枢兴奋药中毒而发生惊厥时,可用中枢抑制药,同时注意保护患者,避免受伤。

(5)应用特异解毒药(对抗药)。因目前特异解毒药并不多,且特异解毒药本身亦具有一定的毒性,因此不可滥用。对于诊断明确,毒物类别已确定者,使用特异解毒药的同时也应注意:①解毒药非万能药,应同时采取其他措施;②诊断明确后应及早应用特异解毒药,越早越好;③剂量要适当,以免引起严重不良反应。

3. 答 除一般治疗外,出现 M 样症状可用阿托品。二巯丙磺钠和二巯丁二钠为本类农药的特效解毒剂,能完全拮抗其神经肌肉阻滞,解除呼吸肌麻痹,恢复自主呼吸,还能部分对抗其惊厥症状。如中枢症状明显,惊厥频繁可合用地西泮或美索巴莫治疗。重型中毒者立即静脉注射 DMPS 250mg,以后肌内注射 DMPS 250mg,每 6h 1 次,直至神志转清,临床症状消失;中、轻型中毒者 DMPS 250mg,每 6h 肌内注射 1 次,直到临床症状消失。

参考文献

[1] Akira S, Solomon H S. Schizophrenia: Diverse approaches to a complex disease[J]. Science, 2002, 296(5568): 692-695

[2] Eltonsy S, Kettani F Z, Blais L. Beta2-agonists use during pregnancy and perinatal outcomes: a systematic review[J]. Respir Med, 2014, 108(1): 9-33

[3] Feghali M, Venkataramanan R, Caritis S. Pharmacokinetics of drugs in pregnancy [J]. Semin Perinatol, 2015, 39(7): 512-519

[4] Katzung B G. Basic & clinical pharmacology[M]. 12th ed. New York: The McGraw-Hill Companies, Inc. , 2012

[5] Ling S, Zhang R. Cross-resistance of bisultap resistant strain of nilaparvata lugens and its biochemical mechanism [J]. J Econ Entomol, 2011,104(1): 243-249

[6] Lusetti M, Licata M, Silingardi E, et al. Therapeutic and recreational methadone cardiotoxicity[J]. J Forensic Leg Med, 2016, 39: 80-84

[7] Ma X, Gang D R. In vitro production of huperzine A, a promising drug candidate for Alzheimer's disease[J]. Phytochemistry, 2008, 69(10):2022-2028

[8] Ma X, Tan C, Zhu D, et al. Huperzine A from huperzia species—an ethnopharmacolgical review[J]. J Ethnopharmacol, 2007, 113(1): 15-34

[9] Michael J O, Akira S, Preben B M. Schizophrenia[J]. Lancet, 2016, 388 (10039): 86-97

[10] Müller T, Erdmann C, Muhlack S,et al. Inhibition of catechol-O-methyl-transferase contributes to more stable levodopa plasma levels[J]. Mov Disord,2006, 21(3): 332-336

[11] Nancy C, Andreasen, S O. Negative & positive schizophrenia[J]. Arch Gen Psychiatry, 1982, 39(7): 789-794

[12] Shira M, Noam S. Molecular risk factors for schizophrenia[J]. Cell, 2016, 22(3): 242-253

[13] Stefan L，Caroline C，Dieter A，et al. Second-generation versus fi rst-generation antipsychotic drugs for schizophrenia：a meta-analysis[J]. Lancet，2009，373(9657)：31-41

[14] Sukanta S，David C，Joy W，et al. A systematic review of the prevalence of schizophrenia[J]. Plos Medicine，2005，2(5)：414-433

[15] Suzuki S，Arnold L L，Pennington K L，et al. Effects of co-administration of dietary sodium arsenate and 2，3-dimercaptopropane-1-sulfonic acid（DMPS）on the rat bladder epithelium[J]. Toxicology，2012，299(2-3)：155-159

[16] 陈新谦，金有豫，汤光. 新编药物学[M]. 17 版. 北京：人民卫生出版社，2011

[17] 葛均波，徐永健. 内科学[M]. 8 版. 北京：人民卫生出版社，2013.

[18] 国家基本药物临床应用指南和处方集编委会. 国家基本药物临床应用指南[M]. 北京：人民卫生出版社，2012

[19] 姜远英，文爱东. 临床药物治疗学[M]. 4 版. 北京：人民卫生出版社，2016

[20] 李俊. 临床药理学[M]. 5 版. 北京：人民卫生出版社，2013

[21] 李兰娟，任红. 传染病学[M]. 8 版. 北京：人民卫生出版社，2013

[22] Hardman J G，Limbird L E. 古德曼·吉尔曼治疗学的药理学基础[M]. 10 版. 金有豫，主译. 北京：人民卫生出版社，2004

[23] 王冠军. 肿瘤学概论[M]. 北京：人民卫生出版社，2013

[24] Mycek M J，Harvey R A，Champe P C. 图解药理学[M]. 2 版. 向明，主译. 北京：中国医药科技出版社，2010

[25] 谢幸，苟文丽. 妇产科学[M]. 8 版. 北京：人民卫生出版社，2013

[26] 杨宝峰. 药理学[M]. 8 版. 北京：人民卫生出版社，2013

[27] 杨良. 药物依赖学[M]. 北京：人民卫生出版社，2015

[28] 袁林，张黎明. 药物滥用与药物滥用监测[M]. 北京：军事医学科学出版社，2012

[29] 中华医学会精神科学会. 中国精神障碍分类与诊断标准第 3 版[M]. 济南：山东科学技术出版社，2001

[30] 周宏灏，张伟. 新编遗传药理学[M]. 北京：人民军医出版社，2011

[31] 朱依谆，殷明. 药理学[M]. 8 版. 北京：人民卫生出版社，2016

图书在版编目（CIP）数据

临床药理学与药物治疗学/周红宇主编. —杭州：
浙江大学出版社，2020.4（2022.8 重印）
ISBN 978-7-308-19346-7

Ⅰ.①临… Ⅱ.①周… Ⅲ.①临床药学－药理学②药
物疗法 Ⅳ.①R969②R453

中国版本图书馆 CIP 数据核字（2019）第 150268 号

临床药理学与药物治疗学

周红宇　主编

策划编辑	阮海潮（ruanhc@zju. edu. cn）	
责任编辑	阮海潮	
责任校对	王安安	
封面设计	周　灵	
出版发行	浙江大学出版社	
	（杭州市天目山路 148 号　邮政编码 310007）	
	（网址：http://www. zjupress. com）	
排　　版	杭州好友排版工作室	
印　　刷	杭州杭新印务有限公司	
开　　本	787mm×1092mm　1/16	
印　　张	25	
字　　数	618 千	
版 印 次	2020 年 4 月第 1 版　2022 年 8 月第 2 次印刷	
书　　号	ISBN 978-7-308-19346-7	
定　　价	79.00 元	

ZHEJIANG UNIVERSITY PRESS 浙江大学出版社

互联网+教育+出版

立方书

教育信息化趋势下，课堂教学的创新催生教材的创新，互联网+教育的融合创新，教材呈现全新的表现形式——教材即课堂。

 轻松备课　 分享资源　 发送通知　 作业评测　 互动讨论

"一本书"带走"一个课堂"　教学改革从"扫一扫"开始

书　　　　　　　　手机端　　　　　　　　PC端

打造中国大学课堂新模式

【创新的教学体验】

开课教师可免费申请"立方书"开课，利用本书配套的资源及自己上传的资源进行教学。

【方便的班级管理】

教师可以轻松创建、管理自己的课堂，后台控制简便，可视化操作，一体化管理。

【完善的教学功能】

课程模块、资源内容随心排列，备课、开课，管理学生、发送通知、分享资源、布置和批改作业、组织讨论答疑、开展教学互动。

扫一扫 下载APP

教师开课流程 ➡

➡ 在APP内扫描封面二维码，申请资源

➡ 开通教师权限，登录网站

➡ 创建课堂，生成课堂二维码

➡ 学生扫码加入课堂，轻松上课

网站地址：www.lifangshu.com
技术支持：lifangshu2015@126.com；电话：0571-88273329